CUIDADO PALIATIVO
Pediátrico e Perinatal

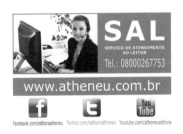

CUIDADO PALIATIVO
Pediátrico e Perinatal

Andreza Viviane Rubio
Jussara de Lima e Souza

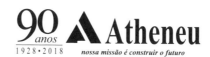

EDITORA ATHENEU

São Paulo	*Rua Jesuíno Pascoal, 30* *Tel.: (11) 2858-8750* *Fax: (11) 2858-8766* *E-mail: atheneu@atheneu.com.br*
Rio de Janeiro	*Rua Bambina, 74* *Tel.: (21) 3094-1295* *Fax: (21) 3094-1284* *E-mail: atheneu@atheneu.com.br*

PRODUÇÃO EDITORIAL: MKX Editorial

CAPA: Equipe Atheneu

CIP-BRASIL. CATALOGAÇÃO NA PUBLICAÇÃO
SINDICATO NACIONAL DOS EDITORES DE LIVROS, RJ

R84c

Rubio, Andreza Viviane
Cuidado paliativo : pediátrico e perinatal / Andreza Viviane Rubio, Jussara de Lima e Souza. - 1. ed. - Rio de Janeiro : Atheneu, 2019.

Inclui bibliografia
ISBN 978-85-388-0927-2

1. Neonatologia. 2. Tratamento paliativo. I. Souza, Jussara de Lima e. II. Título.

18-53135

CDD: 618.82029
CDU: 616-08-053.32

Meri Gleice Rodrigues de Souza - Bibliotecária CRB-7/6439
11/10/2018   18/10/2018

RUBIO, A.V.; SOUZA, J.L.
CUIDADO PALIATIVO PEDIÁTRICO E PERINATAL.

©*Direitos reservados à Editora ATHENEU — São Paulo, Rio de Janeiro, 2019*

Editoras

Andreza Viviane Rubio

Psicóloga graduada pela Universidade Estadual Paulista (Unesp). Especialização em Psicologia Hospitalar pela Faculdade de Medicina de Marília (FAMEMA) e em Psico-oncologia pela Faculdade de Ciências Médicas de Minas Gerais (FCM-MG). Psicóloga do Centro de Atenção Integral à Saúde da Mulher da Universidade Estadual de Campinas (CAISM/Unicamp) e do Grupo de Cuidados Paliativos em Neonatologia do CAISM/Unicamp. Membro do Phoenix – Centro de Estudos e Aconselhamento em Psicologia da Saúde e Tanatologia.

Jussara de Lima e Souza

Médica. Especialista em Pediatria com área de atuação em Neonatologia e Medicina Paliativa. Mestra em Saúde da Criança e do Adolescente pela Faculdade de Ciências Médicas da Universidade Estadual de Campinas (FCM-Unicamp). Pós-graduação em Cuidados Paliativos pelo Instituto Paliar e pelo Instituto Pallium. Coordenadora do Grupo de Cuidados Paliativos em Neonatologia do Centro de Atenção Integral à Saúde da Mulher da Unicamp (CAISM/Unicamp).

Colaboradores

Ana Lucia Henriques Gomes

Psicóloga do Centro Neonatal e Centro de Terapia Intensiva Neonatal do Instituto da Criança do Hospital das Clínicas da Faculdade de Medicina da Universidade de São Paulo (IC-HCFMUSP). Mestrado e Doutorado em Psicologia no Instituto de Psicologia da USP (IP-USP). Membro do Grupo de Apoio Integral a Gestantes e Familiares de Fetos com Malformação (GAI).

Ana Regina Borges Silva

Enfermeira. Mestra e Doutora em Enfermagem pela Escola de Enfermagem da Universidade de São Paulo (EEUSP). Especialista em Cuidados Paliativos pelo Instituto Paliar. Líder do Grupo Interdisciplinar de Pesquisa em Cuidados Paliativos da Universidade Estadual de Campinas (Unicamp). Professora Doutora aposentada da Faculdade de Enfermagem (FEnf) da Unicamp.

Carlota Vitória Blassioli Moraes

Médica Oncologista Pediátrica. Título em Medicina Paliativa Pediátrica e Responsável pela Equipe de Cuidados Paliativos do Instituto de Oncologia Pediátrica do Grupo de Apoio ao Adolescente e à Criança com Câncer da Universidade Federal de São Paulo (IOP-GRAACC/Unifesp).

Carolina Paula Jesus Kasa

Enfermeira graduada pela Universidade Federal de São Paulo (Unifesp). Pós-graduada em Oncologia Pediátrica pela Universidade Castelo Branco (UCB). Enfermeira Clínica Especialista em Dor e Cuidados Paliativos do Instituto de Oncologia Pediátrica do Grupo de Apoio ao Adolescente e à Criança com Câncer da Universidade Federal de São Paulo (IOP-GRAACC/Unifesp) e Coordenadora do Grupo de Prevenção e Tratamento de Lesões de Pele da Unifesp.

Claudia Millena Coutinho da Câmara

Psicóloga. Mestre em Psicologia. Especialista em Psicologia Hospitalar. Especialista em Terapia de Casal e Família. Aprimoramento em Psicologia do Luto.

Cintia Tavares Cruz

Médica. Pediatra Intensivista pela Universidade de São Paulo (USP). Especialização em Cuidados Paliativos pelo Hospital Sírio-Libanês (HSL). Diarista da UTI do Instituto do Tratamento do Câncer Infantil (ITACI) do Hospital das Clínicas da Faculdade de Medicina da Universidade de São Paulo (HCFMUSP) e Médica-assistente da UTI Pediátrica do Hospital Infantil Sabará.

Daniel Garros

Professor Clínico Titular de Pediatria da Faculdade de Medicina – Departamento de Pediatria e Professor Adjunto do Centro de Bioética Jon Dossedor da Universidade de Alberta, em Edmonton, Canadá. Intensivista da UTI Pediátrica do Stollery Children's Hospital. Diretor de Segurança e Qualidade e Reponsável pelo Banco de Dados do Comitê de Humanismo da Unidade.

Danielle de Oliveira Bonfim

Fonoaudióloga. Especialista em Fonoaudiologia em Pediatria. Mestranda do Programa de Ciências da Reabilitação da Faculdade de Medicina da Universidade de São Paulo (FMUSP).

Debora Genezini

Psicóloga. Mestre em Gerontologia. Especialista em Psicologia Hospitalar. Coordenadora dos cursos de Cuidados Paliativos do Instituto Paliar.

Dileiny Antunes Geronutti

Enfermeira. Aprimoramento em Enfermagem Oncológica pela Faculdade de Medicina de São José do Rio Preto (FAMERP). Mestre em Enfermagem Profissionalizante pela Universidade Estadual Paulista (Unesp).

Elaine Aparecida de Carvalho Salcedo

Assistente Social. Graduação em Serviço Social pela Pontifícia Universidade Católica de Campinas (PUC-Campinas), com ênfase em Serviço Social Aplicado.

Elenice Valentim Carmona

Enfermeira. Mestra em Enfermagem pela Universidade Estadual de Campinas (Unicamp). Doutora em Ciências pela Escola Paulista de Enfermagem da Universidade Federal de São Paulo (EPE/Unifesp). Pós-doutora em Enfermagem pela University of Texas – Health Science Center San Antonio (UTHSCSA). Enfermeira Obstetra pelo Centro Universitário São Camilo (CUSC). Professora Doutora da Faculdade de Enfermagem da Unicamp.

Elisa Maria Perina

Psicóloga. Mestra em Psicologia Clínica pela Universidade de São Paulo (USP). Doutora em Saúde da Criança e do Adolescente pela Faculdade de Ciências Médicas da Universidade Estadual de Campinas (FCM-Unicamp). Membro fundador do Phoenix – Centro de Estudos e Aconselhamento em Psicologia da Saúde e Tanatologia. Psicóloga do Centro Integrado de Pesquisas Onco-hematológicas na Infância da FCM-Unicamp (CIPOI/FCM-Unicamp) e Coordenadora do Programa de Cuidados Paliativos do Centro Infantil Boldrini.

Eloisa Helena Rubello Valler Celeri

Médica. Psiquiatra da Infância e Adolescência. Docente do Departamento de Psicologia Médica e Psiquiatria da Faculdade de Ciências Médicas da Universidade Estadual de Campinas (FCM-Unicamp).

Erica Boldrini

Médica. Mestrado e Doutorado pela Universidade de São Paulo (USP) e MBA pela Fundação Getulio Vargas (FGV). Título de Especialista em Pediatria (TEP). Título de Especialista em Cancerologia (TECA). Área de atuação em Dor e em Medicina Paliativa. Médica do Hospital de Câncer Infanto-Juvenil de Barretos.

Erika Cristian Camargo de Souza

Médica Intensivista Infantil. Pediatra da Atenção Domiciliar. Mestra em Saúde da Criança e Adolescente da Universidade Estadual de Campinas (Unicamp).

Erika Rafaella da Costa Neto Pallottino

Psicóloga. Mestra em Psicologia Clínica. Especialista em Psicologia Médica. Especialista em Psicologia em Oncologia. Idealizadora e Coordenadora do Instituto Entrelaços.

Erika Zambrano Tanaka

Enfermeira. Mestra em Enfermagem pela Escola de Enfermagem de Ribeirão Preto-Universidade de São Paulo (EERP-USP). Doutora em Medicina pela Faculdade de Medicina de Ribeirão Preto-Universidade de São Paulo (FMRP-USP). Enfermeira Obstetra pela EERP-USP. Pesquisadora do Grupo de Pesquisa em Saúde da Mulher e do Recém-nascido da Faculdade de Enfermagem da Universidade Estadual de Campinas (FEnf-Unicamp). Professora Doutora da FEnf-Unicamp.

Fabiana Gomes de Campos

Pediatra. Oncologista Infantil, Clínica de Dor e Cuidados Paliativos. Médica Assistente do Serviço de Cuidados Paliativos do AC Camargo Cancer Center, São Paulo. Certificação na área de atuação em Medicina Paliativa pela Associação Médica Brasileira (AMB).

Fabiana Lima Carvalho

Fisioterapeuta do Hospital da Mulher Professor Dr. José Aristodemo Pinotti, Centro de Atenção Integral à Saúde da Mulher da Universidade Estadual de Campinas (CAISM-Unicamp). Supervisora do curso de Especialização em Fisioterapia Neonatal no CAISM-Unicamp. Especialista em Fisioterapia Neonatal. Doutora em Ciências – Saúde da Criança e do Adolescente pela Unicamp.

Fernanda de Castro de Oliveira Toniatti

Enfermeira. Mestra em Enfermagem pela Universidade Estadual de Campinas (Unicamp). Supervisora da Unidade de Terapia Intensiva Neonatal do Hospital da Mulher Professor Dr. José Aristodemo Pinotti da Unicamp.

Fernanda Degani Alves de Souza

Terapeuta Ocupacional graduada pela Universidade Federal de São Carlos (UFSCar). Especialista em Terapia Ocupacional em Neurologia pela Faculdade Método de São Paulo (FAMESP). Especialista em Terapia Ocupacional em Contextos Hospitalares e Cuidados Paliativos pelo Conselho Federal de Fisioterapia e Terapia Ocupacional (COFFITO).

Fernanda Figueiredo de Oliveira

Médica. Pós-graduanda do Programa de Pós-graduação em Obstetrícia da Faculdade de Medicina da Universidade de São Paulo (FMUSP). Especialização em Ultrassonografia Obstétrica e Medicina Fetal pela FMUSP. Membro do Grupo de Apoio Integral a Gestantes e Familiares de Fetos com Malformação (GAI).

Flávio César de Sá

Médico. Doutor em Saúde Coletiva pela Universidade Estadual de Campinas (Unicamp) e Pós-doutorado na área de Bioética Clínica na Cornell University, Nova York (EUA). Professor Doutor da Faculdade de Ciências Médicas da Unicamp (FCM-Unicamp), no Departamento de Saúde Coletiva como Coordenador da área de Ética e Saúde e Chefia do Departamento (2016-2017).

Gláucia Rosana Guerra Benute

Psicóloga. Pós-doutora em Psicologia Clínica pelo Instituto de Psicologia da Universidade de São Paulo (IP-USP). Mestra e Doutora pela Faculdade de Medicina da USP (FMUSP). Orientadora do Programa de Pós-graduação *stricto sensu* pelo Departamento de Obstetrícia e Ginecologia da FMUSP. Coordenadora do Curso de Psicologia do Centro Universitário São Camilo (CUSC). Membro do Grupo de Apoio Integral a Gestantes e Familiares de Fetos com Malformação (GAI).

Grace Caroline van Leeuwen Bichara

Cardiologista Intervencionista e Pediátrica pelo Instituto do Coração do Hospital das Clínicas da Faculdade de Medicina da Universidade de São Paulo (InCor-HCFMUSP). Especialista pela Sociedade Brasileira de Cardiologia (SBC). Médica Coordenadora da Cardiologia e Diretora do Programa de Oxigenação Extracorpórea por Membrana (ECMO) do Sabará Hospital Infantil. Médica-Assistente de Hemodinâmica da Beneficência Portuguesa de São Paulo (BP).

João Silvio Rocha

Teólogo. Graduação em Teologia pelo Centro Universitário de Maringá (Unicesumar). Especialização em Psicanálise pela Sociedade Psicanalítica Ortodoxa do Brasil (SPOB). Capelão Evangélico do Hospital de Clínicas do Centro de Atenção Integral à Saúde da Mulher da UNiversidade Estadual de Campinas (HC/CAISM/Unicamp). Presbítero da Igreja do Nazareno.

Joaquim Pinheiro Vieira Filho

Pediatra. Oncologista Infantil. Clínico de Dor e Cuidados Paliativos. Médico-Assistente do Serviço de Cuidados Paliativos do AC Camargo Cancer Center, São Paulo. Complementação Especializada em Dor e Cuidados Paliativos em Pediatria pela Universidade de São Paulo (USP).

Katia Jarandilha dos Santos

Médica. Especialista em Terapia Intensiva Pediátrica e Hebiatria pela Sociedade Brasileira de Pediatria (SBP). Especialista em Bioética pela Faculdade de Medicina da Universidade de São Paulo (FMUSP) e Nutrologia pelo GANEP. Pós-graduação em Gestão e Negócios em Saúde pela Fundação Getulio Vargas (FGV) e em Cuidados Paliativos pelo Instituto Pallium. Coordenadora Médica da UTI Pediátrica do Hospital Samaritano-SP e do Hospital Metropolitano.

Lisandra Stein Bernardes Ciampi de Andrade

Médica. Livre-docente pelo Departamento de Obstetrícia e Ginecologia da Universidade de São Paulo (USP). Coordenadora do Setor de Medicina Fetal do Grupo de Cirurgia Fetal e do Grupo de Apoio Integral a Gestantes e Familiares de Fetos com Malformação (GAI) da Clínica Obstétrica do Hospital das Clínicas da Faculdade de Medicina da Universidade de São Paulo (HCFMUSP). Especialista em Medicina Fetal pela Universidade de Paris. Especialista em Cuidados Paliativos pelo Hospital Sírio-Libanês (HSL).

Luciana de Lione Melo

Enfermeira. Mestra em Psicologia pela Faculdade de Filosofia, Ciências e Letras de Ribeirão Preto da Universidade de São Paulo (FFCLRP-USP). Doutora em Enfermagem pela Escola de Enfermagem de Ribeirão Preto da USP (EERP-USP). Pós-doutora em Enfermagem pela Escola Paulista de Enfermagem da Universidade Federal de São Paulo (EPE/Unifesp). Professora Doutora da Faculdade de Enfermagem da Universidade Estadual de Campinas (FEnf-Unicamp).

Maira Deguer Misko

Enfermeira. Mestra, Doutora e Pós-doutora em Enfermagem pela Escola de Enfermagem da Universidade de São Paulo (EEUSP). Especialista em Enfermagem Pediátrica pela USP. Pesquisadora do Núcleo Interdisciplinar de Pesquisa em Perdas e Luto (NIPPEL) da EEUSP. Professora Doutora da Faculdade de Enfermagem da Universidade Estadual de Campinas (FEnf-Unicamp).

Maria Augusta B. Cicaroni Gibelli

Médica Neonatologista. Diretora do Centro Neonatal e Centro de Terapia Intensiva Neonatal 2 do Hospital das Clínicas da Faculdade de Medicina da Universidade de São Paulo (HCFMUSP). Especialização em Cuidados Paliativos pelo Hospital Sírio-Libanês (HSL). Mestra em Ciências da Saúde pela FMUSP. Membro do Grupo de Apoio Integral a Gestantes e Familiares de Fetos com Malformação (GAI).

Maria Silvia Vellutini Setubal

Psicóloga. Pós-doutoranda no Grupo de Cuidados Paliativos em Perinatologia do Departamento de Obstetrícia da Faculdade de Medicina da Universidade de São Paulo (FMUSP). Doutora pelo Departamento de Tocoginecologia da Faculdade de Ciências Médicas da Universidade Estadual de Campinas (FCM-Unicamp). Mestra em Saúde Pública (MPH) pela Universidade de Washington, Seattle (EUA). Membro do Grupo de Apoio Integral a Gestantes e Familiares de Fetos com Malformação (GAI).

Mariana Pereira Simonato

Terapeuta ocupacional. Mestra em Ciências – Saúde da Criança e da Mulher.

Marilda Baggio Serrano Botega

Fonoaudióloga. Docente do Curso de Graduação em Fonoaudiologia da Universidade Estadual de Campinas (Unicamp). Coordenadora da Disciplina de Fonoaudiologia Aplicada à Neonatologia.

Mirna Luciane Luiz

Enfermeira Especialista em Dermatologia e Avaliação de Feridas.

Mônica Aparecida Pessoto

Médica. Doutora em Saúde da Criança e do Adolescente pela Faculdade de Ciências Médicas da Universidade Estadual de Campinas (FCM-Unicamp). Professor Doutor do Departamento de Pediatria da FCM-Unicamp e da Divisão de Neonatologia do Centro de Atenção Integral à Saúde da Mulher da Unicamp (CAISM/Unicamp). Coordenadora do Banco de Leite Humano do CAISM/Unicamp e Presidente da Comissão da Iniciativa Hospital Amigo da Criança do CAISM/Unicamp.

Nathália Bertolassi Oliveira do Nascimento

Enfermeira. Especialização em Cardiologia e Aperfeiçoamento em Cuidados Paliativos. Enfermeira do Hospital das Clínicas da Faculdade de Medicina da Universidade de São Paulo (HCFMUSP). Obstetrícia. Membro do Grupo de Apoio Integral a Gestantes e Familiares de Fetos com Malformação (GAI).

Nely Aparecida Guernelli Nucci

Psicóloga. Doutora em Psicologia pela Universidade de São Paulo (USP). Membro da Sociedade Brasileira de Psico-oncologia e da International Psycho Oncology Society. Tutora e Docente na Residência Multiprofissional da Pontifícia Universidade Católica de Campinas (PUC-Campinas).

Norberto Tortorelo Bonfim

Filósofo e Teólogo. Capelão Geral do Hospital de Clínicas da Unicamp (HC/Unicamp) desde 1996. Graduação em Filosofia e Teologia pela Pontifícia Universidade Católica de Campinas (PUC-Campinas). Especialização em Pastoral da Saúde pelo Centro Universitário São Camilo (CUSC). Mestre em Bioética pelo CUSC.

Raquel Santos Ferreira

Médica-Assistente do Centro de Terapia Intensiva Neonatal 1 do Hospital das Clínicas da Faculdade de Medicina da Universidade de São Paulo (HCFMUSP). Pediatra e Neonatologista pela FMUSP. Membro do Grupo de Apoio Integral a Gestantes e Familiares de Fetos com Malformação (GAI).

Renata Bolibio

Psicóloga da Divisão de Psicologia do Instituto Central do Hospital das Clínicas da Faculdade de Medicina da Universidade de São Paulo (IC-HCFMUSP). Especialização em Psicologia em Hospital Geral pelo HCFMUSP. Aperfeiçoamento em Cuidados Paliativos pelo Hospital Sírio-Libânes (HSL). Membro do Grupo de Apoio Integral a Gestantes e Familiares de Fetos com Malformação (GAI).

Roberta Carolina de Almeida Jesus

Psicóloga. Mestranda no Programa de Pós-graduação em Obstetrícia e Ginecologia da Faculdade de Medicina da Universidade de São Paulo (FMUSP). Pós-graduada em Psicologia em Hospital Geral e Clínica Psicanalítica. Especialista em Psicologia Clínica pelo Conselho Federal de Psicologia (CFP). Membro do Grupo de Apoio Integral a Gestantes e Familiares de Fetos com Malformação (GAI).

Rosa Maria de Araujo Mitre

Terapeuta Ocupacional. Doutora em Ciências – Saúde da Criança e da Mulher.

Rossana Pulcineli Vieira Francisco

Médica. Professora Associada da Disciplina de Obstetrícia. Membro do Grupo de Apoio Integral a Gestantes e Familiares de Fetos com Malformação (GAI) do Departamento de Obstetrícia e Ginecologia da Faculdade de Medicina da Universidade de São Paulo (FMUSP).

Rut J. Kiman

Médica. Docente Adscripta do Departamento de Pediatria da Universidade de Buenos Aires. Chefe da Seção de Cuidados Paliativos Pediátricos do Hospital Nacional Profesor Alejandro Posadas.

Sandra Caires Serrano

Pediatra. Neurologista Infantil. Clínica de Dor e Cuidados Paliativos. Médica Titular e Responsável pelo Serviço de Cuidados Paliativos do AC Camargo Cancer Center, São Paulo. Certificação na Área de Atuação em Medicina Paliativa pela Associação Médica Brasileira (AMB). Mestra em Ciências da Saúde com Área de Concentração em Oncologia pela Fundação Antonio Prudente. Câmara Temática Interdisciplinar de Cuidados Paliativos do Conselho Regional de Medicina do Estado de São Paulo (CREMESP).

Silvia Maria de Macedo Barbosa

Médica. Doutora em Medicina – Área Patologia pela Faculdade de Medicina da Universidade de São Paulo (FMUSP). Diretora Técnica de Serviço de Saúde da Diretoria Executiva do Instituto da Criança do Hospital das Clínicas da Faculdade de Medicina da USP (HCFMUSP). Experiência na Área de Medicina com Ênfase em Terapêutica da Dor e Cuidados Paliativos.

Simone Brasil de Oliveira Iglesias

Médica Especialista em Terapia Intensiva Pediátrica pela Universidade Federal de São Paulo (Unifesp). Especialização em Bioética pela Faculdade de Medicina da Universidade de São Paulo (FMUSP). Título em Medicina Paliativa Pediátrica pelo Instituto Pallium Latinoamérica. Responsável pelo Grupo de Bioética e Cuidados Paliativos do Departamento de Pediatria da Unifesp. Presidente do Departamento Científico de Dor e Medicina Paliativa da Sociedade Brasileira de Pediatria (SBP).

Tercilia Virginia Aparecida Barbosa

Assistente Social do Hospital das Clínicas da Faculdade de Medicina da Universidade de São Paulo (HCFMUSP). Especialização em Serviço Social de Pediatria pelo Instituto da Criança do HCFMUSP. Aperfeiçoamento em Cuidados Paliativos pelo Hospital Sírio-Libânes (HSL). Membro do Grupo de Apoio Integral a Gestantes e Familiares de Fetos com Malformação (GAI).

Yolanda Maria Braga Freston

Assistente Social. Graduação em Serviço Social pela Universidade Federal do Maranhão (UFMA). Graduação em História pela Universidade Estadual do Ceará (UECE). Assistente Social do Centro de Atenção Integral à Saúde da Mulher da Universidade Estadual de Campinas (CAISM-Unicamp).

Dedicatória

Esta obra é dedicada aos pacientes
pediátricos, que permitiram aos autores
aprofundar seus estudos, na esperança de que
o resultado desta obra auxilie a incrementar a
qualidade dos cuidados prestados a outros tantos
pacientes e suas famílias.

Agradecimentos

Agradeço...

À ANCP, pela parceria e pelo empenho em ampliar o conhecimento dos Cuidados Paliativos.

Ao Grupo de Cuidados Paliativos em Neonatologia do Centro de Atenção Integral à Saúde da Mulher da Universidade Estadual de Campinas (CAISM-Unicamp) que, com seu espírito de equipe e companheirismo, caminha e ajuda a caminhar.

Aos meus filhos, que muitas vezes abriram mão dos momentos de lazer, apoiando um objetivo maior.

À Andreza, companheira sem a qual esta obra não teria sido finalizada.

A todos os profissionais que, direta ou indiretamente, contribuíram para a elaboração do presente trabalho, dispondo de seu tempo e compartilhando conhecimentos, contribuindo, assim, em nossa busca permanente da excelência em Cuidados Paliativos Pediátricos no nosso país.

Ao Paliar e ao Pallium, que muito contribuíram para aumentar minha bagagem e minha paixão pelo Cuidado Paliativo.

Aos colegas da Neonatologia, que acolheram a ideia do Cuidado Paliativo, apoiando e incentivando as ações na unidade.

Prefácio

Foi com muita honra e um quê de surpresa que recebi o convite da Jussara de Lima e Souza para fazer o prefácio deste *Cuidado Paliativo Pediátrico e Perinatal*. Afinal, sou geriatra e minha experiência clínica com crianças e neonatos é nenhuma. Na atuação profissional, lido com pacientes velhos, com múltiplas doenças. São pessoas que criaram uma biografia. Chegando ao fim da vida, reveem a existência inteira e têm o seu legado para deixar. Cumpriram o ciclo de vida tal como se espera que seja na evolução natural dos seres humanos: nasceram, cresceram, envelheceram e por fim morreram. Diferentemente das pessoas que atendo, as crianças apenas iniciaram a sua história e os neonatos jamais chegaram a avançar além do princípio de um começo.

De forma inédita no Brasil, os aspectos práticos da atuação paliativa em Pediatria e Neonatologia são apresentados juntamente com as questões filosóficas, morais e éticas. Muito além do conhecimento médico *per se*, os Cuidados Paliativos exigem dos profissionais uma competência humanitária para lidar com o processo de adoecimento fatal de um pequeno ser, que é pura expectativa de vida e está lançado à terminalidade, compreensivelmente impossível de ser assimilada pelos seus pais e familiares. Assim, é imprescindível o foco nos aspectos éticos, morais e mesmo legais envolvidos com a finitude e o apoio aos que ficam.

Organizado por Jussara de Lima e Souza e Andreza Viviane Rubio, este livro reúne profissionais de diferentes serviços e clínicas do país e do exterior que, num ato de generosidade, partilham seu conhecimento sobre um assunto tão delicado e cuja literatura, seja no Brasil, seja no mundo, é ainda escassa.

A primeira parte da obra mostra o profundo humanismo que sustenta a estrutura e a dinâmica dos Cuidados Paliativos para crianças e neonatos. Traz uma introdução, onde se apresenta um histórico do conceito de cuidar e sua evolução; aborda as questões éticas e morais; lida com a comunicação com a criança; fala do suporte ao paciente e familiares no processo de finitude e luto, e também do suporte espiritual.

A segunda parte mostra as ações da equipe multiprofissional dedicada aos pequenos pacientes com o compromisso do fazer interdisciplinar que, assegurando e extrapolando as especificidades, produz uma prática singular e múltipla, como um coro de diversas vozes. Apresenta uma equipe composta por enfermeiro, terapeuta ocupacional, fisioterapeuta, fonoaudiólogo, assistente social e capelão. Há ainda um capítulo dedicado à educação da criança em cuidados paliativos, alcançando-a na escola, na sua relação com colegas e professores.

Quanto aos aspectos médicos propriamente ditos, a terceira parte traz o controle de sintomas – dor, sintomas respiratórios, psiquiátricos, cuidados com a pele e com a cavidade bucal.

Controle indispensável que se expressa na competência profissional para garantir o conforto das crianças nos seus pequenos corpos tão sofridos.

A quarta parte aborda os cuidados em condições específicas: Cuidados Paliativos no pré-natal, em neonatologia, no neonato com lesão cerebral grave, no neonato malformado, provocando o impacto da novidade paliativa pré e neonatal. Segue abordando a criança e o adolescente com câncer, a terminalidade na terapia intensiva e a manipulação domiciliar das ostomias, situações de enfrentamento tão difícil quanto absolutamente urgente e necessário.

Como se vê, *Cuidado Paliativo Pediátrico e Perinatal* é um livro instigante e abrangente, indispensável para todos os profissionais da saúde que lidam com os infantes, mesmo não atuando diretamente em Cuidados Paliativos. Além da variada gama de informações preciosas sobre os diferentes aspectos dos cuidados a crianças e neonatos com doenças limitadoras à continuidade da vida, o livro indica profissionais disponibilizados como referência para eventuais discussões e trocas de experiência. Ganham os profissionais, que terão um guia a orientar sua prática; os pacientes, pais e familiares, beneficiários diretos da ação paliativa que privilegia a vida em plenitude e qualidade até o fim.

Claudia Burlá
Médica Especialista em Geriatria,
com área de atuação em Medicina Paliativa
Doutora em Bioética
Sócia-fundadora da Academia Nacional de Cuidados Paliativos

Sumário

Parte 1 – Aspectos Gerais, 1

1 **Introdução, 3**
Erica Boldrini

2 **Dilemas Éticos em Pediatria, 17**
Daniel Garros
Grace Caroline van Leeuwen Bichara
Cintia Tavares Cruz

3 **Terminalidade em Neonatologia: Aspectos Éticos, Legais e Morais, 41**
Flávio César de Sá

4 **Comunicação e Estratégias para Más Notícias em Perinatologia, 49**
Maria Sílvia Vellutini Setubal

5 **Comunicação de Más Notícias para a Criança e o Adolescente, 59**
Elisa Maria Perina
Andreza Viviane Rubio

6 **Suporte para Pacientes e Famílias nas Últimas Horas de Vida, 77**
Nely Aparecida Guernelli Nucci

7 Suporte Familiar após a Perda de um Filho, 89

Debora Genezini
Erika Rafaella da Costa Neto Pallottino
Claudia Millena Coutinho da Câmara

8 Suporte Espiritual para Pacientes e Familiares, 97

Norberto Tortorelo Bonfim
João Silvio Rocha

Parte 2 – Ações da Equipe Multiprofissional, 107

9 O Enfermeiro como Elemento Decisivo em Cuidados Paliativos, 109

Elenice Valentim Carmona
Maira Deguer Misko
Erika Zambrano Tanaka
Fernanda de Castro Oliveira Toniatti
Luciana de Lione Melo
Ana Regina Borges Silva

10 A Terapia Ocupacional e os Cuidados Paliativos Pediátricos, 119

Mariana Pereira Simonato
Rosa Maria de Araujo Mitre

11 Serviço Social e a Interface na Garantia de Direitos aos Pacientes e Familiares, 135

Elaine Aparecida de Carvalho Salcedo
Yolanda Maria Braga Freston

12 A Intervenção da Terapia Ocupacional Cuidando da Qualidade de Vida, 141

Fernanda Degani Alves de Souza

13 A Fisioterapia no Cuidado Paliativo ao Recém-Nascido, 153

Fabiana Lima Carvalho

14 Reabilitação da Criança em Cuidados Paliativos – O Papel da Fonoaudiologia, 169

Danielle de Oliveira Bonfim

15 Fonoaudiologia e Cuidados Paliativos em Neonatologia, 175

Marilda Baggio Serrano Botega

16 A Criança Doente e a Escola, 179

Rut J. Kiman

Parte 3 – Controle de Sintomas, 191

17 Manejo da Dor, 193

Sandra Caires Serrano
Fabiana Gomes de Campos
Joaquim Pinheiro Vieira Filho

18 Escalas de Avaliação de Dor em Pediatria, 205

Dileiny Antunes Geronutti
Jussara de Lima e Souza

19 Tratamento dos Sintomas Respiratórios, 219

Erica Boldrini

20 Dispneia, 233

Silvia Maria de Macedo Barbosa

21 Controle de Sintomas Digestivos, 239

Simone Brasil de Oliveira Iglesias
Carlota Vitória Blassioli Moraes

22 Hidratação, 259

Katia Jarandilha dos Santos

23 Cuidados com a Pele, 263

Carlota Vitória Blassioli Moraes
Carolina Paula Jesus Kasa

24 Cuidados com a Cavidade Oral, 271

Carlota Vitória Blassioli Moraes

25 Controle de Sintomas Psiquiátricos, 277

Eloisa Helena Rubello Valler Celeri

Parte 4 – Cuidados em Condições Específicas, 287

26 Cuidados Paliativos no Período Pré-Natal, 289

Fernanda Figueiredo de Oliveira
Nathália Bertolassi Oliveira do Nascimento
Gláucia Rosana Guerra Benute
Tercilia Virginia Aparecida Barbosa
Renata Bolibio
Ana Lucia Henriques Gomes
Maria Silvia Vellutini Setubal
Roberta Carolina de Almeida Jesus
Raquel Santos Ferreira
Maria Augusta B. Cicaroni Gibelli
Rossana Pulcineli Vieira Francisco
Lisandra Stein Bernardes Ciampi de Andrade

27 Cuidado Paliativo em Neonatologia, 301

Jussara de Lima e Souza

28 Recém-Nascido com Lesão Cerebral Grave, 311

Mônica Aparecida Pessoto

29 Cuidados em Condições Específicas: Recém-Nascido Malformado, 321

Maria Augusta B. Cicaroni Gibelli
Raquel Santos Ferreira
Ana Lucia Henriques Gomes
Fernanda Figueiredo de Oliveira
Nathália Bertolassi Oliveira do Nascimento
Gláucia Rosana Guerra Benutte
Tercilia Virginia Aparecida Barbosa
Renata Bolibio
Maria Silvia Vellutini Setubal
Roberta Carolina de Almeida Jesus
Lisandra Stein Bernardes Ciampi de Andrade

30 Criança e Adolescente com Câncer, 329
Carlota Vitória Blassioli Moraes

31 Cuidados Paliativos e de Fim de Vida em Unidade de Terapia Intensiva Pediátrica, 335
Daniel Garros
Cintia Tavares Cruz

32 Manejo Domiciliar da Traqueostomia, Gastrostomia e Colostomia, 359
Erika Cristian Camargo de Souza
Mirna Luciane Luiz

Índice Remissivo, 375

PARTE 1

Aspectos Gerais

CAPÍTULO 1

Introdução

- Erica Boldrini

...tenho muito medo do morrer. O morrer pode vir acompanhado de dores, humilhações, aparelhos e tubos enfiados no meu corpo, contra a minha vontade, sem que eu nada possa fazer porque já não sou mais dono de mim mesmo; solidão, ninguém tem coragem ou palavras para, de mãos dadas comigo, falar sobre a minha morte, medo de que a passagem seja demorada. Bom seria se, depois de anunciada, ela acontecesse de forma mansa e sem dores, longe dos hospitais, em meio às pessoas que se ama, em meio a visões de beleza.

Mas a medicina não entende. Um amigo contou-me dos últimos dias do seu pai. As dores eram terríveis. Era-lhe insuportável a visão do sofrimento do pai. Dirigiu-se, então, ao médico: "O senhor não poderia aumentar a dose dos analgésicos, para que meu pai não sofra?". O médico olhou-o com olhar severo e disse: "O senhor está sugerindo que eu pratique a eutanásia?".

Dir-me-ão que é dever dos médicos fazer todo o possível para que a vida continue. Eu também, da minha forma, luto pela vida. A literatura tem o poder de ressuscitar os mortos. Aprendi com Albert Schweitzer que a "reverência pela vida" é o supremo princípio ético do amor. Mas o que é vida? Mais precisamente, o que é a vida de um ser humano? O que é quem a define? O coração que continua a bater num corpo aparentemente morto? Ou serão os ziguezagues nos vídeos dos monitores, que indicam a presença de ondas cerebrais?

Confesso que, na minha experiência de ser humano, nunca me encontrei com a vida sob a forma de batidas de coração ou de ondas cerebrais. A vida humana não se define biologicamente. Permanecemos humanos enquanto existe em nós a esperança da beleza e da alegria. Morta a possibilidade de sentir alegria ou gozar a beleza, o corpo se transforma numa casca de cigarra vazia.

Muitos dos chamados "recursos heroicos" para manter vivo um paciente são, do meu ponto de vista, uma violência ao princípio da "reverência pela vida". Porque, se os médicos dessem ouvidos ao pedido que a vida está fazendo, eles a ouviriam dizer: "Libertam-me".

Parte 1 – Aspectos Gerais

> *Dizem as escrituras sagradas: "Para tudo há o seu tempo. Há tempo para nascer e tempo para morrer". A morte e a vida não são contrárias. São irmãs. A "reverência pela vida" exige que sejamos sábios para permitir que a morte chegue quando a vida deseja ir. Cheguei a sugerir uma nova especialidade médica, simétrica à obstetrícia: a "morienterapia", o cuidado com os que estão morrendo. A missão da morienterapia seria cuidar da vida que se prepara para partir. Cuidar para que ela seja mansa, sem dores e cercada de amigos, longe de UTI. Já encontrei a padroeira para essa nova especialidade: a "Pietá" de Michelangelo, com o Cristo morto nos seus braços. Nos braços daquela mãe, o morrer deixa de causar medo.*
>
> (Rubem Alves, 2003)

Inúmeros questionamentos surgem dessa crônica: Seria a *"morienterapia"* o cuidado paliativo? Seria essa especialidade necessária? E *se os médicos apenas dessem ouvidos ao pedido que a vida faz?* Como é formado esse especialista que tem de cuidar de medo, de dor, de solidão, saber sobre palavras, ética, literatura e arte, sobre a vida e a morte? Onde atua esse especialista? Quem ele assiste? Onde está disponível a *especialidade que cuida da vida que se prepara para partir?*

Até ao século IV a.C., não se considerava ético tratar o doente durante o seu processo de morte. Os médicos tinham medo de fazê-lo pelo risco de serem castigados por desafiarem as leis da Natureza. Após a propagação do Cristianismo, estabelece-se a necessidade de ajudar estas pessoas, surgindo a primeira instituição para ajudar os desprotegidos, doentes e moribundos em Roma, por Fabíola, como resultado do seu compromisso cristão. É neste contexto que surge a ligação do termo *hospice* (do latim *hospititium*), com hospitalidade, pois era esse o seu significado, e que passaria a identificar locais onde os peregrinos descansavam e que, progressivamente, foram também acolhendo doentes e moribundos, passando-se a associar o termo *hospice* a estes locais.

Outros autores empreenderam pesquisas históricas sobre a morte e o morrer, como Foucault, que enfocou a passagem do monopólio dos cuidados ao doente – e ao moribundo – da família e dos religiosos para o médico e suas instituições. Até o século XVIII, o hospital era essencialmente uma instituição de assistência aos pobres, administrada por religiosos. Era uma instituição de assistência, separação e exclusão – não do doente a ser curado, mas do pobre destinado a morrer: um "morredouro". O objetivo de quem trabalhava no hospital não era fundamentalmente realizar a cura, mas alcançar a própria salvação. Tratava-se de obra de caridade tendo em vista a salvação eterna.[1]

Mais tarde, no século XIX, o alívio sintomático era o objetivo principal do tratamento clínico, visto as doenças evoluírem de acordo com a sua história natural.

"Numa casa simples e rústica, ao alvorecer, uma criança enferma, enfraquecida, adormecida e com rosto pálido iluminado pela lâmpada de vidro sobre a mesa, se encontra debruçada sobre uma cama improvisada em duas cadeiras. O médico vestido com um terno, compenetrado, a observa, reflexivo e consternado. Aparentemente absorto em pensamentos sobre os sintomas e sinais da doença, sua evolução e curso, além de possíveis estratégias terapêuticas, muito escassas e pouco efetivas na época. Mas ali, debruçado sob um leito improvisado de dor, quase como um artesão, o médico se mantém numa atitude comprometida, intuitiva, respeitosa e humana".[2] Essa é uma descrição do quadro "The Doctor", em que Sir Samuel Luke Fildes representou em 1891, com profunda inspiração, o exercício da profissão, o caráter, o comprometimento e a atitude do médico da época.

No século XX, a medicina transferiu a sua orientação para a descoberta das causas e cura das doenças. Surge a anestesia, a Penicilina, a assepsia/antissepsia, a radiografia e as vacinas. Há

Introdução

diminuição da taxa de mortalidade e prolongamento da vida. Com o aumento das tecnologias médicas e o avanço da medicina, surge a crença de que é possível burlar ou adiar a morte. Os hospitais começaram a ocupar um lugar de cura e recuperação de enfermos. O ser humano passou a viver mais, porém o aumento do tempo de vida não implicou – necessariamente – a melhoria da qualidade de vida.

Nessa época, a situação das escolas médicas era caótica. Nos Estados Unidos, havia grande proliferação de escolas de Medicina, com abordagens terapêuticas as mais diversas. As escolas podiam ser abertas indiscriminadamente, sem nenhuma padronização, estando vinculadas ou não a instituições universitárias, com ou sem equipamentos, com critérios de admissão e tempo de duração diferenciada e independentemente de fundamentação teórico-científica.

Em 1910, Flexner propõe a instalação de uma nova ordem para a reconstrução do modelo de ensino médico. Os sólidos princípios em que o seu relatório se embasou parecem triviais hoje: as escolas médicas deveriam estar baseadas em universidade, e os programas educacionais deveriam ter uma base científica.[3]

Muitos apontam que o "Relatório Flexner" fortaleceu a segmentação do paciente, o surgimento das especialidades, uma formação médica mecanicista, fragmentada e reducionista, que separou o corpo da mente, o sentimento da razão, a Ciência da Ética, refletindo em uma prática médica com vínculos superficiais, em que a atenção do médico transferiu-se do paciente para a doença, em que a história de cada um permanece do lado de fora.

Face às possibilidades de reanimação, de alimentação e respiração artificiais, as fronteiras da morte e do morrer foram sendo alteradas. Colocando em questão o alcance do poder do médico, o limite de suas possibilidades técnicas. O investimento intensivo pela vida tornou-se imperativo e as pessoas passaram a morrer nos hospitais, mais precisamente nas UTI.

A intensidade da luta pela busca de cura das doenças e a sofisticação dos instrumentos da área da saúde levaram a uma cultura de negação da morte, relegando para segundo plano as intervenções que promovessem um final de vida digno; a morte passou a ser negada e encarada como derrota ou fracasso pelos profissionais de saúde.

Os médicos recém-formados já não juram mais por deuses mitológicos como Hipócrates determinou – "juro por Apolo, Asclépio, Higeia, Panaceia..." e, sim, "prometo que ao exercer a arte de curar...". Como uma parteira que dá palmadas no recém-nascido, agora os médicos tentam dar socos para afastar a morte.

Porém, com os horrores da Segunda Guerra iniciou-se um movimento na tentativa de acolher e aliviar o sofrimento dos enfermos, uma volta ao CUIDAR. O termo "cuidado" deriva da palavra *carion* que significa "aflição", "pesar", "tristeza". Como verbo, quer dizer "ter preocupação", "respeitar", "considerar".

Assim como Quiron, o centauro, mestre dos médicos, que, tocado pela sua dor, era capaz de se sensibilizar com a dor do outro, na década de 1960, no Reino Unido, surge Cicely Mary Strode Saunders que, para sanar a dor daquele que sofre, tornou-se enfermeira, depois assistente social e, por fim, médica. Entendia bem a dor física, talvez por sofrer de dores crônicas na coluna. Originalmente agnóstica, descobriu que acreditava em Deus com alguns amigos cristãos. O fascínio por conversas sobre espiritualidade a aproximaram, em 1947, de um paciente que estava doente e morrendo longe de sua própria casa – um imigrante judeu polonês chamado David Tasma. Ela ficou profundamente atraída por ele, mantendo um diário detalhado de suas reuniões. Em um relacionamento breve e intenso, discutiram a ideia de que seria possível criar uma casa onde se poderia encontrar a paz nos últimos dias. David deixou-lhe uma soma substancial em dinheiro e a profecia: "seria uma janela em sua casa".

A morte de Tasma coincidiu com a morte do seu pai e de outro amigo íntimo. Cicely Saunders caiu em um "sofrimento patológico", porém transformou esse sentimento em uma casa onde o conhecimento científico era combinado com cuidado e amor. Passou anos angariando fundos – "levou dezenove anos para construir a casa ao redor da janela" – atualmente St. Christopher Hospice. Lá desenvolveu uma abordagem sistemática para o controle da dor em pacientes terminais; deu atenção às suas necessidades sociais, emocionais e espirituais; começou a ensinar o que sabia para outras pessoas. Seu conceito de "Dor Total" proporcionou uma maneira revolucionária de conceitualizar a complexidade do sofrimento dos pacientes – medo da morte, ansiedade de separação, solidão, lidar com questões existenciais, sentir-se um peso para os outros como um dependente inútil – como a combinação de elementos das dimensões psíquica, física, social e espiritual. Em resposta à rejeição desesperadora da medicina ao paciente moribundo ("não há nada mais que possamos fazer"), ela ofereceu uma alternativa positiva e imaginativa que buscava garantir o alívio da dor, manter a dignidade e melhorar o período restante de vida disponível, por mais curto que fosse.[4]

Como esse período também é cercado de muito sofrimento, principalmente existencial, surge no cenário mundial Viktor Emil Frankl, um judeu austríaco perseguido pelos nazistas durante a Segunda Guerra Mundial, com a descoberta da logoterapia, que explora o sentido existencial do indivíduo e a dimensão espiritual da existência.[5]

Temos nesse momento, de um lado, as atenções voltadas para o alívio do sofrimento e, de outro, a busca em decifrar a estrutura do DNA, as técnicas de radioimunoensaio, a endoscopia, a medicina fetal. Apesar de todo esse desenvolvimento, a tanatologia ainda era terreno inexplorado. Elisabeth Kubler-Ross, psiquiatra suíço-americana, também marcada na adolescência pela Segunda Guerra, identificou-se com a solidão dos pacientes que atendia em um hospital de emergências. Diante de sua presença e disponibilidade, eles começavam a falar e a compartilhar seus sentimentos e histórias. Em 1969, publicou o livro intitulado *Sobre a Morte e o Morrer*, o primeiro de uma série que a projetaria pelo mundo como especialista num assunto tabu para as sociedades ocidentais. Traduzido para trinta línguas, sua obra foi além da descrição da existência de padrões de fantasias, comportamentos, ansiedades e defesas que auxiliavam o profissional de saúde a perceber os mecanismos utilizados pelo paciente diante da ameaça da morte (negação, raiva, barganha, depressão e aceitação) e como lidar com eles.

Em seus estudos de caso, dissecou situações relacionais entre a equipe, os pacientes, seus familiares e entre os próprios profissionais. Discutia a transição do modelo de assistência em saúde estritamente hospitalar e biomédico para o modelo domiciliar ou de *hospices*. Reforçava a importância do tratamento holístico e discutia a relutância das equipes em administrar todos os recursos possíveis para aliviar as insuportáveis dores físicas e emocionais dos doentes. Dizia que a regra de ouro nesse novo modelo de atendimento era levar em conta a opinião dos pacientes sem julgá-los, mas ajudando-os a fazer suas escolhas.[6]

A "saúde" deixava de ser ausência de doença. Em 1948, a Organização Mundial de Saúde (OMS) propõe um conceito diferente, muito mais amplo, definindo a saúde como um estado de completo bem-estar físico, mental e social.

Foi possível identificar a medicina preventiva, curativa e paliativa.

Inicialmente, a conduta médica deve fazer prevalecer a beneficência, sem esquecer a autonomia do paciente e sua família. A não maleficência situa-se como um valor ético secundário neste momento: aqui se justificam medidas invasivas, ainda que causem algum grau de sofrimento, pois o primeiro objetivo neste momento é a preservação da vida.

Na fase em que a morte torna-se inevitável, a prioridade se torna o alívio do sofrimento, a não maleficência. No caso de crianças e pacientes com incapacidade mental, o princípio da autono-

Introdução

CAPÍTULO 1

mia deve ser exercido pela família ou seu responsável legal, buscando a defesa dos seus melhores interesses. O princípio da justiça, considerado um mínimo ético, deve sempre reger as condutas médicas, havendo bom senso na priorização e indicação dos recursos terapêuticos em cada fase.[7]

Em 1982, o Comitê de Câncer da OMS criou um grupo de trabalho responsável por definir políticas para o alívio da dor e cuidados paliativos. Em 1990, a OMS conceitua que, se o paciente tiver uma doença que não responde aos tratamentos curativos deve receber cuidados paliativos, definido como cuidados ativos e totais aos pacientes, em que o controle da dor e de outros sintomas devem ser prioridades e o objetivo é alcançar a melhor qualidade de vida para pacientes e familiares. Este passa a ser um dos pilares da assistência.

Porém, a expressão *"doença que não responde aos tratamentos curativos"* deixa de lado uma série de situações crônicas, doenças irreversíveis ou progressivas. Em 2002, a OMS redefiniu o conceito de cuidado paliativo, dando enfoque na prevenção e alívio do sofrimento, por meio da identificação precoce, avaliação e tratamento adequado, tanto da dor como de outros problemas, sejam eles de ordem física, psicossocial ou espiritual, de pacientes e familiares que enfrentam *doenças ameaçadoras de vida*, aprimorando, assim, sua qualidade de vida, que é um conceito multidimensional intrincado, que sintetiza o bem-estar físico, funcional, espiritual, psicológico e social do indivíduo.

A probabilidade de cura de uma doença é sempre estimada. Os diversos índices prognósticos mostram-se bastante sensíveis e específicos para serem aplicados em grupos de pacientes, entretanto, não tem especificidade quando aplicado em apenas um indivíduo. O grau de reversibilidade de uma doença é baseado em dados objetivos e em aspectos subjetivos. Desse conjunto de dados, estabele-se um consenso na equipe médica sobre a potencial reversibilidade ou não da doença daquele determinado doente. À medida que o consenso se estabelece na equipe, a família é progressivamente envolvida no processo. A família necessita de tempo e provas para se convencer de que o quadro é irreversível. É aceitável e previsível que ocorram avanços e retrocessos no entendimento por parte da família quanto à irreversibilidade da doença.

É essa ciência que discute prognóstico, que debate com a equipe as possíveis propostas terapêuticas, que participa da tomada de decisões com a família, que preza pela arte de CUIDAR, tanto do paciente como da família, além de si mesmo, que ganhou o sobrenome PALIATIVO. Infelizmente, esse termo "paliativo" traz conotações negativas, como remediar, revestir de falsa aparência, dissimular, adiar, protelar. No entanto, "paliativo" deriva de *pallium,* nome dado a uma espécie de cobertura ou toldo que, antigamente, protegia reis e autoridades e que ainda hoje é utilizado na Igreja Católica para cobrir o Santíssimo Sacramento durante procissões. Desse modo, pode se dizer que corresponde a algo que cobre e protege uma pessoa considerada de grande valor e dignidade. É uma abordagem proativa destinada a reduzir o sofrimento dos pacientes e melhorar sua qualidade de vida.

De acordo com estimativas da OMS, em 2011 houve aproximadamente 54 milhões de mortes em todo o mundo e mais de 29 milhões necessitavam de cuidados paliativos (20 milhões destes, para cuidados em fim de vida), 69% eram maiores de 60 anos e 6% menores de 15 anos. A maioria dos adultos (78%) e das crianças (98%) pertence a países de baixa e média renda. Nos adultos, as causas foram doenças cardiovasculares (38,5%) e câncer (34%), seguidas de doenças respiratórias (10,3%), HIV (5,7%) e diabetes (4,5%). Nas crianças, foram por anomalias congênitas (25%), condições neonatais (14,6%), desnutrição (14,1%), meningite (12,6%), HIV (10,2%), doenças cardiovasculares (6,1%) e câncer (5,6%).[8]

O número de pacientes pediátricos elegíveis aos cuidados paliativos é muito inferior ao de adultos ou de populações idosas. Globalmente é estimado pela International Children's Palliative Care Network (ICPCN) que 7 milhões de crianças e adolescentes poderiam se beneficiar dos

Parte 1 – Aspectos Gerais

cuidados paliativos, sendo quase 1,2 milhões no final de vida, com predomínio ligeiramente masculino (52%), sendo que 49% concentram-se na região Africana, seguido de 24% no Sudeste Asiático e 12% das regiões mediterrâneas. Entre as mortes infantis, 25% são de crianças portadoras de condições clínicas complexas ou com doenças incuráveis.[8]

De acordo com a Aliança Mundial de Cuidados Paliativos (Worldwide Palliative Care Alliance), ainda que mais de 100 milhões de pessoas se beneficiem de cuidados paliativos anualmente (incluindo familiares e cuidadores), menos de 8% têm seu acesso de fato garantido e menos de 1% das crianças que precisam da assistência estão sendo atendidas.[8]

Existem três modelos convencionais de assistência que podem ser oferecidos ao paciente em cuidados paliativos: hospitalar, domiciliar e *hospice*. Dados exatos sobre os fundos destinados aos cuidados paliativos não são conhecidos, porém vários estudos estimaram o custo do cuidado no último ano de vida (corresponde a 25 a 30% das despesas médicas). Nos Estados Unidos, em 2009, o programa Medicare gastou 484 bilhões de dólares, sendo apenas 12 bilhões para os cuidados paliativos. No Canadá, 50% desses cuidados são financiados por instituições de caridade e, no Reino Unido, apenas 34% dos gastos são pagos pelo governo. Apesar do baixo investimento atual em cuidados paliativos, estudos de custo-eficácia demonstram que a utilização de *hospices* e cuidados domiciliares reduzem significativamente o custo, proporcionando um cuidado de excelente qualidade.[8]

Sabe-se que pacientes em fim de vida apresentam uma enorme carga de sintomas, sendo a dor um dos que mais causa sofrimento e cujo tratamento é um dos menos efetivos. Cerca de 25 milhões de pessoas, entre elas 2,5 milhões de crianças, morrem anualmente no mundo com fortes dores que poderiam ser aliviadas com morfina.

Em 2016, Carlson publicou um estudo com os resultados do tratamento da dor após 30 anos da publicação da escala analgésica da OMS, mostrando que 80% dos pacientes em fim de vida têm dor intensa. Entre as causas possíveis para esse resultado desolador, foi apontada a inabilidade profissional no manejo da dor, a dificuldade de acesso aos opioides (países de baixa renda recebem menos de 4% das 299 toneladas de morfina oral distribuída no mundo, com preço cinco vezes maior) e as preocupações relativas ao uso ilícito.[9] De acordo com a avaliação de Seya e cols., baseada no Índice de Desenvolvimento Humano (IDH), 83% dos países tem acesso baixo ou inexistente a opioides.[10]

A grande maioria dos profissionais de saúde em todo o mundo tem pouco ou nenhum conhecimento dos princípios e práticas de cuidados paliativos. Em razão dessa lacuna na formação, ainda é comum o comportamento de obstinação terapêutica, "que consiste em utilizar procedimentos terapêuticos cujos efeitos são mais nocivos do que o próprio mal a ser curado, muitas vezes inúteis, em que a cura é impossível e os benefícios esperados são menores que os inconvenientes provocados". Abordagens médicas invasivas ainda fazem parte do cuidado de crianças com doenças progressivas, sem possibilidade de cura, inclusive próximo ao óbito. Entre as possíveis causas que justificam a persistência de medidas invasivas no final da vida, está a dificuldade dos médicos em prever a morte, ou seja, reconhecer, de acordo com a trajetória da doença, se a morte está ou não próxima. Reconhecer o processo de morte é uma das tarefas mais difíceis da Medicina. A falta de técnicas para estimar o tempo de sobrevida dos pacientes em fase terminal é um dos grandes desafios para a equipe. A conceituação de um paciente terminal não é algo simples. A definição e o tempo não são exatos na literatura. A definição mais aceita é quando se esgotam as possibilidades de resgate de saúde do paciente e a possibilidade de morte próxima parece inevitável, previsível e identificada por sintomas exacerbados, que exigem planejamento e cuidados contínuos e compreendem um período de rápido declínio funcional.[11]

Introdução

Outras explicações plausíveis seriam a comunicação inadequada com a família/paciente, a existência de expectativas irreais e/ou a possibilidade do progresso científico.

Tudo isso reflete diretamente na qualidade de morte. O Economist Intelligence Unit, uma organização filantrópica, elaborou uma classificação – Death Quality Index 2015 – dos países em relação aos cuidados paliativos oferecidos à sua população segundo critérios como ambiente de saúde e cuidados paliativos, recursos humanos, formação de profissionais, qualidade de cuidado e engajamento da comunidade. Foram avaliados 80 países e o Brasil ficou na 42ª posição, atrás do Chile (27º lugar), da Argentina (32º), do Uruguai (39º) e o Equador (40º).[12]

Os cuidados paliativos, além de melhorar a qualidade de morte, melhoram também a qualidade de vida, os transtornos de humor e a sobrevida. Temel e cols., em 2010, publicaram um estudo de alto impacto, ao comparar a assistência no modelo tradicional e no modelo dos cuidados paliativos precoces. A partir dessa pesquisa, muito tem sido estudado e cada vez mais se comprova que os cuidados paliativos precoces, no modelo proposto pela OMS, são factíveis e trazem impactos positivos.[13]

Em 1996, os cuidados paliativos receberam o *status* de especialidade formal pelo American Board of Medical Specialties. Embora ganhando reconhecimento em muitos países, o financiamento para pesquisa nessa área é muito limitado. Nos Estados Unidos, menos de 1% do financiamento da pesquisa governamental é direcionado para tópicos relevantes. Atualmente existem 12 revistas dedicadas, numerosos livros, sites, fóruns.[13]

Desde a abertura do St Christopher´s Hospice, há 47 anos, tem havido um crescimento lento, mas constante de programas que atendem as necessidades das pessoas com doenças que ameaçam a vida. Atualmente há aproximadamente 16 mil serviços pelo mundo. Na Inglaterra, em 2005, havia 1.700 *hospices*, com 220 unidades de internação para adultos, 33 unidades pediátricas e 358 serviços de atendimento domiciliar. Esses serviços ajudaram cerca de 250 mil pacientes entre 2003 e 2004. Nos Estados Unidos, o movimento cresceu, de um grupo de voluntários que se dedicava a pacientes que morriam isolados, para uma parte importante do sistema de saúde.

No Brasil, o pioneirismo veio de Porto Alegre (RS), com a prof.ª Dra. Miriam Martelete, anestesiologista da FM-UFPA que, em 1979, fundou o Serviço de Dor no Hospital de Clínicas e, em 1983, o Serviço de Cuidados Paliativos. Em seguida, na cidade de São Paulo (SP), o médico fisiatra Dr. Antônio Carlos Camargo de Andrade Filho fundou o Serviço de Dor da Santa Casa, em 1983, e, em 1986, o de Cuidado Paliativo. Depois, se seguiu o Instituto Nacional do Câncer no Rio de Janeiro, em 1989, com o GESTO (Grupo Especial de Suporte Terapêutico Oncológico). Nos anos 1990, o prof. Marco Túlio de Assis Figueiredo abriu o primeiro curso com Filosofia Paliativista na Escola Paulista de Medicina.[15]

A partir da Portaria nº 3.535 do Ministério da Saúde (MS), de 2 de setembro de 1998, realizou-se o cadastramento de todas as instituições que trabalhavam com cuidados paliativos em oncologia. Depois dela, a Portaria nº 19 do MS, de 3 de janeiro de 2002, inseriu no Sistema Único de Saúde (SUS) o Programa Nacional de Assistência à Dor e Cuidados Paliativos. Além dessas, a Portaria nº 1 do MS, de 23 de julho de 2002, criou no SUS os Centros de Referência em Tratamento da Dor, e a Portaria nº 881 do MS, de 19 de julho de 2001, instituiu o Programa Nacional de Humanização da Assistência Hospitalar, que dá subsídios à implementação de serviços de cuidados paliativos no país.

Contudo, com a fundação da Academia Nacional de Cuidados Paliativos (ANCP), em 2005, os Cuidados Paliativos no Brasil deram um salto institucional enorme. Com a ANCP, avançou a regularização profissional do paliativista brasileiro, estabeleceram-se critérios de qualidade para os serviços de cuidados paliativos, realizaram-se definições precisas do que são e o que não são cuidados paliativos e levou-se a discussão para o Ministério da Saúde, Ministério da Educação,

Parte 1 – Aspectos Gerais

Conselho Federal de Medicina (CFM) e Associação Médica Brasileira (AMB). Participando ativamente da Câmara Técnica sobre Terminalidade da Vida e Cuidados Paliativos do CFM, a ANCP, na pessoa da dra. Maria Goretti Sales Maciel, ajudou a elaborar duas resoluções importantes que regulam a atividade médica relacionada a esta prática.

Apesar de os cuidados paliativos ainda serem incipientes, o Brasil já conta com diferentes resoluções diretamente relacionadas ao tema. Vale a pena destacar quatro delas: sobre a legitimidade da ortotanásia (Resolução CFM 1.805/06); o novo Código de Ética Médica no qual os cuidados paliativos são diretamente mencionados (Resolução CFM 1.931/09); regra que define a Medicina Paliativa como área de atuação (Resolução CFM 1.973/12) e a resolução sobre as Diretivas Antecipadas de Vontade (Resolução CFM 1.995/12).

De acordo com levantamento realizado pela ANCP, atualmente no Brasil existem em torno de 150 equipes especializadas em cuidados paliativos. Considerando-se que o país conta com mais de 5 mil hospitais, sendo pelo menos 2.500 com mais de 50 leitos, nota-se que a demanda por atendimento de cuidado paliativo é muito superior à oferta disponível hoje.

O país está incluído no nível 3A de desenvolvimento no Atlas Global de Cuidados Paliativos na Terminalidade da Vida, 2014, juntamente com Rússia, México, países do Sudeste Asiático, entre outros, sendo:

- Nível 1: Nenhuma atividade detectada;
- Nível 2: Em capacitação;
- Nível 3:
  □ A: Provisão isolada;
  □ B: Provisão generalizada;
- Nível 4:
  □ A: Integração preliminar;
  □ B: Integração avançada.[8]

A educação em cuidados paliativos deveria ser em três níveis:

1. Treinamento básico para todos os profissionais de saúde;
2. Treinamento intermediário para aqueles que trabalham com pacientes com doenças que ameaçam a vida;
3. Treinamento especializado para administrar pacientes com necessidades complexas.

Porém, ainda não há consenso sobre a extensão necessária para esse treinamento.

Como não há especialistas suficientes para fornecer todos os serviços para todos os pacientes, uma publicação recente do New England sugere um modelo sustentável de atenção que distingue os cuidados paliativos primários (habilidades que todos os clínicos devem ter) dos cuidados paliativos especializados (habilidades para gerenciar casos mais complexos e difíceis), para que possam coexistir e apoiar uns aos outros. Para isso, cada especialidade médica precisa delinear expectativas básicas sobre habilidades primárias de cuidados paliativos a serem aprendidas e praticadas por seus membros, além de um sistema de triagem para solicitar especialistas em cuidados paliativos quando necessário. Elementos essenciais, como o alinhamento do tratamento com os objetivos do paciente e o gerenciamento básico de sintomas, devem ser aspectos rotineiros dos cuidados prestados por qualquer praticante. Escuta, apoio e orientação aos familiares são inerentes aos cuidados.[16]

Na Pediatria, o avanço tecnológico trouxe inegáveis progressos em todas as subespecialidades. Na Neonatologia, os prematuros e recém-nascidos com baixo peso apresentam taxas de sobrevida cada vez maiores. Na infectologia, doenças antes consideradas prevalentes e graves são hoje pouco comuns, graças à vacinação e a medicamentos mais modernos. Na Oncologia, o surgimento de novas terapêuticas permitiu significativa redução na mortalidade das crianças com câncer.

Introdução

Entretanto, apesar do aparato tecnológico, algumas crianças ainda vivem com sequelas graves ou necessitam de cuidados especiais ou, em alguns casos, não respondem aos modernos tratamentos instituídos. Lidar com esse novo perfil de paciente exige do pediatra uma abordagem diferente.[17]

Promover o bem-estar, minimizar a dor e o sofrimento, promover uma morte com dignidade torna-se imperativo também ao cuidado paliativo pediátrico. Porém, desde o início do St. Christopher's foi reconhecido como uma especialidade distinta, sendo o primeiro *hospice* pediátrico o Helen House, fundado em 1982, em Oxfordshire.

Em 1998, a OMS definiu esse cuidado (conceito revisado em 2006) como: cuidado ativo e total à criança no contexto do seu corpo mente e alma, bem como suporte à família; que se inicia quando a doença é diagnosticada e continua independentemente de a criança receber ou não tratamento com finalidade curativa. Os profissionais de saúde devem avaliar e aliviar o sofrimento físico, psicológico e social da criança; com uma abordagem multidisciplinar que inclua a família e a utilização de recursos da comunidade; pode ser implementado mesmo quando os recursos são limitados; oferecido em instituições de nível terciário, em centros de saúde e até na casa da criança.[18]

Chama atenção que, na definição, não há citação de quem é o paciente elegível.

Em 1998, Goldman **definiu** baseando-se no diagnóstico ou prognóstico:[19]

- Crianças em situação clínica que ameaça a vida;
- Crianças em situação de morte prematura e inevitável;
- Crianças em situação de doença progressiva sem opção de tratamento curativo viável;
- Crianças em situação irreversível, mas não progressiva.

Em 2004, a Association for Children's Palliative Care (ACPC) redefiniu essa indicação como aquela que se dirige para crianças com doenças que ameaçam a vida (que a cura pode ser possível) ou doenças que limitam a vida (sem esperança realista de cura).[20]

Já em 2008, Wolfe sugeriu classificar o paciente conforme o objetivo do cuidado: viver tanto tempo quanto possível, viver tanto tempo quanto possível e tão bem quanto possível, viver tão confortavelmente quanto possível.[21]

Mais tarde, essa indicação passou a seguir as necessidades do paciente:[22]

- Criança com um diagnóstico de doença de alto risco;
- Presença de sintomas difícil;
- Três ou mais hospitalizações não planejadas por questões médicas graves dentro um período de 6 meses;
- Hospitalização prolongada (duração > 3 semanas), sem indícios de melhora no estado médico;
- Hospitalização prolongada em UTI (duração > 1 semana), sem evidência de melhorar o estado médico;
- Introdução de novas tecnologias (p. ex.: traqueostomia, tubo torácico);
- Criança e/ou família com necessidades psicossociais complexas, apoio social limitado, ou ambos;
- Criança em seguimento por > 3 subespecialidades, com desafios em comunicação interdisciplinar;
- Criança com necessidades complexas de coordenação de cuidados durante transições entre configurações hospitalares e domésticas ou outras;
- Criança e/ou família frente à tomada de decisões difíceis;
- Dificuldade em alcançar o consenso entre a paciente, família e equipe médica sobre metas de cuidados ou plano de manejo (p. ex.: *status* de ressuscitação, uso de nutrição/hidratação ou continuação da quimioterapia no final da vida);
- Questões éticas relacionadas aos domínios de cuidados paliativos criados por criança, família ou equipe médica;

Parte 1 – Aspectos Gerais

- Necessidade de serviços de *hospice* ou outros recursos baseados em casa;
- Antecipação de problemas complexos de sobrevivência, como toxicidades de tratamento;
- Antecipação de necessidades complexas de falecimento.

Muitos desses itens se referem a um tipo particular de paciente que é aquele em condição crônica complexa (CCC), definido em 2011 como: presença da limitação de função física e/ou mental, dependência medicamentosa, dietética, tecnológica, necessidade de terapia de reabilitação física, de linguagem, deglutição e de cuidados multiprofissionais, com duração de ao menos 12 meses, que comprometem diferentes sistemas orgânicos, ou severamente ao menos um sistema, requerendo cuidado pediátrico especializado e algum período de hospitalização em um centro de cuidado terciário, predominantemente irreversíveis e representam um elevado custo social para os pacientes e suas famílias, exigindo adaptações domésticas e comunitárias e um sistema de saúde ágil.[23]

Características peculiares dos pacientes pediátricos como estar em desenvolvimento físico, emocional e cognitivo influenciam em todos os aspectos do cuidado. Seu *status* também envolve os aspectos éticos, normativos e sociais. Do ponto de vista normativo, as pessoas de referência são os pais ou outros adultos com autoridade parental, e a equipe de cuidados deve discutir quaisquer decisões e opções de tratamentos com eles. No entanto, a maioria das crianças com doenças graves está ciente de sua condição e demonstra uma maturidade e capacidade de compreensão notável.

Quando o foco envolve neonatos, os pais que sonhavam e esperavam por um bebê saudável tornam-se vulneráveis, passando por um processo de luto do filho idealizado. Há necessidade de readaptação e reconhecimento do filho real. Já quando o paciente é adolescente, temos o ajustamento à maturação física e sexual, maturação em aprender a manipular as relações, na conquista da independência física, econômica e psicológica, no planejamento do futuro pessoal, educacional e profissional. Essas características, quando ligadas à doença, simbolizam a tênue ligação com a vida e a frágil realidade de perda de controle sobre a mesma. São imposições ao viver uma vida de modo total e em liberdade.

O número relativamente pequeno de pacientes que precisam de cuidado paliativo (em comparação com pacientes adultos), associado à heterogeneidade de sua condição clínica e sua ampla distribuição geográfica, cria muitos problemas organizacionais e dificuldades no fornecimento de informações, treinamento de pessoal e implementação de serviços apropriados e dedicados.

Alguns pontos devem ser levados em consideração quando se trata de cuidados paliativos pediátricos:[24]

1. Crianças são seres em desenvolvimento que apresentam mudanças intensas de formas variadas durante seu crescimento. As necessidades de um lactente são completamente diferentes daquelas de um adolescente.
2. Crianças criticamente enfermas demandam um cuidado mais intensivo que os adultos, recebendo intervenções mais precoces e numerosas durante a doença e perto da época da morte.
3. Crianças apresentam maior variabilidade nas respostas às intervenções propostas do que os adultos e são mais resilientes.
4. Médicos, de maneira geral, conhecem relativamente pouco sobre as anomalias congênitas raras.
5. O tempo de doença da criança pode ser prolongado, sendo variável e imprevisível. Como os pequenos estão em desenvolvimento, é frequentemente difícil prever a resposta à terapia.
6. Quando uma criança morre, o luto da família e até mesmo o do círculo de relação da criança é frequentemente mais intenso e mais longo.

Introdução

7. Um substituto geralmente representa os interesses da criança. Quando há uma condição em que uma criança está criticamente enferma, sempre se promove o seu bem-estar, minimiza-se a sua dor e seu sofrimento e tenta-se ao máximo que tenha uma morte com dignidade. Não há dúvidas de que, em decisões que envolvem juízo de valor sobre a qualidade da vida, deficiências podem surgir. As emoções que envolvem uma criança próxima à sua morte podem gerar conflitos.

Cuidar de tais crianças requer conhecimentos altamente especializados e competência nas esferas organizacional, comunicativa, relacional e ética. A carência de conhecimento dos pediatras sobre as opções dos cuidados paliativos ou sobre os protocolos de atendimento éticos e legais pode atrasar a tomada de decisão parental e o fornecimento dos cuidados domiciliares. Como consequência desse processo, crianças criticamente enfermas podem sofrer dor ou desconforto de modo desnecessário, assim como profissionais despreparados podem sofrer a síndrome de *burnout*, que tem como principal característica o estado de tensão emocional e estresse crônico, provocado por condições físicas, emocionais e psicológicas desgastantes. Tem um impacto dramático também nas famílias, prejudicando gravemente sua qualidade da vida. Uma das maiores dificuldades encontradas ao cuidar dessas crianças está na abordagem do sofrimento da família e no ônus dos cuidados. Os pais muitas vezes experimentam sentimentos contrastantes: impotência, frustração, medo e ansiedade que podem interferir com sua capacidade de tomada de decisão. Neste contexto, a incapacidade de aceitar um diagnóstico de incurabilidade e a convicção de que encaminhamento para os cuidados paliativos é equivalente a desistir de qualquer chance de cura representam as questões mais críticas. Uma comunicação honesta e exaustiva é fundamental para ajudar os pais a aceitarem o prognóstico da criança e prepará-los para as necessidades presentes e futuras da criança. Comunicar significa "tornar comum" e pressupõe a compreensão e entendimento entre as partes envolvidas, contrapõe-se a informar, que significa "instruir".

Desde a última década houve um crescente interesse pelos cuidados paliativos pediátricos, porém mesmo onde existem conhecimento e habilidade dos profissionais e disponibilidade de agentes farmacológicos, ainda existem barreiras que podem impedir o acesso e implementação desse tipo de cuidado como o encaminhamento tardio para os cuidados paliativos. Quando médicos e pais reconhecem precocemente que não há chance de cura, o cuidado é integrado mais facilmente, levando os familiares a ficarem mais satisfeitos com a qualidade dos cuidados no final da vida e diminuindo o sofrimento.[21]

Ainda existem alguns mitos relacionados aos cuidados paliativos pediátricos como: é apenas para crianças com câncer, inicia-se quando o tratamento curativo termina, os pais têm que escolher entre lutar pela cura ou dar esperança, só podem ser oferecidos no hospital, altas doses de opioides podem acelerar a morte, é caro e não é oferecido pelo sistema de saúde público.[26]

A compreensão dos cuidados paliativos pediátricos, muitas vezes, é errada ou incompleta. Dependendo de como o cuidado é apresentado a uma família pode levar à recusa de serviços. Certos pacientes e famílias podem presumir erroneamente que o envolvimento do cuidado paliativo exclui a terapia curativa/prolongadora da vida, sendo uma opinião comum entre eles que o cuidado paliativo se relaciona apenas com o estágio terminal da doença. Esta situação limita severamente e, às vezes, até impede esse cuidado. Tal percepção errada deve ser esclarecida o mais cedo possível para minimizar a confusão e consequente perda de serviços potencialmente benéficos.

Apesar de imersos em um turbilhão de sentimentos, os pais precisam participar das "tomadas de decisões". As crianças, do ponto de vista legal, no Brasil, são consideradas autônomas para tomar decisões sobre suas vidas apenas após os 18 anos. A determinação desse limite de idade pode não estar em equilíbrio com o desenvolvimento etário, cognitivo e maturidade.

Parte 1 – Aspectos Gerais

O processo decisório envolve todos os indivíduos comprometidos com o bem-estar da criança, desde os profissionais envolvidos na assistência direta (equipe de saúde), familiares, instâncias administrativas, instituições governamentais, e até os profissionais de comitês hospitalares de bioética. Geralmente os pais têm fortes vínculos afetivos e preocupações com seus filhos, por isso acredita-se que sejam as pessoas mais capazes de reconhecer e lutar pelos seus interesses. Além dos desejos dos pais e dos da criança, os profissionais de saúde têm a obrigação ética e legal de salvaguardar o "melhor interesse" de seu paciente, de acordo com sua idade e maturidade. No modelo deliberativo da relação médico-paciente/família, a atitude ideal do profissional de saúde é integrar informação e valores para realizar uma recomendação terapêutica, favorecendo o diálogo, a autonomia do paciente e a reflexão. Qualquer discussão relacionada aos cuidados às crianças deve incluir os aspectos éticos, legais, sociais, contextuais, culturais e do desenvolvimento individual.[27]

Os pacientes e as famílias também podem recusar os cuidados paliativos se eles não se sentem à vontade para discutir o prognóstico. Nestes casos, é importante respeitar a mentalidade da família enquanto se alinha os objetivos de cuidados e a melhora da qualidade de vida. Mais do que esticar o fio da vida quase até rebentar, cabe aos profissionais da equipe de cuidados paliativos encontrar modos de trabalhar com o doente e a família, objetivo alcançável no tempo que sobra. Têm de explicar a beleza dos pequenos "nadas", como o sorriso de prazer depois das duas pequenas colheradas de iogurte dadas a criança para quem o apetite já não existia. "É preciso aprender a guardar no coração o que há de positivo, ensinar às famílias que estes doentes não têm vontade de comer e que é preciso saber parar. Não estamos deixando-os com fome, eles perdem o apetite porque a morte está se aproximando".

Falta de formação em cuidado paliativo pelos oncologistas pediátricos provoca as barreiras mencionadas e 90% deles relataram que aprenderam como gerenciar crianças moribundas no trabalho, sem acesso à didática estruturada.[28]

Os médicos também, muitas vezes, não reconhecem as necessidades dos pacientes, particularmente na área de gestão da dor. Por exemplo, os oncologistas pediátricos historicamente se classificam como competentes ou altamente competentes em gestão de dor, com aproximadamente um terço destes relatando que nenhum dos seus pacientes morreu com dor e um terço relatando que apenas uma pequena parcela dos pacientes teve dor no fim de vida (10 a 24%);[28] no entanto, estudos concorrentes sugerem uma realidade contrária – por meio de relatórios parentais, 89% das crianças que morreram de câncer sofreram dor no fim de vida.[29] Quase uma década depois, esse estudo foi repetido e 50% dos pais ainda relatam que o filho sofreu dor intensa no momento da morte, sugerindo uma desconexão entre as necessidades e o que foi percebido.[21] Infelizmente, os avanços no controle dos sintomas não acompanharam o avanço do tratamento da doença.

Uma revisão sistemática fornece evidências que os cuidados paliativos são benéficos, contribuem para melhor qualidade de vida da criança, do adolescente e da família, melhor manejo de sintomas físicos angustiantes, gerenciamento de dor e outros sintomas, menos admissões no hospital ou redução da permanência, acesso ao serviço 24 horas por dia, 7 dias/semana, apoio psicológico, levando à diminuição na ansiedade e depressão entre os pais, apoio às discussões sobre ressuscitação, comunicação entre familiares, com o filho e com outras equipes de saúde, além de desempenhar papel na educação dos pais sobre processo de morte.[30]

Outro estudo também atual avaliou o impacto das equipes de cuidados paliativos pediátricos especializados em cuidados de fim de vida em crianças com câncer e concluiu que, quando disponíveis esses cuidados, seu impacto está associado a uma diminuição de cinco vezes na probabilidade de admissão na UTI.[31]

Atualmente existem no Brasil cursos de especialização, de aperfeiçoamento, de aprimoramento, porém em pediatria ainda são anedóticos, mas desde 2011 a Pediatria é uma das especialidades associadas à área de atuação em medicina paliativa, determinada pela Resolução do Conselho Federal de Medicina (CFM) 1973/2011.

A Sociedade Brasileira de Pediatria (SBP) propôs que, em 2019, amplie-se o programa de residência médica para 3 anos, atentando para a "necessidade de atenção às doenças crônicas da criança e do adolescente". Essa medida pioneira vai ao encontro das necessidades atuais, em que habilidades primárias dos cuidados paliativos, como adequada comunicação e controle de sintomas, precisam ser aspectos rotineiros do cuidado, assim como dar auxílio emocional e espiritual até o momento do falecimento.

A cena antológica de Charles Chaplin no filme *Tempos Modernos*, em que o personagem imortalizado como Carlitos é tragado pela enorme engrenagem, era um prenúncio do que viveríamos nas décadas seguintes. Com a revolução da informática, têm sido muito debatidas questões fundamentais que acabam ficando de lado quando cedemos à tecnologia. Cuidar de alguém doente é uma tarefa essencialmente humana, mas não se pode negar que algoritmos de inteligência artificial, como o desenvolvido pela Universidade de Stanford que prevê a possibilidade de morte, podem melhorar a abordagem dos cuidados paliativos.

Espera-se que as questões iniciais tenham sido respondidas e que a Pietá com Cristo nos braços seja mesmo a padroeira dos cuidados paliativos pediátricos, que o conhecimento faça as crianças que venham a morrer no Brasil se sentirem acolhidas, sem medo, e que as mães com um enorme manto e fé superem o sofrimento esmagador da perda.

Referências bibliográficas

1. Pinotti EC, Gazzola RA. Cuidados paliativos: histórico. Psicologia Revista Eletrônica Científica [periódicos na internet]. s/d [acesso em 7 de março de 2018]. Disponível em: http://faef.revista.inf.br/imagens_arquivos/arquivos_destaque/Y8JUSySKMC7b2t6_2014-4-16-0-39-47.pdf.
2. Carlos Eduardo Rosa – Psiquiatria e psicoterapia [homepage na internet]. Obra The Doctor [acesso em 03 mar 2018]. Diponível em: http://www.carloseduardorosa.com.br/obra-the-doctor/.
3. Pagliosa FL, Da Ros MA. O relatório Flexner: para o bem e para o mal. Rev Bras Educ Med. 2008 Oct/Dec; 32(4):492-99.
4. Richmond C. Dame Cicely Saunders. BMJ 2005 Jul;331(7510):238.
5. Frankl VE. Em busca de sentido. Petrópolis:Vozes;1946.
6. Afonso, SBC, Minayo MCS. Uma releitura da obra de Elisabeth Kubler-Ross. Ciênc Saúde Coletiva. 2013;18(9):2729-32.
7. Iglesias SBO, Zollner ACR, Constantino CF. Cuidados paliativos pediátricos. Resid Ped. 2016:6 (supl1):46-54.
8. Connor SR, Bermedo MCS (org.). Global atlas of palliative care at the end of life.WHO; 2014 [acesso em 3 março de 2018]. Disponível em: http://www.who.int/nmh/Global_Atlas_of_Palliative_Care.pdf.
9. Carlson CL. Effectiveness of the World Health Organization cancer pain relief guidelines: an integrative review. J Pain Res. 2016;9:515-34.
10. Seya MJ, Gelders SFAM, Achara OU, Milani B, Scholten WK. A first comparison between the consumption of and the need for opioid analgesic sat country, regional, and global levels. J Pain Palliat Care Pharmacother 2011;25(1):6-18.
11. Gutierrez PL. O que é o paciente terminal? Rev Assoc Med Bras 2001;47:92.
12. Economist Intelligence Unit. The 2015 Quality of Death Index. Ranking palliative care across the world. London: The Economist Intelligence Unit; 2015 [acesso em 09 março 2018]. Disponível em: http://www.lienfoundation.org/sites/default/files/2015%20Quality%20of%20Death%20Report.pdf.
13. Temel JS, Greer JA, Muzikansky A, Gallagher ER, Admane S, Jackson VA, et al. Early palliative care for patients with metastatic non-small-cell lung cancer. N Engl J Med. 2010 Aug;363(8):733-42.
14. White N, Reid F, Harris A, Harries P, Stone P. A systematic review of predictions of survival in palliative care: how accurate are clinicians and who are the experts PLoS ONE 2016;11(8):1-20.
15. Figueiredo MTF. A História dos cuidados paliativos no Brasil. Rev Ciênc Saúde Itajubá. 2011;1(2):1-2.

Parte 1 – Aspectos Gerais

16. Quill TE, Abernethy AP. Generalist plus specialist palliative care – creating a more sustainable model. N Engl J Med. 2013 Mar 28;368(13):1173-5.

17. Valadares MTM, Mota JAC, Oliveira BM. Cuidados paliativos em pediatria: uma revisão. Rev Bioet. 2013 Sept/Dec 21(3):486-93.

18. World Health Organizaton. Cancer pain relief and palliatve care in children. Geneva:WHO;1998 [acesso em 09 março 2018]. Disponível em: htp://whqlibdoc.who.int/publicatons/9241545127.pdf.

19. Goldman A. ABC of palliative care. Special problems of children. BMJ. 1998 Jan 3;16(7124):49-52.

20. Elston S, Lewis M. A framework for the development of integrated multi-agency care pathways for children with life-threatening and life-limiting conditions. UWE Bistrol – University of de West of England 2004 [acesso em 12 março de 2018]. Disponivel em: http://eprints.uwe.ac.uk/2285/.

21. Wolfe J, Hammel JF, Edwards KE, Duncan J, Comeau M, Breyer J, et al. Easing of suffering in children with cancer at the end of life: is care changing? J Clin Oncol. 2008 Apr;26(10):1717-23.

22. Feudtner C, Nathanson PG. Pediatric palliative care and pediatric medical ethics: opportunities and challenges. Pediatrics 2014 Feb;133 Suppl 1:S1-7.

23. Cohen E, Kuo DZ, Agrawal R, Berry JG, Bhagat SKM, Simon TD, et al. Children with medical complexity: an emerging population for clinical and research initiatives. Pediatrics 2011 Mar;127(3):529-38.

24. Cadernos CREMESP, 2008. Cuidados paliativos. Particularidades nos cuidados paliativos pediátricos, pg 128-138.

25. Montazeri A, Tavoli A, Mohagheghi MA, Roshan R, Tavoli Z. Disclosure of cancer diagnosis and quality of life in cancer patients: should it be the same everywhere? BMC Cancer 2009Jan;9:39.

26. Friedrichsdorf SJ. Contemporary Pediatric Palliative Care: Myths and Barriers to Integration into Clinical Care. Curr Pediatr Rev. 2017;13(1):8-12.

27. Iglesias SBO, Zollner ACR, Constantino CF. Cuidados paliativos pediátricos. Resid Ped. 2016:6 (supl1):46-54.

28. Hilden JM, Emanuel EJ, Fairclough DL, Link MP, Foley KM, Clarridge BC, et al. Attitudes and practices among pediatric oncologists regarding end-of-life care: results of the 1998 American Society of Clinical Oncology survey. J Clin Oncol. 2001 Jan;19(1):205-12.

29. Wolfe J, Grier HE, Klar N, Levin SB, Ellenbogen JM, Salem-Schatz S, et al. Symptoms and suffering at the end of life in children with cancer. N Engl J Med. N Engl J Med. 2000 Feb;342(5):326-33.

30. Mitchell S, Morris A, Bennett K, Sajid L, Dale J. Specialist paediatric palliative care services: what are the benefits? Arch Dis Child. 2017 Oct;102(10):923-29.

31. Widger K, Sutradhar R, Rapoport A, Vadeboncoeur C, Zelcer S, Kassam A, et al. Predictors of Specialized Pediatric Palliative Care Involvement and Impact on Patterns of End-of-Life Care in Children With Cancer. J Clin Oncol. 2018 Mar;36(8):801-07.

CAPÍTULO 2

Dilemas Éticos em Pediatria

- Daniel Garros
- Grace Caroline van Leeuwen Bichara
- Cintia Tavares Cruz

Introdução

> *"Então vieram duas mulheres prostitutas ter com o rei... E disse-lhe uma das mulheres: Ah, meu senhor, eu e esta mulher moramos na mesma casa; e tive um filho, estando com ela naquela casa.*
>
> *E sucedeu que, ao terceiro dia depois de meu parto, teve um filho também esta mulher (...)*
>
> *Ora, durante a noite morreu o filho desta mulher porquanto se deitara sobre ele. E ela se levantou no decorrer da noite, tirou do meu lado o meu filho, enquanto a tua serva dormia, e o deitou no seu seio, e a seu filho morto deitou-o no meu seio. Então, disse a outra mulher: Não, mas o vivo é meu filho, e teu filho, o morto. Porém esta disse: Não, por certo, o morto é teu filho, e meu filho, o vivo. Assim falaram perante o rei. (...)*
>
> *Disse (mais) o rei: Trazei-me uma espada. E trouxeram uma espada diante dele.*
>
> *E disse o rei: Dividi em duas partes o menino vivo, e dai a metade a uma, e metade a outra. Mas a mulher, cujo filho era vivo, falou ao rei (porque as suas entranhas se lhe enterneceram por seu filho), e disse: Ah! Meu senhor, dai-lhe o menino vivo, e de modo nenhum o mateis. A outra, porém, disse: Não será meu, nem teu; dividi-o.*
>
> *Respondeu, então, o rei: Dai à primeira o menino vivo, e de modo nenhum o mateis; porque ela é sua mãe".*
>
> (Bíblia, 1 Reis 3,16-27)

Existem vários dilemas éticos na prática pediátrica diária, especialmente na área de terapia intensiva. De maneira bem resumida, eles existem por três razões básicas:

- A criança não tem capacidade de expressar claramente o que ela quer ou deseja para si própria (exceção do adolescente maduro ou adolescente jovem, dependendo da jurisprudência local). *O bebê disputado pelas duas mães não pode defender-se.*

Parte 1 – Aspectos Gerais

- Os pais agem como procuradores da criança, mas os objetivos deles naturalmente estão em conflito com os dela (nenhum pai ou mãe de livre e espontânea vontade deixaria o filho morrer). Uma das mães demonstrou isso na história bíblica.
- Os avanços tecnológicos nos permitem hoje preservar a vida por longo tempo. Porém, somente porque eles existem, somos obrigados a sempre utilizá-los?

Como poderemos contornar esses dilemas e fazer uma prática pediátrica ética, moralmente aceitável e que nos permita continuar em nossa carreira sem sofrer moralmente?

Trataremos neste capítulo, primeiramente, como abordar a questão de fazer decisões em pediatria, considerando que os pacientes nessa faixa etária dependem de um substituto para decidir (os pais ou responsáveis legais, ou o Estado). As ideias da decisão compartilhada e das diretivas avançadas em pediatria serão, então, discutidas.

Abordaremos em seguida a maneira de conduzir casos controversos, faremos uma análise de cada caso, e analisaremos o papel dos comitês de ética nas decisões. Por fim, abordaremos algumas situações práticas, tais como a remoção de suporte de vida (SV) no contexto da legislação vigente no Brasil, alguns dilemas comuns na prática de unidade de terapia intensiva pediátrica (UTIP), a morte cerebral e a ressuscitação cardiopulmonar (RCP) e o tempo de cessá-la.

O PRINCÍPIO ÉTICO PREPONDERANTE PARA O CUIDADO EM PEDIATRIA

Uma das dificuldades em pediatria é o fato de a criança não poder expressar a sua vontade claramente, isto é, a maioria das crianças não pode ser considerada competente para tomar decisões autônomas. Como contornar isso? (NB: O princípio do adolescente competente ou maduro será discutido mais adiante neste capítulo).

Na ética contemporânea, se usa o princípio de que somos capazes de imaginar o que a criança gostaria ou escolheria para si como ser humano se tivesse a habilidade de se manifestar como nós, adultos, com direitos pertinentes, tais como o direito à vida e existência, a uma vida de relações emocionais e afetivas, conforme estabelecido na legislação brasileira (vide a seguir). A esse princípio ético se denomina "o do melhor interesse", perfeitamente aplicado, da criança por ela depender de outrem para tomar decisões a seu favor. Ele se baseia no fato de que a pessoa necessita de um "substituto" porque é impossível para ela demonstrar os seus valores morais e preferências. O substituto, então, faz julgamento baseado no que seria decidido pelo paciente se ele fosse capaz ou competente para fazer. A decisão é baseada no que uma pessoa razoável, em sã consciência, faria ou a maioria das pessoas faria, buscando o bem do paciente. Na verdade, procura-se buscar a ação que deixaria o melhor e maior saldo positivo num balanço das várias opções disponíveis.[1] A utilização deste conceito contempla a premissa de que qualquer decisão envolvendo a saúde da criança deva ser aquela em que os benefícios para a criança superam os potenciais danos e na qual o foco é a criança e seu bem-estar, e não o da família ou responsáveis. Esse princípio é também invocado na Constituição Brasileira, expresso no artigo 227.[2]

Ao se discutir com os pais qual a melhor conduta a se tomar numa situação em que não há recurso terapêutico possível, por exemplo, é tentador sempre concordar com o que os pais desejam para o filho(a) como a conduta mais adequada. Porém, se sabe que nem sempre a situação é tão clara e direta – "os pais querem, logo é o melhor para a criança, pois é filho(a) deles". Porque a sensação de perda advinda da morte de um filho é por demais dolorosa, em certas situações os pais podem não querer concordar com a conduta sugerida pela equipe médica. Um exemplo clássico é o da vacinação, em que alguns países como a Itália recentemente passaram a obrigar os pais a vacinar a prole sob pena de sofrerem consequências importantes.[3]

Outro exemplo na prática de UTIP e neonatal (**Figura 2.1**) é a conduta de "desligar o suporte de vida". O princípio *do melhor interesse para a criança* se aplica muito bem na situação em que os pais ou responsáveis não conseguem tolerar a mera possibilidade de conviver com a perda do seu filho(a), não concordando com o conselho da equipe médica de retirada de suporte de vida. Preferem dizer "não" e manter a criança em suporte por muito tempo, prolongando a dor e seu sofrimento até que um fator alheio à sua vontade faça a decisão por eles – uma parada cardíaca sem retorno da circulação com manobras de ressuscitação (feitas a duras penas pela equipe!). Assim, procedimentos desnecessários sem benefício terapêutico são empregados (obstinação terapêutica), prolongando o sofrimento da criança.

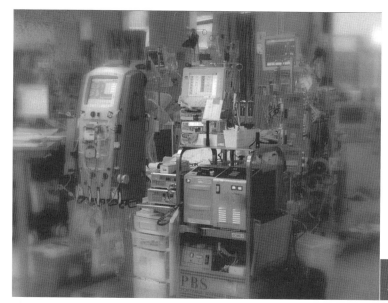

Figura 2.1
Ambiente da UTIP

Existem algumas situações em que o Estado passa a ter uma obrigação maior de proteger a criança e decisões tomadas pelos pais podem ser anuladas, ou seja, o pátrio poder ser temporariamente retirado. A sociedade passa a dizer que a família está se desviando demais do que seria razoável e agindo muito radicalmente.[4] O caso mais clássico é a transfusão de sangue em situações envolvendo risco iminente de vida, quando a equipe assistencial busca um mandado judicial para transfundir o paciente diante da recusa dos pais por motivos religiosos. Algumas dessas situações se encaixam nas questões descritas a seguir, na **Tabela 2.1**.

O princípio do "melhor interesse da criança" deve nortear a prática pediátrica de modo geral e serve como pilar nas decisões que o pediatra precisa fazer. Isso não invalida o fato de que, *a priori*, o desejo dos pais ou responsáveis deve nortear as decisões.

A unidade familiar deve ser, sem dúvida, alvo da terapia pediátrica – em hospitais pediátricos se fala muito do cuidado centrado na família. A estrutura física das unidades pediátricas (quartos privativos, acomodações para os pais ficarem perto dos filhos etc.) geralmente é planejada com isso em mente. Pais fazem parte de comitês hospitalares, participam até de comitês de qualidade de atendimento e segurança. Sem dúvida isso é salutar. Muitas escolhas em pediatria devem ser tomadas com a família em mente. Porém, em situações como as descritas, em que o conflito

Parte 1 – Aspectos Gerais

Tabela 2.1. Quando os pais/responsáveis podem ter seu poder pátrio removido e o Estado pode ser chamado a intervir[5]

1. Ao se recusar a consentir, os pais estão colocando seu filho em risco significativo de sérios danos?
2. O dano é iminente, exigindo medidas imediatas para preveni-lo?
3. A intervenção recusada é necessária para evitar um dano mais grave?
4. A intervenção recusada é de eficácia comprovada e, portanto, capaz de prevenir o dano?
5. A intervenção recusada pelos pais não colocaria também a criança em risco significativo de dano grave, e estariam os potenciais benefícios esperados realmente superando os riscos que poderiam advir da opção escolhida pelos pais?
6. Alguma outra opção preveniria danos graves para a criança de modo menos intrusivo à autonomia dos pais e mais aceitável para os pais? Existe algum caminho de negociação para resolver o conflito?
7. A intervenção do Estado pode ser generalizada para outras situações semelhantes?
8. A maioria das famílias na sociedade concordaria que a intervenção do Estado seria razoável em casos semelhantes?

Fonte: Adaptado de Diekema D. Parental refusals of medical treatment: the harm principle as threshold for state intervention. Theor Med Bioeth. 2004;25(4):243-64.

entre preservar a vida a todo o custo prejudica o bem-estar e fere o paciente (criança) enquanto ser humano, o médico deve colocar como prioridade a criança. Ao observar o melhor interesse da criança, o médico aproxima-se dos princípios fundamentais da bioética (beneficência, não maleficência, autonomia e justiça).

Alguns críticos desse princípio do melhor interesse da criança apontam para o fato de a família conhecer a criança e conhecer o seu modo de ser e seus desejos, por isso pode tomar a decisão mais adequada e mais coerente. Isso se aplica em certas situações, em que crianças maiores em virtude do florescimento de sua personalidade demonstraram certos traços. Pais já nos disseram: *"doutor, meu filho é um atleta, ele não para o dia inteiro, do que ele mais gosta na vida é jogar bola e correr na rua com os amigos; nunca está quieto, não gosta de ler ou se sentar e brincar com jogos eletrônicos. Por favor, não queremos ele preso numa cadeira de roda, preso num ventilador para o resto da vida, sem poder estar sendo ele mesmo. Concordamos em desligar o suporte de vida nesse caso de paralisia dos quatro membros e lesão cerebral grave"*. Na mesma situação, pais de crianças que estão sofrendo muito com o segundo ou terceiro regime de quimioterapia, presos no hospital, sem energia para nada, podem dizer o mesmo. *"Doutor, não queremos continuar o tratamento porque as chances são mínimas e ele não aguenta mais"*. O médico e a equipe, conscientes de que o pedido é coerente do ponto de vista clínico, e eticamente aceitável, providenciam para que a criança tenha uma morte com conforto e dignidade humana sem prolongar o sofrimento.

A utilização deste conceito envolve a premissa de que qualquer decisão envolvendo a saúde da criança deva ser aquela em que os benefícios para a criança superam os potenciais danos e aquela cujo foco é a criança e seu bem-estar, e não o da família ou dos responsáveis. A falta de homogeneidade para a definição sobre o que são de fato os "melhores interesses" da criança caracteriza-se como um fator limitante para sua utilização na prática clínica em algumas situações. Isso ocorre uma vez que a convergência de crenças e valores entre equipe, família e criança nem sempre é possível. Além disso, a dificuldade na relação médico-enfermeiro, as preocupações dos profissionais sobre como considerar a voz da criança no processo de decisão e o medo de cometer erros, além da necessidade de cuidar da família como um todo, dificultam sua aplicabilidade para alguns profissionais.[6,7] Desse modo, dúvidas quanto a estarem tomando a conduta correta podem resultar em sofrimento moral para os profissionais.[8]

Dilemas Éticos em Pediatria

Carnevale pondera que, em pediatria, no que tange a esses muitos dilemas de vida e morte, a decisão a ser tomada verdadeiramente representa uma escolha apenas entre "dois males, o pior ou o menos ruim", cada opção igualmente difícil para pais e profissionais.[9] Portanto, a expectativa de que os pais terão um equilíbrio emocional e serão racionais sobre a relação entre dano e benefício é irreal. Tal decisão, ele argumenta, acabará deixando marcas negativas para toda a vida, independentemente da opção tomada. A equipe médica verá ao longo de suas carreiras a frequência com que surgem essas situações verdadeiramente desafiadoras e tristes, nas quais os benefícios reais para a criança e a família são de difícil reconhecimento. O desafio torna-se, então, determinar a opção "menos pior" do que a opção "melhor", quando um desfecho positivo ou ótimo não pode mesmo ser alcançado.[10]

Comparando a vida da criança a um livro, a equipe médica muitas vezes apenas "conhece um capítulo", os pais conhecem a vida da sua criança "de capa a capa, o livro todo". Por isso, o segundo princípio para orientar nas decisões e dilemas seria o das "decisões compartilhadas".

O PRINCIPIO DA DECISÃO COMPARTILHADA

A época do médico decidindo o que é melhor para o paciente, sem que este (ou a família) tenha o seu parecer considerado, já passou.

Paternalismo estrito não tem mais lugar na medicina moderna, embora em alguns países ainda essa visão impere. No Brasil, a participação da família nas decisões médicas ainda deixa muito a desejar, porém estamos melhorando.[11,12]

Na América do Norte, o princípio da autonomia se faz muito presente, motivando muitas vezes uma medicina direcionada ou dirigida completamente pelo paciente ou pela família. Nem o paternalismo tem lugar, nem o excesso de autonomia sem direção. Assim, surge a ideia das "decisões compartilhadas".[13]

Decisões compartilhadas implica a equipe de saúde esboçar o plano de tratamento que julga ser o mais adequado para o paciente, após ponderar e pesquisar pela melhor evidência, observando a realidade do paciente e seu contexto familiar. Por sua vez, a família também pode buscar em suas fontes (p. ex.: amigos, parentes, internet) ideias do caminho terapêutico a ser seguido. O diálogo existe entre as duas partes. A equipe médica faz as concessões possíveis do ponto de vista clínico, de acordo com a ideia de minimizar conflito; e a família, então, é desafiada a seguir ou não o conselho médico ou da equipe de saúde.

Um exemplo dessa situação: criança com insuficiência respiratória por pneumonia, secundária a uma doença degenerativa cerebral grave. A equipe aconselha a não intubação, e sim a aplicação de cuidados paliativos, objetivando o conforto e uma morte digna. A família ouve e questiona se não seria melhor tentar mais uma vez intubar (afinal, essa é a segunda internação em 6 meses!), como medida temporária, porém, admite não ressuscitar se o seu filho vier a ter uma parada cardíaca. A equipe concorda e a decisão é levada adiante. A criança fica internada, intubada por 1 mês. Ao sair do hospital, a equipe e os pais se reúnem e decidem que da próxima vez não haverá admissão na UTI nem intubação, mas somente cuidado paliativo, pois a experiência foi bastante triste para eles. O plano é documentado em formulário apropriado com duas cópias, uma para a família e outra segue para o prontuário.

Esse princípio da decisão compartilhada evita o que chamamos de "feira terapêutica", uma prática perigosa e problemática.

Exemplo:

Parte 1 – Aspectos Gerais

- Médico: Na presente situação do seu filho com asfixia cerebral grave por enforcamento, ele está progredindo para um estado de consciência mínima ou vai viver num estado vegetativo permanente. Temos diante de nós as seguintes opções:
  a. fazer uma traqueostomia e mantê-lo vivo no ventilador;
  b. não escalonar terapia (deixar a natureza seguir seu curso), mas continuar todo o tratamento;
  c. retirar suporte de vida do seu filho e permiti-lhe morrer com dignidade e conforto;
  d. não ressuscitar seu filho se o coração parar.

O que vocês preferem que façamos? Com a decisão compartilhada, o médico diria: Com base na avaliação clínica da equipe de neurologia e da equipe da UTIP (o nosso exame mostra ausência de qualquer resposta aos estímulos, seu filho apenas tem alguns reflexos presentes), dos potenciais evocados negativos, e da ressonância magnética mostrando (...) etc., nós recomendamos suspender o suporte ventilatório e deixarmos a natureza tomar o seu curso. Vamos oferecer o conforto necessário e o tempo que precisarem para se despedir e receber as visitas que vocês acham importantes e, quando vocês acharem que estão prontos, vamos proceder à retirada da tecnologia que está mantendo os sinais vitais.

Em seguida, o médico explica o que acontecerá, com compaixão, humanismo, respeito e dignidade.

O PRINCÍPIO DAS "DIRETIVAS ANTECIPADAS" DE CUIDADO

Essas decisões com os pais/família devem basear-se no conhecimento e respeito mútuo. Sempre que possível, devem ser tomadas antes de crises ou emergências, sob o modo de planos de cuidados (*goals of care*) ou diretrizes antecipadas de cuidados (*advance directives*, em Inglês) e estar disponíveis e legíveis para todas as partes relevantes.[1]

Uma ampla gama de tratamentos/procedimentos pode ser mantida ou retirada, se estiver de acordo com o melhor interesse da criança; entre eles, ressuscitação cardiopulmonar, nutrição clinicamente assistida, hidratação e uso de ventilação mecânica. A limitação de tratamento deve ser específica em virtude da maior variedade de opções médicas disponíveis para se manter a vida. Simplesmente dizer "não ressuscitar" pode ser confuso – por exemplo: *podemos usar oxigênio por ambu, e/ou intubar, administrar doses de epinefrina?*

As diretivas de cuidado, muito comuns em medicina de adulto, ainda têm pouca penetração no meio pediátrico. No Stollery Children's Hospital, em Edmonton, no Canadá, é utilizada uma classificação de diretivas bem específica e padronizada. Os pais ou substitutos com poder decisório têm a oportunidade de manifestar o que desejam que seja feito em termos de terapia no futuro, baseados nos seus objetivos para o tratamento. Assim, quando seu filho tiver uma complicação do seu estado de saúde, todos saberão o que fora decidido de antemão. Reuniões específicas com o time de cuidado paliativo, o pediatra da criança e equipe da UTI procuram esclarecer as dúvidas e chegar a um acordo do que deve ou não ser feito em termos específicos a respeito de três áreas:

- Ressuscitação (massagem, drogas, intubação);
- Cuidado médico geral (admitir na UTI, transferir, cirurgia para melhorar qualidade de vida etc.); e
- Conforto (controle de sintomas somente).

Tudo é documentado em um formulário especial em duas cópias, uma cópia fica no prontuário e outra, com os pais.

Tudo isso é feito com base na avaliação conjunta com a família. O profissional de saúde nessa hora tem de se perguntar: O que é o melhor para essa criança nessa situação em que vive? O princípio da beneficência é o fundamento dessa atitude, ou seja, o princípio ético que afirma que o profissional de saúde deve agir no sentido de buscar o melhor interesse do paciente.[14]

CRIANÇA MAIOR E ADOLESCENTE E AS DECISÕES MÉDICAS

O Comitê de Bioética da Academia Americana de Pediatria recomenda que as crianças sejam incluídas nas decisões sobre seus cuidados, na medida do possível.[15]

As crianças, os pré-adolescentes (acima de 12 anos) e adolescentes menores de 16 anos são considerados incapazes para tomar decisões de acordo com o Código Civil Brasileiro. Entre 16 e 18 anos, os adolescentes são parcialmente capazes e poderiam dar assentimento informado, sobretudo aqueles com muita vivência da sua doença, porém não há jurisprudência específica para tanto.[16]

Apesar de não ter a idade legal para decisões autônomas, esse paciente teria a maturidade suficiente para fazer uma escolha. O conceito do "menor com maturidade" ou "menor antecipado" é controverso, mas vigora em muitos países desenvolvidos. Nessas circunstâncias e onde o menor é apoiado por seus pais e pela equipe clínica, não há obrigação ética de fornecer terapia de suporte de vida. Outro conceito é o do menor antecipado, de acordo com legislações vigentes.

Assim, um adolescente aos 13 anos pode decidir por interromper uma quimioterapia ou recusar um transplante de medula óssea. Isso é feito com a aquiescência da equipe médica e dos pais do paciente. Existem precedentes em que os pais não concordaram com a decisão do filho, mas a respeitaram.[17]

COMO ORGANIZAR AS INFORMAÇÕES PARA FAZER UMA ANÁLISE ÉTICA

Uma maneira bastante coerente para analisar um caso e apontar os problemas essenciais é organizar as informações eticamente relevantes em uma grade de decisão usando-se as seguintes categorias: indicações médicas; as preferências do paciente (ou da família/substitutos); qualidade de vida; e aspectos contextuais (**Tabela 2.2**).[18]

- Indicações médicas: Além da certeza no diagnóstico e da exposição clara das opções para o tratamento, uma análise realista do prognóstico baseado na literatura e na evidência (se existir) deve ser buscada. A opção de não tratar deve ser incluída (muitas vezes os médicos se esquecem de apresenta-la). Afirmações do tipo *"tudo bem a gente não tratar essa doença e dar o máximo de conforto e uma boa qualidade de vida para o tempo que resta"* ou *"algumas famílias, quando*

Tabela 2.2. Grade decisória para analisar informações de relevância ética[18]

Indicações Médicas. (**Beneficência**)	Preferências do Paciente/Família: (**Autonomia**)
- Diagnóstico - Informações sobre prognóstico - Recomendações e opções de tratamento	- Capacidade decisória (adolescente, jovem) SIM: buscar consentimento informado NÃO: Substituto, família, ou julgar pelo princípio do melhor interesse
Qualidade de Vida (Não Maleficência)	**Fatores Contextuais (Justiça)**
- Determinada pelo paciente ou família - Determinada pela equipe médica com base em evidência (considerando incertezas inerentes)	- Membros da família - Leis/mandados judiciais - Política administrativa da instituição - Custo e estado socioeconômico - Alocação justa de recursos - Conflito entre as equipes médicas - Conflitos de interesse

Parte 1 – Aspectos Gerais

chegam a essa encruzilhada (etapa), nos dizem que preferem não tratar, e sim dar um desfecho humano e digno para o filho. Essa é também uma opção que apoiamos".

- As preferências da família ou do paciente: autonomia é superior na escala dos princípios em relação à beneficência em muitas sociedades. Porém, isso não quer dizer que a equipe médica perca seu papel moral e sempre deva concordar com a família ou o paciente. A equipe também tem sua autonomia, deve manifestar a sua preferência e aconselhar qual a melhor conduta, de acordo com sua experiência e a literatura, sem ser paternalista. Contudo, a autonomia do paciente deve ser a normativa básica. Enfatizar que a decisão será uma decisão conjunta tira a possível culpa dos pais em ter autorizado o desligamento de suporte de vida.
- Qualidade de vida: É importante destacar que é necessário um cuidado especial ao se falar de qualidade de vida. É sabido que, para pacientes e famílias, a percepção de qualidade de vida é muito diferente da dos profissionais de saúde.[19,20] Alguns testes são usados para se medir a qualidade de vida de maneira objetiva, e podem ser usados nessas discussões buscando artigos na literatura sobre a doença ou condição em questão. Um deles é o PedsQL 4 que analisa a qualidade de vida com 23 questões nas seguintes dimensões: funcionamento emocional; performance escolar; performance ou funcionamento na vida emocional, social e escolar; habilidades físicas e saúde psicossocial (em inglês, *emotional functioning, school functioning, social functioning, physical summary, and psychosocial health summary*).[21]
- As perguntas que devem ser feitas seriam: vamos ganhar alguma coisa (benefício) em continuar esse tratamento? Não estamos causando mais prejuízo ou malefícios do que benefício para o paciente? Não seria cruel, indigno e desumano continuar insistindo com esse tratamento?
- Fatores Contextuais: Contemplam questões externas, do tipo fatores socioeconômicos, a política do hospital, a limitação de recursos locais, distribuição de justiça etc. Uma área difícil em certos casos, especialmente na era dos mandados judiciais, demandando tratamentos.

A SITUAÇÃO BRASILEIRA

No Brasil, o médico intensivista ainda centra a sua prática na cura, mesmo em crianças em fase terminal de doença e de prognóstico muito reservado, deixando de incorporar os cuidados paliativos e as necessidades imensas que as famílias e os pacientes apresentam ao final da vida. As condutas dos médicos, em sua maioria, são conservadoras, demonstrando o que se chama "obstinação terapêutica",[22] mantendo pacientes em suporte de vida prolongado, desproporcional à possibilidade de cura, para se protegerem contra eventuais processos judiciais decorrentes da acusação de omissão de socorro.[12]

Segundo autores brasileiros, isso existe pelas seguintes razões:[23]

A. falta de ensino e treinamento (tanto na graduação como na residência médica) para lidar com os aspectos que envolvem o final de vida, tais como fundamentos bioéticos, habilidades de comunicação e estratégias assistenciais;
B. falta de reconhecimento que os cuidados paliativos devem fazer parte da prática de diversas especialidades como neonatologia, intensivismo, pediatria e clínica médica, como preconizado há mais de uma década pela Organização Mundial da Saúde (OMS). Assim, os profissionais mantêm sua atuação no extremo da medicina curativa mesmo naqueles casos em que essa prática se mostra ineficaz;
C. por desconhecimento dos aspectos legais da prática; ainda hoje, alguns médicos questionam o amparo ético e legal de prover cuidados paliativos e limitação de tratamento em pacientes em fase final de doença.

Para exemplificar esse problema, um estudo desenvolvido em Porto Alegre, envolvendo os pais de 34 crianças que faleceram em duas UTIP destacou:

Dilemas Éticos em Pediatria

A. falta de informações precisas acerca da doença e prognóstico;
B. decisões tomadas de modo unilateral, baseadas exclusivamente na opinião médica sem que os pais tivessem a oportunidade de discutir as opções terapêuticas a serem utilizadas em seus filhos;
C. ambiente hostil, com excesso de tecnologia e falta de solidariedade humana;
D. rotinas excessivamente rigorosas e imutáveis que desconsideram as necessidades mínimas da criança nessa situação de final de vida (p. ex.: proibir a visita de um irmão menor ou um amigo de colégio), entre outras.[24]

Para os médicos que ainda têm dúvidas sobre a possibilidade de adotar cuidados paliativos na sua prática diária, vejamos o Código de Ética Médica Brasileiro (2010), que tornou clara em vários artigos e incisos a necessidade e o dever ético do profissional de saúde de prover cuidados paliativos para pacientes vítimas de doença incurável e terminal, tais como:[25]

- Capítulo 1 - Inciso XXII (*Nas situações clínicas irreversíveis e terminais, o médico evitará a realização de procedimentos diagnósticos e terapêuticos desnecessários e propiciará aos pacientes sob sua atenção todos os cuidados paliativos apropriados*);
- Art. 36, § 2° (que veda ao médico abandonar pacientes sob seus cuidados - *Salvo por motivo justo, comunicando ao paciente ou aos seus familiares, o médico não abandonará o paciente por ser este portador de moléstia crônica ou incurável e continuará a assisti-lo ainda que para cuidados paliativos*); assim como no art. 41, quando enfatiza que é vedado ao médico "*Abreviar a vida do paciente, ainda que a pedido deste ou de seu representante legal*". Mas ressalta no parágrafo único que "*Nos casos de doença incurável e terminal, deve o médico oferecer todos os cuidados paliativos disponíveis sem empreender ações diagnósticas ou terapêuticas inúteis ou obstinadas, levando sempre em consideração a vontade expressa do paciente ou, na sua impossibilidade, a de seu representante legal*".

Poderíamos, consequentemente, concluir que o médico que ignora essas diretrizes não está agindo em consonância com o melhor padrão ético vigente.

Essas decisões devem ser compartilhadas com o paciente e/ou a família, conforme vários artigos ressaltam. Exemplo: art. 41 citado, 24 e 34; Inciso XXI. Ainda se observa que estão expressamente vedadas as decisões centradas apenas na opinião da equipe médica. Tais decisões devem ser devidamente registradas de modo claro no prontuário médico do paciente.[26]

LIMITAÇÃO DE SUPORTE DE VIDA (SV) E CONDIÇÕES COM RISCO DE VIDA

Uma abordagem prática de como abordar a opção de retirada de suporte de vida (RSV) em pacientes com condições envolvendo risco de vida é muito bem descrita por Larcher e cols., cujos princípios apresentamos a seguir.[27]

Quando a vida é limitada em quantidade

Situações típicas em que a limitação de tratamento deva ser considerada porque os tratamentos não poderiam conferir benefício e, consequentemente, sua continuação não mais seria no melhor interesse da criança:
- A morte encefálica ou morte cerebral, conforme determinado por critérios profissionais adequadamente aplicados; conceito vigente no Brasil (veja adiante);
- Morte iminente, em que a deterioração fisiológica é rápida, independentemente do tratamento;
- Morte inevitável, em que a morte não é imediatamente iminente, mas acontecerá e o prolongamento da vida por medidas de sustentação da vida não confere nenhum benefício maior.

Quando a vida é limitada em qualidade

Isso inclui situações em que o tratamento pode prolongar significativamente a vida, mas não aliviará o "peso" associado à doença ou ao próprio tratamento. Estes compreendem:[27]

- **O peso ou a sobrecarga dos tratamentos:** a própria terapêutica produz dor e sofrimento suficientes para superar quaisquer benefícios potenciais ou reais (p. ex.: 3º regime de quimioterapia, com chance menor de 20% de cura);
- **O peso da condição clínica subjacente da criança:** a gravidade e o impacto da condição subjacente da criança são, por si só, suficientes para produzir tal dor e angústia/estresse que superariam quaisquer benefícios potenciais ou reais que se justifiquem para sustentar a vida (p. ex.: epidermólise bolhosa, forma severa);
- **Falta de capacidade (intelecto, mente, consciência) para se beneficiar:** a gravidade da condição da criança é tal que é difícil ou impossível para ela obter benefícios de continuar viva, a sua existência como ser humano com uma vida digna passa a ser comprometida. Isso se conhece como "qualidade de vida", algo difícil de julgar (veja acima). Notoriamente, é melhor que a qualidade de vida seja julgada pelo paciente ou pela família, de acordo com seus valores, do que pela equipe médica que sempre tende a avaliar como inferior (p. ex.: trissomia do 18 com cardiopatia congênita).

DEFINIÇÕES IMPORTANTES

A jurisprudência em muitos países estabelece que o princípio da santidade da vida não é absoluto, embora esta seja relevante para os princípios religiosos de muitas culturas. Por exemplo, o art. 2º da Convenção Europeia dos Direitos do Homem impõe uma obrigação positiva de dar terapia que sustente a vida, porém ele não impõe como obrigação absoluta prestar esse tratamento se este for inútil (não trará a cura) e o médico responsável ou a equipe médica é de opinião de que tal tratamento não está em consonância com os melhores interesses do paciente.[27]

Outra ideia importante é a de que o direito à vida não é o mesmo que o direito de ser mantido vivo.[28]

A Legislação Brasileira tem evoluído muito nesses aspectos nos últimos anos. Não cabe aqui uma discussão extensa sobre o assunto, porém o leitor pode encontrar excelente revisão em outras fontes.[29,30]

Em resumo:

A. Não há obrigação de se dar um tratamento fútil ou oneroso. A Legislação Brasileira atesta isso no inciso III do art. 5º da Constituição Federal, que estabelece que *ninguém será submetido a tortura nem a tratamento desumano ou* degradante.[31]

B. Cuidados paliativos fazem parte do arsenal terapêutico – O Conselho Federal de Medicina (CFM) incorporou ao Código de Ética Médica (CEM) o princípio fundamental XXII e o § único do art. 41 que estabelece: *Nos casos de doença incurável e terminal, deve o médico oferecer todos os cuidados paliativos disponíveis sem empreender ações diagnósticas ou terapêuticas inúteis ou obstinadas, levando sempre em consideração a vontade expressa do paciente ou, na sua impossibilidade, a de seu representante legal.*[25]

C. Existe amparo ético para a limitação ou suspensão de suporte; o médico pode fazer a restrição ou a retirada de suporte de vida quando a doença não tem cura ou o paciente é terminal, desde que haja o consentimento da família e a decisão não seja feita unilateralmente. Isso está amparado na resolução do CFM nº 1.805/2006 (Publicada no D.O.U., 28 nov. 2006, Seção I, pg. 169) e no Código de Ética Médica Brasileiro, inciso XXI, arts. 22, 24, 34 e 41.[29]

O renomado jurista brasileiro Luís Roberto Barroso, comentando a Resolução CFM nº 1.805/06, que tratava da questão da ortotanásia (o não prolongamento do processo natural de morte por meio de obsessão terapêutica), assim se pronunciou: *Não há nenhuma dúvida, nem ética, nem jurídica, à luz dos valores sociais e dos princípios constitucionais, que (...) a resolução é uma interpretação adequada da Constituição.*[32]

Quando as famílias ou responsáveis exigem tratamento que o profissional de saúde considera não clinicamente apropriado para o paciente, o profissional não é obrigado a providenciá-lo, sob pena de comprometer sua integridade, como médico, e a da sua equipe.[33] Porém, quando existem opiniões divergentes com a família – conflitos –, as duas opiniões devem ser bem delineadas e documentadas e o profissional pode transferir o paciente para outra equipe, se isso for possível, isto é, sem risco para o paciente.[34]

A responsabilidade de decidir quais tratamentos são clinicamente apropriados recai sobre o profissional de saúde, que deve atuar de acordo com o corpo de evidências da literatura médica e seguindo o que seria considerado o cuidado ou terapia-padrão para aquela situação clínica.[35]

O suporte de vida pode ser legalmente retirado em países desenvolvidos e também no Brasil (como já mencionado) ou mantido no mesmo nível sem escalonamento para um paciente que não tem capacidade decisória (como em pediatria) ou mesmo em circunstâncias em que o início ou a continuação desse tratamento não seja considerado em seu melhor interesse.[35]

O PAPEL DO COMITE DE ÉTICA MÉDICA

Em sua maioria, os conflitos que geram uma consulta ao comitê de ética hospitalar são relacionados a problemas de comunicação. Os indivíduos envolvidos não são capazes de falar uns com os outros de modo que lhes permita avançar. Uma das maiores contribuições trazidas pelos comitês de ética é a capacidade de ouvir as partes envolvidas e determinar exatamente que tipo de ajuda é necessária. "Existe realmente um impasse ético aqui, em que os sistemas de valores estão colidindo e não se tem em vista nenhuma solução aceitável?" é a pergunta que se deve fazer.

Por exemplo, essa pergunta pode ser pertinente num caso em que retirar o suporte de vida de um paciente divide as opiniões, criando-se um impasse sobre o momento certo de fazê-lo. Então o Comitê de Ética é chamado porque é necessário tomar uma decisão ética para sair do impasse. Não seria talvez por que as pessoas estão apenas tendo dificuldade de comunicar seus reais sentimentos, medos e preocupações? Os envolvidos estão com grande dificuldade em ouvir uns aos outros, impossibilitando, assim, que a família ou a equipe médica entenda o que está por trás do comportamento da outra parte envolvida. Um papel comum para uma Comissão de Ética é ouvir atentamente as partes, buscar as razões por trás dos argumentos que parecem ser irracionais e interpretar para a equipe e para os familiares o que cada um está realmente dizendo. Um exemplo que tivemos na nossa prática ilustra bem esse dilema. Uma criança ficou em estado vegetativo depois de um afogamento em uma banheira. Os pais não quiseram desconectar o suporte de vida e insistiram na traqueostomia e suporte ventilatório, para o sofrimento moral da equipe. Quando lhe foi perguntado pelo comitê de ética "o que estava por trás desse desejo de manter a filha viva", os pais afirmaram que uma tia havia previsto que em certo dia específico do ano vindouro a criança acordaria. Esse dia chegou, a menina não despertou. Os pais aceitaram o não escalonamento do tratamento e ela faleceu em paz quando teve uma pneumonia. A ideia de que "estamos esperando por um milagre" era o ponto sobre o qual a equipe médica até então não tinha conhecimento.[36]

É importante enfatizar que qualquer membro da equipe pode encaminhar a consulta para o comitê de ética, de modo que não haja constrangimento e que os dilemas éticos sejam esclarecidos para todos. Ele seria na verdade um fórum seguro para debater ideias, expressar sentimentos e resolver conflitos por meio de comunicação aberta sem o medo de confrontamento, pois se está

Parte 1 – Aspectos Gerais

diante de uma parte neutra. Poucas vezes o problema é realmente ético. Como afirmamos, geralmente é um problema de elucidação de posições e de esclarecimentos e facilitação de diálogo.[37]

O bioeticista ou o comitê de ética (tradicionalmente muldisciplinar, inclusive com leigos na sua composição), além de realizar e documentar a análise do caso, deve fazer sugestões sobre as escolhas de cuidados em cada consulta de caso. Isso assegura que ele está correspondendo às expectativas da equipe médica e da família, como se espera de outras consultas a profissionais em cuidado clínico. A análise de caso deve incluir uma revisão médica completa do curso até o momento, esclarecimento de detalhes e preocupações da equipe e dos familiares, identificação das questões éticas subjacentes e recomendações para resolver os problemas. Uma análise teórico-filosófica detalhada das questões inerentes ao caso sem abordar preocupações específicas na consulta provavelmente não será útil e pode, até mesmo, frustrar todas as partes envolvidas com o cuidado da criança por ser uma perspectiva distanciada. Do mesmo modo, uma consulta por demais prescritiva ("façam isso ou aquilo"), especialmente quando se depara com detalhes de cuidados médicos e de enfermagem, pode ser contraproducente. O especialista em ética, como esclarecedor das questões morais envolvidas, mediador e educador, é o que consideramos o papel mais importante na prática, fazendo recomendações, e não impondo decisões, buscando convergência de autonomias e decisões. Em casos relacionados a impasse, o médico geralmente segue a família, busca seguir políticas administrativas de resolução de conflitos com intermediação ou procura a judicialização.[36,38]

CONSTRUINDO RELACIONAMENTOS, O SEGREDO DA RESOLUÇÃO DE CONFLITOS

Os conflitos médico-paciente ou família podem ser resolvidos quando nos tornamos criativos, permanecemos abertos às pessoas e nos mantemos "ligados" e atentos. A resolução é possível sempre que buscarmos aprimorar o nosso relacionamento com os pacientes e as famílias, diante desses intensos conflitos.[36]

A maioria dos médicos precisará lidar com os conflitos com o paciente em sua prática. Alguns de nós também teremos sérios dilemas éticos que não estão descritos nos livros de ética que costumamos ler na faculdade e para os quais precisaremos encontrar uma solução. Uma ideia deve ficar bem clara: por serem esses dilemas bastante difíceis, a equipe de saúde, bem como as famílias, geralmente investirá muita energia neles e a tensão é muito alta (e o sangue ferve!).

Uma das principais coisas que se deve pensar, e que pode ser muito útil, é começar com a suposição de que, em geral, as pessoas têm sempre uma boa intenção – seus motivos são bons e positivos. Todos realmente estão tentando fazer o que é certo, o que é melhor para a criança, no seu ponto de vista. Como médicos, nossa tarefa é encontrar uma maneira de manter a conversa, dar continuidade ao diálogo, sem "deixar o barco virar", até que haja uma mudança no processo ou no caso da criança. Essa mudança pode ser gerada por um novo fato no estado de saúde da criança, que por si só resolve o conflito. Ou essa mudança pode ser uma nova postura das pessoas, que adquiriram confiança e passam a ter conversas genuínas e mais profundas sobre seus medos e seus sentimentos sobre o que está acontecendo (conseguem se abrir). No meio desse diálogo, sem confrontamento – essas conversas podem ajudar as pessoas a encontrar abordagens criativas e soluções para seus problemas. Quando usamos a nossa criatividade, permanecemos abertos às pessoas, interessados e ligados à família, esses problemas podem ser resolvidos de maneira mais fácil. O fato de permitir que as famílias participem das visitas diárias na UTI e recebam frequentemente atualizações sobre o caso de seu filho facilita o dialogar quando as dificuldades aparecerem em termos de decisões problemáticas.[39]

Dilemas Éticos em Pediatria

Será que existiria uma fórmula mágica para resolver esses problemas e dilemas? Infelizmente, não. No entanto, quando pessoas de bem e com boas intenções se reúnem com um interesse genuíno e a equipe desenvolve uma habilidade para conduzir e para construir relacionamentos diante desses intensos conflitos, sempre há uma saída. Dificilmente o conflito se encaminha para ser resolvido na justiça ou por uma terceira parte. Existem recursos educacionais disponíveis (p. ex.: conflitos de autonomias), oferecidos por entidades médicas e de enfermagem, para se aprender a lidar com conflitos ou até preveni-los. O desenvolvimento dessas habilidades para resolução de conflitos é importante na formação dos profissionais que lidam com crianças criticamente doentes.

- Recursos: O livro seguinte fornece detalhes sobre como lidar com conflitos e apresenta vários casos para ajudar a ilustrar conceitos importantes: *Blackall GF, Simms S, Green MJ. Breaking the Cycle: How to Turn Conflict Into Collaboration When You And Your Patients Disagree. 1st ed. Philadelphia, PA: American College of Physicians; 2009.*
  Este website também ajuda nessa área de conflito e comunicação: www.doctorpatientcommunication.org.

LIMITAÇÃO E RETIRADA DE SUPORTE DE VIDA EM UTI PEDIÁTRICA

A partir de 1990, dilemas de final de vida passaram a ser discutidos amplamente, valorizando o respeito pelo paciente, com uma preocupação crescente com a manutenção da dignidade no final de vida e a humanização da morte, inclusive na pediatria. O conceito de limitação de suporte de vida (LSV), que envolve ordem de não reanimar, não oferta e retirada de suporte vital (RSV), surgiu na prática médica com a finalidade de evitar a instituição de terapêuticas que só prolongariam a vida sem alterar a evolução da doença, quase sempre levando a tratamentos fúteis com agregação apenas de sofrimento.[40,41]

Sociedades médicas nacionais, internacionais e bioeticistas entendem hoje que quando as medidas de suporte artificial de vida (SAV) não puderem mais oferecer benefício para o paciente, mas apenas prolongar de modo sofrido o seu processo de morrer, limitá-las ou retirá-las distingue-se de eutanásia. Sua retirada ou limitação, nessas circunstâncias, busca oferecer ao paciente que já está morrendo uma condição mais natural e com menor sofrimento para enfrentar a sua própria morte. Deixa-se, assim, de prolongar o processo de morte de modo artificial, permitindo a morte natural e diferenciando-se, dessa forma, da eutanásia, que ativamente causa a morte.

Atualmente, 90% dos óbitos ocorridos em UTI de adultos na América do Norte são precedidos por alguma forma de LSV. A prevalência da decisão LSV ou RSV e a forma pela qual a decisão é tomada são muito variáveis ao redor de todo o mundo.

Estudos mostram que essa variabilidade existe entre continentes, entre países de um mesmo continente e até mesmo entre regiões de um mesmo país, sendo também variável entre profissionais de uma mesma região e até mesmo entre intensivistas de uma mesma equipe. Muitas explicações foram propostas, entre elas destacam-se fatores culturais e religiosos.[42]

Um estudo brasileiro em UTI adulta mostrou que características dos médicos que trabalham nessas unidades, como idade, interesse e educação em cuidados paliativos em UTI, se associam à variabilidade de condutas em fim de vida em UTI.[43]

Essa variabilidade na tomada de decisão de LSV também é descrita em pediatria. Estudos publicados sobre modos de morte em UTIP, realizados nos Estados Unidos, mostraram uma incidência de LSV que varia de 70 a 100%;[44] na Austrália, de até 84%[45]; e, no Japão, de até 70%.[46]

Parte 1 – Aspectos Gerais

No Sul do Brasil, um estudo realizado em 2005 mostrou que 53% dos óbitos em UTIP receberam ressuscitação cardiopulmonar, número muito maior do que o correspondente no Canadá e Estados Unidos, e que a incidência de LSV foi de apenas 36%.[22]

Considerando-se a América Latina, em 36% dos casos, o LSV, na Argentina, foi o modo de morrer em um estudo de 2003.[47] Um estudo chileno de 2016 em UTIP mostrou que, dos médicos entrevistados, os modos mais utilizados de LSV era não ressuscitação cardiopulmonar (RCP), a limitação de admissão na UTIP e a não instauração de determinados tratamentos. A retirada de suporte se mostrou ser mais perturbadora que sua abstenção, talvez porque a retirada seja vista como algo mais ativo e que poderia ter implicações legais.[48]

Em todos os países descritos, as decisões de LSV em pediatria são compartilhadas entre a equipe médica e a família. O tempo de decisão contado da primeira conversa da equipe médica com os pais até a retirada efetiva de suporte é muito variável, indo de 45 minutos até 19 dias, com tempo médio de aproximadamente 1 dia na Austrália. Menos de 50% dos casos precisa de duas ou mais reuniões familiares. Após a retirada de suporte, o tempo até o óbito varia de acordo com os estudos, variando de 15 minutos a 6 horas, com a maioria ocorrendo até 1 hora após a retirada.[49] No Canada, Garros e cols. descrevem 3 horas como tempo médio.[50]

Mesmo para as famílias com crianças doentes na UTI ou no hospital, a mudança da ênfase do tratamento agressivo para uma retirada da terapia de sustentação da vida integra um processo bastante difícil e lento.[51] Segundo entrevistas envolvendo 40 famílias com crianças internadas em uma UTIP na área de Chicago, essa mudança gradual está condicionada a alguns fatores importantes. Quando foi perguntado às famílias o que as fez mudar para uma abordagem de CP, 61% responderam que a percepção do sofrimento de seus filhos foi o determinante mais importante; 51% relataram a consideração sobre qualidade de vida como predominante; 43% reconheceram a influência do prognóstico estimado pelo médico em sua decisão e em apenas 7% o ônus financeiro foi citado.[52]

PROCESSO DE AVALIAÇÃO E TOMADA DE DECISÃO DE LIMITAÇÃO E RETIRADA DE SUPORTE DE VIDA EM UTIP

Já descrevemos que é legítimo e legal no Brasil limitar ou suspender suporte terapêutico em caso de paciente com doença incurável e intratável e em fase de fim de vida. Porém, a grande dúvida é: diante de tantos recursos tecnológicos, novos estudos e novas terapias e até mesmo a possibilidade de um milagre, como definir que se trata de doença incurável?

Avaliar a adequação do tratamento de suporte de vida na UTI é difícil. Muito dessa dificuldade decorre da incerteza em relação ao prognóstico e aos desejos do paciente. Gerenciar essa incerteza adequadamente é uma habilidade essencial para aqueles que prestam cuidados intensivos. A incerteza é relevante para todas as disciplinas científicas. Na medicina, a incerteza envolve julgamentos complexos sobre diagnóstico, tratamento e prognóstico; tem muitas causas.[53]

- A incerteza durante a tomada de decisão no fim da vida decorre de dúvidas sobre a precisão do prognóstico e a dificuldade em estabelecer os desejos ou interesses do paciente.
- A incerteza pode dificultar a prestação de cuidados e a comunicação com a família.
- Os principais passos no gerenciamento da incerteza são os médicos reconhecerem sua própria incerteza e minimizarem a da família, principalmente garantindo que a comunicação seja perfeita.
- Torna-se mais fácil de lidar com a incerteza sobre o prognóstico quando há consenso entre os médicos a respeito do assunto e estes reconhecem estar tão certos quanto possível nas circunstâncias.

Dilemas Éticos em Pediatria

Prognosticar em terapia intensiva difere de outras disciplinas pela gravidade da doença do paciente, pela dependência de suporte de vida e pelas as rápidas mudanças na situação clínica. Mesmo para médicos experientes, o prognóstico em pacientes graves é difícil.[54]

Como avaliar o prognóstico? A palavra "prognóstico" significa "que traça o provável desenvolvimento futuro ou o resultado de um processo". Prognóstico não é uma decisão, é uma previsão a partir de probabilidades relativas dos vários desfechos decorrentes da história natural da doença. Assim, quando pensamos em prognóstico pensamos em probabilidade e não em certeza.

Estimar probabilidades não é uma tarefa fácil e se torna mais difícil quanto mais fatores complexos estão envolvidos na questão. Situações ideais de tempo e espaço, completamente reconhecidas e previsíveis, não existem no dia a dia médico e especialmente na terapia intensiva pediátrica.

Para avaliar o prognóstico, podemos contar com avaliação médica subjetiva (forma intuitiva) e avaliação médica objetiva (forma analítica), por meio de ferramentas prognósticas (escores de mortalidade e escores de funcionalidade). Infelizmente, esses escores ajudam a caracterizar grupos de pacientes, sobretudo no que tange a estudos comparativos de pesquisa, mas sua utilização não se mostra adequada à beira do leito em discussões com pacientes. Foge ao objetivo deste capítulo descrevermos todos os diversos escores.[55]

Como princípio geral, os médicos da UTI, especialmente quando há concordância entre os indivíduos, superam os sistemas de escores na previsão de morte ou não dos pacientes. Rocker e cols. relataram que as estimativas dos médicos de sobrevida abaixo de 10% na UTI foram superiores aos índices baseados na gravidade da doença, disfunção orgânica e uso de inotrópicos ou vasopressores.[56] Um dos modos de avaliar o prognóstico é o julgamento clínico do médico, que geralmente é intuitivo e baseado na sua experiência clínica. Uma ferramenta intuitiva de avaliar o prognóstico do paciente descrita na literatura é a *Surprise Question* (questão surpresa). Ela consiste em perguntar ao médico "Você ficaria surpreso se este paciente falecesse nos próximos 12 meses?". A *Surprise Question* foi originalmente criada para identificar pacientes com alto risco de morrer que teriam indicação de cuidados paliativos. Uma metanálise de 2017 mostrou que a *Suprise Question* é falha, embora possa ser uma tentativa de triagem para cuidados paliativos. É uma ferramenta pobre para prever a morte, principalmente em pacientes com doenças que não o câncer; assim, não deve ser utilizada como única ferramenta de avaliação de prognóstico.[57]

Alguns princípios éticos e conceitos gerais devem permear essa discussão sobre incertezas na terapia intensiva, tais como:[58]

A. Considerar que um dos maiores problemas da medicina é a incerteza. A família espera por um verdadeiro milagre e a equipe medica tem a impressão com quase certeza de que a situação não mudará. Mas deve admitir que isso não é absoluto e que existe margem para erro de julgamento.

B. Considerar que a estadia na UTI continuará por muito tempo, com tratamentos agressivos, punções repetidas etc., causando sofrimento, impingindo danos e uma pesada carga que viola o princípio da não maleficência (evitar danos que não trazem benefício) e da proporcionalidade (tendo certeza de que os benefícios sejam maiores que os agravos e o sofrimento).

C. Considerar que o objetivo da família é um milagre e que ela tem direito a pensar assim, mas que a equipe tem o direito de pensar de modo fisiopatológico e natural (autonomia de ambas as partes), com respeito mútuo. Em casos mais extremos, como continuar tratando uma criança em estado vegetativo, o "peso" negativo moral sobre a equipe médica pode fazer muitos desistirem da profissão pelo sofrimento moral[8] consequente à perda de sua integridade profissional[33].

Parte 1 – Aspectos Gerais

D. Considerar que a família pode achar que qualquer qualidade de vida para eles é suficiente, é preciosa e especial. O princípio do melhor interesse dessa criança pode ser advogado aqui, porém, como já dissemos, esse princípio pode ser abusado pelo sistema de saúde, i.e., retirando o poder de decisão dos pais em qualquer oportunidade necessária (*parens patriae* – remoção do pátrio poder). Isso significa a "limitação da autonomia familiar".[4] Esse princípio tem se aplicado no caso de vacinação contra a vontade da família em algumas jurisdições, transfusões de sangue quando existe risco de vida para a criança e os pais recusam (motivos religiosos) etc. O estado intervém e toma a custódia da criança. Os pais teriam excedido os limites da razão em insistir numa conduta terapêutica que não estaria de acordo com o princípio do melhor interesse da criança. É claro que devemos fazer todo o possível para não se chegar a esse ponto, exercendo cautela e oportunizando mediação de conflito com a família.

E. Considerar que o médico não trata de órgão isolados, mas de um corpo como um todo, e seu dever ético e moral é restaurar a saúde de tal modo que ao menos o paciente possa experimentar o benefício do tratamento. Por exemplo, manter a criança livre de convulsão com drogas em tal nível que ela fique letárgica e sem poder interagir com o ambiente é tratamento voltado a um problema (SNC) e não restaura ou melhora a criança como um todo.

F. Considerar que tratar e curar é diferente de "cuidar". Embora não seja possível curar e tratar a criança como um todo, ela nunca será abandonada do ponto de vista de cuidado. Ela será alvo de compaixão, conforto, alívio de dor e de sofrimento como prioridades.

G. Considerar que a família precisa de tempo para aceitar o luto da perda que se aproxima e precisa se acostumar com a ideia; seria desejável que se evitasse uma decisão unilateral de retirada de suporte de órgãos vitais.

EXEMPLOS DE DILEMAS ÉTICOS COMUNS EM PEDIATRIA

O DIAGNÓSTICO DE MORTE CEREBRAL é feito, e a família quer continuar o tratamento.

Do ponto de vista científico e ético, morte cerebral (MC) certamente corresponde à morte de um indivíduo. Nos Estados Unidos, os critérios que definem o diagnóstico foram publicados em 1981, enquanto no Brasil esses critérios foram legalmente adotados em 1997. A necessidade de estabelecer critérios que definam a MC e legalizá-los visa estimular e padronizar a doação de órgãos e permitir a remoção do suporte de vida de pacientes em coma com perda de função encefálica e de reflexos. O conceito de MC deve definir entre o paciente que está vivo ou morto, de acordo como os critérios médicos mais aceitos, e não pode estar diretamente relacionado simplesmente à doação de órgãos. As prioridades são o diagnóstico e a atenção à criança em MC e sua família. Depois, se houver consentimento, o contato com o serviço de transplantes e agente de procura de órgãos será feito.

Num estudo brasileiro, de um total de 61 pacientes com diagnóstico de MC, apenas seis (9,8%) foram doadores de órgão, um número muito baixo comparado com outros países. A incidência de diagnóstico de MC (em que foi possível identificar no prontuário) nesse estudo envolvendo sete UTIP foi de 11,6% e variou de 4,5 a 24,2%. O que chamou a atenção foi que, nas regiões Sudeste e Nordeste, mais de 40% das crianças foram mantidas por mais de 1 dia com suporte ventilatório.[59]

É muito importante que o intensivista, depois de feito o diagnóstico de MC de acordo como os parâmetros legais, considere a criança morta e informe à família, com compaixão, respeito e dignidade. Proporcione tempo para a família se despedir e, então, proceder à retirada da tecnologia que mantém o coração batendo, ou autorize a equipe de transplante a remover o paciente para o centro cirúrgico para a retirada de órgãos para transplante.

Quando PARAR DE RESSUSCITAR uma criança em Parada Cardiorrespiratória?

Existe muita controvérsia a esse respeito, pois a variabilidade do sucesso na ressuscitação cardiopulmonar (RCP) é vasta. Paciente hipotérmicos podem sobreviver depois de horas de ressuscitação ao que pacientes que chegam à emergência em parada raramente sobrevivem e, se o fazem, acabam com significativa sequela neurológica.[60] As variáveis clínicas associadas à sobrevida incluem o tempo de RCP, o número de doses de epinefrina, a idade, a parada cardíaca presenciada *versus* não testemunhada e o primeiro e o subsequente ritmos. Nenhuma dessas associações, entretanto, prediz o desfecho. O último guia do PALS (2015) determina que, se após 20 minutos de RCP de um paciente intubado não for possivel obter em nenhuma ocasião de modo convincente um volume tidal final de CO_2 maior que 10 mmHg na capnografia, poder-se-ia considerar cessar os esforços – mas isso não deve ser o único fator. O impacto da presença de recursos avançados como oxigenação por membrana extracorpórea (ECMO) durante a PCR refratária (E-CPR) e o uso de controle de temperatura devem ser considerados na avaliação para reanimação dos pacientes.[61]

Nessa controvérsia, o que precisamos destacar é o aspecto da equipe médica frente a esse dilema de como e quando parar de oferecer RCP. Primeiramente, o médico coordenador da RCP deve perguntar em alto e bom som: *"Eu sugiro que devemos encerrar a ressuscitação. Alguém do time discorda? Alguém tem problema com essa decisão?"*. Advindo a resposta de concordância unânime, o médico, então, solicita que se encerrem os esforços. Havendo discórdia, as manobras de RCP serão continuadas, e a afirmação seguinte deve ser *"... como existe dúvida, vamos continuar por mais alguns minutos"*. Se persiste o desacordo por mais tempo, que seja razoável, os profissionais que discordaram trocam de posição com outros colegas por alguns minutos e discutem os seus motivos e tentam um acordo, ou pedem a opinião de outro colega que não está participando. A ideia é dirimir dúvidas e tomar uma decisão razoável para o bem-estar de equipe, e o tratamento da criança passar a ser focado numa morte digna, com respeito e compaixão.

Como abordar a família a respeito de NÃO RESSUSCITAR*?

Não ofereça algo que não seja considerado de valor clínico. Afirme que a equipe está fazendo tudo que é possivelmente benéfico antes que uma parada cardíaca venha acontecer, mas, às vezes, mesmo assim acontece.

Discuta os resultados prováveis em um contexto realista: isto é, < 5% de todos os pacientes sobrevivem a uma parada cardíaca com função cerebral igual à que tinham antes da parada.

Não diga:
- "Se o coração do seu filho parar, vocêm gostariam que nós o trouxéssemos de volta?" ou "fizéssemos bater de novo"? (não podemos garantir este resultado).
- "Se o coração parar, vocês gostariam que fizéssemos tudo o que pudermos para ajudá-lo?" (devemos estar sempre fazendo tudo o que podemos para ajudar os pacientes).

Diga isto:
- "Vocês já pensaram o que fariam se as coisas piorassem muito e seu filho ficasse ainda muito mais doente?"
- "O que você espera que aconteça na eventualidade de uma parada cardíaca ou uma intubação (explique o que é em termos leigos)?"
- "O que você acha que seria feito diferente depois de uma resuscitação cardíaca e que não estamos fazendo agora?"
- "A nossa experiência médica é que pacientes com doenças avançadas como a do seu filho não melhoram com tentativas de resuscitá-los, mas passam por mais traumas e sofrimentos desne-

Parte 1 – Aspectos Gerais

cessários. Recomendamos que proporcionemos o máximo tratamento voltado para os sintomas e eliminação da dor, mas não recomendamos o uso de compressões torácicas (CPR), máquinas de respiração ou outros meios artificiais neste momento. Gostaríamos de ouvir as suas ideias, seus pensamentos e sentimentos sobre essas nossas recomendações. Faz algum sentido?"

Como discutir OBJETIVOS DO CUIDADO E DIRETIVAS ANTECIPADAS DE VONTADE*

Discussão sobre futilidade

O cuidado nunca é fútil. Os pacientes nunca são pacientes fúteis. Intervenções específicas podem ser inúteis.

Não diga:
- "Não há mais nada que possamos fazer" (podemos sempre cuidar e dar apoio!).
- "Nós sugerimos que se retire o suporte" (nunca retiramos o suporte, pois estamos sempre apoiando, dando suporte à família e ao doente; descontinuamos intervenções ineficazes).

Diga isto:
- "Tudo o que é benéfico ou traz algum benefício continuará a ser feito."
- "Nós nunca pararemos de dar o máximo de suporte e apoio nessa hora difícil para vocês e seu filho."
- "O que vocês gostariam que fizéssemos no tempo que ainda resta para vocês juntos como família e para o seu filho? O que vocês, como família, ainda gostariam de fazer?"
- "O que ajudaria vocês e/ou o seu filho a se sentirem mais confortáveis, mais tranquilos?"
- "A nossa equipe gostaria muito que tivéssemos o tratamento que pudesse trazer a cura ou a melhora para o seu filho, é o que todos desejamos! Mas nos encontramos num ponto em que os tratamentos focados na doença (ventilação, antibióticos, NPP, tratamentos anticâncer etc.) que temos para oferecer não servem para mais nada, e talvez até possam prejudicá-lo. Uma opção que achamos que devemos considerar enquanto continuamos nosso cuidado intenso com vocês é parar o tratamento que não levará a nada, é ineficaz, e concentrar ativamente nossos esforços em fazer o nosso melhor para garantir que seu filho e vocês se sintam o mais confortáveis possível, aproveitando o tempo e fazendo coisas que ele ainda pode fazer com vocês, desfrutando do convívio em família etc."

Objetivos das discussões sobre diretivas antecipadas

- Comece com os objetivos do paciente/família. Fale sobre os resultados prováveis e não apenas sobre as melhores chances. Pergunte sobre as metas ou objetivos antes de planejar intervenções.
- Intervenções não são objetivos ou alvos; são apenas ferramentas para alcançar os objetivos/alvos.
- A questão de ouro nessas horas: "Isso ajudará o paciente/família a alcançar seus objetivos?"

Modelo de tomada de decisão compartilhada

Os profissionais da equipe e as famílias procuram encontrar juntos a melhor opção do caminho a seguir na terapêutica, com base nos valores do paciente e da própria família, no conhecimento do médico e sua equipe, com base na sua prática e as evidências científicas atuais.
- Evite o paternalismo: O provedor decide tudo e informa o paciente.
- Evite a autonomia desenfreada: O paciente decide tudo e exige cuidados medicamente inadequados (eu quero que tudo seja feito!).
- Evite falar palavras rebuscadas ou jargões médicos. Use palavras comuns e facilmente compreensíveis.
(*Baseado no Protocolo de Cuidado paliativo da UTIP da Universidade de Stanford, USA)[62].

DOAÇÃO de ÓRGÃOS APÓS RETIRADA DE SUPORTE E MORTE CARDÍACA (DCD, do inglês *donation after cardiac death*)

Este é um dos assuntos mais controversos na literatura e prática de UTI pediátrica no presente momento na área de cuidados de final de vida e doação de órgãos. De fato, doação por critério de morte cardíaca (parada circulatória – DCD) representa hoje 21% do total nacional de doações de órgãos em adultos no Canadá, mas somente 8% das doações em pacientes pediátricos.[63]

O DCD realizado de maneira controlada envolve a recuperação de órgãos após a retirada planejada do tratamento de suporte de vida e a declaração de morte de acordo com os critérios cardiorrespiratórios, e não baseados no critério tradicional de morte cerebral. Há duas questões éticas centrais no DCD:

A. quando a recuperação de órgãos pode começar;
B. como gerenciar conflitos de interesses.

Os candidatos seriam pacientes com prognóstico fechado, que não têm chance de recuperação especialmente neurológica, mas que não estão em morte cerebral e que morrerão ao ser retirado suporte de vida (ventilação mecânica, e/ou suporte inotrópico).

A "regra do doador morto" deve ser mantida, e os doadores em caso de DCD só devem ser declarados mortos após a cessação permanente da função circulatória. A continuação do procedimento e a permanência do paciente como doador geralmente é estabelecida pela equipe esperando no bloco cirúrgico por um período de 2 a 5 minutos (alguns centros usam 10 minutos). Se o paciente não falecer durante esse período, ele volta para a UTI e o cuidado paliativo continua. Uma grande controvérsia em curso está no fato de quando se pode saber que uma parada circulatória se torna irreversível, em vista de relatos de retorno da circulação após 3 ou até 5 minutos. Por isso, acreditamos que os médicos não devem ser obrigados a participar desses procedimentos de DCD (objeção por motivo de consciência). Como a preparação para a recuperação de órgãos no DCD começa antes da declaração de morte, existem conflitos potenciais entre os interesses do doador e do receptor. Muitos centros usam heparina no doador antes de retirar suporte de vida, outros colocam até o doador em circulação extracorporal tipo ECMO.[63]

Esses conflitos podem ser manejados de várias maneiras, incluindo o consentimento informado e separando as funções dos vários times. Desse modo, o consentimento informado deve ser buscado para intervenções pré-morte para melhorar a viabilidade dos órgãos, e o pessoal da organização de aquisição de órgãos e membros da equipe de transplante não deve estar envolvido na interrupção do tratamento de manutenção da vida ou na declaração de morte. Também é importante enfatizar que os potenciais doadores em casos de DCD devem receber cuidados paliativos interdisciplinares integrados, incluindo sedação e analgesia, como se faria normalmente.[64]

Por ser assunto ainda bastante controverso e não em vigor na prática Brasileira, o leitor pode buscar informações na medida do seu interesse.

CONSIDERAÇÕES FINAIS

É necessário que a equipe da UTIP mantenha alguns ideais em mente, especialmente nesses conflitos de autonomia. Piva e cols. sugerem os seguintes passos para lidar com esses dilemas éticos no nosso contexto:[23]

- Ter claro entendimento da doença, do tratamento disponível e das possíveis limitações.
- Definir com o máximo de clareza os objetivos e intervenções médicas e o possível prognóstico esperado. Cabe à equipe médica conduzir a discussão por meio de um diálogo franco em um clima de confiança, solidariedade e compreensão em que são apresentadas as vantagens e desvantagens de cada opção terapêutica.

Parte 1 – Aspectos Gerais

- Prover as necessidades individualizadas e antecipar eventos: conforme o estágio da doença (evolução, possíveis complicações, prognóstico a curto e médio prazo) ajustado às expectativas e valores da família/criança.

Os cuidados paliativos são instituídos nesse contexto, conforme definidos em outros capítulos deste livro, sempre visando atender as necessidades dos pacientes e de suas famílias.

CONCLUSÃO

Claramente, não existe uma solução mágica para prevenir e administrar desentendimentos e conflitos que possam surgir quando os profissionais de saúde acreditam que os pais estão solicitando tratamentos para seus filhos que excedam o que é razoável.

Teremos, como equipe, mais paciência no processo de decisão com as famílias nesses casos difíceis se começarmos com um entendimento de que os pais provavelmente se darão conta da realidade e aceitarão o prognóstico de seus filhos muito mais tarde do que nós. Devemos aprender a dar mais tempo e espaço para que esse processo aconteça, em vez de pressionar as famílias para que tomem decisões. Sabemos que existem ações que a equipe de saúde pode implementar para mitigar conflitos e facilitar o entendimento mútuo. Proporcionar continuidade (médico responsável, grupo de enfermagem seleto), quando possível, nos cuidados dentro da equipe de saúde promove a confiança e a crença de que a criança está recebendo atenção especial e ótimo cuidado.

Também está claro que chegar a um acordo com os pais sobre o tratamento de uma criança vai muito além das informações científicas que os clínicos tentam transmitir a eles e que outros valores entram em jogo: experiências anteriores de vida dos pais, relacionamentos com familiares e amigos íntimos, sua fé, sua segurança em seu papel de pais e, talvez mais importante, sua necessidade de manter viva a chama da esperança. Mesmo que os façamos ver que a esperança pode ser a de uma morte digna, em paz e construindo memórias positivas.[65] O apoio a esses elementos críticos deve ser oferecido na medida do possível e ser visto como parte do plano de tratamento.[10]

É, portanto, fundamental, neste ambiente de alta tecnologia, tornar os momentos finais de vida desses pacientes uma experiência cercada de transparência, dignidade, humanismo e respeito. Medidas reconhecidas como padrão em tratamento paliativo, tais como total conforto físico (não somente ausência de dor), o não prolongamento do processo de morte e a presença dos familiares são direitos da criança na hora da sua morte que precisam ser respeitados.

Referências bibliográficas

1. Beauchamp TL, Childress JE. Respect for autonomy. In: Principles of Biomedical Ethics. 6 ed. New York:Oxford University Press; 2009. p. 138-40.
2. Brasil, Presidência da República Casa Civil. Emenda Constitucional nº 65, de 13 de Julho. Altera a denominação do Capítulo VII do Título VIII da Constituição Federal e modifica o seu art. 227, para cuidar dos interesses da juventude 2010.[Acesso em 24 Abr 2018] Disponível em: http://www.planalto.gov.br/ccivil_03/Constituicao/Emendas/Emc/emc65.htm#art1.
3. Associated Press. [Homepage na Internet]. Italy makes 12 vaccines mandatory for school children in an attempt to combat 'anti-scientific theories' [Acesso em 24 Abr 2018]. Disponível em: https://www.independent.co.uk/news/world/europe/italyvaccines-mandatory-school-children-combat-anti-scientific-theories-a7746111.html.
4. Veatch RM. The Basics of Bioethics. Upper Sadle River, NJ (US): Pearson Education Inc; 2003.
5. Diekema D. Parental refusals of medical treatment: the harm principle as threshold for state intervention. Theor Med Bioeth. 2004;25(4):243-64.
6. Carnevale FA, Benedetti M, Bonaldi A, Bravi E, Trabucco G, Biban P. Understanding the private worlds of physicians, nurses, and parents: a study of life-sustaining treatment decisions in Italian paediatric critical care. J Child Health Care. 2011;15(4):334-49.

Dilemas Éticos em Pediatria

7. Carnevale FA, Farrell C, Cremer R, Canoui P, Seguret S, Gaudreault J, et al. Struggling to do what is right for the child: pediatric life-support decisions among physicians and nurses in France and Quebec. J Child Health Care. 2012;16(2):109-23.

8. Garros D, Austin W, Carnevale FA. Moral distress in pediatric intensive care. JAMA Pediatr. 2015;169(10):885-6.

9. Carnevale FA. The birth of tragedy in pediatrics: a phronetic conception of bioethics. Nurs Ethics. 2007;14(5):571-82.

10. Davies D, Mack C. When parents say "more" and health care professionals say "enough". Paediatr Child Health. 2015;20(3):135-8.

11. Lago PM, Garros D, Piva JP. Participação da família no processo decisório de limitação de suporte de vida: paternalismo, beneficência e omissão. Rev Bras Ter Intensiva. 2007;19(3):364-8.

12. Linhares DG, Siqueira JE, Previdelli ITS. Limitação do suporte de vida em unidade de terapia intensiva pediátrica. Rev Bioét. 2013;21(2):291-7.

13. Fried TR. Shared decision making – finding the sweet spot. N Engl J Med. 2016;374(2):104-6.

14. Orioles A, Morrison WE. Medical ethics in pediatric critical care. Crit Care Clin. 2013;29(2):359-75.

15. Mercurio MR, Adam MB, Forman EN, Ladd RE, Ross LF, Silber TJ, et al. American Academy of Pediatrics Policy statements on bioethics: summaries and commentaries. Pediatr Rev. 2008 Jan;29(1):e1-8.

16. Brasil. Lei no. 13.146, de 6 de julho de 2015. Lei Brasileira de Inclusão da Pessoa com Deficiência (Estatuto da Pessoa com Deficiência). [acesso em 30 Abr 2018]. Disponível em: http://www.planalto.gov.br/ccivil_03/_Ato2015-2018/2015/Lei/L13146.htm.)

17. Wiegand DL, MacMillan J, dos Santos MR, Bousso RS. Palliative and end-of-Life ethical dilemmas in the intensive care unit. AACN Adv Crit Care. 2015;26(2):142-50.

18. Walker RM. Decision making in critical care. In: Orlowski JP (editor). Ethics in critical care medicine. Hagerstown, MA: University Publsihing Group; 1999. p.77-96.

19. Janse AJ, Sinnema G, Uiterwaal CSPM, Kimpen JLL, Gemke RJBJ. Quality of life in chronic illness: children, parents and paediatricians have different, but stable perceptions. Acta Paediatr. 2008 Aug;97(8):1118-24.

20. Racine E, Bell E, Farlow B, Miller S, Payot A, Rasmussen LA, et al. The 'ouR HOPE' approach for ethics and communication about neonatal neurological injury. Dev Med Child Neurol. 2017 Feb;59(2):125-35.

21. Varni JW, Seid M, Kurtin PS. PedsQL 4.0: reliability and validity of the pediatric quality of life inventory version 4.0 generic core scales in healthy and patient populations. Med Care. 2001 Aug;39(2):800-12.

22. Kipper DJ, Piva JP, Garcia PCR, Einloft PR, Bruno F, Lago P, et al. Evolution of the medical practices and modes of death on pediatric intensive care units in southern Brazil. Pediatr Crit Care Med. 2005 May;6(3):258-63.

23. Piva JP, Garcia PCR, Lago PM. Dilemas e dificuldades envolvendo decisões de final de vida e oferta de cuidados paliativos em pediatria. Rev Bras Ter Intensiva. 2011; 23(1):78-86.

24. Halal G. Percepção dos pais em relação à morte de seus filhos em unidade de terapia intensiva pediátrica. Dissertação [Mestrado em Saúde da Criança]. Porto Alegre RS Brasil: Pontifícia Universidade Católica do Rio Grande do Sul; 2010.

25. Conselho Federal de Medicina [homepage na internet]. Codigo de Ética Médica Brasília. [Acesso em 24 Abr 2018]. Disponível em: http://www.portalmedico.org.br/novocodigo/integra_5.asp.

26. Kipper DJ, Piva JP, Garcia PC, Einloft PR, Bruno F, Lago P, et al. Evolution of the medical practices and modes of death on pediatric intensive care units in southern Brazil. Pediatr Crit Care Med. 2005;6(2):1-6.

27. Larcher V, Craig F, Bhogal K, Wilkinson D, Brierley J. Making decisions to limit treatment in life-limiting and life-threatening conditions in children: a framework for practice. Arch Dis Child. 2015;100(Suppl 2):s1-23.

28. Devereux JA. Re A (children) (conjoined twins: surgical separation). J Law Med. 2001 Aug;9(1):22-3.

29. Piva J, Ribeiro M, Vital C, D'Avila R. Atendimento em UTI e emergência pediátrica na perspectiva do código de ética médica. In: Garcia P, Piva J (editors). Manual de terapia Intensiva. Rio de Janeiro: Revinter; 2014. p.1153-64.

30. França G. Comentários ao código de ética médica. 5 ed. Rio de Janeiro: Guanabara Koogan; 2008.

31. Moraes A. Direito constitucional. 22 ed. São Paulo: Atlas; 2007.

32. Conselho Federal de Medicina. Resolução no 1.931, de 17 de setembro de 2009. Aprova o Código de Ética Médica. Diário Oficial da União 24 Setembro de 2009; Seção 1.

33. McGee WT, Teres D. Scoring Systems in the ICU: outcoime predicions for etically responsible resource utilization. In: Orlowski JP (editor). Ethics in Critical Care Medicine. Hagerstown, Maryland, US: University Publishing Group; 1999. p. 154-6.

34. Moumjid N, Gafni A, Bremond A, Carrere MO. Seeking a second opinion: do patients need a second opinion when practice guidelines exist? Health Policy. 2007 Jan;80(1):43-50.

Parte 1 – Aspectos Gerais

35. Tibballs J. Legal basis for ethical withholding and withdrawing life sustaining medical treatment from infants and children. J Paediatr Child Health. 2007 Apr;43(4):230-6.

36. Blackall GF. Ethics in Medicine. In: Ricce T (editor). Tips and resources for learning to manage doctor-patient conflicts. Birmingham: Oakstone Publishing, LLC; 2010.

37. Francisconi CF, Goldim JR, Lopes MHI. O papel dos comitês de bioética na humanização da assistência à saúde. Rev Bioét. 2002;10(2):147-57.

38. Byrne P, Leier B. Managing ethically complex issues in critically Ill patients – a neonatal perspective. In: Patole S (editors). Management and leadership – a guide for clinical professionals. Cham: Springer International Publishing; 2015. p.257-68.

39. Davidson JE, Powers K, Hedayat KM, Tieszen M, Kon AA, Shepard E, et al. Clinical practice guidelines for support of the family in the patient-centered intensive care unit: American College of Critical Care Medicine Task Force 2004-2005. Crit Care Med. 2007;35(2):605-22.

40. Vernon DD, Dean JM, Timmons OD, Banner W Jr, Allen-Webb EM. Modes of death in the pediatric intensive care unit: Withdrawal and limitation of supportive care. Crit Care Med. 1993 Nov;21(11):1798-802.

41. Lago PM, Piva J, Kipper D, Garcia PC, Pretto C, Giongo M, et al. Limitação de suporte de vida em três unidades de terapia intensiva pediátrica do sul do Brasil. J Pediatr (Rio). 2005;81(2):111-7.

42. Mark NM, Rayner SG, Lee NJ, Curtis JR. Global variability in withholding and withdrawal of life-sustaining treatment in the intensive care unit: a systematic review. Intensive Care Med. 2015 Sep;41(9):1572-85.

43. Forte DN. Associações entre as características de médicos intensivistas e a variabilidade no cuidado ao fim de vida em UTI. São Paulo. Tese [Doutorado em Educação e Saúde] Faculdade de Medicina da Universidade de São Paulo; 2011.

44. Meert KL, Keele L, Morrison W, Berg RA, Dalton H, Newth CJL, et al. End-of-life practices among tertiary care PICUs in the United States: a multicenter study. Pediatr Crit Care Med. 2015 Sep;16(7):e231-8.

45. Lee KJ, Tieves K, Scanlon MC. Alterations in end-of-life support in the pediatric intensive care unit. Pediatrics. 2010 Oct;126(4):e859-e64.

46. Suzuki F, Takeuchi M, Tachibana K, Isaka K, Inata Y, Kinouchi K. Life-sustaining treatment status at the time of death in a Japanese pediatric intensive care unit. Am J Hosp Palliat Care. 2018 May;35(5):767-71.

47. Althabe M, Cardigni G, Vassallo JC, Allende D, Berrueta M, Codermatz M, et al. Dying in the intensive care unit: collaborative multicenter study about forgoing life-sustaining treatment in Argentine pediatric intensive care units. Pediatr Crit Care Med. 2003 Apr;4(2):164-9.

48. Valdés G, Romero T, Castro R. Limitación del esfuerzo terapéutico en cuidados intensivos pediátricos: conocimiento y actitudes bioéticas del profesional médico. Rev Chil Pediatr. 2016;87(2):116-20.

49. Oberender F, Tibballs J. Withdrawal of life-support in paediatric intensive care - a study of time intervals between discussion, decision and death. BMC Pediatrics. 2011;11(1):39.

50. Garros D, Rosychuk RJ, Cox PN. Circumstances surrounding end of life in a pediatric intensive care unit. Pediatrics. 2003;112(5):e371-e.

51. Benner PE, Benner PE, Hooper-Kyriakidis PL, Stannard D. Clinical wisdom and interventions in acute and critical care: a thinking-in-action approach. New York: Springer; 2011.

52. Michelson K, Koogler T, Sullivan C, Ortega M, Hall E, Frader J. Parental views on withdrawing life-sustaining therapies in critically ill children. Arch Pediatr Adolesc Med. 2009;163(11):986-92.

53. Ridley S, Fisher M. Uncertainty in end-of-life care. Curr Opin in Crit Care. 2013 Dec;19(6):642-7.

54. Elstein AS, Christensen C, Cottrell JJ, Polson A, Ng M. Effects of prognosis, perceived benefit, and decision style on decision making and critical care on decision making in critical care. Crit Care Med. 1999;27(1):58-65.

55. Marcin JP, Pollack MM. Review of the acuity scoring systems for the pediatric intensive care unit and their use in quality improvement. J Intensive Care Med.2007 May-Jun;22(3):131-40.

56. Rocker G, Cook D, Sjokvist P, Weaver B, Finfer S, McDonald E, et al. Clinician predictions of intensive care unit mortality. Crit Care Med. 2004;32(5):1149-54.

57. Downar J, Goldman R, Pinto R, Englesakis M, Adhikari NKJ. The "surprise question" for predicting death in seriously ill patients: a systematic review and meta-analysis. CMAJ. 2017 Apr;189(13):E484-93.

58. Schneiderman L. Family demand for Futile Treatment. In: Steinberg D (editor). Biomedical ethics: a multidsciplinary approach to moral issues in medicine and biology. Lebanon, NH: University Press of New England; 2007. p.264-6.

59. Lago PM, Piva J, Garcia PC, Troster E, Bousso A, Sarno MO, et al. Morte encefálica, doação de órgãos, terapia intensiva pediátrica,ética médica. J Pediatr (Rio). 2007;83(2):133-40.

Dilemas Éticos em Pediatria

60. Bossaert LL, Perkins GD, Askitopoulou H, Raffay VI, Greif R, Haywood KL, et al. European Resuscitation Council Guidelines for Resuscitation 2015. Resuscitation. 2015 Oct. 95:302-11.
61. Mancini ME, Diekema DS, Hoadley TA, Kadlec KD, Leveille MH, McGowan JE, et al. Part 3: Ethical Issues. 2015 American Heart Association Guidelines Update for Cardiopulmonary Resuscitation and Emergency Cardiovascular Care. Circulation. 2015 Nov 3;132(18 Suppl 2):S383-96.
62. Care SPC. End of Life and Palliative Care [internet]. 2018 [acesso em 30 Abr 2018]. Disponível em: http://www.learnpicu.com/end-of-life-palliative-care.
63. Weiss MJ, Hornby L, Rochwerg B, van Manen M, Dhanani S, Sivarajan VB, et al. Canadian Guidelines for Controlled Pediatric Donation After Circulatory Determination of Death-Summary Report. Pediatr Crit Care Med. 2017 Nov;18(11):1035-1046.
64. Committee on Bioethics. Ethical controversies in organ donation after circulatory death. Pediatrics. 2013 May;131(5):1021-6.
65. Garros D. Uma "boa" morte em UTI pediátrica: é isso possível? J Pediatr (Rio). 2003;79:S243-54.

CAPÍTULO 3

Terminalidade em Neonatologia: Aspectos Éticos, Legais e Morais

- Flávio César de Sá

Introdução

Há dois importantes problemas éticos relacionados ao cuidado com o recém-nascido com doença grave e terminal: o primeiro diz respeito ao fato de que todas as decisões sobre sua saúde serão tomadas pela equipe de saúde e por seus pais, e o segundo trata da suspensão ou não introdução de suporte de vida nestes pacientes, no sentido de evitar-se a distanásia.

A atenção ao recém-nascido com doença grave é muito complexa e exige um alto grau de especialização. Isso, já de saída, complica a comunicação entre os profissionais de saúde e os familiares do paciente, que, com frequência, não compreendem completamente as informações passadas a eles pelos médicos.[1] Isso pode gerar falha na compreensão do prognóstico do caso e nas alternativas de tratamento. Além disso, sentimentos de culpa pela situação do bebê são comuns e devem ser sempre considerados pela equipe. Por isso, uma especial atenção deve ser dada à comunicação no ambiente da UTI neonatal. É preciso se certificar de que as alternativas de tratamento e o prognóstico do caso sejam bem compreendidos por todos, para que se possa tomar o caminho que melhor represente os interesses do neonato, que é a quem devemos toda a atenção e o melhor da nossa capacidade profissional. Essas unidades devem contar com a colaboração de um psicólogo para ajudar a equipe, os pais e outros familiares a elaborarem o forte impacto emocional que um recém-nascido em graves condições de saúde pode representar. Uma vez que a criança não poderá sequer dar seu assentimento às condutas que serão adotadas e que decidirão o seu futuro, é necessário que a equipe de saúde e os familiares estejam em completa sintonia, cientes das implicações possíveis das decisões a serem tomadas, na maior harmonia possível.

Oitenta por cento das mortes em UTI neonatais são precedidas por uma discussão sobre limites de tratamento, em razão do prognóstico de sobrevivência muito limitado ou da expectativa de uma má qualidade de vida em caso de sobrevivência.[2] Apesar de avanços tecnológicos terem proporcionado ferramentas para lidar com muitas consequências de anomalias congênitas e prematuridade, as decisões sobre quando começar e quando suspender o tratamento em casos individuais continuam a ser muito difíceis. Ainda mais difíceis são as decisões sobre os recém-nascidos que têm doenças graves ou deformidades associadas com um sofrimento que não pode

Parte 1 – Aspectos Gerais

ser aliviado e para os quais não há nenhuma esperança de melhora.[3] O potencial de vida que um recém-nascido representa, porém, pode levar à perseguição irrealista de probabilidades muito pequenas de recuperação, mesmo consideradas as possíveis sequelas neurológicas, tanto por familiares quanto por profissionais da saúde. Contudo, uma postura exclusivamente baseada em dados clinicoepidemiológicos não é desejável nem tampouco capaz de superar essas dificuldades. Decisões, nesses casos, devem levar em consideração os valores e sentimentos de todos os envolvidos e os aspectos legais pertinentes.[4]

O recém-nascido com doença grave, prematuro ou a termo, não tem mais nem menos direito à vida do que qualquer outro paciente que tenha uma doença que ameace sua vida. É dever do médico cuidar desse paciente com o melhor de sua capacidade técnica e com compaixão, proporcionalizando a intensidade do tratamento ao prognóstico e considerando os desejos dos pais.

Aspectos éticos

O primeiro aspecto ético relevante no cuidado de pacientes com doença terminal na UTI neonatal é o fato de que estes nunca podem participar da decisão. Afinal, para ter autonomia é necessário que a pessoa tenha informação adequada e capacidade de decisão, ambas impossíveis para o neonato. Se do ponto de vista legal esse aspecto é bastante claro – a responsabilidade da decisão recai sobre os pais – do ponto de vista ético ele é bem mais complexo.

Por não poder envolver o paciente nas discussões, as decisões a respeito do seu tratamento devem ser sempre tomadas com o maior cuidado possível. Decisões tomadas por representantes legais do paciente ou pelo médico em nome deste devem sempre ser tomadas nos melhores interesses do paciente, na intenção de promover o maior benefício possível, evitar o sofrimento, preservar ou recuperar o máximo de função e de qualidade de vida. Devemos levar em conta também o fato de que não há como conhecer as preferências e desejos do paciente. Por isso mesmo, não podemos perder de vista o fato de que o foco do nosso trabalho como cuidadores é a saúde e o bem-estar do paciente. As discussões sobre a realização de qualquer tratamento nestes pacientes devem ser muito cuidadosas, oferecendo aos pais da criança e a todos os membros da equipe cuidadora todas as informações relevantes para que se tenha muita clareza sobre os objetivos do tratamento.

Se a equipe chega à conclusão de que o caso está em fase terminal e de que todo tratamento resultará fútil ou apenas implicará mais sofrimento, esta decisão tem de ser compartilhada com os pais da criança e, idealmente, deve se transformar em consenso. Todos os membros da equipe multiprofissional e familiares devem compreender que a suspensão do tratamento invasivo e a adoção de cuidados paliativos exclusivos são o que de melhor há para se fazer pelo paciente. Se houver, na equipe ou entre os familiares, alguém que ainda não esteja preparado para aceitar esta realidade, esforços devem ser feitos para que todos entrem em sintonia. Pode ser necessário que a equipe aguarde um pouco mais de tempo até a retirada de medidas invasivas, mas não indeterminadamente, o que caracterizaria a distanásia.[5]

Evitar a distanásia é muito importante. Fruto indesejado do grande avanço tecnológico da medicina nos últimos 50 anos, principalmente na capacidade de manter vivas pessoas com doença muito grave, a distanásia tornou-se um enorme problema, mormente nas UTI. A UTI neonatal traz um agravante: é muito mais difícil aceitar a terminalidade de um recém-nascido, que tem toda uma vida potencial pela frente. É necessário lembrar que a morte é um acontecimento por vezes inevitável no curso de uma doença e que, chegado esse momento, ele deve ser acolhido com naturalidade e serenidade. A obstinação terapêutica só trará mais sofrimento a todos –

Terminalidade em Neonatologia: Aspectos Éticos, Legais e Morais

paciente, familiares e equipe cuidadora –, sem contar o desperdício de recursos, o que, em se tratando da terapia intensiva neonatal, recurso particularmente escasso, é um grande problema.[6]

Ao avanço tecnológico dos últimos anos, soma-se a má formação no campo ético-humanístico dos profissionais de saúde, e temos, nas UTI, um campo privilegiado para a prática da distanásia. Frente ao paciente grave, as equipes não questionam os objetivos dos tratamentos: se algum tratamento está disponível, ele será utilizado, independentemente dos resultados ou dos seus objetivos. É assim que os profissionais da saúde aprenderam a fazer: tratar sempre, lutar sempre por mais recursos diagnósticos e terapêuticos, ainda que estes não possam se transformar em real benefício para o paciente. Não questionar os objetivos de um tratamento é o caminho mais fácil a seguir. Podemos sempre, quando o paciente finalmente morre, dizer que fizemos tudo o que era possível para evitar a morte, ainda que este "fazer tudo" tenha implicado muito mais sofrimento para todos. É muito mais difícil aceitar a terminalidade de um caso e conversar com todos os envolvidos no sentido de fazer ver que a hora da morte está se aproximando e que, quando se chega a esse momento, o melhor a fazer pelo paciente é cuidar do seu bem-estar: evitar a dor, o sofrimento físico e psíquico; buscar apoio psicológico e espiritual (religioso, se for o caso) para o paciente, seus familiares e para a equipe; dissipar sentimentos de culpa que frequentemente surgem nestes momentos; iniciar o cuidado com o luto, que deve ser prolongado para além do momento da morte.

Não se sugere, de modo algum, a prática da eutanásia, que seria realizar um ato do qual resultaria a morte do paciente, prática ilegal no Brasil. Mas tampouco se tolera a distanásia, o prolongamento inútil da vida sem possibilidade de reversão do quadro, levando a sofrimento de todos. O que se busca é a ortotanásia, que é a morte com equilíbrio de atitudes, com dignidade. Também não se trata de tentar ignorar a dor e o pesar que acompanham a perda de um ente querido, particularmente de um filho, talvez a maior tragédia que pode se abater sobre um ser humano. Mas de entender que, quando a morte se aproxima, ela deve ser encarada com tristeza, sim, mas com a aceitação serena e natural deste desfecho.

É necessário destacar que não se pode confundir a ortotanásia com a eutanásia passiva. Esta última pode acontecer quando, por omissão, o médico deixa de praticar algum ato que poderia, potencialmente, salvar a vida ou recuperar a saúde do paciente, situação que não se verifica no paciente na terminalidade, cuja recuperação não é mais possível. Está aqui a diferença fundamental entre matar alguém, o que configura crime, e deixa-la morrer no tempo correto, alvo da ortotanásia.

Para evitar a distanásia, além da discussão profunda do caso com toda a equipe e com os familiares do paciente, talvez seja necessária a não introdução ou até mesmo a suspensão de tratamentos invasivos, de suporte de vida ou extraordinários.

Definir o que seja tratamento extraordinário é uma tarefa difícil, que dependerá das características de cada caso. Além disso, esta é uma definição ética, e não médica. Podemos dizer que é extraordinário qualquer tratamento que implique dor e sofrimento, acarrete custo excessivo e que não tenha a finalidade clara de beneficiar o paciente em um determinado caso. Podemos aqui incluir reanimação cardiopulmonar, ventilação mecânica, drogas vasoativas, métodos dialíticos. Um mesmo tratamento pode ser extraordinário em um caso e ordinário em outro. De qualquer modo, tratamentos extraordinários que tenham como finalidade apenas manter o paciente vivo por mais tempo, sem possibilidade de reversão do quadro, devem ser evitados. O mesmo se aplica a terapias de suporte de vida em situações de terminalidade.[7]

Tanto do ponto de vista ético quanto legal, não há diferença entre a não introdução e a suspensão de tratamento no paciente com doença terminal. Há maior dificuldade em se interromper tratamentos já iniciados, pela impressão de que seria esta atitude que determinaria a morte do paciente. Por esse motivo é que no paciente em fase final de vida devemos avaliar cada tratamento cuidadosamente, antes de introduzi-lo.

Parte 1 – Aspectos Gerais

Há uma discussão se nutrição e hidratação se enquadram nesta categoria. Há decisões judiciais e recomendações de sociedades de especialistas que consideram nutrição e hidratação uma terapia como qualquer outra, não havendo nenhuma restrição quanto à sua retirada em pacientes em fase terminal de sua doença. Porém, há casos em que devemos considerar o que Pessini chama de "significado simbólico da nutrição e hidratação". Apesar de o paciente estar inconsciente, incapaz de sentir fome ou sede, devemos poupar a família de pensar que seu filho morreu de fome ou sede.[8]

A conversa com os familiares deste recém-nascido deve ser cordial, acolhedora, serena, informativa. Mas, sobretudo, franca. Não se trata de matar as esperanças de recuperação, mas de colocar todos em compasso com a realidade. Para famílias com fortes crenças religiosas e que aguardam por um milagre, deve ficar claro que o milagre, se acontecer, não vai depender da nossa vontade ou das nossas atitudes. O que está ao nosso alcance é não nos furtarmos a fazer todo o possível para evitar o sofrimento desnecessário e para estar sempre ao lado do nosso paciente e de seus familiares, de maneira solidária e com compaixão.

Outro problema ético surge quando nem todos os membros da equipe estão convencidos da terminalidade do caso e de qual conduta seguir. Esse é um problema particularmente grave porque pode resultar em informações conflitantes para os familiares que minarão a confiança na equipe. Podem também fazer surgir papéis diferentes atribuídos pelos familiares a membros da equipe, alguns "bonzinhos" e alguns "vilões". Nada pode ser pior quando se está buscando tomar uma decisão importante quanto ao rumo dos cuidados de um paciente no final de vida. Nessas situações, o melhor a fazer é promover uma reunião de toda a equipe multiprofissional e deliberar sobre o caso. Deliberar é buscar um consenso, uma solução que, mesmo não exatamente a ideal para todos, pode ser aceita por todos. Para essa reunião de deliberação, é muito importante a participação de todos os que estão cuidando do paciente e que todos tenham a oportunidade de apresentar seu ponto de vista. Cada profissional (médico, enfermeiro, técnico de enfermagem, fisioterapeuta, assistente social, psicólogo) tem uma relação diferente com o caso e todos devem ser ouvidos. Devem participar também profissionais ligados à instituição que possam ajudar na decisão com informações legais e com conhecimento sobre bioética e ética profissional. Assim, se disponíveis, deverão participar: capelão; ouvidor; assessor jurídico; membros do Comitê Hospitalar de Bioética. Essas reuniões servirão para informar e formar os membros da equipe sobre os aspectos éticos, morais e legais sobre o cuidado com pacientes na terminalidade e, assim, depois de algum tempo, toda equipe estará mais bem preparada para lidar com essas situações.[9]

Uma questão não exatamente ética, mas que acaba tendo repercussões éticas potencialmente relevantes, é o fato de que o médico e demais membros da equipe multiprofissional não estão preparados para diagnosticar terminalidade. Não percebem que a morte se aproxima porque não sabem identificar sinais e sintomas de terminalidade. Desse modo, continuam tratando do paciente da mesma forma que tratam um caso que ainda tem chance de sobrevivência. Não conseguem mudar o foco do tratamento dos aspectos curativos para os paliativos, levando ao prolongamento inútil da vida e a sofrimento desnecessário.[10]

Aspectos legais

Na UTI neonatal, o paciente nunca é o responsável pelas decisões sobre seus cuidados, estas serão sempre dos pais (pai e mãe com direitos iguais e deveres e responsabilidades compartilhados). Na ausência destes, outro familiar (avós, tios, irmãos maiores de idade), um tutor indicado pelo poder judiciário ou o médico podem assumir esta responsabilidade.[11] É recomendável que, na ausência dos pais, um assessor jurídico do hospital ou o Conselho Tutelar da Criança e do Adolescente sejam consultados sobre o caso específico.

Se houver divergência de opinião entre os pais quanto às decisões que devem ser tomadas no cuidado à saúde do neonato, ela deve ser dirimida por meio de conversa, até que se atinja um consenso. Se este não for possível, a autoridade judiciária competente pode ser acionada[12] por meio do Conselho Tutelar da Criança e do Adolescente.

Quanto à prática da ortotanásia, está claramente determinado pelas autoridades judiciárias que ela não fere o ordenamento jurídico brasileiro. Em novembro de 2006, o Conselho Federal de Medicina (CFM) publicou a Resolução nº 1.805, que trata da conduta em pacientes em que se diagnostica a terminalidade. A Resolução afirmava: "Na fase terminal de enfermidades graves e incuráveis, é permitido ao médico limitar ou suspender procedimentos e tratamentos que prolonguem a vida do doente, garantindo-lhe os cuidados necessários para aliviar os sintomas que levam ao sofrimento, na perspectiva de uma assistência integral, respeitada a vontade do paciente ou de seu representante legal." Simples e objetivo, o documento tinha o claro propósito de evitar a distanásia.[13]

Houve um questionamento jurídico sobre a Resolução e ela esteve suspensa por 4 anos, enquanto se discutia seu mérito. Transcrevemos aqui parte da sentença final do juiz da 14ª Vara da Justiça Federal do Distrito Federal, Roberto Luis Luchi Demo, proferida em 1º de dezembro de 2010, que liberou a resolução que trata da ortotanásia: "Sobre muito refletir a propósito do tema veiculado nesta ação civil pública, chego à convicção de que a Resolução CFM nº 1.805/2006, que regulamenta a possibilidade de o médico limitar ou suspender procedimentos e tratamentos que prolonguem a vida do doente na fase terminal de enfermidades graves e incuráveis, realmente não ofende o ordenamento jurídico posto. Alinho-me, pois, à tese defendida pelo Conselho Federal de Medicina em todo o processo e pelo Ministério Público Federal nas suas alegações finais, haja vista que traduz, na perspectiva da resolução questionada, a interpretação mais adequada do Direito em face do atual estado de arte da medicina. Diagnosticada a terminalidade da vida, qualquer terapia extra se afigurará ineficaz. Assim, já não se pode aceitar que o médico deva fazer tudo para salvar a vida do paciente (beneficência), se esta vida não pode ser salva. Desse modo, sendo o quadro irreversível, é melhor – caso assim o paciente e sua família o desejem –, não lançar mão de cuidados terapêuticos excessivos (pois ineficazes), que apenas terão o condão de causar agressão ao paciente. Daí é que se pode concluir que, nessa fase, o princípio da não maleficência assume uma posição privilegiada em relação ao princípio da beneficência – visto que nenhuma medida terapêutica poderá realmente fazer bem ao paciente".

A Resolução do CFM nº 1.931 de 2009, que traz o Código de Ética Médica atualmente em vigor, incorporou os dizeres desta resolução no Princípio Fundamental XXII: "Nas situações clínicas irreversíveis e terminais, o médico evitará a realização de procedimentos diagnósticos e terapêuticos desnecessários e propiciará aos pacientes sob sua atenção todos os cuidados paliativos apropriados", e, no § único do art. 41, que diz: "Nos casos de doença incurável e terminal, deve o médico oferecer todos os cuidados paliativos disponíveis sem empreender ações diagnósticas ou terapêuticas inúteis ou obstinadas, levando sempre em consideração a vontade expressa do paciente ou, na sua impossibilidade, a de seu representante legal". Assim, o Código de Ética Médica expressa claramente que a distanásia é antiética, enquanto para o paciente na terminalidade, a ortotanásia é o procedimento eticamente correto.[14]

Quanto à eutanásia – praticar uma ação da qual decorra a morte do paciente –, esta é considerada crime. Embora não exatamente tipificada no Código Penal Brasileiro, ela se enquadra no art. 121, que considera crime "matar alguém", sob qualquer circunstância, a qualquer pretexto. É também antiética (art. 41 do Código de Ética Médica).

Aspectos morais

Do ponto de vista moral, é preciso lembrar três aspectos importantes: primeiro, o sentimento de obrigação dos pais para com o cuidado dos filhos; segundo, e decorrente deste, a sensação de que se está abandonando o filho quando se decide por interromper ou não introduzir tratamento para um recém-nascido sem proposta terapêutica curativa, o que seria moralmente condenável; terceiro, relacionado a este posicionamento moral é o sentimento de culpa que geralmente acompanha os pais de uma criança que morre, qualquer que sejam as circunstâncias dessa morte.

Dos pais espera-se sempre que cuidem de seus filhos. É tão forte esse posicionamento moral que ele acabou sendo incorporado à Constituição Brasileira, que diz em seu capítulo VII – da Família, da Criança, do Adolescente e do Idoso, que é dever da família assegurar à criança e ao adolescente o direito à vida e à saúde, entre outros. A sociedade e o Estado também participam deste dever, mas somente na falta da família. Assim, quando um recém-nascido está em situação de saúde muito grave, todos esperam que os pais sejam os primeiros a envidar todos os esforços para que seu filho se recupere e, sob esta pressão moral, já muito abalados pela perda iminente de um filho, pode ser muito difícil (ou até mesmo impossível) para uma família aceitar a migração do cuidado para medidas não invasivas e expectantes.

Por este motivo, é preciso muito cuidado ao abordar as famílias para discutir a redução da intensidade de tratamento curativo e a adoção de cuidados paliativos exclusivos em casos de final de vida. Expressões como "não há mais nada a fazer", "não devemos mais investir neste caso", por exemplo, devem ser evitadas a todo custo. Sempre há o que fazer e talvez esta seja a fase do cuidado mais difícil: tratar do sofrimento, do sentimento de perda, do luto. Acolher os sentimentos da família e da equipe e cuidar dos aspectos espirituais e, eventualmente, religiosos. Ter cuidado com o tratamento dado ao corpo depois do falecimento e não encerrar o relacionamento com a família com a morte do paciente e acompanhar os familiares por mais um tempo.

Os sentimentos de perda são frequentemente acompanhados de culpa. Talvez por um traço narcísico que todos trazemos em nossas personalidades, sempre acreditamos que somos responsáveis quando algo de mal acontece a alguém que amamos. Esquecemos que as doenças não têm intencionalidade, não acontecem para nos punir de algo ruim que fizemos. Nos casos de recém-nascidos com doenças graves, de origem genética, congênita ou não, a culpa está sempre presente. Pode se tornar insuportável e provocar grandes traumas pessoais e familiares, levando até à dissolução da família. Para a mãe, a perda do filho pode ser vista como prova de incapacidade de gerar uma vida sadia e a consequente permanência de sua família.

É absolutamente necessário tentar aplacar esses sentimentos, informando e explicando aos pais sobre a doença e dizendo claramente que esta não tem relação nenhuma com punição ou com qualquer outra coisa que possa estar alimentando tal sensação.

Mais uma vez, uma abordagem realizada por uma equipe multiprofissional é muito importante: médico; enfermeiro; fisioterapeuta; psicólogo; assistente social; religiosos; todos devem participar de conversas com o objetivo de consolar a família pela perda. Estar presente, de modo solidário e compassivo, é fundamental.

Considerações finais

A morte em nossa sociedade moderna tornou-se um tabu. Assunto que ninguém quer discutir. Vivemos como se não fôssemos morrer e não nos preparamos para morte: nem para a nossa, nem para a dos nossos entes queridos. Ela, porém, acontecerá. Espetacular é o quadro de Gustav Klimt, pintor austríaco do começo do século XX, *Death and life*, que está no Leopold Museum, em Viena.[15]

Terminalidade em Neonatologia: Aspectos Éticos, Legais e Morais

Nesse quadro, o artista mostra que a morte nos acompanha em todos os momentos de nossa vida: nascimento; infância; juventude; vida adulta; velhice; doença. Estejamos alegres ou tristes, ela se faz sempre presente e, um dia, será nossa última companheira.

Para todos seria muito bom se aprendêssemos a lidar melhor com a morte. Para nós, profissionais de saúde, é uma obrigação melhorar nosso relacionamento com ela. De acordo com o DATASUS, em 2014, 71% das mortes no Brasil ocorreram nos hospitais ou em outros estabelecimentos de saúde, ou seja, sob nossos cuidados. É nosso dever saber diagnosticar terminalidade e mudar o olhar sobre o tratamento dos pacientes em final de vida para olhar sobre o sofrimento e a dor e a possibilidade de proporcionar aos nossos pacientes uma morte digna, aliviando, assim, a carga de sofrimento de todos.

No caso do recém-nascido com doença grave, terminal, o choque entre a expectativa gerada pela gestação e a dura realidade da morte tem de ser muito bem cuidado pela equipe multiprofissional da UTI neonatal. No contexto da relação entre o profissional da saúde e os pais envolvidos, em primeiro lugar é preciso, mais do que uma palestra sobre doenças, métodos diagnósticos e terapêuticos, prognóstico etc., acolher esta família com compaixão e serenidade. Aliviá-la do sentimento de culpa, colocar-se à disposição para esclarecer toda e qualquer dúvida e para apoiá-la no que for necessário. Procurar dissipar o sentimento de raiva que pode surgir nesse momento e substituí-lo pelo amor, acolhimento, proteção e carinho que todo filho deve receber, ainda mais o que estiver muito grave, próximo da morte.

A relação entre o profissional de saúde e as famílias deve fundamentar-se em uma base humanística. Reconhecer nos outros sentimentos, saber entendê-los e quantificá-los está na base da empatia, capacidade de compreender emocionalmente o que se passa com os outros. É essa compreensão que nos faz próximos, nos identifica, nos desperta a compaixão, exclusiva da nossa espécie, que nos faz reconhecer no outro um ser humano como nós. Esse reconhecimento de que somos fundamentalmente iguais propicia uma comunicação verdadeira, muito mais do que a fria informação sobre os detalhes da doença e todas as porcentagens de riscos, doses de medicamentos ou projeções prognósticas. A condição humana, reconhecida e respeitada na pessoa do outro, deve nos unir nas alegrias e principalmente nas tristezas. Juntos nos consolamos, superamos melhor as perdas, amenizamos a dor e passamos melhor pelas fases mais difíceis.

Passamos por uma fase na formação de recursos no campo da saúde em que as instituições formadoras acreditaram que o mais importante era ensinar o profissional a usar os métodos diagnósticos e terapêuticos com precisão e eficiência. Esquecemos que cuidaremos sempre de pessoas e que cuidar apenas de sua condição biológica é um enorme reducionismo. O ser humano é complexo, formado não apenas por sua biologia, mas por dimensões sociais, culturais, psicológicas e espirituais. Grandes esforços têm sido feitos pelas boas faculdades de medicina para tentar ajudar a formar profissionais melhor capacitados a lidar com o ser humano: é cada vez maior o número de horas dedicado ao ensino de bioética e ética médica.[16]

Referências bibliográficas

1. Azoulay E, Chevret S, Leleu G, Pochard F, Barboteu M, Adrie C, et al. Half the families of intensive care unit patients experience inadequate communication with physicians. Crit Care Med. 2000;28(8):3044-9.
2. Kopelman AE. Understanding, avoiding, and resolving end-of-life conflicts in the NICU. Mt Sinai J Med. 2006;73(3):580-6.
3. Verhagen E, Sauer PJ. The Groningen Protocol: Euthanasia in severely ill Newborns. N Engl J Med. 2005;352(10):959-62.
4. Larcher V. Ethical considerations in neonatal end-of-life care. Semin Fetal Neonatal Med. 2013;18(2):105-10.

Parte 1 – Aspectos Gerais

5. CREMEC. Parecer CREMEC nº 21/2010. Conduta médica em paciente terminal, com trissomia do cromossomo 18. [acesso em 20 jan 2017]. Disponível em: www.cremec.com.br/pareceres/2010/par2110.pdf.
6. Pessini L. Distanásia – até quando prolongar a vida? São Paulo: Loyola; 2001.
7. De Barchifontaine CP. Bioética e Saúde. São Paulo: CEDAS. 1987.
8. Pessini L. A filosofia dos cuidados paliativos: uma resposta diante da obstinação terapêutica. In: Bertachini L, Pessini L. Humanização e cuidados paliativos. 3. ed. São Paulo: Loyola; 2004.
9. Zoboli E. Tomada de decisão em bioética clínica: casuística e deliberação moral. Rev Bioética (CFM). 2013;21(3):389-96.
10. Ellershaw J, Ward C. Care of the dying patient: the last hours or days of life. BMJ. 2003;326(7379):30-4.
11. Brasil. Código Civil Brasileiro. Lei 10.402/2002. Título IV da Tutela e da Curatela. [acesso em 20 jan 2017]. Disponível em: https://www2.senado.leg.br/bdsf/bitstream/handle/id/70327/C%C3%B3digo%20Civil%202%20ed.pdf?sequence=1.
12. Brasil. Estatuto da Criança e do Adolescente. Lei 8069/1990. Capítulo III - Do Direito à Convivência Familiar e Comunitária. [acesso em 20 jan 2017]. Disponível em: http://www.planalto.gov.br/ccivil_03/leis/L8069Compilado.html.
13. Brasil. Conselho Federal de Medicina. Resolução nº 1.805/2006. [acesso em 20 jan 2017]. Disponível em: http://www.bioetica.org.br/?siteAcao=DiretrizesDeclaracoesIntegra&id=18.
14. Brasil. Conselho Federal de Medicina. Resolução nº 1.931/2009. [acesso em 20 jan 2017]. Disponível em: http://www.portalmedico.org.br/novocodigo/integra_5.asp.
15. Klimt G. Death and Life. [acesso em 2 abr 2018]. Disponível em: https://www.leopoldmuseum.org/en/leopoldcollection/focus/Klimt.
16. Neves Jr WA, Zaú L, Rego S. Ensino de bioética nas faculdades de medicina no Brasil. Rev Bioética (CFM). 24(1). 2016. [acesso em 20 jan 2017]. Disponível em http://revistabioetica.cfm.org.br/index.php/revista_bioetica/article/view/1089.

CAPÍTULO 4

Comunicação e Estratégias para Más Notícias em Perinatologia

- Maria Silvia Vellutini Setubal

O nascimento de um filho é um marco na vida de um casal. O nascimento é motivo de celebrações, de realização de desejos, de concretização da continuidade da vida. Gravidez, parto e puerpério são situações de grande intensidade psíquica que mobilizam todos os envolvidos: pais; familiares; e profissionais de saúde. Entretanto, para os pais, a maternidade e a paternidade são etapas de maior vulnerabilidade psíquica em decorrência das múltiplas adaptações e mudanças físicas e emocionais que acompanham essa transição de vida.[1] A alta expectativa quanto ao nascimento de um filho vem acompanhada de apreensão por aquilo que pode não dar certo, do qual não se tem controle.[2] No puerpério, essa vulnerabilidade é ainda maior dada a emergência de sentimentos de inadequação frente às necessidades do recém-nascido e aos ajustes à nova função de pai e mãe.[3] É um processo lento, gradual e muitas vezes penoso, do qual pouco se fala.[1] Existem, portanto, em toda a gravidez, parto e puerpério, expectativas e ansiedades, sentimentos contraditórios associados às incertezas e à impossibilidade de ter controle sobre todas as situações da vida.[2]

A ultrassonografia obstétrica torna-se um marco da gravidez: é vista de maneira positiva e associada à oportunidade de os genitores saberem o sexo do bebê e de se ligarem emocionalmente ao filho imaginado ao interagir com sua imagem. A maioria não espera más notícias. Uma possível ansiedade inicial dá lugar ao alívio quando a experiência não revela anormalidades com o feto e a gravidez segue seu curso normal.[3] Entretanto, se algum problema é detectado, a paciente percebe que algo está errado, mesmo antes que qualquer coisa seja dita. Ela está atenta às palavras, à linguagem corporal, ao grau de concentração no monitor. Se o médico sai da sala, ou outros médicos são chamados para avaliar o exame, a gestante pode sempre pensar no pior cenário possível. Qualquer diagnóstico diferente da normalidade exacerbará as ansiedades típicas associadas à gravidez. Greiner e cols. referem que mulheres grávidas descreveram que suas vidas foram despedaçadas após o diagnóstico de uma malformação fetal.[4] Apareceram várias emoções concomitantes incluindo choque, luto, desespero, culpa, inadequação, raiva, ansiedade, negação, falta de esperança e solidão.

Receber um diagnóstico de uma condição fetal que limita a vida pode ser traumático e avassalador para os pais. A notícia desestrutura as expectativas em relação à paternidade e à materni-

Parte 1 – Aspectos Gerais

dade e desencadeia emoções intensas, difíceis de assimilar, transformando a alegria e expectativas da gravidez em apreensão e luto.[5] Mesmo em países em que a interrupção da gravidez é legalizada, muitos pais optam por levar adiante a gravidez, valorizando o tempo limitado que ainda lhes resta com o bebê.[6] Nesse sentido, nos últimos 20 anos, um corpo crescente de literatura vem se dedicando a investigar o processo de cuidado paliativo perinatal, que inclui um planejamento do cuidado desde a gravidez até o nascimento e as necessidades pós-natais dos recém-nascidos com diagnóstico de doenças que limitam a vida.[7,8] Reconhece-se atualmente que crianças que necessitam de cuidados paliativos vão desde a idade pré-natal até a do adulto jovem.[9]

Assim, ao receber um diagnóstico de uma doença grave, seja ela no pré-natal, seja no nascimento, seja ao longo da vida de um filho, tem início um processo de luto pela perda do filho sonhado, pela perda de certezas sobre a vida, acompanhado pela sensação de perda de si próprio, do papel de pais, da habilidade biológica de gerar um filho saudável.[6] A possibilidade de perda de um filho é um medo universal, impensável, gerador de angústias intensas.

Segundo Tosello e cols., nem toda anomalia fetal ameaça a vida imediatamente após o parto e a maioria dos diagnósticos fetais precisam ser confirmados ao nascimento.[10] Os pais e a equipe de saúde devem lidar com a eventualidade da morte mesmo que esta não seja iminente ou tida como certa. Essas crianças podem viver por horas, dias, meses ou anos. Para muitos desses diagnósticos, será o progresso clínico dos recém-nascidos que determinará se o cuidado paliativo será a melhor ou a única opção. As decisões sobre o tipo de cuidado serão individuais e particulares a cada criança e sua família.

Tendo em vista essas considerações, o modo como a notícia de uma condição delimita a vida (seja no período pré-natal, seja após o nascimento até a idade jovem adulto) é transmitida poderá ter um efeito profundo nos pais, repercutindo em suas vidas e na sua relação com o médico responsável.[11] Existe na literatura um consenso de que a maneira como a comunicação de más notícias é feita tem o poder de minimizar (ou exacerbar) o impacto emocional em ambos, pais e profissionais.[11,12]

O momento do diagnóstico e a maneira como ele é comunicado são cruciais para a prevenção de complicações psíquicas a longo prazo.[13] A literatura sobre a percepção dos pais e a satisfação (ou não) com a transmissão da má notícia sugere um descompasso entre aquilo que a equipe tenta comunicar e a compreensão dos pais. O que existe de comum na literatura é a percepção da falta de treinamento e prática de habilidades específicas necessárias para essa comunicação de notícias ruins dos profissionais de saúde em geral, com repercussões intensas nos pais de bebês.[12-16] Esses efeitos poderiam ser minimizados se os profissionais da saúde fossem ensinados e treinados em como comunicar más notícias.[17] Ellis, numa revisão sistemática, avaliou as experiências dos pais e dos profissionais de saúde no caso de perda perinatal.[16] Segundo os autores, enquanto a mãe e as famílias interpretam a experiência do nascimento e da morte de um bebê como uma grande tragédia familiar, a equipe de saúde parece enxergar a situação como um problema clínico. Esse descompasso entre o cuidado "clínico" em vez de "pessoal" seria uma das causas do desconforto dos pais. Os autores concluem que os programas de treinamento dos profissionais que lidam com perda perinatal deveriam ser ampliados e aprimorados para que esse descompasso pudesse ser reduzido.[16]

Entretanto, os profissionais da saúde tendem, em geral, a ter uma exposição mínima às técnicas didáticas ou métodos adequados ao longo da sua formação. Segundo Browyer e cols. o modo mais utilizado de aprendizado costumava ser observar um supervisor ou um colega mais graduado na tarefa de transmitir más notícias, sem que estes tivessem tido treinamento formal, perpetuando-se formas e modelos inadequados.[18] Falta-lhes preparo para lidar com as emoções dos pacientes e familiares e, por isso, relutam em comunicar más notícias.[19] Tendem a evitar a si-

Comunicação e Estratégias para Más Notícias em Perinatologia

tuação ou a enfrentam sem preparo, com ansiedade e desconforto.[20] Ver-se diante da situação de comunicar às famílias notícias ruins a respeito de bebês e crianças é uma incumbência bastante difícil que expõe os profissionais às suas próprias frustrações, às preocupações frente a possíveis responsabilidades e à angústia em lidar com os pais enlutados. Sem condições de oferecer cura, para a qual foram treinados, sentem-se mal preparados para apoiar pais após um diagnóstico de uma doença grave ou letal, dados o estigma e os tabus sobre a morte que persistem nas culturas ocidentais. Horton e Samarasekera referem-se às dificuldades destas sociedades e, em particular, dos profissionais de saúde, em lidar com as mortes fetais ou neonatais, aquelas em que vida e morte se encontram tão próximas: não se fala sobre isso, nega-se a sua dimensão, evitam-se os pais.[20] Por ser tão contrária às expectativas de todos, as mortes perinatais tornam-se ameaçadoras. Os pais acometidos por essa tragédia sentem-se incompreendidos, sós, e sem apoio. Portanto, o impacto da notícia e suas repercussões a longo prazo devem ser levados em conta pelos profissionais de saúde que lidam com gestantes e puérperas ao longo de todo o processo de cuidado com os seus filhos.[21]

Em qualquer especialidade, faz-se necessário preparar-se para transmitir más notícias: estabelecer um plano de ação; ser capaz de comunicar-se claramente; e atender às necessidades individualizadas dos pacientes.[22] Ter uma estratégia para lidar com o seu próprio desconforto e com as reações dos pacientes pode aumentar a confiança do profissional da saúde na tarefa de transmitir informações difíceis. Sentir-se confortável para dar más notícias tem o potencial de também diminuir o estresse do médico.[23]

Ser o portador de más notícias pode causar um impacto nos profissionais de saúde e desencadear emoções pessoais intensas. Esses desafios não podem ser subestimados, mas deveriam encorajar educadores a explorar a maneira mais efetiva de preparar esses profissionais para tarefa tão árdua.[24] Esse preparo exige treinamento. Focar-se nas habilidades de comunicação necessárias para transmitir más notícias pode ajudar no preparo para a situação. A comunicação direta e simples, em um ambiente de apoio emocional que contemple as necessidades dos pacientes deve ser adquirida. Ela é essencial para que os profissionais de saúde possam apoiar pais ao diagnóstico, no pré-natal, ao nascimento e no período pós-natal.

Há na literatura um consenso de que a comunicação de más notícias é uma habilidade que pode ser aprendida e deve ser ensinada, treinada e avaliada longitudinalmente, como todas as outras habilidades técnicas necessárias para a boa prática dos profissionais de saúde.[18,20,24] Em particular, reconhece-se a importância de adquirir essas habilidades em obstetrícia porque as complicações tendem a ocorrer de modo imprevisível e rápido, estando as pacientes acordadas e atentas, sensíveis a como a equipe se comunica.[25]

Ao longo dos anos, modelos para treinar e instrumentalizar os profissionais da saúde que enfrentam situações de transmitir más notícias foram criados sendo que o desenvolvido por Buckman para lidar com casos oncológicos tornou-se um dos mais utilizados em programas de treinamento de profissionais de saúde.[26] Propõe um plano de ação centrado no paciente com seis pontos conhecidos pelo seu acrônimo em inglês: SPIKES, que norteariam o profissional da saúde a conduzir a comunicação de modo que ele não se perca nas suas próprias ansiedades e contemple as necessidades emocionais específicas daqueles que recebem as más notícias.[26] O objetivo da estratégia SPIKES é instrumentalizar o médico a preencher os requisitos mais importantes na hora da comunicação com o paciente e desenvolver essa tarefa difícil de modo mais assertivo para os pacientes e para si mesmo, minimizando os possíveis danos. Preconiza preparar o *setting*, isto é, escolher um lugar adequado, privado, sem que seja interrompido, em que o paciente possa se sentir acolhido, respeitado, e sem pressa. Enfoca a necessidade de verificar a *percepção* do paciente, o que ele sabe sobre a situação, a doença, os riscos, demonstrando habilidade de es-

Parte 1 – Aspectos Gerais

cuta pelo profissional. Recomenda convidar (*invitation*) o paciente para receber a má notícia ou introduzir o tema daquilo que não correspondeu às expectativas e compartilhar o conhecimento clínico (*knowledge*) sobre o problema. Posteriormente, recomenda deixar tempo e espaço para responder às reações *emocionais* do paciente, incluindo o choro e o silêncio. Finaliza oferecendo um *sumário* dos próximos passos, o desenvolvimento de uma estratégia ou plano de acompanhamento com o qual o paciente concorde.[26]

Baile e cols., em outro artigo do mesmo grupo sobre o trabalho com pacientes oncológicos, descreveram SPIKES para transmissão de más notícias como um modo especializado de treinamento da comunicação médico-paciente.[27] Deve ser empregada para o ensino de habilidades de comunicação em ambientes clínicos. Essas habilidades-chave seriam a base para uma comunicação efetiva.[27] Os profissionais, estudantes e residentes que passaram pelo treinamento SPIKES relataram maior confiança na sua habilidade de transmitir informações médicas não favoráveis. Os autores concluíram que as habilidades verbais (e não verbais) para apoiar os pacientes e interceder por eles ampliam o papel do oncologista (e de outras especialidades) e cumprem um dos objetivos mais importantes do cuidado médico que é reduzir o sofrimento do paciente. Baile, em artigo mais recente, reafirmou que SPIKES é uma abordagem baseada em evidência sobre as habilidades necessárias para se transmitir más notícias e deve ser vista como um guia flexível para ajudar os profissionais da saúde a oferecer um atendimento centrado nas necessidades individualizadas dos pacientes e suas famílias.[28]

No Brasil, a estratégia SPIKES vem sendo divulgada como uma ferramenta para a prática e reflexão da comunicação de notícias difíceis pelo Ministério da Saúde, na forma de oferta de treinamentos específicos para os profissionais da saúde.[29] Na introdução do livro "Comunicação de notícias difíceis: compartilhando desafios na atenção à saúde", publicado em parceria com o Instituto Nacional do Câncer (INCA) e o Hospital Israelita Albert Einstein, as responsáveis pela coordenação da Política Nacional de Humanização no INCA relatam o uso do SPIKES nas oficinas de comunicação em situações difíceis, como um roteiro ou uma abordagem inicial, que ampliaria as discussões sobre o tema.[30] Esse projeto vem sendo ampliado para treinamento de outras especialidades, incluindo obstetrícia e neonatologia.

Penello utilizou SPIKES como ferramenta de instrumentalização do profissional da saúde para a manutenção da qualidade do vínculo com o usuário. A autora inclui SPIKES entre o que ela chama de "tecnologia de cuidado", ou seja, uma formação técnica mais ampla para se lidar com a realidade assistencial e seus sofrimentos, tanto dos profissionais da saúde como dos pacientes.[31] São ferramentas fundamentais para o trabalho em saúde. Sugere agregar o modelo SPIKES, bem aceito pela equipe de saúde (percebida como uma ferramenta válida, completa, didática) e englobar os conceitos-chave para uma comunicação eficaz às outras formas de cuidado que envolvem o desenvolvimento de um novo modelo de enfrentar o sofrimento, que é, segundo a autora, "cuidar-se, cuidando".[31]

Fallowfield e Jenkins realizaram uma revisão sobre o impacto nos médicos e pacientes da transmissão de notícias tristes, ruins ou difíceis.[11] Ainda, avaliaram se as intervenções utilizadas estariam ajudando os participantes a desenvolver habilidades de comunicação. Entre as situações escolhidas para essa revisão, constavam encontros difíceis envolvendo pais em situações de obstetrícia ou pediatria. As autoras verificaram que a maioria dos trabalhos publicados até então baseava seus resultados em medidas de satisfação dos profissionais de saúde ou na autopercepção da ampliação de suas habilidades. Concluíram que são medidas positivas que necessitam ser transferidas e mantidas ao longo da prática clínica. Para serem incorporadas no dia a dia, essas habilidades de comunicação necessitam ser retomadas periodicamente, em programas de atualização, de preferência incluídos nas grades curriculares dos profissionais e/

Comunicação e Estratégias para Más Notícias em Perinatologia

ou em treinamentos específicos. Os autores sugerem que os modelos de treinamento tenham três componentes:[11]

- Cognitivo: baseado em evidências;
- Prático: em que comportamentos sejam treinados por meio de simulações ou outras técnicas similares;
- Reflexivo: que permita explorar os sentimentos evocados pela comunicação de más notícias.

Espaços de reflexão que incluam as habilidades de comunicação no dia a dia das discussões clínicas, das visitas ao leito, dos encontros com as famílias, das reações emocionais da equipe e dos pais, seriam exemplos de como incorporar técnicas de comunicação de notícias difíceis na estrutura dos serviços de saúde.

Fox e cols. oferecem descrições detalhadas de estratégias de comunicação em situações de más notícias em perinatologia e em situações de internação em unidades neonatais.[32] Propõem que a equipe de saúde melhore a qualidade de suas interações com os pais de seus pacientes ao praticar algumas das estratégias já bem testadas na área de comunicação médica: comunicar más notícias, compartilhar informações e trabalhar juntos nas tomadas de decisão e responder empaticamente às necessidades dos pais e familiares. Para isso, sugerem o modelo SPIKES adaptado à situação de perinatolologia e outros processos de conversa que incluam frases que auxiliem a comunicação e promovam a compreensão mútua da equipe e pais. Fornecem exemplos e sugerem que essas estratégias requerem prática para serem utilizadas com maestria. Entre esses exemplos, os autores sugerem que a comunicação das informações, que, de modo geral, acontece inúmeras vezes durante a internação de um bebê de alto risco, ocorra seguindo uma sequência de "pergunte-fale-pergunte", com predominância de perguntas sobre as explicações técnicas. As perspectivas dos pais colocadas por eles próprios ao responderem às questões ficariam mais claras para a equipe, facilitando a compreensão dos aspectos religiosos, morais, culturais sobre as decisões a serem tomadas. O objetivo dessa escuta empática é assegurar a comunicação efetiva facilitadora de todo o processo. Como exemplo de comunicação empática, os autores ressaltam o poder da comunicação não verbal em lidar com as emoções: um toque, uma aproximação física, um olhar ou o silêncio podem comunicar cuidado e compaixão e até mesmo compreensão com muito mais claridade do que as palavras ditas.

Publicações recentes referem-se à comunicação de más notícias em perinatologia enfocando as necessidades específicas dos pais que vivenciam experiências de perda durante o período gravídico puerperal. O estudo de Kelley e cols. analisou a visão, as crenças e as expectativas dos pais que perdem bebês e as compararam com as expectativas, crenças e visão de pediatras e obstetras na tentativa de identificar oportunidades de melhorar a comunicação entre eles.[33] Embora as equipes sejam sensíveis ao sofrimento dos pais e anseie por ajudá-los, a maneira como o fazem não corresponde às expectativas de cuidado manifestadas pelos pais que vivenciaram a situação. Muitas vezes, o desconhecimento dessas necessidades e a falta de treinamento leva a atitudes, tidas como adequadas, que podem dificultar o processo de luto dos pais. Os autores ressaltam como algumas práticas de cuidado no manejo das perdas perinatais podem minimizar os seus efeitos catastróficos. Citam, por exemplo, que ao se dizer para a mãe que ela é jovem e saudável e que poderá ter outros filhos, busca-se consolá-la ou aliviar seus sentimentos de culpa por não ter podido ter um filho saudável. Porém, para os pais, a sugestão de outro filho é percebida como desvalorização daquele que morreu e costuma ter o efeito oposto. Os pais precisam e desejam elaborar o luto por aquele filho perdido. Querem criar memórias, e não o esquecer. Esse descompasso, segundo os autores, precisa ser compreendido pela equipe na sua comunicação com os pais para que se lhes permita falar dos planos frustrados e da dor pela perda.[33] Acolher as

Parte 1 – Aspectos Gerais

emoções dos pais sem oferecer soluções parece ser uma das maiores dificuldades dos médicos, que ao longo de suas carreiras foram treinados a tratar, curar ou oferecer opções.

A maioria das intervenções educativas para o desenvolvimento de habilidades de comunicação utiliza pacientes simulados que são pessoas comuns ou atores/atrizes (profissionais ou amadores) treinadas especificamente para o papel de paciente. Eles atuam com fidedignidade, trazendo à tona suas preocupações e queixas, possibilitando que o profissional treinado vivencie a experiência de fato, de um modo bastante próximo da real. Pacientes simulados podem representar os pacientes em si, familiares, acompanhantes, em diversas situações, desde atendimento ambulatorial, pronto-socorro, internação, sala de exames, centro obstétrico etc. Garantem que os alunos pratiquem de modo seguro e padronizado as habilidades necessárias, antes de serem capazes de dominar a habilidade em treinamento e internalizá-la. Essa estratégia permite que o profissional da saúde explore suas dificuldades sem causar danos a pacientes reais.[34]

Além de consultas simuladas, técnicas de filmagem desses encontros também são utilizadas para que os participantes possam rever suas atuações em discussões com o instrutor e possam receber *feedback* e sugestões para melhorar suas habilidades.[35,36] Com o barateamento dos recursos de filmagem e armazenamento de vídeos, esse recurso está cada vez mais disseminado. Assistir a si próprio em vídeo atendendo um paciente permite que a pessoa em treinamento possa observar a comunicação não verbal expressa pela postura, o olhar, a aproximação (ou distância) do paciente sendo atendido. Permite também resgatar aquilo que deixou de ser dito, as emoções expressas, o que facilita a compreensão dos processos de comunicação e o desenvolvimento de certas habilidades necessárias.

Outros recursos utilizados em treinamentos é o *role-play*, que consiste em duplas ou trios de participantes, nos quais cada um assume um papel: um do profissional que transmitirá a notícia, outro do paciente ou familiar que recebe.[37] O terceiro fica no papel de observador da interação. Após a atuação, a dupla (ou trio, dependendo do número de participantes) discute entre si (com ou sem a intervenção de um instrutor) as dificuldades, as mobilizações e os sentimentos envolvidos ao transmitir más notícias.

Assim, as metodologias ativas são preconizadas para treinamentos de habilidades de comunicação em contextos gerais ou específicos, como a perinatologia, devem ser orientadas para a prática, e têm como foco determinadas habilidades. São seguras e devem se adequar ao nível de formação dos profissionais de saúde sendo treinados. Fortin sugere que a prática de se fazer as perguntas necessárias, dizer as palavras difíceis de serem ditas, vivenciar e responder às emoções dos pacientes e experimentar as suas próprias respostas na interação permite um intenso aprendizado.[38] Reed e cols. concluíram que, uma vez aprendidas, essas habilidades de comunicação são incorporadas e permanecem ao longo do tempo.[39]

Tobler e cols. usaram como pacientes simulados pais que na vida real tinham perdido um filho no período perinatal, que trouxeram para o treinamento suas perspectivas pessoais: valorizaram os aspectos da comunicação como a compaixão e empatia demonstrada, as palavras especificamente escolhidas em momentos cruciais da comunicação e como os profissionais em treinamento lidaram com o estresse emocional contido na situação crítica a ser comunicada. O treinamento propiciou que se expandisse a compreensão dos profissionais de saúde quanto às expectativas dos pais diante da situação.[40] Possibilitou-se, assim, que as intervenções da equipe fossem mais claramente voltadas às necessidades específicas dos pais diante do risco de perda de um filho.

Uma série de artigos publicados a partir de 2011, na revista britânica *Lancet*, dedicada a reduzir o número de óbitos fetais no mundo até 2030, ilustra bem as dificuldades em se lidar com o tema da perda perinatal.[41] Alguns desses artigos ressaltam a falta de preparação das equipes

54

Comunicação e Estratégias para Más Notícias em Perinatologia

médicas em lidar com os pais e o impacto desse despreparo nas famílias.[42,43] Todos os artigos enfatizam a urgência de treinamentos específicos para os profissionais da saúde para melhor atender as necessidades dos pais que enfrentam situação tão delicada; os treinamentos preveniriam danos emocionais para ambos, famílias e profissionais de saúde. Rosembaum e cols. e Meyer e cols. demonstraram que os treinamentos em comunicar más notícias propostos em seus estudos foram muito valorizados pelos participantes, ampliando suas habilidades de comunicação, aumentando os seus níveis de conforto, diminuindo suas ansiedades e favorecendo a relação médico-paciente.[24,44]

Se treinamentos em comunicação de más notícias são tão valorizados pelos participantes, quais seriam as dificuldades em oferecê-los aos profissionais de saúde, principalmente aqueles que trabalham em áreas como perinatologia e pediatria, cujos pacientes são neonatos e/ou crianças em cuidados paliativos? Segundo Orgel e cols., ensinar habilidades de comunicação aos profissionais da saúde, em particular os médicos, não é prioridade dos serviços de saúde ou das instituições de ensino. Habilidades de comunicação permanecem "perdidas no volume extenuante de pacientes dos serviços, do número crescente de patologias e tratamentos a serem aprendidos nas instituições de ensino e nos sistemas de saúde sobrecarregados"[45]. Assim, para desenvolverem habilidades de comunicação, os profissionais em formação limitam-se a observar os seus professores ou colegas mais experientes que, sem ter tido formação específica ou adequada, não estão preparados para ensinar os princípios ou não têm conhecimento das técnicas necessárias para isso e acabam por perpetuar erros que recaem sobre os pacientes. De fato, treinamentos para incorporar essas habilidades tão complexas requerem tempo, recursos financeiros (nem sempre disponíveis), disponibilidade de especialistas, organização, apoio institucional, espaço físico e interesse dos profissionais responsáveis pela equipe de saúde. Todos os fatores limitantes na implementação sistemática e manutenção de treinamentos de equipes.[46]

A comunicação de más notícias tem início no diagnóstico e se estende às diversas etapas do cuidado paliativo em pediatria e neonatologia. As decisões compartilhadas, individualizadas e centradas nos desejos da família que foram explicitados desde os primeiros encontros devem ser relembradas e reafirmadas ao longo de cada etapa do processo. As equipes necessitam estar atentas aos seus próprios vieses, reconhecendo as incertezas a que estão expostas para que a comunicação possa fluir e as necessidades de cada família possam ser atendidas da melhor maneira possível.

Ser o portador de más notícias coloca os profissionais de saúde numa posição única que pode ser ao mesmo tempo difícil e recompensadora: difícil por expor os familiares às dores e frustrações avassaladoras em relação à saúde dos seus filhos. Recompensadoras por estarem numa situação privilegiada para ajudar as famílias a compreender os seus mais profundos medos, ansiedades e desejos e caminharem juntos nos cuidados possíveis para seus filhos. Essa experiência pode ser muito enriquecedora para todos.

- **Nota:** Partes do conteúdo desse capítulo basearam-se na tese de doutorado da autora, defendida na faculdade de ciência Médicas da UNICAMP, em dezembro de 2016, e cujo título é "Avaliação de um programa de treinamento para residentes na comunicação de más notícias em perinatologia utilizando pacientes simulados: ensaio controlado e aleatorizado".

Referências bibliográficas

1. Prinds C, Hvidt NC, Mogensen O, Buus N. Making existential meaning in transition to motherhood a scoping review. Midwifery 2014;30(6):733-741.
2. Defey D, Rosselo JL, Friedler R, Nuñez M, Terra C. Duelo por un niño que muere antes de nacer: vivencias de los padres y del equipo de salud. 3 ed. Montevideo: Editora Gnosos; 1997.

3. Szejer M, Steward R. Nove meses na vida de uma mulher. São Paulo: Casa do psicólogo; 1997.
4. Greiner Al & Conklin J. Breaking bad news to a pregnant woman with a fetal abnormality on ultrasound. Obstetrical and Gynecological Survey; 2015;70(1):39-44.
5. Limbo H, Wool C. Perinatal palliative care. J Obstet Gynecol Neonatal Nurs. 2016;45(5):611-13.
6. Côté-Arsenault D, Denney-Koelsch E. Have no regrets: parents' experiences and developmental tasks in pregnancy with a lethal fetal diagnosis. Soc Sci Med 2016 Apr;154:100-9.
7. Kobler K, Limbo R. Making a case: creating a perinatal palliative care service using a perinatal bereavement program model. J Perinat Neonatal Nurs 2011Jan-Mar; 25(1):32-41.
8. Wool C. Clinician perspectives of barriers in perinatal palliative care. MCN Am J Matern Child Nurs, 2015 Jan--Feb;40(1):44-50.
9. Friebert S, Williams C. NHPCO's facts and figures. Pediatric palliative care in America. National Hospice and Palliative Care Organization [periódico na internet]. 2015 [acesso em 12 jan 2018] Disponível em: https://www.nhpco.org/sites/default/files/public/quality/Pediatric_Facts-Figures.pdf.
10. Tosello B, Haddad G, Gire C, Einaudi MA: Lethal fetal abnormalities: how to approach perinatal palliative care? J Matern Fetal Neonatal Med 2017 Mar;30(6):755-8.
11. Fallowfield L, Jenkins V. Communicating sad, bad and difficult news in Medicine. Lancet 2004 Jan;363(9405):312-9.
12. Peters M, Lizy K, Riitano D, Jordan Z, Aromatis E. Caring for families experiencing stillbirth: Evidence-based guidance for maternity care. Women Birth 2015 Dec;28(4):272-8.
13. Lizy K, Peters M, Riitano D, Jordan Z, Aromatis E. Provision of meaningful care at diagnosis, birth and after birth: a qualitative synthesis of parents' experiences. Birth 2016 Mar;43(1):6-19.
14. Horwitz N, Ellis J. Paediatric SpR'experiences of breaking bad news. Child Care Health Dev. 2007;33(5):625-30.
15. Gold KJ, Kuznia AL, Hayward RA. How physicians cope with stillbirth or neonatal death: a national survey of obstetricians. Obstet Gynecol. 2008 Jul;112(1):29-34.
16. Ellis A, Chebsey C, Storey C, Bradley S, Jackson S, Flenady V, et al. Systematic review to understand and improve care after stillbirth: a review of parents' and healthcare professionals' experiences. BMC Pregnancy and Childbirth 2016 Jan;16:16.
17. Kingdon C, O'Donnell E, Givens J, Turner M. The role of healthcare professionals in encouraging parents to see and hold their stillborn child: a meta-synthesis of qualitative studies. Plos One 2015;10(7):e0130059.
18. Browyer MW, Hanson J, Pimentel E, Flanagan AK, Rawn LM, Rizzo AG, et al. Teaching breaking bad news using mixed reality simulation. J Surg Res 2010 Mar;159(1):462-7.
19. Buckman R. Breaking bad news: Why is it still difficult? Br Med J (Clin Res Ed) 1984 May;288(6430):1597-9.
20. Horton R, Samarasekera U. Stillbirths: ending an epidemic of grief. The Lancet 2011 stillbirth Series. Lancet 2016 Feb;387(10018):515-6.
21. Romm J. Breaking bad news in obstetrics and gynecology: educational conference for resident physicians. Arch Womens Ment Health 2002 Nov;5(4):177-9.
22. Baile WF, Kudelka AP, Beale EA, Glober GA, Myers EG, Greisinger AJ, et al. Communication skills training in oncology. Description and preliminary outcomes of work-shops on breaking bad news and managing patient reactions to illness. Cancer 1999 Sep;86(5):887-97.
23. Maguire P, Pitceathly C. Key communication skills and how to acquire them. BMJ 2002;28(325):697-700.
24. Rosembaum M, Ferguson K, Lobas J. Teaching Medical Students and Residents Skills for Delivering Bad News: A Review of Strategies. Acad Med 2004 Feb;79(2):107-17.
25. Guerra FA, Mirlesse V, Baião AE - Breaking bad news during prenatal care: a challenge to be tackled. Cien Saude Colet 2011May;16(5):2361-7.
26. Buckman R. How to break bad news: a guide for healthcare professionals. United States America: University of Toronto Press; 1992.
27. Baile WF, Buckman R, Lenzi R, Lenzia R, Glober G, Beale EA, et al. SPIKES: a six-step protocol for delivering bad news: application to the patient with cancer. Oncologist 2000;5(4):302-11.
28. Baile W. Giving bad news. Oncologist 2015 Aug;20(8):852-3.
29. Ministério da Saúde [homepage na internet]. Encontro discute abordagem entre médicos pacientes e familiares [acesso em 08 ago 2013]. Disponível em http://portalsaude.saude.gov.br/portalsaude/noticia/4193/24/encontro--discute-abordagem-entre-medicos-pacientes-e-familiares.html.

Comunicação e Estratégias para Más Notícias em Perinatologia

30. Ministério da Saúde; Instituto Nacional do Câncer; Sociedade Beneficiente Israelita Brasileira Albert Einstein. Comunicação de notícias difíceis: compartilhando desafios na atenção à saúde. Rio de Janeiro, DF: Instituto Nacional do Câncer (Inca) e Coordenação Educacional (CEDC);2010.

31. Penello L. Inovação Tecnológica e Humanização no Processo de Produção de Saúde: um diálogo possível e necessário – um estudo realizado no Hospital do Câncer II/INCA/MS. Rio de Janeiro. Dissertação [mestrado em Saúde Pública] – Fundação Oswaldo Cruz; 2007.

32. Fox S, Platt FW, White MK, Hulac P. Talking about the unthinkable: perinatal/neonatal communication issues and procedures. Clin Perinatol 2005 Mar;32(1):157-70.

33. Kelley MC, Trinidad. Silent loss and the clinical encounter: parents' and physicians' experiences of stillbirth – a qualitative analysis. BMC Pregnancy Childbirth 2012 Nov27;12:137.

34. Jacques AP, Adkins EJ, Knepel S, Boulger C, Miller J, Bahner DP. Educating the delivery of bad news in medicine: Preceptorship versus simulation. Int J Crit Illn Inj Sci 2011;1(2):121-4.

35. Bonnaud-Antignac A, Campion L, Pottier P, Supiot S. Videotaped simulated interviews to improve medical students' skills in disclosing a diagnosis of cancer. Psychooncology 2010;19(9):975-81.

36. Hammoud MM, Morgan HK, Edwards, ME, Lyon JA, White C. Is video review of patients encounters with SP an effective tool for medical students to learn? A review of the literature. Adv Med Educ Pract 2012;22(3):19-30.

37. Joyner B, Young L. Teaching medical students using role play: twelve tips for successful role plays. Med Teach 2006 May;28(3):225-9.

38. Fortin AH VI, Haeseler FD, Angoff N, Cariaga-Lo L, Ellman MS, Vasquez L, et al. Teaching pre-clinical medical students an integrated approach to medical interviewing: half-day workshop using actors. J Gen Intern Med. 2002 Sep;17(9): 704-8.

39. Reed S, Shell R, Kassis K, Tartaglia K, Wallihan R, Smith K, et al. Applying adult learning practices in medical education. Curr Probl Pediatr Adolesc Health Care. 2014 Jul;44(6):170-81.

40. Tobler K, Grant E, Marczinski E. Evaluation of the impact of a simulation-enhanced breaking bad news workshop in pediatrics. Simul Healthcare. 2014 Aug;9(4):213-9.

41. The Lancet [homepage na internet].The Lancet Series on Stillbirth [acesso em Jan 2018]. Disponível em: http://www.thelancet.com/series/ending-preventable-stillbirths.

42. Scott J. Stillbirths: breaking the silence of a hidden grief. Lancet 2011 Apr;377(9775):1386-8.

43. Homer C, Malata A, Hoope-Bender P. Supporting women, families, and care providers after still. Lancet 2016;387:516-7.

44. Meyer E, Sellers D, Browning D, McGuffie K, Solomon M, Truog R. Difficult conversations: improving communication skills and relational abilities in health care. Pediatric Crit Care Med. 2009 May; 10(3):352-9.

45. Orgel E, McCarter R, Jacobs S. A failing medical educational model: a self-assessment by physicians at all levels of training of ability and comfort to deliver bad news. J Palliat Med, 2010 Jun;13(6):677-83.

46. Daetwyler C, Cohen D, Gracely E, Novack D. e-Learning to enhance physician patient communication: A pilot test of "doc.com" and "WebEncounter" in teaching bad news delivery. Med Teach. 2010;32(9)e381-90.

CAPÍTULO 5

Comunicação de Más Notícias para a Criança e o Adolescente

- Elisa Maria Perina
- Andreza Viviane Rubio

> "Minha adorada filha escreveu num pequeno pedaço de papel: "eu estou morrendo?". Ela não podia falar, mas pude explicar para ela. Eu disse: "sim, achamos que você não vai ficar melhor e que você irá morrer". Eu não pude acreditar quando ela escreveu novamente: "Obrigada por me falar, era o que eu também imaginava".
>
> (Mãe de uma garota de 16 anos)

Introdução

Desde os primórdios da civilização e do surgimento dos primeiro sinais, signos e símbolos de linguagem como forma essencial de trocas e negociações entre os indivíduos, a comunicação passou a desempenhar papel fundamental na construção de laços sociais e afetivos, tornando-se a base do desenvolvimento da sociedade.

A comunicação na área de saúde é um instrumento essencial na troca de informações que influenciarão os processos saúde-doença e na tomada de decisões individuais e comunitárias, que podem contribuir para prevenção da doença e para melhor qualidade de vida. Quando o sujeito adoece, a transmissão do diagnóstico deve ser feita a partir do estabelecimento de uma boa relação médico-paciente que permitirá a construção de um vínculo de confiança, em que as dúvidas a respeito da doença, do tratamento e do prognóstico devem ser sempre esclarecidas, favorecendo maior adesão aos procedimentos diagnósticos e terapêuticos.

A comunicação do diagnóstico à criança ou ao adolescente, de uma doença grave ou ameaçadora à vida, como é o caso das malformações, síndromes neurológicas degenerativas, câncer, cardiopatias graves, AIDS, doença renal crônica, fibrose cística, anemia falciforme, erros inatos do metabolismo, entre outras, é sempre um desafio para a equipe de assistência médica e multiprofissional que se depara com as seguintes questões:

Devo informar?

De acordo com o Estatuto da Criança e do Adolescente e com os direitos da criança com doença terminal, toda criança e adolescente têm direito à verdade sobre sua condição de saúde e

Parte 1 – Aspectos Gerais

as questões devem ser respondidas com honestidade e de acordo com seu grau de compreensão e desenvolvimento emocional.[1,2]

Com relação ao consentimento informado válido e à tomada de decisão participativa para as crianças e seus pais, a Sociedade Internacional de Oncologia Pediátrica (SIOP) orienta os médicos a compartilhar com a criança informações médicas relevantes e específicas sobre sua condição de saúde, respeitando seu nível de desenvolvimento e contexto cultural.[3,4]

Uma comunicação efetiva permite a cooperação e participação ativa da criança no seu tratamento e no controle de seus sintomas. Desse modo, ela poderá colaborar com a equipe e com a família na detecção de possíveis complicações decorrentes da doença e do tratamento, ou até mesmo ter atitudes que favoreçam o autocuidado durante as fases do tratamento, preservando sua qualidade de vida. Os pais devem ser informados sobre todas as implicações e riscos do processo de tratamento para as decisões sobre as intervenções relacionadas à saúde de seu filho. A SIOP estabelece alguns princípios para participação ativa de ambos, pais e crianças, nas decisões:[3]

- Direito a ser tratada com as melhores intervenções médicas disponíveis.
- Os pais são legalmente responsáveis pela saúde de seus filhos que não têm idade legal para consentir de modo independente.
- Crianças abaixo da maioridade não têm o direito de recusar tratamento aceito por seus pais, mas têm o direito moral à explicação completa sobre os procedimentos, de acordo com seu nível de desenvolvimento e capacidade de compreensão.

Quando?

Após a discussão do caso em equipe (para conclusão diagnóstica, definição da proposta terapêutica e outras comunicações difíceis ao longo do tratamento), deve ser realizado um planejamento cuidadoso visando o melhor modo de transmitir tais informações ao grupo familiar.

Após esse momento, é necessário que, em toda consulta, seja dado um espaço para que ambos possam fazer perguntas, esclarecer novas dúvidas e conhecer melhor o que sabem a respeito da doença e do tratamento e o que mais necessitam saber. Essa interação, com diálogo franco e aberto, permite que as informações incorretas possam ser corrigidas e elaboradas.

Onde?

Deverá ser realizada em local adequado e sem tempo determinado para que as informações sejam assimiladas pelos pais, crianças/adolescentes e as dúvidas e emoções expressas e esclarecidas.

Para quem?

É importante ressaltar que toda comunicação realizada com a criança ou adolescente implica a presença constante dos pais ou responsáveis legais. Mas a presença da criança no momento inicial de comunicação do diagnóstico ainda é uma questão polêmica.

Muitos pais pedem para que não seja comunicado o diagnóstico de câncer ou outra doença grave à criança com medo do sofrimento resultante. Na realidade, eles mesmos não estão preparados para lidar com essa notícia e fazem o deslocamento para a criança daquilo que lhes é insuportável escutar. Nesse primeiro momento, é essencial ouvir as fantasias, medos e significados de adoecer para os pais a fim de que, gradualmente, possam compreender que a informação é terapêutica e que pode ajudar o seu filho na aceitação do diagnóstico e tratamento.

Comunicação de Más Notícias para a Criança e o Adolescente

As crianças, por outro lado, também têm muita dificuldade em conversar abertamente sobre as questões relacionadas ao surgimento da doença, seus medos e fantasias, pois acreditam que falar sobre isso pode trazer maior sofrimento aos seus pais que já se encontram vulneráveis diante da nova situação, com muito medo de que a doença possa não ter cura e que possam vir a morrer.

A comunicação do diagnóstico para a criança e o adolescente deve ser, portanto, discutida com os pais para que, numa decisão conjunta possa haver concordância com o que será dito pelo médico. A aliança terapêutica pais-equipe-paciente é fundamental para que uma linguagem única seja utilizada por todos, evitando distorções que podem incrementar os medos e angústias já existentes.

É preciso ser habilidoso e empático e mostrar aos pais que a verdade, em algum momento e de algum modo, aparecerá e que a confiança que o filho tem nos pais não deve ser perdida. Além disso, as fantasias tomam conta do imaginário da criança quando percebe que os adultos estão ocultando a verdade sobre sua doença e tratamento, e isso poderá provocar maior sofrimento. A verdade, sendo dita de maneira clara, compreensiva e contínua permite suportar o choque da realidade e encontrar recursos internos e externos de enfrentamento.

Jankovich, hematologista pediátrico do Pediatric Hematology Department, em Monza, realizou um estudo sobre um novo modelo de comunicação do diagnóstico de leucemia para crianças.[5] A amostra foi de 50 crianças entre 6 e 15 anos e a proposta era que o médico faria a comunicação diretamente com a criança, sem a presença dos pais. Para falar sobre o diagnóstico à criança, utilizou-se de 25 *slides* para contar uma história sobre um jardim com flores e onde, de repente, ervas daninhas começaram a crescer e destruir as plantas que ali viviam e, desde então, foi preciso que cuidadores do jardim retirassem as ervas para que o jardim continuasse a existir. Estabelece uma comparação com o surgimento da leucemia em seu corpo e fala sobre a necessidade de que cuidadores deem quimioterapia para que sua doença possa ir embora. Os resultados mostraram que conversar diretamente com a criança desde o momento inicial facilita o estabelecimento de um vínculo terapêutico de confiança entre médico e paciente. O uso da história favoreceu a compreensão real do que estava acontecendo no seu corpo e criou-se um canal de comunicação efetivo entre médico e paciente permitindo que qualquer dúvida durante todas as etapas do tratamento fosse esclarecida. Os pais relataram que, após a comunicação feita pelo médico, sentiram-se aptos a falar com a criança sobre a doença, sem pânico ou estresse. Pode-se perceber com esse estudo que comunicar primeiramente à criança e depois aos pais favoreceu a construção de uma aliança terapêutica pais-médico-paciente, que é um fator facilitador na compreensão e adesão.

De acordo com a estrutura de personalidade e a maneira como cada um enfrentou as adversidades ao longo da vida, os pais vão se reorganizando e se fortalecendo para as novas demandas no exercício de suas funções parentais no contexto hospitalar que são, principalmente, ajudar o filho a se sentir protegido, amado e amparado diante dos procedimentos dolorosos, do sofrimento emocional, da ameaça de morte e das incertezas da vida. Numa ação conjunta, pais e médicos, vão descobrindo como falar à criança sobre a doença, o plano de tratamento e o prognóstico, favorecendo o enfrentamento e aceitação. Diante de recidivas ou de complicações clínicas, as propostas de mudança no tratamento devem ser compartilhadas e as decisões, tomadas em conjunto com pais, paciente e equipe.

A preocupação com a qualidade do cuidado deve ser constante e os profissionais devem estar atentos às novas possibilidades de intervenções e de pesquisas que tragam maior abrangência no atendimento das necessidades das crianças, dos adolescentes e de seus familiares. Mas, é preciso levar em consideração o contexto sociocultural em que vive a criança, pois falar diretamente e só

Parte 1 – Aspectos Gerais

com a criança pode ser efetivo para determinado grupo de pais e pacientes, e não para outros. A singularidade de cada um deve ser sempre respeitada, assim como os mecanismos de defesa que servem de proteção ao ego.

Como?

Comunicar más notícias em pediatria não é uma tarefa fácil. A comunicação do diagnóstico para a família deve levar em consideração as características particulares de cada membro da família diante de situações catastróficas. A fase inicial de choque diante do impacto da má notícia pode desencadear, em alguns membros da família, sinais e sintomas de desestruturação psíquica como confusão mental, com elementos de desorientação, lapsos de memória, irritabilidade acentuada, ansiedade, distúrbios da atenção, do sono e da alimentação e manifestações psicossomáticas. Ocorre, ainda, a mobilização intensa de fantasias, medo e angústias relacionadas à possibilidade de morte do filho. Algumas vezes, necessitam de suporte psicoterápico e medicamentoso para ajudar no enfrentamento e elaboração da nova situação. A presença de alguns desses sintomas pode dificultar a compreensão das informações relacionadas à doença da criança.

O conhecimento, por parte dos profissionais de saúde, dessas reações emocionais e quadros psicopatológicos anteriores ao adoecer, possibilita o manejo adequado das informações de acordo com a estrutura psíquica de cada um. Assim, as informações relacionadas à doença e tratamento devem ser dadas de maneira que os pais, criança ou adolescente possam assimilar, sintetizar e integrar de maneira gradual e suportável essa carga informativa à sua capacidade egoica.

No sentido de comunicar corretamente um diagnóstico de doença grave e\ou fatal, Baile e Buckman, elaboraram um Protocolo de Comunicação de Más Notícias (SPIKES), que tem sido utilizado como orientação e guia para treinamento de residentes e médicos na difícil arte de comunicar más notícias para pacientes e familiares.[6] No Brasil, o Ministério da Saúde o traduziu e o estabeleceu como norteador das práticas de comunicação de más notícias para adultos e elaborou o manual para comunicação em oncologia pediátrica, o SPIKES JR. que estabelece os seguintes princípios:[7]

- **Etapa 1 - Planejamento da entrevista**
  A partir da discussão clínica sobre o diagnóstico e prognóstico, apropriar-se do maior número de informações sobre o paciente e família. Mostrar-se disponível e envolver pessoas significativas para o paciente, identificar profissionais que construíram vínculos com a família e o paciente para participação na entrevista e incluir outros membros da família com capacidade de enfrentamento e continência emocional para auxiliar neste momento.

- **Etapa 2- Avaliar a percepção do paciente e família**
  O que ele já sabe sobre a sua condição médica e o seu estado de saúde? O que ele procurou saber e o que já lhe foi dito? Atentar, aqui, aos mecanismos de defesa que podem estar sendo utilizados como a negação, pensamento mágico, omissão de detalhes importantes ou expectativas não realistas do tratamento, deslocamento, projeção, regressão, racionalização, entre outros. Lembrar que certa dose de fantasia é necessária para sustentar a difícil realidade da vida, em que o recurso lúdico pode ser um instrumento de comunicação e elaboração. Corrigir as distorções das informações, colocando-as em um nível de compreensão e capacidade de absorção para o paciente e a família.

- **Etapa 3 - Avaliar o desejo de saber do paciente**
  Identificar desde o início se o paciente deseja receber informações completas e detalhadas sobre todo o tratamento ou se prefere recebê-las gradativamente. Procurar não mentir nem desconsiderar a capacidade da criança em compreender as informações sobre sua real condição.

Comunicação de Más Notícias para a Criança e o Adolescente

- **Etapa 4 – Transmitir a má notícia**
  Informar com sensibilidade e delicadeza que neste momento não há boas notícias a serem dadas. Evitar utilizar termos técnicos e adaptar o vocabulário de acordo com as referências sociais e culturais do grupo familiar. Valorizar a vida mesmo em situações de pioras, preservando a esperança e os cuidados paliativos.
- **Etapa 5 – Validar expressão de sentimentos e dar respostas afetivas**
  Proporcionar a expressão dos sentimentos de desamparo, raiva, ansiedade, tristeza, revolta, angústia, pânico, solidão e medo, mobilizados pela má notícia e reconhecê-los como naturais diante da situação ameaçadora à vida. O compartilhamento dessas emoções auxilia na diminuição dos sentimentos de isolamento, favorecendo as trocas afetivas e solidariedade.
- **Etapa 6- Resumindo e traçando estratégias**
  Verificar se os familiares e o paciente estão preparados para discussão do plano de tratamento. Resumir as questões abordadas e propor estratégias de intervenções, compartilhando as responsabilidades e decisões necessárias. Avaliar o entendimento do que está sendo informado. Ser honesto sem anular sua esperança e desejo de viver.

Existem outros protocolos ou diretrizes para comunicação que também foram elaborados para oncologia pediátrica e que oferecem conhecimentos e técnicas específicas que auxiliem os médicos na transmissão do diagnóstico para pais e crianças. Entre eles, destacamos os seguintes *guidelines* para comunicação do diagnóstico em oncologia pediátrica: o *guideline* elaborado pelo Comitê Psicossocial da SIOP; o protocolo de comunicação do Centro de Hematologia e Oncologia Pediátrica (CEHOPE), em Recife; o *guideline* elaborado pela equipe multiprofissional e diretrizes para comunicação de más notícias em pediatria da International Children's Palliative Care Network (ICCPN).[8,9]

A seguir, apresentamos, de maneira resumida e sistematizada, os aspectos mais importantes na comunicação com os pais, a criança e o adolescente desses protocolos.

Protocolo de comunicação – SIOP

- Comunicar imediatamente o diagnóstico e acompanhar posteriormente;
- Comunicar num local privativo e confortável;
- Comunicar aos pais e a outros membros da família, se os pais desejarem;
- Realizar reunião separada com a criança;
- Solicitar questões dos pais e da criança;
- Comunicar de modo que respeitem as diferenças culturais;
- Compartilhar informações sobre o diagnóstico e o plano de cura;
- Compartilhar informações sobre estilo de vida e aspectos psicossociais;
- Encorajar a família toda a conversarem juntos.

Protocolo de comunicação (CEHOPE)

A comunicação no CEHOPE é desenvolvida em três etapas. Ela tem como base os princípios definidos anteriormente para uma efetiva comunicação em pediatria em que, no momento inicial (etapa 1), o oncologista transmite o diagnóstico, fornecendo as informações necessárias e sucintas sobre a doença e tratamento. O diferencial é que ela apresenta outros dois momentos bem estruturados. O segundo momento (etapa 2) é realizado 24 horas após a primeira comunicação, com participação do médico, do assistente social, psicólogo e familiares, quando são oferecidos espaço e tempo necessários para saber o que a família e o paciente sabem sobre a doença, além de fornecer detalhes a respeito dela, do tratamento, dos efeitos colaterais, do

Parte 1 – Aspectos Gerais

prognóstico, das possibilidades de cura, dos efeitos tardios e informações sobre suporte socioeconômico e pedagógico. O terceiro momento (etapa 3) consiste numa reunião de caráter mais informativo e educativo do que propriamente de comunicação diagnóstica. É realizado pelo departamento de Educação e Informação que oferece esclarecimentos sobre os direitos e deveres no contexto hospitalar e disponibiliza material educativo e informativo chamado de "Pasta do paciente", que contém uma coleção de livros – *Entendendo e Participando do Tratamento do Câncer Infantil* – que facilita a compreensão, pela criança, da doença e do tratamento. Para procedimentos como implante de cateter, cirurgias, radioterapia, entre outros, há material psicopedagógico específico.[10]

Diretrizes de comunicação da ICPCN

A ICPCN estabeleceu alguns critérios para a transmissão do diagnóstico às crianças e adolescentes que inclui: oferecer um espaço e tempo para estabelecer um vínculo transferencial que facilita a interação e comunicação, compreender as expressões faciais e corporais, manter contato visual e investigar o grau de compreensão sobre o que foi comunicado, estar aberto às perguntas e continente às manifestações emocionais, utilizando linguagem acessível.

Os protocolos e as recomendações servem como princípios norteadores para uma comunicação médica adequada na transmissão de informações difíceis aos pais e pacientes e no acolhimento das angústias diante de uma doença grave ou fatal.

No entanto, algumas atitudes são fundamentais para auxiliar o desenvolvimento do vínculo e que embasam o relacionamento interpessoal, a comunicação e a construção de uma aliança terapêutica efetiva, que são: estar disponível; demonstrar empatia, atenção e carinho; prestar atenção ao uso da linguagem verbal e não verbal; repetir quantas vezes for necessário; manter contato visual; permanecer em silêncio; utilizar sorrisos etc. Esse conjunto de ações pode fazer o paciente se sentir acolhido, apoiado e seguro de que não será abandonado e de que as suas necessidades psicossociais serão atendidas desde o momento do diagnóstico e durante todo o processo de tratamento.[11-13]

No Centro Infantil Boldrini, hospital infantil especializado em doenças onco-hematológicas, em Campinas, foi realizado um estudo envolvendo 300 pais de crianças com câncer sobre o processo de comunicação do diagnóstico, distribuídos em três etapas do tratamento (100 pais em cada): diagnóstico; intermediária; e alta. Os objetivos foram identificar como as informações foram transmitidas, conhecer as reações emocionais dos pais e pacientes e detectar os aspectos mais importantes da relação médico-paciente. Em relação à maneira como a comunicação do diagnóstico foi feita, a maioria relatou que as informações foram dadas de modo satisfatório e completo sobre a doença e tratamento. Quanto às reações emocionais das famílias, evidenciaram-se abalo, choque, confusão. Os pais sentiam-se transtornados com a notícia. A maioria relatou ter encontrado coragem para suportar a situação demostrando capacidade de resiliência para enfrentamento e superação das adversidades. Alguns pais relataram que se sentiram incapazes de suportar e enfrentar o adoecimento do filho, necessitando de ajuda dos profissionais para reorganização emocional. Segundo o relato dos pais, a comunicação do diagnóstico feita em conjunto com a criança favoreceu a aceitação, a confiança e o otimismo, diminuindo atitudes de revolta, agressividade, choro e silêncio. Quanto aos aspectos mais relevantes da relação médico-paciente, foram identificadas as atitudes de carinho, confiança, paciência, competência e atenção à criança e aos pais.[14]

Sastre, Sorum e Mullet realizaram uma pesquisa sobre o ponto de vista dos profissionais de saúde em comunicar más noticias às crianças.[15] Os autores observaram que médicos e enfer-

64

Comunicação de Más Notícias para a Criança e o Adolescente

meiros apresentavam tendência a favorecer a comunicação da verdade até mesmo para crianças muito doentes, pautados na educação e ética médica do princípio da autonomia que considera a criança indivíduo autônomo com o direito de ser informado plenamente e com precisão.

Todos esses protocolos oferecem modelos que podem facilitar o processo de comunicação com os pais e as crianças, mas os profissionais devem se lembrar sempre do que nos ensina Carl Gustav Jung, quando relata que devemos conhecer todas as teorias, dominarmos todas as técnicas, mas, ao tocar uma alma humana, sejamos apenas outra alma humana.

Até onde comunicar?

A informação é um processo dinâmico que ocorrerá em todas as etapas do tratamento e que é dada de acordo com a capacidade egoica e cognitiva de cada um dos membros da família. Além disso, para aceitar procedimentos dolorosos e tratamentos difíceis que podem trazer efeitos colaterais, a criança e o adolescente necessitam ter algum conhecimento sobre sua doença e respectivo prognóstico, sempre tendo respeitado o seu desejo de saber ou não e reconhecidas as possibilidades e limites do suportável.

Quando houver intercorrência clínica ou piora do quadro, com necessidade de permanecer hospitalizado ou ir para a unidade de terapia intensiva (UTI), devem ser explicados detalhadamente para os pais e para a criança ou adolescente, os motivos de tal procedimento, para maior participação e envolvimento em todo o processo.

Fatores facilitadores na comunicação

> "A ciência moderna ainda não produziu um medicamento tranquilizador tão eficaz como o são umas poucas palavras gentis."
>
> (Sigmund Freud)

A equipe de cuidado deve ter conhecimento de que as implicações do adoecimento para a criança e seus pais estão muito além do comprometimento corporal. Assim, poderá fazer o acolhimento inicial e o encaminhamento necessário aos diversos profissionais envolvidos no caso, para avaliação e intervenção psicossocial. Deve estar atenta aos fatores subjetivos e objetivos que facilitam ou dificultam o processo de assimilação e estabelecer intervenções psicológicas, educativas e sociais que ajudem no enfrentamento e aceitação.

Os profissionais têm muita dificuldade em estabelecer uma comunicação com as crianças e adolescentes que atenda suas demandas de maneira plena e significativa. Para isso, faz-se necessário o treinamento de habilidades de comunicação de más notícias, entre as quais, além das discussões sobre como dar informações à criança de maneira clara e compreensível sobre sua doença e tratamento, de acordo com sua idade, deve oferecer conhecimento das linguagens utilizadas pelas crianças nos processos de comunicação e noções dos processos cognitivos, emocionais e relacionais dos diferentes estágios do desenvolvimento. Esses conhecimentos auxiliarão na abordagem da criança, compreendendo sua maneira singular de ser no mundo e estabelecendo um canal de comunicação que permita o vínculo, a confiança e a adesão às propostas terapêuticas.

A seguir, faremos uma descrição detalhada das linguagens utilizadas pelas crianças e das diferentes fases do desenvolvimento, oferecendo subsídios complementares ao intrincado processo de comunicação relacionado à saúde da criança e do adolescente.

Parte 1 – Aspectos Gerais

Comunicação e linguagem infantil

> "Da morte nada sabemos. Só sabemos as estórias contadas do lado de cá, palavras que sobre ela colocamos, a fim de torná-la uma presença menos ameaçadora."
>
> (Rubem Alves)

O médico e a equipe psicossocial necessitam conhecer e apropriar-se das três formas de linguagem utilizadas pela criança:

- **Linguagem corporal:** saber identificar o que a criança diz com seu corpo quando, por exemplo, se esconde debaixo da mesa ou se refugia no colo da mãe, cobre seu rosto com as mãos, desvia o olhar ou se recusa a entrar na sala etc. O médico deve estar atento também às suas próprias reações corporais, pois as crianças são extremamente perceptivas e observadoras e isso pode facilitar ou dificultar a relação médico-paciente. Ser uma presença não ameaçadora e empática permite acolher os medos e angústias diante do desconhecido.
- **Linguagem lúdica:** por meio de jogos e brincadeiras, as crianças expressam seus conflitos intrapsíquicos, medos, angústias, raiva, tristeza, fobia, pânico e a maneira como estão vivenciando suas relações familiares e interpessoais e o contato com a unidade de saúde e seus profissionais. A utilização de material lúdico no consultório, como papel, lápis de cor, canetas hidrográficas, massa de modelar e alguns jogos, pode ajudar na compreensão do impacto do adoecer em sua vida e ser um recurso facilitador na aproximação com a equipe de cuidados.
- **Linguagem verbal:** as crianças pequenas têm poucos recursos linguísticos e necessitam de explicações simples a respeito de sua condição clínica e de seu tratamento. Neste contexto, muitas instituições dispõem de livros infantis que relatam histórias de animais, plantas ou crianças saudáveis que adoecem, promovendo conhecimento sobre o universo das diferentes doenças e seus tratamentos. Existem alguns livros para a população infanto-juvenil que trazem informações esclarecedoras sobre as diferentes patologias, bem como dos diferentes momentos do tratamento, como: *Esperança e Destino Jr.*, um guia de orientações para pacientes com doença falciforme; *Falando de sua doença: livro para adolescentes*; *Lucy tem um tumor*; *Joe tem leucemia*; *Tom tem linfoma*; *Fim do tratamento: o que acontece depois* e *Enfrentando a morte do seu filho*; entre outros.

Comunicação nas fases do desenvolvimento infantil

> "A vida, por mais breve que seja (...) merecerá sempre ser vivida em toda a sua plenitude. Nem a morte consegue ofuscar a validade de seus belos e inesquecíveis momentos."
>
> (Sigmund Freud)

As fases do desenvolvimento e a maneira como uma adequada comunicação, do diagnóstico/tratamento e do final de vida, pode ser realizada para os pais e para a criança e o adolescente são:

Comunicação no período pré-natal e neonatal de 0-30 dias

A comunicação entre pais e filhos pode começar já na concepção, passando pela gestação e pelo nascimento. A gestação é um período extremamente profundo e de muitas transformações físicas, psíquicas e comportamentais para a mulher, para o casal e para todo o seu círculo

Comunicação de Más Notícias para a Criança e o Adolescente

familiar.[16] Logo, o anúncio da futura chegada de um novo membro traz a todos na família uma alteração em sua dinâmica podendo provocar mudanças em aspectos pessoais, profissionais e de identidade ao supor a aquisição de novos papéis, exigências e responsabilidades.[17]

Durante a gestação, é comum surgirem dúvidas, incertezas, indagações e curiosidades sobre como será o bebê. Qual a cor dos seus olhos, do cabelo? Terá a boca da avó? Será calmo como seu pai, ou impaciente como sua mãe? O bebê ainda não conhecido na realidade abre amplo espaço à fantasia e imaginação parental; os pais criam internamente em seu psiquismo, os melhores sonhos e planos sobre o futuro filho, acreditando e desejando que se concretizem. Esse "bebê imaginário ou fantasiado", como é denominado, se concretiza antes mesmo de sua existência real, ou seja, de seu nascimento.[18,19]

Desse modo, supõe-se que a criança concretizará os sonhos dourados à cuja concretização os pais jamais tiveram acesso, realizando seus desejos e os imortalizando. Por isso, este futuro bebê passa a ser idealizado e investido afetivamente, pois acaba carregando sobre si esse sonho de filho saudável, capaz de imortalizar os valores e as características peculiares de cada família e de se transformar em fonte de orgulho e esperança.[17]

Sendo assim, como pensar a vivência do casal parental e o impacto gerado pelas informações obtidas sobre doenças ou malformações incompatíveis com a vida e diagnosticados durante o pré-natal ou após o nascimento de um bebê prematuro extremo, cardiopata, malformado, com anormalidades cromossômicas que rompem drasticamente com estas expectativas? Como transmitir más notícias sobre uma vida que acaba de se iniciar, sem que isso se torne um evento traumático?

A mulher grávida não se prepara, nem quer estar preparada, para ouvir más notícias durante a gestação, parto ou pós-parto. Porém, notícias ruins podem ocorrer e chegam como uma avalanche, frustrando desejos mediante uma comunicação inesperada e indesejada de alguma doença grave ou riscos de morte que indicam que algo não está indo bem com o bebê.

Desse modo é que Souza aponta para a necessidade de um atendimento ao casal nesse período, que seja esclarecedor quanto ao diagnóstico, riscos, propostas terapêuticas e prognóstico, propiciando à família o conhecimento prévio da equipe multiprofissional de assistência neonatal que cuidará de seu bebê.[20] Tudo isso auxiliará na diminuição do estresse provocado por um diagnóstico de doença ameaçadora a vida.

A informação do diagnóstico, seja no pré-natal, seja após o nascimento, deve sempre seguir o principio da beneficência e não maleficência, evitando, assim, o agravamento das situações traumáticas. Faz-se necessário desenvolver uma comunicação esclarecedora, permitindo a participação e a inclusão dos pais na tomada de decisão sobre o tratamento, cuidados e prognóstico e oferecendo uma escuta atenta às suas preocupações e às dificuldades, o que pode amenizar o sofrimento ocasionado pelo impacto da notícia.

A identificação de demandas emocionais e dos valores culturais atribuídos à maternidade pode auxiliar o médico nesta difícil tarefa de ajudar o casal nas decisões relacionadas à condução ou interrupção da gravidez e na superação de suas dificuldades.[21]

Diante de decisões tão difíceis, é necessário incluir um profissional da área de saúde mental e mantê-lo durante todo o processo de comunicação nos diferentes períodos da gestação, parto e puerpério, para a elaboração das angústias e das ansiedades mobilizadas pelo anúncio de um filho real que rompe com a expectativa do ideal.

Kebber, Ferreira e Rossi relatam que o modo como a informação foi transmitida e o que a família decodificou e compreendeu sobre a notícia que recebeu podem influenciar na vivência do processo de hospitalização do seu bebê, tornando-o mais penoso e difícil ou contribuir para o fortalecimento da família de forma a que ela desenvolva modos de enfrentamento e aceitação.[22]

Parte 1 – Aspectos Gerais

Sabe-se que a unidade de neonatologia tem um serviço reservado aos bebês que necessitam de cuidados e tratamentos que os auxiliem na continuidade de suas vidas em virtude de sua prematuridade ou de problemas ou complicações apresentadas durante o período de gestação, parto ou puerpério.[23] Mas e quando todos os cuidados e tecnologias não dão conta de salvar a vida do bebê?

O risco e a sensação real de perda de um filho são, sem dúvida, situações de intensa dor emocional e de grandes conflitos internos. O Grupo de Cuidado Paliativo Neonatal (GCPN) do Centro de Atenção Integral à Mulher da Universidade Estadual de Campinas (CAISM/UNICAMP), criado em 2002 e composto por equipe interdisciplinar (psicólogos, assistentes sociais, enfermeiros, médicos, fisioterapeutas, fonoaudiólogos), tem como objetivo oferecer assistência aos bebês e aos seus pais, dando a continência necessária às angústias mobilizadas diante da possibilidade ou da morte do filho e da elaboração do luto. A sistematização da assistência dos cuidados paliativos em UTI neonatal possibilitou a elaboração de diretrizes norteadoras de acolhimento ao óbito.[24]

Um dos princípios fundamentais no acolhimento a estas famílias é o cuidado que se inicia antes mesmo da perda. Quando o quadro clínico do bebê evolui para uma piora e possível óbito, os pais são informados o mais rapidamente sobre a condição do filho, possibilitando a eles o esclarecimento de suas dúvidas e de questionamentos sem que as situações graves sejam minimizadas ou informações relevantes sejam omitidas. Percebe-se, com a experiência e com os estudos, que os pais desejam informações adequadas a respeito da doença e da morte do filho.

Com esse objetivo, algumas ações são realizadas:

- Assegurar a presença e a aproximação dos pais com o bebê é tarefa essencial. Muitas vezes, pegar o filho no colo, mesmo que esteja em ventilação mecânica, realizar simples tarefas de cuidado, como medir a temperatura ou trocar a fralda, por exemplo, são vivências que muitos pais acabam realizando pela primeira vez em momento tão doloroso de suas vidas. Assim a permanência ao lado do filho é ainda mais reforçada nesta circunstância, sendo permitida a visita de outros membros da família, inclusive a dos irmãos pequenos.
- Promover e garantir o encontro e as lembranças destes pais e familiares com este bebê pode auxiliar na elaboração de seu luto posteriormente. Muitas vezes, o tempo de vida com este filho está muito ligado e associado ao hospital e ao período de internação, por isso a equipe deve estar atenta para oferecer e disponibilizar aos pais, quando estes desejarem, objetos como cartão de nascimento, identificação da incubadora, fotografias, roupas, desenhos feitos pelos irmãos, entre outros, que contribuam para a construção de suas memórias.
- Caso o óbito ocorra na ausência dos pais, deve-se aguardar a chegada dos mesmos e não encaminhar o corpo antes que eles possam reconhecer o filho morto, realizar rituais de despedidas e poder contar, se desejarem, com a presença de um profissional da capelania do hospital ou outro representante da sua religião para o apoio espiritual.
- É garantido um local privado na unidade para que a família possa estar com o filho e expressar seus sentimentos e emoções. A criança deve estar vestida diferentemente do que os pais a viam na incubadora, desnuda e atrelada a fios e monitores. Tais ações são extremamente importantes para o processo de elaboração do luto e a mãe e/ou o pai que são impedidos dessas vivências ou, até mesmo, de ver o corpo do filho podem vir a desenvolver um luto complicado.
- Durante todo o processo de morte, a família é acompanhada pela equipe de saúde. Amparar cada familiar em suas necessidades pode ser muito benéfico para aliviar o sofrimento mais do que qualquer tipo de medicação. Mas para possibilitar isso, é preciso que os profissionais sejam treinados e sensibilizados para que o acolhimento seja realizado de maneira cada vez mais atenciosa e humanizada.

Comunicação de Más Notícias para a Criança e o Adolescente

- Após o óbito, a família é orientada sobre as rotinas e procedimentos necessários pela própria equipe multiprofissional do serviço. Os pais são convidados a retornarem após três meses para uma reunião de pais enlutados com o grupo de cuidados paliativos. Nestas reuniões, é possível que os pais esclareçam suas dúvidas e questões sobre a morte do filho e possam falar de sua dor, dificuldades e de seu luto. Caso haja necessidade e identificação de demanda, os pais são encaminhados ao serviço de psicologia do hospital para acompanhamento psicológico.

Atualmente os resultados alcançados com o esforço deste trabalho é o de conseguir proporcionar um suporte emocional aos pais e familiares, maior esclarecimento das informações fornecidas a eles e o fortalecimento do vínculo entre profissional e família, fatores estes que contribuem para o desenvolvimento e elaboração de um luto saudável e não complicado deste filho morto.[24]

Comunicação com o lactente de 0-2 anos

Essa fase corresponde ao período sensório-motor e implica a abordagem dentro dos pressupostos da relação mãe-bebe. Diante da ameaça à vida, o bebê sente e expressa sensorialmente suas angústias por meio do choro, do olhar, da inércia do corpo extremamente frágil e vulnerável. Necessita que a voz materna coloque palavras em torno do berço que o abasteçam afetivamente, assegurando-lhe a sua importância e o seu lugar no mundo, criando condições que o auxiliem na sua luta pela vida.

A comunicação é constante com a mãe para que ela se sinta amparada em suas necessidades de cuidado e de construção de sua identidade materna. O pai representa função protetora para ambos e ajuda no fortalecimento do binômio mãe-bebê.

Com a piora do quadro clínico do bebê, a comunicação na fase final de vida deve ser realizada por meio de uma abordagem empática ao sofrimento dos pais diante da perda do filho. As conversas entre a equipe e os pais precisam ocorrer de maneira gradual e sensível, para que as angústias sejam acolhidas e traduzidas em palavras que facilitem o processo de separação e o ritual de despedida. Em relação ao bebê, deve-se orientar a mãe para que expresse seus sentimentos e pensamentos que possam reassegurá-los de seu amor e da importância de sua vinda ao mundo. Reconhecer que, independentemente do tempo que estiveram juntos, as lições e trocas afetivas ficarão guardadas eternamente na memória.

Comunicação com a criança de 2–5 anos

Segundo Piaget, esse período corresponde à fase pré-operatória em que a criança apresenta características egocêntricas, pensamentos mágicos, impulsividade e um aumento das habilidades verbais.[26] Na relação parental, apresenta dependência para ordens e direcionamentos na vida e um início de diferenciação entre o eu e o objeto. O mundo do imaginário ocupa um grande espaço do dia a dia da criança, apresentando esta uma noção limitada de tempo e de capacidade para distinguir entre fatos reais e fantasias. A comunicação nesta fase deve ser simples, direta e clara. As informações precisam ser dadas aos poucos e vinculadas às informações sobre a doença, os procedimentos e tratamentos imediatos. Devem ser repetidas frequentemente e checado o que foi ouvido pela criança. A exposição das causas do adoecimento deve ser pontual e esclarecedora para diminuir qualquer possível sentimento de culpa da criança e de seus pais. Muitas vezes, a simples informação médica não permite que as fantasias e angústias persecutórias próprias desta fase sejam amenizadas. Há necessidade de uma ludoterapia durante todo o processo de tratamento para catarse e elaboração. Nos procedimentos invasivos como punção de líquido cefalorraquiano, mielogramas, colocação de cateteres, cirurgias, radioterapia, transplantes e outros, a preparação psicológica prévia torna-se essencial.

Parte 1 – Aspectos Gerais

O conceito de morte que a criança tem nesta faixa etária é de que ela é temporária, reversível e não universal. A morte não é tão assustadora, pois a criança desconhece a noção e o sentido da finitude. Com a piora do seu quadro clínico e sem chances de cura, o médico deve ter um diálogo franco com a família sobre a possibilidade de morte da criança e planejar os cuidados garantindo o conforto, alívio dos sintomas e qualidade de vida, seja no hospital, seja em seu domicílio.

A comunicação com a criança deve ser clara, objetiva e simples para dar explicações apropriadas sobre sua condição, caso ela deseje e de acordo com seu estágio de desenvolvimento. Mas se a criança não demonstra abertura ou condições emocionais de falar sobre a morte, deve ser respeitada sua negação ou impossibilidade de falar e deixar um canal de comunicação aberto para futuros questionamentos.

Quando a criança pergunta se vai morrer ou o que acontece se ela morrer, o profissional deve estar aberto para que ela explore e questione suas fantasias e pensamentos a respeito da morte. Quando é indagado, o profissional pode dar explicações biológicas, tais como: "o corpo para de funcionar", "você não respira mais", "não sente nada". Para facilitar a compreensão, ele pode também estabelecer a analogia com a morte de pequenos animais domésticos como passarinhos, cães, formiguinhas etc., além do uso de livros de histórias que falam da morte com linguagem acessível para a criança. Outro recurso utilizado são as crenças da família que podem amenizar as angústias diante da paralisação da vida. A ideia de céu, de morar com pessoa da família que já morreu ou de um Deus que acolhe e protege diminui o terror diante da morte.

Apesar da fase de desenvolvimento em que se encontram, muitas crianças têm conhecimento da finitude como um processo irreversível, decorrente de sua experiência de doença e ameaça real de morte. Como disse uma criança de 5 anos em fase final de vida: *"eu nunca mais vou para minha casa, vou dormir para sempre no hospital"*.

Comunicação com a criança de 6-11 anos

Segundo a teoria do estágio de desenvolvimento cognitivo de Piaget, este período é caracterizado pelas operações concretas, a criança apresenta aumento nas aquisições verbais e demonstra maior interesse e capacidade na compreensão dos fatos biológicos.[26] Mantém ainda resquícios do pensamento mágico e questiona se ele ou alguma coisa causou a doença. Encontra-se em uma fase de aquisição de novas habilidades e maior interação e necessidade de aprovação por parte de seus pares, bem como por parte de pais e irmãos. A comunicação nessa fase pode incluir uma explicação biológica aprofundada sobre o funcionamento do corpo humano, o surgimento da doença, tratamento e efeitos colaterais. Nesta fase, devemos encorajar questionamentos e responder a eles de maneira completa, dar esperanças e possibilidades de cura e oferecer possibilidades de escolha quando possível. Vale ressaltar que sendo esta uma fase de transição entre a infância e a pré-adolescência, temos de considerar que entre 6 e 8 anos as crianças apresentam ainda um limitado conceito do tempo, não devendo ser dadas informações avançadas sobre o curso completo do tratamento. Nesta fase, o conceito de morte é percebido como irreversível e universal. As questões frequentes estão relacionadas à sua própria finitude e o que acontece depois que alguém morre. As respostas giram em torno de apreender o que ela sabe e quer saber sobre o fim da vida e conhecer histórias pregressas relacionadas a vivências de perdas no contexto familiar e social.

O relato de uma criança nesta fase mostra que é mais fácil falar da morte do outro do que da de si mesma e de seus conhecimentos a respeito da morte e de suas crenças relacionadas à continuidade da vida. Diz: *"Tem uma menina que a mãe vai levar para casa. Não tem mais cura. A mãe diz que ela quer o que Deus quer. Mas Deus não quer nada: a vida é assim. Se Deus fosse vivo ninguém morreria. Deus morreu pelo homem. Se Ele morreu, o homem não morreria? Todo mundo então vai morrer... dizem que no céu tudo é melhor. As ruas são de ouro, tudo é bonito, a cada mês uma árvore dá uma fruta. Quando morre, a doença toda vai tomando conta do nosso corpo e a alma vai embora, numa boa para o céu".*

O importante é dar espaço e continência para a criança compartilhar seus pensamentos, sentimentos e expressar suas ideias na tentativa de encontrar sentido ou sentidos para o inominável que é a morte. A linguagem simbólica, não verbal e verbal, utilizada por um menino de 10 anos, por meio da história que conta sobre o desenho que faz de um trem do futuro, elucida esta citação: *"Morte não é morrer assim, parar tudo, esquecer tudo. Morte é morrer carne e osso. O corpo terrestre para, o corpo espiritual continua vivendo fica vivo".* Ele traz, ainda, o medo de ser esquecido pelas pessoas significativas, ao dizer: *"Quando um amigo morre, pronto, não tem mais o amigo, passa um tempo e não lembra mais"*

Comunicação com o adolescente (12-17anos)

Segundo Piaget, este é o período operatório formal caracterizado pelo incremento das representações mentais e desenvolvimento das funções simbólicas.[26] É um tempo de grandes mudanças, agitação, flutuações de humor e vulnerabilidade emocional. Uma fase de desenvolvimento de habilidades e capacidades para pensamentos abstratos. Necessidade de ter controle sobre sua própria vida, aumento da independência e maior aproximação com seus pares. É necessário que as explicações médicas sejam claras, diretas e completas sobre o curso de todo o tratamento, de acordo com as necessidades do adolescente. Dar ao jovem a oportunidade de escolhas sempre que possível e incluí-lo nas decisões compartilhadas com a família. Estar aberto aos questionamentos constantes advindos de suas preocupações com os efeitos colaterais dos medicamentos, intercorrências clínicas e possibilidades ou não de cura. De acordo com a sua maturidade, poderá ser discutida a gravidade da doença, sempre preservando a esperança e mencionando que existe uma boa chance de ser curado. As informações sobre os possíveis efeitos tardios em longo prazo devem ser respondidas para os pacientes mais velhos e que apresentarem maior maturidade cognitiva e emocional, sempre referenciando o seu desejo de serem informados naquele momento ou depois.

A morte nesta fase também é irreversível, universal do ponto de vista cognitivo e afetivo. Diante das perguntas "eu vou morrer" e "como e quando?", você pode responder com uma terceira, sobre o que o jovem está pensando e entendendo do que está ocorrendo com seu corpo e sua vida. Mostrar que também está preocupado com a impossibilidade de cura e a falta de controle sobre sua doença, mas lhe garantir sua presença, cuidado e alivio na dor física e emocional. Em certa ocasião, uma adolescente de 17 anos, com câncer em progressão, sem chances de cura e na fase final de vida, faz um desenho de um buraco negro e começa a chorar compulsivamente. Quando perguntamos sobre a representação do desenho, emergem intensa angústia e o medo diante do desconhecido. O espaço psicoterápico permitiu que seus questionamentos e reflexões sobre a existência de vida após a morte fossem expressos e elaborados. O desenho permitiu a projeção de suas angústias de aniquilamento do *self* e a percepção de sua finitude. O terapeuta em atitude de continência favoreceu a busca de sentido e a encontrar palavras que pudessem nomear o vazio e a escuridão da morte. Foi possível trazer à luz suas concepções sobre a vida e a morte, preservaram-se as fantasias de imortalidade por meio de suas crenças religiosas diminuindo, assim, o medo de desaparecer para sempre e perder todas as pessoas significativas.

Como relata Neto, "a escuta é nosso instrumento privilegiado de acesso às necessidades do sujeito que adoece. Sensíveis à dor do outro podemos nos deixar tocar pelo pedido de ajuda e permitir que ele produza afetos em nosso corpo desdobrando-se em ação terapêutica. Assim, aparece no lugar do doente um ser humano que, do fundo da sua dor, faz nascer ao seu redor a mais pura solidariedade possibilitando a instrumentação e transmutação da sua dor e da sua impotência em fontes de aprendizagem e conhecimento".[27]

Parte 1 – Aspectos Gerais

A comunicação no processo do morrer e da terminalidade

> "A criança tem direito a uma morte digna, cercada pelas pessoas amadas, pelos seus brinquedos e objetos pessoais; a preservar a esperança e ter apoio espiritual de acordo com sua fé."
>
> (Lisbeth Quesada Tristán)

O surgimento de uma doença crônica grave na infância e adolescência traz uma desorganização no modo de funcionamento familiar, afetando as dimensões sociais, físicas, emocionais e espirituais. A maneira subjetiva de cada um ver, interpretar, significar e vivenciar a situação de doença determinará reações emocionais, mudanças na dinâmica existencial, nas crenças pessoais e na qualidade de vida de todos os membros da família. Durante toda a trajetória de tratamento até a cura ou morte da criança, a família passa por diferentes fases que oscilam entre choque, revolta, negação, depressão, enfrentamento, assimilação e aceitação.

As dúvidas vão surgindo durante todo o processo de tratamento, principalmente na fase de progressão da doença, quando o paciente se torna não responsivo às propostas terapêuticas de cura e a transição para os cuidados paliativos propriamente ditos faz-se necessária. Essas dúvidas estão relacionadas ao medo da dor, das perdas de funções cognitivas e fisiológicas, da independência, da autonomia, da imagem corporal, das inter-relações sociais, medo de tudo ter sido em vão e medo da ameaça de morte.

Sentimentos ambivalentes coexistem sendo que a esperança, a fé e o amor tornam-se o elemento essencial de suporte para o enfrentamento de todas as adversidades durante a trajetória na unidade pediátrica. Diante de todas as incertezas e vulnerabilidades desta fase final de vida, a primazia do cuidado deve estar centrada no manejo adequado de todas as informações e no estabelecimento de uma boa relação dos profissionais de saúde, pais e paciente.

Bluebond afirma que as crianças e adolescentes vão tomando conhecimento gradualmente da doença, do tratamento, dos efeitos colaterais, de complicações clínicas, pioras, possibilidades e impossibilidades de cura e os esclarecimentos devem ser dados à medida que as crianças perguntam.[28] Percebem a gravidade da doença, mas a morte sempre está distante e normalmente conseguem identificar nos amigos a progressão de doença, mas não em si próprios. A tomada de consciência de sua própria morte só ocorre quando se torna impossível negar pelas manifestações de piora do quadro clínico e sensação de desconforto e dor. Nesse momento tomam consciência da inexorabilidade do processo total de adoecer e morrer e começa um longo e difícil contato com a percepção de sua própria morte.

Vários autores realizaram estudos com crianças na fase paliativa e de final de vida e identificaram que a criança sabe que vai morrer, tem conhecimento de sua morte próxima, mas nem sempre fala abertamente sobre ela. Utiliza linguagem não verbal ou corporal, com retraimento, angústia, introversão, choros e atitudes de raiva e agressão. Toda criança e adolescente quer muito viver. É uma fase de descobertas, amores, aprendizados e tantos mistérios a desvendar. Não é fácil dizer adeus a tudo e a todos que amamos na vida. É por isso que a criança reluta, briga, luta dias e dias para que a morte não chegue. Depois de muito lutar, pais e pacientes, quando o sofrimento se torna insuportável, a morte é bem-vinda sendo a hora de dizer adeus.[29-32]

Inicia-se um processo de desligamento de pessoas mais distantes, preservando vínculos com pessoas próximas. Os desapegos são necessários como parte do processo de luto antecipatório. Tem de fazer o ritual de despedida de tudo que lhe é importante e significativo. Sabe que a morte

Comunicação de Más Notícias para a Criança e o Adolescente

é pessoal, única e intransferível. Preserva até o final a relação com a mãe, regredindo para posição fetal que lhe oferece a segurança e a completude da relação simbiótica inicial.

Na maioria das vezes, os pais e crianças têm muita dificuldade em conversar abertamente sobre as questões relacionadas à morte, pois acreditam que falar sobre isso pode trazer maior sofrimento a todos. Na tentativa de proteger uns aos outros permanecem sozinhos, isolados, e a desesperança toma conta. Como diz Rubem Alves, quando as pessoas não falam sobre a morte, acabam se esquecendo de viver a vida.[33] Perde-se a oportunidade de compartilhar as vivências, expressar os sentimentos e buscar, junto com a equipe e com o grupo familiar, os recursos de enfrentamento e de elaboração do luto.

Em relação à equipe de saúde, as questões relacionadas ao fim da vida são muito mais polêmicas e a maioria dos profissionais tem dificuldade em falar com a criança a respeito e responder às suas questões. Esses profissionais não sabem o que dizer e temem chorar diante da criança. Muitas vezes, mantêm um fio de esperança dizendo que estão cuidando dela com todos os recursos de que dispõem e que continuam à procura de novas possibilidades terapêuticas. Esse desejo é de todos e alimenta o sonho enquanto a vida pulsa. É uma doce e necessária ilusão para conter a angústia catastrófica diante da realidade da morte.

Em relação aos pais, os profissionais conversam abertamente sobre a possibilidade de morte da criança desde o momento que falam da impossibilidade de recursos terapêuticos de cura. Oferecem apoio e se comprometem com o cuidado até o final de vida, proporcionando conforto, alívio à dor e ao sofrimento psíquico e espiritual. Dependendo da crença religiosa, valores, contexto social, econômico e cultural dos pais, estes permitirão e desejarão conversar sobre a morte com a criança ou cercearão toda e qualquer informação relacionada à morte e ao processo de morrer.

A comunicação, na fase de progressão da doença e terminalidade, é, portanto, uma das situações mais difíceis para os médicos que se defrontam com a finitude de seu paciente. Torres estabelece alguns princípios norteadores que podem ajudar o médico e a equipe cuidadora a falar de morte com a criança:[35]

- Estar aberto e receptivo à comunicação.
- Comunicar de modo simples, direto e objetivo, usando a própria linguagem da criança.
- Permitir que a criança faça suas próprias indagações acerca da morte, sendo sempre franco e honesto nas respostas.
- Evitar relacionar doença-hospital-morte, pois intensifica o medo da morte.
- Compartilhar a fé é importante, quando se crê.
- Acariciar e abraçar são tão importantes quanto ouvir, aceitar, ser honesto e compartilhar.

Deve garantir o conforto e alívio do sofrimento físico, emocional e espiritual, controle adequado dos sintomas e avaliar as redes de apoio social e religioso, para suporte neste momento doloroso.

Considerações finais

"Mais tarde aprendi os limites da palavra. Alguns pensam que os seus argumentos, por sua clareza e lógica, são capazes de convencer. Levou tempo para que eu compreendesse que o que convence não é a "letra" do que falamos; é a música que se ouve nos interstícios de nossa fala. A razão só entende a letra. Mas a alma só ouve a música. O segredo da comunicação é a poesia. Porque a poesia é precisamente isso: o uso das palavras para produzir música."

(Rubem Alves)

Parte 1 – Aspectos Gerais

O processo de comunicação envolve, não apenas a transmissão de informações, mas também o auxílio para sua assimilação e elaboração. Deve ser dada com afeto, utilizar a linguagem do coração para atingir a alma, ter uma compreensão das dificuldades emocionais e necessidades de cada membro da família, respeitar o direito de saber ou não a verdade em determinado momento, considerar crenças, valores, condição socioeconômica, cultura, conhecimentos e estar constantemente aberto às dúvidas e questionamentos que surgem durante todo o percurso no ambulatório ou no hospital.

A comunicação de más notícias para pais, crianças e adolescentes portadores de doenças ameaçadoras à vida inicia-se no momento da transmissão do diagnóstico e continua nas diferentes etapas do tratamento, o que permite a assimilação, a integração e a sintetização das informações de maneira gradual e de acordo com a estrutura de personalidade de cada indivíduo, sua dinâmica familiar e sua rede de apoio social.

As reações das crianças e dos adolescentes diante da doença e tratamento dependem da idade no momento do diagnóstico, do estágio de desenvolvimento, do grau de severidade da doença, dos efeitos colaterais, das limitações e do significado de adoecer na sua vida. A dificuldade na relação interpessoal com o médico ou equipe cuidadora pode interferir na adaptação e aceitação da nova realidade.

As informações devem ser dadas respeitando-se sempre o nível de desenvolvimento da criança e de sua capacidade de compreender o que está sendo dito e de tomar decisões conjuntas com a equipe e seus familiares, a respeito de seu tratamento. A entrevista com a criança ou com o adolescente deve ser planejada cuidadosamente, levar em consideração a representação que o sujeito tem de sua doença e respeitar o desejo de ser informado ou não. Sabemos que as informações corretas a respeito da condição clínica devem ser dadas, mas deve-se saber exatamente o momento que esta informação poderá ser transmitida, de modo que o paciente tenha condições emocionais de ouvir e compreender. A verdade sendo dita de maneira suportável permitirá o fortalecimento da relação equipe de saúde-pais-paciente, estimular a colaboração, o enfrentamento da realidade e a participação nas decisões relacionadas à vida da criança ou do adolescente.

Somente no contexto do grupo multiprofissional ou transdisciplinar é possível uma comunicação efetiva em cuidados paliativos em pediatria e que atenda as múltiplas demandas e necessidades dos bebês, das crianças e dos adolescentes que, precocemente em suas vidas, percebem sua vulnerabilidade e se defrontam com a ameaça real de morte.

Para que o médico e equipe cuidadora possam lidar adequadamente com todas as adversidades da clínica da criança e do adolescente em situações difíceis e com risco de morte, necessitam de treinamento de habilidades de comunicação de más notícias para que a relação possa ser terapêutica, promovendo um vínculo de confiança e ajuda aos pais e filhos no processo de curar ou morrer.

Acompanhar o final de vida de crianças e adolescentes é uma árdua tarefa e poucos profissionais são capazes de conversar abertamente com eles sobre a morte e o morrer. É preciso escutar esses pacientes em toda sua singularidade histórica, vivencial e cultural, pois eles só necessitam de alguém que os compreendam, ame-os e que ouçam suas vozes, suas metáforas, suas linguagens plenas de significação e sentidos. E, ainda, que lhes deem afeto, que segure as suas mãos, que não os deixem sozinhos, desamparados diante da escuridão da morte, mas que ofereça o conforto, alívio ao sofrimento e o amparo necessário nessa difícil hora da separação e despedida. Tal como os guias que ajudam os peregrinos em longas jornadas na vida, que possamos ajudá-los na travessia para a outra margem do rio, amparados pelo amor materno e fraterno.

Nossa tarefa não termina com a morte da criança, mas deve continuar com pais e irmãos, dando apoio, conforto e ajudando-os no ritual de despedida e elaboração do luto para que a re-

Comunicação de Más Notícias para a Criança e o Adolescente

tomada da vida após a perda não seja uma dor eternamente revivida, mas que os bons momentos compartilhados possam fazer ressonâncias internas que tragam aprendizados e os impulsionem para a vida.

> "Temos uma capacidade quase infinita de suportar a dor, desde que haja esperança. Diz-se que a esperança é a última que morre. Mas o certo seria dizer: a penúltima. Há uma morte que acontece antes da morte. Quando se conclui que não há mais razão para viver. Quando morrem as razões para viver, entram em cena as razões para morrer."
>
> (Rubem Alves)

Referências bibliográficas

1. Brasil. Lei nº 8.069, de 13 de julho de 1990. Estatuto da Criança e do Adolescente. Diário Oficial da União 16 jul 1990; 1:13563. [acesso em 01 Fev 2018]. Disponível em: http://www.planalto.gov.br/ccivil_03/LEIS/L8069.htm.
2. Tristán LQ. Derechos del niñö(a) con enfermedad terminal. Fundación pro Unidad de Cuidado Paliativo. Costa Rica. [acesso em: 5 abr 2016].Disponível em: http://www.cuidadopaliativo.org/rights-of-the-sick-child.
3. Masera G, Spinetta JJ, Jankovic M, Ablin AR, D'Angio GJ, Van Dongen-Melman J, et al. Guidelines for assistance to terminally ill children with cancer: A report of the SIOP Working Committee on Psychosocial Issues in Pediatric Oncology. Med Pediatr Oncol. 1999 Jan;32(1): 44-8.
4. Spinetta JJ, Masera G, Jankovic M, Oppenheim D, Martins AG, SIOP Working Committee on psychosocial issues in pediatric oncology, et al..Valid informed consent and participative decision-making in children with cancer and their parents. Med Pediatr Oncol. 2003 Apr;40(4):244-6.
5. Jankovic M, Loiacono NB, Spinetta JJ, Riva L, Conter V, Masera G. Telling young children with leukemia their diagnosis: The flower garden analogy. Pediatr Hematol Oncol. 1994 Jan-Feb;11(1):75-81.
6. Baile WF, Buckman R, Lenzi R, Glober G, Beale EA, Kudelka AP. SPIKES-A six-step protocol for delivering bad news: application to the patient with cancer. Oncologist. 2000;5(4):302-11.
7. Brasil, Instituto Nacional de Câncer. Coordenação Geral de Gestão Assistencial. Coordenação de Educação. Comunicação de notícias difíceis: compartilhando desafios na atenção à saúde/Instituto Nacional de Câncer. Coordenação Geral de Gestão Assistencial. Coordenação de Educação.– Rio de Janeiro: INCA, 2010.
8. Masera G, Chesler MA, Jankovic M, Ablin AR, Ben Arush MW, Breatnach F, et al. SIOP Working Committee on Psychosocial Issues in Pediatric Oncology: Guidelines for communication of the diagnosis. Med Pediatr Oncol.1997 May; 28(5):382-5.
9. International Children's Palliative Care Network – ICPCN. Master class on children's palliative care; 2012 mar 19-22; São Paulo, Brasil,
10. Pedrosa A, Pedrosa F, Pedrosa TF, Pedrosa SF. Comunicação do diagnóstico do Câncer Infantil. In: Perina EM, Nucci NAG (org). As dimensões do cuidar em psiconcologia pediátrica. Campinas: Editora Livro Pleno; 2005. p. 51–61.
11. Silva MJP, Araújo MMT. Comunicação em cuidados paliativos. In: Carvalho RT; Parsons HA (org). Manual de Cuidados Paliativos ANCP – Ampliado e atualizado. 2 ed. Santo André: Solo Editoração e Design Gráfico; 2012. p. 75-85.
12. Silva MJP. Comunicação com pacientes fora de possibilidades terapêuticas: reflexões. Mundo Saúde. 2003;27(1):64-70.
13. Carvalho MVB. Arte de cuidar da criança e do adolescente com câncer: uma relação necessária da enfermagem. In: Perina EM, Nucci NAG (org). As dimensões do cuidar em psico-oncologia pediátrica: desafios e descobertas. Campinas: Editora Livro Pleno; 2005. p. 29-49.
14. Perina EM, Faria RS. The study of the communication process of the diagnosis in the differents phases of the treatment. In: Anais do 6th World Congress of Psycho-oncology Congress, 2001; Banff, Canada: International Psycho-Oncology Society.
15. Muñoz Sastre MT, Sorum PC, Mullet E. Lay people's and health professionals' views about breaking bad news to children. Child: Care Health Dev. 2014 Jan;40(1):106-14.
16. Bortoletti FF (org). Psicologia na prática obstétrica. São Paulo: Manole; 2007.

Parte 1 – Aspectos Gerais

17. Oliveira K, Veronez M, Higarashi IH, Corrêa DAM. Vivências de familiares no processo de nascimento e internação de seus filhos em UTI neonatal. Esc. Anna Nery. 2013 Jan-Mar;17(1):46-53.
18. BRASIL. MINISTÉRIO DA SAÚDE. Secretária de Atenção à Saúde. Departamento de Ações Programáticas Estratégicas. Atenção Humanizada no recém-nascido de baixo peso: método canguru: manual técnico. 2. ed. Brasília: Editora do Ministério da Saúde; 2013.
19. Moreira MEL (org). Quando a vida começa diferente: o bebê e sua família na UTI neonatal. Rio de Janeiro: Editora Fiocruz; 2003.
20. Souza JL. Cuidados Paliativos em Neonatologia. In: Moritz RD. Conflitos Bioéticos do viver e do morrer. Brasília: CFM; 2011.
21. Moreira MEL, Bomfim OL, llerena Jr JC. Esperando um bebê de risco. In: Braga NA, Morsch DS (org). Quando a vida começa diferente: o bebê e sua família na UTI neonatal. Rio de Janeiro: Editora Fiocruz; 2006. p.15-22.
22. Kebber LM, Ferreira CB, Rossi L. Profissionais de saúde na assistência a pacientes fora de possibilidades terapêuticas. Psicol Argum. 2004;2(38):55-63.
23. Rosenzvaig AMV. Conversa de UTI: grupo de pais num serviço de UTI neonatal. J. Psicanal. 2010;43(79):163-9.
24. Souza JL; Costa SMM, Salcedo EAC, Camy LFS, Carvalho FL, Duarte C, et al. A família, a morte e a equipe: acolhimento no cuidado com a criança. In: Santos FS (org). Cuidados paliativos: discutindo a vida, a morte e o morrer. São Paulo: Atheneu; 2009. p.145-164.
25. Marba STM, Costa SMM, Souza JL, Bianchi MO. Cuidado paliativo em neonatologia. In: Marba STM, Mezzacappa Filho F. Manual de Neonatologia Unicamp. 2 Ed. Rio de Janeiro: Revinter. 2009. Pag 425-9.
26. Piaget J. Psicologia e epistemologia: por uma teoria do conhecimento. Trad. Agnes Cretella. Rio de Janeiro: Forense Universitária; 1973.
27. Neto H. Apresentação. In: Muylaert MA. Corpoafecto: O psicólogo no hospital geral. 2. ed. São Paulo: Editora Escuta; 2000.
28. Bluebond LM. The private worlds of dying children. New Jersey: Princeton University Press; 1978.
29. Raimbault G. A criança e a morte. Rio de Janeiro: Francisco Alves, 1979.
30. Aberastury A. La percepción de la muerte en los niños y otros escritos. Buenos Aires: Lombardi de Kargieman; 1978. p.163-77.
31. Perina EM. Estudo clínico das relações interpessoais da criança com câncer nas fases finais. São Paulo. Dissertação [Mestrado] – Instituto de Psicologia da Universidade de São Paulo; 1992.
32. Flores RJ. A utilidade do procedimento de desenho – estórias na apreensão de conteúdos emocionais em crianças terminais hospitalizadas. Campinas. Dissertação [Mestrado] – Instituto de Psicologia da Pontifícia Católica de Campinas; 1984.
33. Alves R. O medo da sementinha. 18. ed. São Paulo: Paulus; 2011.
34. Torres WC. A criança diante da morte: desafios. São Paulo: Casa do Psicólogo; 1999.

CAPÍTULO 6

Suporte para Pacientes e Famílias nas Últimas Horas de Vida

- Nely Aparecida Guernelli Nucci

> "A vida, senhor Visconde, é um pisca-pisca. A gente nasce, isto é, começa a piscar. Quem para de piscar chegou ao fim, morreu. Piscar é abrir e fechar os olhos – viver é isso. É um dorme e acorda, dorme e acorda, até que dorme e não acorda mais [...]"
>
> (Monteiro Lobato, em *Memórias de Emília*,1936)

A partir de 1980, quando os cuidados paliativos tiveram início no Brasil, essa atuação na área da saúde pública e privada passou a caminhar e a crescer significativamente, acompanhando a tendência internacional de avanço na assistência aos pacientes portadores de doenças graves, progressivas e incuráveis que possam evoluir para a morte.

Estudos científicos têm sido desenvolvidos, colaborando no aprofundamento reflexivo sobre o tema e profissionais de diversas disciplinas se mostram interessados, capacitando-se para uma assistência interdisciplinar qualificada objetivando cuidar dignamente desses pacientes e de seus familiares.

Apesar de todo esse esforço, ainda há muito a se fazer na superação de barreiras e dificuldades para que esse cuidado seja adequado e alcance a todos que dele precisam.

Sem focar o fim e a morte, os cuidados paliativos vieram inserir a visão extremamente necessária de se pensar na vida, enquanto houver, abordando a promoção de sua qualidade, acima da quantidade, buscando prevenir e aliviar o sofrimento de indivíduos e de suas famílias diante de doenças que possam evoluir para a finitude.

Em 1990, a Organização Mundial de Saúde (OMS) conceituou cuidados paliativos como o cuidado ativo e total de pacientes cuja doença não responde mais ao tratamento curativo, sendo prioritário o controle da dor e de outros sintomas e problemas de ordem psicológica, social e espiritual, tendo como objetivo proporcionar a melhor qualidade de vida para pacientes e sua família.[1]

Baseados em princípios publicados pela mesma OMS, em 1986, e reafirmados em 2002, esses cuidados são norteados pelo diagnóstico de uma doença crônica e/ou grave, não se tomando

Parte 1 – Aspectos Gerais

como o mais relevante a impossibilidade da cura, mas a possibilidade do cuidar na dimensão mais ampla, integrando o aspecto físico, cultural, o contexto social, emocional e espiritual:[1]
1. Promover o alívio da dor e outros sintomas desagradáveis;
2. Afirmar a vida e considerar a morte como um processo normal da vida;
3. Não acelerar nem adiar a morte;
4. Integrar os aspectos psicológicos e espirituais no cuidado ao paciente;
5. Oferecer um sistema de suporte que possibilite o paciente viver tão ativamente quanto possível, até o momento da sua morte;
6. Oferecer sistema de suporte para auxiliar os familiares durante a doença do paciente e a enfrentar o luto;
7. Abordagem multiprofissional para focar as necessidades dos pacientes e seus familiares, incluindo acompanhamento no luto;
8. Melhorar a qualidade de vida e influenciar positivamente o curso da doença;
9. Deve ser iniciado o mais precocemente possível.

Considerando esses mesmos princípios, os cuidados paliativos em pediatria devem centrar-se na importância da dignidade da criança/adolescente doente e vulnerável, aceitando a morte como uma etapa natural da vida que deve ser vivida intensamente e com dignidade até ao fim.

A Academia Americana de Pediatria propõe um cuidado integral, baseado em cinco princípios e norteados pelos mesmos princípios dos cuidados paliativos do paciente adulto, com as necessárias adaptações à faixa etária atendida:[2]
1. Respeito à dignidade dos pacientes e de suas famílias;
2. Acesso a serviços competentes e sensíveis;
3. Suporte para os cuidadores;
4. Melhora do suporte profissional e social para os cuidados paliativos pediátricos;
5. Progresso contínuo dos cuidados paliativos pediátricos por meio da pesquisa e da educação.

As preocupações de intervenção em cuidados paliativos são constantes, pois a data e o tempo precisos da morte são difíceis de prever. O paciente pode ficar anos, meses ou dias sob esses cuidados.

Essa imprevisibilidade pode trazer, no caso de um cuidado paliativo por tempo prolongado, a possibilidade de acomodação à situação, facilitando a negação da finitude e a aceitação dos sintomas como "normais". Nesses casos, muitas vezes, não acontece a preparação para a chegada da morte e esta é entendida como inesperada. Em outras ocasiões, as dores físicas e os incômodos são tão intensos, que a morte é desejada e esperada com ansiedade.

Levando em conta todas as possibilidades singulares e particulares da situação, os cuidados paliativos representam a atenção, o suporte integral e o zelo pelo bem-estar do paciente e seus familiares, numa caminhada compartilhada em direção ao fim, às últimas horas de uma vida.

De acordo com Cicely Saunders, precursora do Movimento Hospice Moderno, "os cuidados paliativos não devem ser uma alternativa de tratamento, mas uma parte complementar e vital do cuidado ao paciente".[3]

Assim entendendo, o tratamento curativo e a abordagem paliativa podem ocorrer de maneira simultânea. Conforme a doença progride e o tratamento curativo perde o poder de oferecer um controle razoável sobre ela, os cuidados paliativos crescem em significado, surgindo como uma necessidade absoluta na fase em que a impossibilidade de cura se torna uma realidade, sem reversão.

Podemos representar essa relação na **Figura 6.1**, a seguir.

Na fase final da vida, o processo de morte tende a se desencadear de modo rápido e irreversível e os cuidados paliativos se tornam imprescindíveis e complexos, tornando-se extremamente

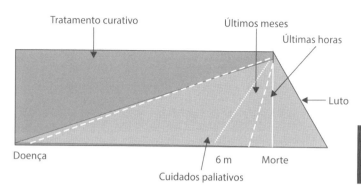

Figura 6.1: Evolução dos cuidados paliativos e sua relação com o tratamento curativo.[3]

importante a atuação conjunta de uma equipe de profissionais treinados de modo adequado no controle das causas de sofrimento para os pacientes, como também no suporte aos familiares, utilizando estratégias e técnicas de comunicação.

Vale salientar que, apesar do crescente número de estudos sobre cuidados paliativos, pouco se tem refletido sobre a fase final desse percurso: as últimas horas de vida, momentos de despedida, da confirmação e ratificação da existência inexorável da morte, bem como de suas repercussões na estrutura e organização familiar, chamando a atenção para a necessidade de um suporte integral e adequado.

Não existe, na literatura, uma conceituação exata sobre o início das "últimas horas". O Manual de Cuidados Paliativos (ANCP) define cuidados paliativos das últimas horas como "o conjunto de condutas e cuidados com o paciente que se encontra em rápido declínio funcional, por causa irreversível, nos seus momentos finais. O objetivo que devemos ter nesta fase é promover o controle dos sintomas de modo completo, prevenir os agravos das últimas horas de vida, suavizar a agonia final, além de evitar tratamentos que possam ser considerados fúteis nesta fase".[4]

Como o tempo de vida do paciente com doença avançada é limitado, cada hora é proporcionalmente mais significante.

Não se pode admitir que o paciente venha a morrer sem ter tido um adequado alívio de seus sintomas. Muitas vezes, a falta do controle de sintomas desagradáveis, dolorosos, pode repousar na falha em utilizar corretamente a terapêutica farmacológica. Uma explicação positiva e clara ao paciente e seus familiares sobre o alívio dos sintomas ao final da vida é de extrema importância, principalmente ao se utilizar o recurso da sedação. Nesse caso, o cuidado da equipe deve envolver a certeza da indicação dessa terapêutica, bem como a preparação emocional do paciente e de seus familiares para essa conduta.

Em situações de dor extrema, o carinho e o afeto proporcionam segurança e conforto nesse momento de crise. A família, nessas situações, serve como aliada ao tratamento tradicional. No atendimento às crianças, a equipe, além da utilização de medicações para analgesia, pode lançar mão de alguns artifícios para diminuir o estresse vivenciado pelo paciente que sente dor, com a criação de espaços dedicados à sua valorização como ser social que brinca, aprende, e permanece em desenvolvimento apesar de sua doença. Essa terapia aliada ao protocolo de analgesia tem trazido resultados positivos.[5]

De qualquer maneira, as últimas horas de vida são momentos complexos, trazendo uma mistura de sentimentos e emoções que afetam não apenas o paciente, mas seu entorno, familiar e social, bem como a equipe de cuidadores profissionais, conforme o significado que cada um dos envolvidos atribui à morte.

Parte 1 – Aspectos Gerais

Ao longo do tempo, a morte foi deixando de ser um fenômeno natural, aceita e respeitada, partilhada e compartilhada emocionalmente, acontecendo com simplicidade na companhia de amigos e familiares.

Vivenciamos a necessidade de refletir particularmente sobre a visão que introjetamos ao longo da vida a respeito de seu fim e a necessidade de reverter os significados que, na área da saúde, comumente lhe são atribuídos: fracasso; impotência; limitação científica e tecnológica; os quais, pouco a pouco, foram se solidificando numa cultura de ocultamento e negação.

Para reforçar essa tendência, a ciência e a tecnologia, em um duelo de poder, não medem esforços numa luta contínua e crescente contra a morte, fortalecendo recursos na tentativa de controlá-la e heroicamente dominá-la.

Profissionais de saúde, familiares e até os próprios pacientes, muitas vezes, nos revelam sentimentos de vergonha e raiva trazidos pela incapacidade, impotência e fragilidade diante da morte, levando à convicção da obrigação de empregar todos os meios disponíveis para afastá-la e prolongar a vida.

Segundo Kovács, "esse dilema é vivenciado pelo ser humano a partir do século XX, mantendo com a morte uma relação distante, inconscientemente pretendendo se esquivar dela, considerando-a vergonhosa, um fracasso que deve ser ocultado. Isso se reflete, sobretudo, durante a formação acadêmica (dos profissionais da saúde), quando aprendemos que devemos lutar pela vida, que uma vida perdida representa uma derrota".[6]

Se entender a morte com naturalidade foi se tornando um desafio, mais ainda é lidar com a morte de uma criança ou adolescente, acontecimento que foge à lógica natural da vida.

"A morte de uma criança tem efeitos mais devastadores sobre a família do que antes. O luto dos pais é frequentemente misturado com raiva e culpa, bem como a sensação de terem sido injustiçados ou de autorreprovação por sua inabilidade em impedir a morte".[7]

Proteção, educação, continuidade existencial e até a segurança de poderem ser cuidados na velhice, são significados parentais atribuídos aos filhos e essa ruptura abrupta traz, como citado, sentimentos de frustração, culpa e insegurança frente à vida.

Por ser considerada fora de tempo, uma monstruosidade que vai contra a ordem natural das coisas, a morte de uma criança provoca um luto familiar e social que costuma tomar proporções de sofrimento muito intensas porque afeta as dimensões emocionais na constatação de que "a morte existe para todos", escancarando sua universalidade e irreversibilidade.

Atinge os pais, os quais parecem perder um pedaço de si mesmos, irmãos, tios, avós, padrinhos, agregados, amigos íntimos, enfim a possibilidade quase infinita de "famílias".

Assim, desde o diagnóstico, uma doença crônica ou grave que traga a possibilidade da morte abala emocionalmente, não só o paciente, mas seus pais e familiares numa vivência de angústia, ansiedade, luto antecipatório e incertezas.

Nessa caminhada, o cuidado ao paciente requer uma ampla reflexão e comprometimento com sua dinâmica existencial, sua história, seu passado, experiências e necessidades, envolvendo o estabelecimento de um relacionamento interpessoal e humanizado que inclui seus familiares.[8]

Segundo Franco, "a unidade de cuidados paciente-família se coloca como uma e específica ao mesmo tempo. A célula de identidade do ser humano é a família, respeitadas todas as condições que fazem dela um universo cultural próprio, muitas vezes distante ou até mesmo alheio ao universo cultural dos profissionais da saúde".[9]

Além dessa consideração, a autora lembra aos cuidadores profissionais da saúde, que a família, tanto a biológica como a adquirida (amigos, companheiros, entre outros), pode e deve ser parceira e colaboradora. "Essas pessoas conhecem melhor do que nós o paciente, suas ne-

Suporte para Pacientes e Famílias nas Últimas Horas de Vida

cessidades, suas peculiaridades, seus desejos e angústias, muitas vezes não verbalizados pelo próprio paciente. Do mesmo modo, essas pessoas também sofrem e seu sofrimento deve ser acolhido e paliado".[9]

Algumas vezes, enquanto profissionais da saúde, encontramos situações em que apenas o conhecimento de um diagnóstico e dos diferentes processos de tratamentos, parece não ser suficiente para a viabilização de um eficiente cuidado. A apropriação dos valores, crenças e necessidades familiares, por meio de uma escuta respeitosa e atenta podem facilitar a compreensão de alguns danos ou queixas que muitas vezes não são bem assimilados pela equipe. A aproximação ao contexto familiar e social da pessoa leva a equipe profissional a um pertencimento e corresponsabilização, favorecendo a autonomia e a interlocução que permitirão a construção de um cuidado compartilhado e comprometido. Cuidar do indivíduo é, sem dúvida, acolher sua família, respeitando-a em suas crenças e seus valores.

Elsen afirma que o conjunto de valores, conhecimentos, práticas e crenças é a principal estrutura que sustenta as ações da família na promoção da saúde de seus membros, na prevenção e no próprio tratamento da doença. Entende que a família é um sistema de saúde para seus membros e é nesse sistema que ocorre todo o processo de cuidado, no qual a família toma as iniciativas necessárias frente às situações de doença, supervisiona, avalia, busca ajuda.[10]

Nessa compreensão, uma equipe de cuidados paliativos, competente e sensível, cuida além dos sintomas físicos, atendendo eficazmente as necessidades emocionais, sociais e existenciais da criança/adolescente em fase final de vida e dos seus pais/familiares, ajudando-os a conseguir viver com toda integridade e dignidade esses momentos tão complexos.

A psicologia, como núcleo de formação e capacitação profissional se insere no campo de atuação em cuidados paliativos como parte de uma equipe interdisciplinar objetivando a integralidade no cuidado, definida como "a atenção ampliada às necessidades do indivíduo e à valorização do cuidado".[11]

Sua atuação, tendo como foco a atenção ao paciente, família e equipe, deve ser estruturada em intervenções que contemplem a escuta empática, o aconselhamento e o suporte psicoterapêutico sem se prender rigidamente aos recursos físicos e tecnológicos, muitas vezes inacessíveis, ou pela falta de privacidade no ambiente. Sem considerar esses impedimentos como insuperáveis, o profissional deve se estimular a fazer uma releitura teórica de sua profissão, identificando o seu objeto de estudo e intervenção, reconhecendo epistemologicamente como situar sua prática, criando outros dispositivos em seu trabalho, adequados à situação que se apresenta, bem como participando do compartilhamento efetivo de saberes com os demais profissionais da equipe. É nessa articulação teórico-prática que a psicologia se identifica dentro da equipe de cuidados paliativos.

Essa proposição parte da consideração de que o cuidado paliativo eficaz e resolutivo não depende apenas dos recursos tecnológicos e científicos cada vez mais desenvolvidos, mas está extremamente ligado à postura dos profissionais e na capacidade deles em interagir com o paciente e seus familiares, buscando-se uma assistência baseada na formação e no fortalecimento de vínculos entre as pessoas envolvidas, dependentes da abertura e disponibilidade para essa construção baseada na confiança, na sensibilidade e no comprometimento.

As últimas horas da criança podem ser vividas e a morte ocorrer em diferentes locais: hospital; ambulatório; *hospice*; domicílio. Em todos eles a presença da psicologia abre espaços de escuta e interlocução envolvendo a assistência aos agentes envolvidos e favorecendo a comunicação entre eles:

- O paciente pediátrico, um ser único e individual, com sentimentos, desejos e expectativas que, nestes últimos momentos de vida, pode ter dificuldade em expressar;

Parte 1 – Aspectos Gerais

- A família que, como unidade funcional, também revela dinâmica e valores próprios, sendo um centro gerador de decisões de difícil resolução, exigidas pela situação vivenciada;
- Uma equipe potencialmente compartilhando e vivenciando o estresse da iminente perda, e cada profissional reagindo à sua maneira, dependente de circunstâncias pessoais.

Muitos estudos sugerem que a maioria das crianças gostaria de morrer em casa, no seu espaço, rodeada da família e amigos.[12]

No entanto, habitualmente, isso não acontece por várias razões: condições inadequadas em casa para manter uma criança em fase final de vida; a natureza da doença, frequentemente progressiva e associada a muitos sintomas difíceis de controlar, com a necessidade de internação para se alcançar o bem-estar da criança; o impacto psicológico nos pais, irmãos e outros membros da família pela situação iminente de morte.

Para superação desses obstáculos, em nosso país, o Ministério da Saúde definiu a Atenção Domiciliar no âmbito do Sistema Único de Saúde (SUS) incluindo os cuidados paliativos mediante a Portaria nº 963, de 27/maio/2013.[13] Porém, uma rede ainda insuficiente para atender a demanda que se apresenta.

Diante da impossibilidade da morte ocorrer em casa, se a criança tiver de passar seus últimos dias no hospital, ao lado de seus pais e de sua família, todos os esforços devem ser feitos pela equipe para oferecer um ambiente acolhedor, calmo e confortável para que a criança e seus familiares se sintam protegidos, seguros e rodeados de tranquilidade. A família deve ter a oportunidade de realizar rituais religiosos ou culturais antes e após a morte da criança para que possam ser confortados espiritualmente.

O suporte psicológico nas últimas horas de vida, e as possíveis intervenções, devem ter como princípios básicos:

- Inserção precoce: de preferência ser uma assistência psicológica inserida desde o início do diagnóstico, tratamento da doença ou dos cuidados paliativos, representando a continuidade de um vínculo já estabelecido, facilitando a confiança e respeito entre profissional, paciente, seus pais e familiares;
- Oferecimento de um espaço de interlocução e autenticidade que possibilite a expressão de sentimentos, emoções e desejos;
- Escuta compreensiva e atenta levando em conta a individualidade e as particularidades de todos os envolvidos – paciente, família e equipe, considerando-se que compreender profundamente significa ouvir o silêncio que procura se romper e se esconde em cada fala, validando e legitimando o sentido que o outro atribui à sua vivência.[14] A empatia, aqui entendida como "sentir com", é a ausência de julgamento das experiências vivenciadas pelo outro, compartilhando as emoções percebidas com respostas emocionais congruentes, repercutindo em atitudes humanizadas que possibilitam ao outro se sentir acolhido.[15]
- Oferecimento de um espaço de interlocução e autenticidade que possibilite a expressão de sentimentos, emoções e desejos;
- Atuação preventiva para que o luto dos que ficam seja vivenciado de modo tranquilo, sem sentimentos intensos de culpa, fracasso, vergonha, que possam complicar sua elaboração.
- Considerar que o suporte psicológico não cessa com a morte do paciente, devendo permanecer no cuidado aos familiares que necessitam, ainda por algum tempo, manter os vínculos estabelecidos, trazendo conforto e segurança para a reconstrução da dinâmica existencial.
  E, em relação à equipe:
- Abrir espaço para discussão com a equipe favorecendo que, em grupo, possam compartilhar os sentimentos e emoções vivenciados durante o processo de cuidado e perda, facilitando a

Suporte para Pacientes e Famílias nas Últimas Horas de Vida

superação de possíveis conflitos e a continuidade da jornada profissional, no atendimento aos outros pacientes, suas famílias e a tantos outros que virão.

- Quanto mais se aproxima o momento da morte, mais se faz necessário superar o apego, em um tempo simbólico e não cronológico. O profissional está envolvido emocionalmente, mas não tem o "apego" que o familiar tem e deve ser respeitado. É preciso considerar que as últimas horas de vida representam o tempo para o adeus, para o perdão, para o desapego, intervindo e favorecendo de modo que estes possam acontecer;
- Entendimento de que compartilhar as últimas horas de vida de um ser humano é um privilégio que merece respeito e reconhecimento, envolvendo, além do conhecimento técnico, preparo pessoal dos profissionais.

A Despedida de Pérola* (Nome Fictício)

A manhã de verão estava bastante quente e nossa equipe de assistência domiciliar, composta naquele dia, pelo motorista, a pediatra, uma enfermeira, a fisioterapeuta e eu, psicóloga, dirigiu-se à casa de Pérola*.

As queixas do calor, tempo seco e falta de chuva, cansaço, pareciam driblar a verdadeira ansiedade que todos nós sentíamos: atender uma criança em cuidados paliativos e nas últimas horas de vida causava um mal-estar, uma perda anunciada e já sentida.

Após duas tentativas malsucedidas de transplante de medula óssea em razão de uma leucemia linfoide aguda (LLA), Pérola estava sendo atendida em cuidados paliativos.

Havia vivido 11 anos e não sabíamos, naquela manhã, que só lhe restavam mais 28 horas de vida. A pediatra e a enfermeira realizaram os cuidados necessários para seu bem-estar, a fisioterapeuta há algum tempo trabalhava com massagem, percebendo melhora na circulação, relaxamento da musculatura, produzindo sensação de conforto, aliviando a tensão. Saíram de seu quarto para orientações à sua mãe. Havíamos combinado que eu ficaria com elas, enquanto a equipe atenderia outros pacientes. No retorno me pegariam.

Sentei-me ao lado da cama de Pérola, como vinha fazendo há quase dez meses, pelo menos duas vezes por semana, desde que havia sido encaminhada para cuidados paliativos, apresentando sinais de importante progressão da doença, com prognóstico estimado em torno de 6 meses de vida. Há 1 mês, a visita de nossa equipe passou a ser diária, tendo em vista o rápido declínio funcional de Pérola, o que percebíamos como irreversível, e o prognóstico passando a ser estimado em dias.

No início desse acompanhamento, conversávamos sobre sua escola, seus amigos, colegas, brincadeiras. Falava com tristeza de suas perdas: passear de bicicleta, o brilho dos cabelos... "não gosto mais de tirar foto. Meu cabelo está horroroso!". Sobre as poucas expectativas: receber a visita de colegas, ganhar uma boneca no Natal... Contava repetidamente a viagem para conhecer o mar... "ainda bem que você insistiu com minha mãe para ela me levar. Adorei!". Ela desenhava muito, pintava com prazer e eu, para distraí-la, fazia as poucas dobraduras que sei.

Passei a trabalhar com relaxamento, favorecendo uma relativa ausência de ansiedade e tensão muscular. Ela manifestava prazer, aderindo a esse tipo de tratamento.

Sua mãe manifestava dificuldade em aceitar a perda de sua única filha. Com uma fala misturada com lágrimas, trazia questionamentos, expressando seu imenso sofrimento, medo, revolta, raiva, culpa, uma mistura de sentimentos.

Sua vida não estava sendo e não havia sido fácil. Mãe solteira, abandonada pelo parceiro, criava a menina sozinha, sem a ajuda do pai, o qual havia constituído uma nova família.

83

Quando Pérola adoeceu, sentiu-se na obrigação de comunicar a ele o que estava acontecendo. No início, ele não se preocupou, mas com o agravamento do quadro clínico passou a visitar a filha, o que exigiu a necessidade do redimensionamento das relações afetivas, a revisão de conflitos, potencializando a angústia e trazendo novos sofrimentos, passando o pai a receber, também, o suporte psicológico necessário para esse enfrentamento.

O que ajudou a mãe de Pérola, nessas circunstâncias, foi o apoio de nossa equipe de cuidados paliativos, oferecendo intervenções em três níveis:

1. Físico, preocupando-se com sintomas de dor, fadiga, agitação, náusea e outros que surgiam;
2. Psicossocial, através da psicologia e do serviço social, identificando os medos e preocupações da criança e de sua mãe, com oferta do devido apoio, que lhes preservasse a autonomia, facilitando uma comunicação de qualidade, identificando as expectativas e as vivências anteriores, bem como a necessidade de um suporte social e emocional;
3. Espiritual, favorecendo o respeito às crenças estabelecidas.

A espiritualidade colaborou para que a mãe de Pérola vivenciasse a situação de modo mais tranquilo e pudesse lidar com as questões das perdas junto à filha.

Católica, desde a infância, frequentava, quando podia, a igreja do bairro e também entregava roupas da filha para uma amiga levar "na benzedeira", bebia e fazia Pérola beber a água que outra amiga trazia do "Centro Espírita"... "Vale tudo, não é? O que importa é a fé. Deus é um só! Confio nele!".

Nossa convivência foi pautada por uma relação dialógica, um espaço de interlocução e confiança, na compreensão e respeito, acreditando em seu poder e capacidade de decidir e orientar sua própria conduta.

Aos poucos, Pérola foi se tornando fisicamente mais frágil e mais distante, porém eu sentia uma proximidade emocional maior. Bastava estar perto, dar as mãos... já não precisávamos de palavras para nos entender.

Neste dia, percebendo minha presença abriu os olhos e, por meio de gestos, pediu que eu pegasse no móvel ao lado uma folha de papel dobrada. Abro a folha e reconheço o que havia desenhado alguns meses atrás quando falava sobre seus amigos e companheiros queridos: seu cachorro perdigueiro, caprichosamente pintado de marrom, pintas brancas e na coleira o nome Tico, escrito com sua letrinha inclinada, pequena, tímida, traços leves.

Neste dia, Pérola apresentava alguns sintomas clínicos comuns nas últimas 48 horas de vida: anorexia, não conseguia ingerir líquidos, imobilidade.

Vagarosamente, fez um gesto significando "venha", com uma das mãos quase transparente de tão pálida.

"Você quer vê-lo? Quer que ele venha aqui?", perguntei.

Com maior dificuldade e mais vagarosamente ainda, fez um sinal afirmativo com a cabeça.

Chamei sua mãe e ela veio apressadamente, preocupada. Contei-lhe o desejo de Pérola e ela me explicou que não deixava o cachorro entrar na casa, justificando-se... "desde que ela ficou doente acho perigoso. Ele é grande, quer subir na cama, pode piorar a doença, trazer bactérias, sujeira...".

Embora entendendo sua decisão, argumentei que seria bom para Pérola estar com Tico, fazer-lhe um carinho. Compreendi o quanto estava sendo difícil para a mãe aceitar que a filha não teria mais muita chance de brincar com seu companheiro.

"Engraçado, faz muito tempo que ela não chama o Tico... Será que... Será que quer... dar tchau pra ele?". Parecia assustada, com medo de verbalizar o que estava pensando. Pegou minhas mãos, olhou profundamente em meus olhos. "Será que ela quer se despedir?".

Encontrou a resposta em meu silêncio e no abraço que nos demos.

Dirigiu-se ao quintal, para buscar o cachorro. No meio do caminho parou e me disse: "Eu estava esperando esse momento, mas não acreditava que chegasse".

Voltou enxugando as lágrimas e arrastando o Tico, que expressava medo, talvez por estar fazendo algo antes proibido. Chegando perto da cama e vendo Pérola, começou a balançar o rabo e a lamber sua mão. Ela abriu os olhos por alguns segundos, olhou para o cachorro, depois para mim e esboçou um sorriso. Senti nesse olhar e em seu sorriso a despedida. Não precisávamos de palavras. De olhos fechados, ficou acariciando levemente a cabeça de Tico.

Ele deitou ao lado da cama e, segundo a mãe de Pérola, ali permaneceu até que a morte a levou...

"Ainda bem que deixei. Nunca me perdoaria se ela tivesse morrido sem despedir dele...", confessou em um dos seis atendimentos pós-óbito. Acrescentou que logo após eu ter deixado sua casa, ligou para o pai de Pérola chamando-o... "ele também tinha direito de despedir, né?".

Suas palavras expressaram que testemunhar a morte de um filho é uma das situações mais marcantes que se possa vivenciar, um sofrimento sem parâmetro de comparação com qualquer experiência dolorosa já vivida.

O vínculo de confiança já estabelecido desde a indicação para cuidados paliativos parece ter sido fundamental para que Pérola se permitisse apelar para que seu desejo fosse atendido. Contava com minha compreensão e atitude. Sabia que sua mãe, preocupando-se e tentando sempre protegê-la, não permitiria a entrada de seu amigo no quarto. Às vezes até o expulsava com chineladas quando ele teimosamente chegava perto da porta. A relação entre elas era amorosa e Pérola me dizia com frequência que não gostava de ver a mãe chorando, não queria que ela sofresse, sentindo-se culpada por isso. Refletimos diversas vezes a esse respeito e, por meio de atendimentos com as duas, nos quais puderam expressar o que sentiam, conseguiram superar juntas suas dores. Não precisavam mais sofrer caladas, chorando escondido.

Naquela manhã, compreendi que Pérola não tinha certeza de que sua mãe teria força suficiente para entender o que ela queria e o que representava esse pedido. Carinhosamente pareceu querer poupá-la para que eu pudesse prepará-la. Assim, cuidadosamente, buscou satisfazer seu desejo. O último!

Um desejo simples e sua realização tão importante, pois o modo como um paciente vivencia a fase final de vida e o momento da morte, permanecem na memória afetiva de quem fica e tem de lidar com a perda e o luto.

Esse mesmo vínculo de confiança parece ter favorecido a abertura, ainda que tão sofrida, da aproximação à realidade temida: "o tempo da despedida está chegando". A concordância com a vontade da filha pode ter evitado o sentimento de culpa, tão comum nessas situações.

Reflexões finais

Trazer essa experiência profissional, que me envolveu por inteiro como pessoa e profissional, leva à necessária consideração da relevância em enfatizar que as questões de morte e enlutamento, na medida em que afetam a dinâmica familiar como um todo, devem ser compreendidas e avaliadas com cuidado e prudência, dentro de uma abordagem holística.

Muitas e variadas são as possibilidades de intervenção nas últimas horas de vida de um paciente, considerando-o um ser biográfico e não biológico simplesmente, mas como membro de uma família, que é dona de uma história peculiar e única, da qual ele faz parte e continuará fazendo após sua morte.

Parte 1 – Aspectos Gerais

Essa compreensão permitirá a atenciosa e eficiente proposta de projetos psicoterapêuticos que viabilizem intervenções adequadas e que possam abranger todos os envolvidos, em busca de qualidade e humanização nesse acompanhamento.

A aproximação dos medos e fragilidades, tanto do paciente quanto de seus familiares, deve ser cautelosa e empática, em um clima de respeito e acolhimento.

O aconselhamento psicológico pode ser capaz de aliviar o sofrimento emocional, atendendo as necessidades de afeto e dignidade, podendo ajudar o paciente e seus familiares a buscar um sentido para a vida, favorecendo crescimento interior para encontrar, e não enfrentar a morte.

A morte não tem de ser, necessariamente, o fim trágico e desesperado de uma vida. Ainda que esse entendimento seja dificultado pela representação e simbologia do morrer em nossa cultura, é possível aprender a receber a morte com serenidade e dignidade.

Não podemos evitar a morte de nossos pacientes em cuidados paliativos, mas podemos intervir para que tenham um final de vida o mais tranquilo e livre de sofrimentos emocionais possível, desde que possamos fortalecer reflexões e repensar autenticamente nossa atuação, objetivando contribuir para possibilidades de reconciliação, despedidas, recordação de passagens marcantes da vida, resolução de pendências ou conflitos, oportunidade de dar e receber amor.

Para esse cuidado sensível e comprometido, há a imperiosa necessidade de se construir caminhos e alternativas, assumindo posições e condutas norteadas pelo domínio de um saber científico e técnico, mas, acima de tudo, por valores morais, éticos, humanizados, considerando diferentes pontos de vista e os aspectos singulares de cada situação.

"O essencial é invisível aos olhos e só se vê bem com o coração."

(Antoine de Saint-Exupéry, em *O Pequeno Príncipe*, 1943)

Referências bibliográficas

1. World Health Organization. Programmes and projects. Cancer: definition of palliative care. [Acesso em 3 abr 2018]. Disponível em: http://www.who.int/cancer/palliative/definition/en/.
2. American Academy of Pediatrics. Committee on Bioethics and Committee on Hospital Care. Palliative care for children. Pediatrics. 2000 Aug;106(2 Pt1):351-7.
3. Instituto de Saúde e Gestão Hospitalar. Protocolo Cuidados Paliativos 2014. Setembro 2014. (ISGH. Protocolos ISGH). [acesso em 3 abr 2018]. Disponível em: http://www.isgh.org.br/intranet/images/Servicos/Protocolos/isgh_protoco_cuidado_paliativo.pdf.
4. Américo AFQ. As últimas quarenta e oito horas de vida. In: Carvalho RT, Parsons HA (org.). Manual de cuidados paliativos ANCP – ampliado e atualizado. 2 ed, Santo André: Solo Editoração e Design Gráfico; 2012. p. 533-43.
5. Instituto Nacional de Câncer (INCA). Abordagem de enfermagem em crianças com dor. In Ministério da Saúde (Brasil)/Instituto Nacional de Câncer. Cuidados paliativos oncológicos: controle da dor. Rio de Janeiro: INCA, 2001. p. 57-9. (INCA. Manuais técnicos). [Acesso em 3 abr 2018]. Disponível em: http://bvsms.saude.gov.br/bvs/publicacoes/inca/manual_dor.pdf.
6. Kovács MJ. Morte e desenvolvimento humano. São Paulo: Casa do Psicólogo; 1992.
7. Bromberg MHPF. A psicoterapia em situações de perdas e luto. 2 ed, Campinas: Livro Pleno; 2000.
8. Nucci NAG. Cuidados paliativos: construindo significados. In: Santos FS (ed.). Cuidados Paliativos: diretrizes, humanização e alívio de sintomas. São Paulo: Atheneu; 2011. p. 609-16.
9. Franco MHP. Multidisciplinaridade e interdisciplinaridade – psicologia. In: Ayer R (org.) Cuidado paliativo. São Paulo: CREMESP, 2008. 74-6.
10. Elsen I. Concept of health and illness and related behavior among families living a brasilian fishing village. Califórnia. Tese [Doutorado em Ciências de Enfermagem] – University of California,1984.
11. Fontoura RT, Mayer CN. Uma breve reflexão sobre a integralidade. Rev Bras Enferm. 2006 Jul-Ago;59(4):532-7.

Suporte para Pacientes e Famílias nas Últimas Horas de Vida

12. Benini F, Spizzichino M, Trapanotto M, Ferrante A. Pediatric palliative care. Ital J Pediatr. 2008 Dec;34(1):4.
13. Ministério da Saúde (Brasil). Portaria nº 963, de 27 de mai de 2013. Redefine a Atenção Domiciliar no âmbito do Sistema Único de Saúde (SUS) (Portaria na internet). [acesso em 3 abr 2018]. Disponível em: http://bvsms.saude. gov.br/bvs/saudelegis/gm/2013/prt0963_27_05_2013.html.
14. Amatuzzi MM. Por uma psicologia humana. Campinas: Editora Alínea; 2008.
15. Sampaio LR, Camino CPS, Roazzi A. Revisão de aspectos conceituais, teóricos e metodológicos da empatia. Psicol Cienc Prof. 2009:29-212-27.

Bibliografia consultada

- Áries P. História da morte no ocidente: da Idade Média aos nossos dias. Trad. Priscila Vianna de Siqueira. Rio de Janeiro: Livraria Francisco Alves; 1977.
- Oliveira H, Minayo MCS. A auto-organização da vida como pressuposto para a compreensão da morte infantil. Ciência e Saúde Coletiva. 2001;6(1):139-49.
- Viorst J. Perdas Necessárias. São Paulo: Melhoramentos; 1998.

CAPÍTULO 7

Suporte Familiar após a Perda de um Filho

- Debora Genezini
- Erika Rafaella da Costa Neto Pallottino
- Claudia Millena Coutinho da Câmara

O sistema familiar passa por diversas perdas ao longo do ciclo vital, crises que afetam seu funcionamento e a sua organização, necessitando de reestruturação, replanejamento e reorganização do sistema como um todo. Entretanto, o ajustamento frente à ameaça de ou frente à morte configura a mais difícil das transições da vida, principalmente quando se refere à perda de um filho.

Torres destaca que a criança é uma das principais razões para a existência da família e ajuda em seu funcionamento, estimulando sentimentos de humor e alegria e "seu desenvolvimento e crescimento disciplinam os recursos espirituais, psicológicos e materiais da família".[1]

O casal que se forma com a conjugalidade e se transforma a partir da chegada de um filho na estruturação da parentalidade traz consigo a projeção de sonhos e expectativas como pais, os quais passam a assumir novos papéis e têm no filho a "concretização" de seu sistema familiar, considerando que muitos casais só se sentem família com a chegada de um filho. Como destaca Rebelo, os pais esperam que o filho herde o melhor deles nos planos físico, social, moral e intelectual e com esses bons atributos se adapte convenientemente à sociedade que o rodeia e não tenha que se defrontar com os obstáculos que os pais tiveram de vencer.[2] Por vezes, constroem uma utopia de uma existência apenas alegre, feliz e de bem-estar para seus filhos e, dessas projeções e desses desejos, a doença e a morte não fazem parte.

O pai e a mãe, ou as figuras cuidadoras que compartilham de papéis a serem desempenhados nos cuidados a uma criança, são referências afetivas centrais que influenciarão na estruturação desse novo sujeito. Wagner e cols. afirmam que "na prática, muitas vezes, os papéis classicamente designados à mãe desempenhar, as tarefas de nutrição, agasalho, proteção e de continência das angústias existenciais dos filhos, e, ao pai, de interpor-se entre mãe e filho e estabelecer regras e limites, já não são exercidos de modo exclusivo, apresentando-se muito mais como tarefas cooperativas do que excludentes".[3] Contudo, é importante considerar que, muitas vezes, ainda nos dias de hoje, é atribuída à figura materna a responsabilidade de cuidar da saúde física e emocional dos filhos, ocupando, assim, um papel de personagem central da família. Esse papel traz uma carga para a vivência do luto no que diz respeito aos "fracassos" nas expectativas relacionadas à função materna. Importante destacar que alguns cuidados se tornam relevantes no que se refere a essa valorização da função materna nos cuidados aos

Parte 1 – Aspectos Gerais

filhos, a qual pode gerar uma não permissão ou um não reconhecimento do luto da figura paterna, já que aquele homem que perdeu um filho, muitas vezes, adia ou inibe o luto para cuidar da dor da esposa como parte do que se espera socialmente de sua função no subsistema conjugal. Além disso, cabe considerar as diferenças culturais de gênero na expressão do luto: às mulheres é "permitido" e até esperado viver seu sofrimento e, ao homem, um "controle" de suas emoções. Tais diferenças podem gerar consequências nos âmbitos individual e relacional quanto a conflitos sobre como um espera que o outro demonstre sua dor da perda, entendida como o modo de expressar o amor pelo filho que morreu.

Com o adoecimento de um filho, os pais se vêm ameaçados em seu projeto e sentido de vida e a possibilidade de perda pode representar uma aniquilação de um pedaço de si e de sua história futura. Assim, torna-se necessária uma revisão de conceitos, crenças e valores para lidar com uma nova condição, até então, impensada: o adoecimento e a possibilidade de morte de um filho. Perda real e simbólica, um turbilhão de sentimentos que vão desde o questionamento sobre o fracasso das funções/papéis parentais às reações provenientes do processo de luto. Sentimentos como raiva, culpa e a necessidade de responsabilizar alguém pelo ocorrido podem ter início já no processo de adoecimento do filho e se intensificar após a morte, o que, muitas vezes, gera mais crises e conflitos para o casal e ao sistema familiar. Uma perda como o adoecimento pode trazer à tona questões que a família conseguia manter "adormecida". Desse modo, em alguns casos, a família precisará lidar com o estresse decorrente da perda da saúde de um de seus membros, com estresses advindos de questões anteriores ao adoecimento, mas que vêm à tona a partir deste, além do estresse decorrente das mudanças necessárias de uma nova estrutura de funcionamento.

Assim, quando um filho adoece, quebra-se a fantasia que os pais constroem, social e culturalmente, de que seu amor e cuidado adequado são suficientes para protegê-lo de acontecimentos potencialmente destrutivos, uma situação que traz consigo possibilidades até então impensadas que exigem da família, como um todo, novos recursos de enfrentamento. A morte parece não "poder" fazer parte desta etapa da vida: a infância.

Worden cita Miles e Demi, que destacam cinco tipos de culpas que os pais podem vivenciar:[4] culpa cultural, relacionada à expectativa que a sociedade deposita nos pais de "cuidar" de seus filhos de modo a protegê-los de acontecimentos ruins; a culpa causal, nas situações em que possa ter havido alguma negligência real ou percebida e/ou por doenças herdadas; culpa moral, percepção de que a morte possa ter advindo de alguma infração moral decorrente de alguma experiência de vida; a culpa por sobreviver; e a culpa por se recuperar, percebida como uma desonra ou falta de amor ao filho morto, considerando uma sociedade que estabelece crenças como a de que pais que perdem filhos "nunca mais se recuperam" e, assim, muitos pais, para afirmarem seu amor, se condenam a viver uma dor "eterna".

O adoecimento, a perda da saúde, como perda primária, traz consigo perdas secundárias que podem ser muito dolorosas, tanto para a criança (o paciente), quanto para a família e a equipe de saúde, as quais se mobilizam e são tocadas pela impotência e tentativa de suavizar a dureza presente no contexto que envolve o adoecimento de uma criança.

Barbosa destaca que as perdas que uma pessoa doente enfrenta ao longo do processo de evolução de uma enfermidade até a terminalidade estão relacionadas à sua realidade física, emocional, cognitiva, social e espiritual, o que requer um olhar e um cuidado atento dos profissionais: "Sem uma cuidadosa avaliação prévia, é difícil iniciar um projeto de ajuda pertinente, ou seja, uma intervenção que responda eficazmente às verdadeiras necessidades do doente e da família naquele momento concreto".[5]

Com o adoecimento, perde-se muito da vivência do ser criança, que envolve liberdade, descobertas, riscos e uma alegria e disponibilidade para a vida e suas possibilidades e passa a dar

Suporte Familiar após a Perda de um Filho

lugar a medicamentos, procedimentos, intervenções, cuidados e limitações que podem levar a criança à perda da vivência de experiências típicas da infância. Processos de luto acontecem na busca de adaptação diante de tais perdas tanto para a criança como para seus pais e demais familiares. E o cuidado psicológico ao sofrimento psíquico precisa se iniciar já neste momento. Torres destaca que os pais que compartilham seus sentimentos e experiências suportam melhor o peso da doença de seus filhos dos que os que se isolam.[1] O mesmo se dá quando a morte acontece.

O pacto do silêncio pode surgir como consequência do medo que a família tem de falar sobre o assunto e fragilizar ainda mais o sistema familiar, o que leva a isolamento e solidão e à impossibilidade de acessar de modo saudável a rede de apoio da criança que vivencia um processo de morte e percebe que não pode falar sobre o assunto. Muitas vezes, essa família já não tinha a habilidade de comunicação desenvolvida ou, diante de uma situação de crise, não tem os recursos de enfrentamento saudáveis para lidar com a situação. Não partilhar sentimentos e dificuldades pode ser uma marca biográfica desse funcionamento familiar. A equipe de saúde sensível e atenta tem um papel essencial no acolhimento dos medos e das fantasias dos familiares e do paciente, respeitar a marca biográfica e identificar novos modos de viver esse momento.

O luto parental traz à tona uma inversão do que se espera em relação à morte enquanto última etapa do ciclo vital. A morte é considerada sempre a inimiga indesejada que não pode fazer parte da infância, trazendo consigo intensa indignação e perplexidade tanto para a família, para os pais quanto para a sociedade em geral. Considerada por muitas culturas como a "maior e pior perda", a morte de um filho configura-se concretamente como a morte de um pedaço biológico e/ou a morte de um pedaço simbólico do ego dos pais, uma forte sensação de aniquilamento. Enquanto casal, os pais precisarão enfrentar o luto individual e o luto do companheiro com as características peculiares do que é subjetivo e do que é social. Muitas vezes, além do seu sofrimento psíquico, enfrentam o julgamento do parceiro, dos demais familiares e da sociedade que atribuem aquela morte a uma falha na função de cuidar e conferem a punição de não poderem mais ser felizes após a morte de um filho. O amor, antes relacionado ao cuidar, passa a estar relacionado à dor.

Os pais e familiares, assim como a própria criança, podem vivenciar um processo de luto antecipatório que, segundo Rando é um conjunto de processos deflagrados pelo paciente e pela família a partir da progressiva ameaça de perda. É um ativo processo psicossocial de enlutamento entre o diagnóstico, progressiva ameaça de vida e a morte propriamente dita[6]. Entretanto, alguns se mantêm em um processo de negação e não entram em contato com a dor da inevitabilidade da morte e, quando esta acontece, a vivência pode ser mais intensa. Como destaca Carter, as famílias buscam estratégias para um funcionamento que mantenha baixa a tensão emocional e preserve seu equilíbrio e, com isso, podem reagir de modo automático para que ela lhes pareça menos disruptiva e perturbadora[7]. Vale ressaltar que o luto antecipatório não substitui o luto pós-morte, mas pode contribuir para sua vivência mais integrada e saudável.

Importante destacar que, muitas vezes, a vivência de um processo de adoecimento e de morte pode ficar mais focada em alguns membros do sistema familiar, como pai e mãe, com a consequente exclusão da participação de outros membros, como outros filhos ou mesmo outros familiares e até amigos mais próximos. Com o desejo de proteger ou mesmo pela dificuldade de se dedicar a outros vínculos, os pais podem desvalorizar e não reconhecer a dor da perda por parte dos outros filhos, o que influencia na vivência do luto por parte destes e na relação entre eles no momento da perda e posteriormente.

Famílias coesas, com maior tolerância das diferenças individuais entre os membros, com comunicação e compartilhamento abertos, encontram mais apoio interno e externo e lidam mais ativamente com os problemas.[4]

Parte 1 – Aspectos Gerais

Poder aceitar a morte do outro é aceitar um nunca mais de olhar, de voz, de ternura, bases das trocas com o outro, uma ausência de futuro no projeto imaginário comum, o ponto final na partitura de um dos instrumentos de nossa sinfonia fantasmática.[8] Mas é também um processo de aprendizagem de um novo modo de se relacionar e manter um vínculo que a morte não é capaz de romper, o amor. Sim, a morte é soberana, mas sua força não consegue vencer o amor e é por meio dele que nos vinculamos e construímos nossas relações de apego. É também por meio do amor que podemos sobreviver à ausência de quem amamos e reaprender a viver. E é justamente olhar a dor como possibilidade de reconstrução, e não somente como ruptura, onde está o foco das equipes de cuidados paliativos. A criança, mesmo que por pouco tempo, faz parte da história daquela família e, quando existem uma validação e uma possibilidade de essa história ser legitimamente vivenciada, a dor talvez possa ser suportada e transformada em possibilidade. A equipe de cuidados paliativos dá voz e vida à história possível, que se encontra em um difícil capítulo, mas que não se dissipará.

Uma assistência integral e uma atenção ao luto antecipatório, exercidas por equipes de cuidados paliativos às crianças e aos seus familiares, podem, como já abordado neste capítulo, favorecer a integração e o enfrentamento do processo de luto. Num cenário em que todas as ilusões de segurança e controle mostram-se confrontadas, a equipe pode ter a representação de uma base segura. Infelizmente, equipes de cuidados paliativos que têm o olhar para as múltiplas dimensões e múltiplos sofrimentos e necessidades da criança e familiares, com frequência, são acionadas tardiamente para integrar o plano de cuidados. Quanto mais precoce a intervenção, maior a chance de alívio de sofrimento, apesar de a dor pela iminência da morte de uma criança impor um imenso sofrimento de qualquer maneira.

Enquanto representação de base segura, a equipe bem vinculada com o núcleo familiar da criança pode, por meio de um projeto terapêutico singular dotado de ações pautadas no alívio de sintomas da criança, necessidades psicossociais e espirituais de todos os envolvidos, favorecer o enfrentamento da evolução da doença, terminalidade da vida, processo ativo de morte e luto. O projeto terapêutico singular preconiza olhar para aquela família como única e, a partir disso, podem-se conhecer potencialidades, fragilidades, fatores de risco e proteção para o delineamento do processo de morte e luto. Um trabalho de uma equipe de cuidados paliativos feito com solidez, em que a equipe multidisciplinar de modo interdisciplinar tece a trama da rede de proteção aos sofrimentos, pode até reduzir ou evitar necessidade de assistência especializada no luto pós-morte. Entretanto, existem complicações e complicadores no luto, até em função da natureza da perda quando falamos de crianças e uma equipe bem formada e instrumentalizada que, preferencialmente, tenha alguém da psicologia com conhecimento sobre perdas e luto, pode antever crises e intervir.

Ainda no processo de cuidados de final de vida, a equipe pode encorajar que o tempo com a criança seja vivido intensamente e de modo qualificado. Estimular e encorajar que familiares sejam ativos no processo de cuidados, que se sintam pertencentes e importantes na vida da criança, e isso inclui todos os familiares e amigos importantes e fortemente vinculados à criança, além de outras crianças e os idosos. A equipe de cuidados deve flexibilizar a rotina assistencial e permitir aproximação incondicional dos elementos afetivamente importantes, respeitando sempre a condição clínica e a disposição da criança para o contato.

Vale destacar que o processo de morte é uma fase que pede delicadezas, portanto os estímulos e barulhos devem ser dosados, pois em excesso podem ser incompatíveis com o momento da criança. A equipe precisa favorecer momentos de intimidade e privacidade do núcleo familiar, respeitando-os, e deve orientar os envolvidos no processo de cuidado. Logo após a morte, a equipe precisa ofertar todo apoio disponível, orientar, encorajar participação dos rituais de

Suporte Familiar após a Perda de um Filho

despedidas e, como ações de cuidado ao luto pós-morte, pode fazer telefonema de condolências, enviar carta de condolências, ofertar suporte psicológico caso haja na equipe alguém capacitado para tal ou encaminhar para profissional especializado em terapia do luto. Sobre a carta de condolências, é fundamental que a equipe tenha clareza do objetivo terapêutico e ação de cuidado e que, acima de tudo, a carta faça sentido para a família em questão. Não pode ser um procedimento operacional padrão que não englobe a biografia da família enlutada e sua relação com a criança que partiu.

Afinal, a morte existe e é inevitável e o ciclo da vida pode se mostrar em diversas configurações e maneiras. Um filho nasce: o símbolo de esperança transforma a dinâmica familiar. Um filho morre: o impensável na vida de uma família acontece, a dimensão de futuro parece colapsar.

A perda de um filho talvez seja a maior de todas as crises vividas no seio de uma família. Desprovidas de recursos e incrédulas, as famílias, impactadas, sentem-se vulneráveis e frágeis para lidarem com o rompimento de um vínculo que, para muitas, significava a representação de sonhos e ideais.[9]

Como, então, intervir em um cenário de dor aguda, gerador de impotência e significativa intensidade emocional?

Famílias enlutadas pela perda precoce de um filho podem reagir com descrença às intervenções psicológicas e/ou de suporte da equipe de cuidados, tornando ainda mais complexa a abordagem. É necessário, portanto, um olhar técnico acerca da intervenção adequada e eficaz, que auxilie as famílias em um momento ímpar de crise.

Estudos atuais sobre o processo de luto demonstram que intervenções que consideram a construção de uma narrativa que atribua significado e sentido podem facilitar a adaptação à perda e facilitar as reações complicadoras do luto.[10,11]

Espera-se encontrar, na narrativa de famílias enlutadas pela perda de um filho, ansiedade e alguma evitação para falar do ocorrido; queixa de sensação de dormência, desconforto intestinal, fraqueza nas pernas e tonteira, entre outros sintomas físicos; além da descrição de sentimentos excruciantes, como os que Winnicott nomeia de agonia primitiva – que seria um sentimento ainda mais forte do que a ansiedade habitual –, como um estado de não integração, ao se despedirem do filho nos rituais fúnebres, quando, por meio da ruminação de pensamento, retornam às lembranças de cenas do cuidado final.[12] Essas afirmações comprovam as pesquisas e observações de Parkes sobre o luto ser um dos maiores eventos de estresse pelo qual a pessoa pode passar ao longo da vida.[13]

Se o luto, então, é considerado algo próximo de um colapso ao sistema funcional do indivíduo, devido ao teor emocional, que parece mais intenso do que os recursos psíquicos de que a pessoa dispõe para enfrentá-lo, os sintomas emocionais, físicos e sociais parecem se exacerbar nas famílias que vivenciam o enlutamento pela perda de um filho. Isso não afirma que o luto parental é o pior tipo de luto, mas que as reações de luto que pais enlutados apresentam são extremamente agudas, com expressão emocional de intenso sofrimento e angústia.

Tal fato comprova a relevância e a necessidade de cuidado, suporte e apoio de muitos pais enlutados.

A intervenção, em um primeiro momento, pode acontecer por meio do acolhimento de membros da equipe, sobretudo no que se refere à legitimidade e ao reconhecimento do sofrimento e do impacto emocional da família. Acolher é, talvez, o ato primário do cuidado genuíno. Sem julgamento prévio, a disponibilidade empática que oferece apoio à dor do outro é anteparo emocional necessário e de grande valor nesse cenário.

A intervenção especializada, no entanto, requer mais do que a compaixão empática e intuitiva do sofrimento: ela exige ações e conhecimentos específicos voltados para o processo de luto.

Parte 1 – Aspectos Gerais

Considera-se a morte de um filho fator de risco para luto complicado. Portanto, o profissional responsável pelo atendimento requer treinamento para desenvolver certas competências clínicas. Shear e Shair demonstram que acompanhar o processo de adoecimento grave de um filho traz consequências para a saúde física dos pais, como alterações nas taxas dos hormônios ligados ao estresse, no funcionamento do sistema imune, além de distúrbios no sono.[14]

Investigar a dinâmica do vínculo é uma premissa básica na intervenção com enlutados e auxilia no entendimento das reações de luto. No entanto, é preciso também considerar como a história de cuidado e a história da morte foram vividas e construídas no mundo interno dos pais que perderam filhos por adoecimento. As reações de luto expressam mais do que pesar e sofrimento – elas contêm também novas construções subjetivas após a perda. Por exemplo, quando a família se depara com novos roteiros familiares, além dos registros psíquicos e memórias afetivas que têm início no momento em que se sentem ameaçados pela perda, muitas vezes, na fase do diagnóstico, e que se estendem até a morte, o que abrange toda a linha do tempo do cuidado.[7,14]

Algumas questões se apresentam:

Como ter acesso às construções subjetivas criadas por pais enlutados?

Como lidar com a morte do filho idealizado e do filho real?

Como ajudá-los no enfrentamento saudável da perda de seu filho, facilitando uma narrativa que atribua sentido e significado para a experiência que vivem?

Como sobreviver como casal que "falhou"?

De que modo oferecer suporte em orientações práticas, tais como, se desfazer do quarto e dos objetos do filho, de que modo falar com outras crianças da família, como os outros filhos, que também estão vivendo o luto?

Robert Neimeyer, pesquisador atuante e grande referência dos estudos relacionados ao luto, ressalta que o sentido e o significado atribuídos à perda podem ser construídos a partir do acesso à narrativa dos enlutados por meio de intervenções que os ajudem na revisão de mundo, de si mesmo e das relações.[10]

Pensando na atribuição de sentido enquanto intervenção possível, cabe ressaltar as dimensões, coletiva e privada, do luto no seio de uma família que perde um ente tão significativo quanto um filho. No cenário de luto discutido neste capítulo, pais enlutados reagem à perda de um mesmo filho. No entanto, a formação, a construção e o rompimento da vinculação é sempre individual. Um mesmo filho receberá o cuidado de dois pais diferentes. Cada filho é filho de um dos pais. Assim, é importante encontrar meios para que o luto de pais que perderam filhos possa ter lugar na individualidade da dor e do pesar de cada genitor. A dor compartida merece, ao longo da intervenção, um reposicionamento. O luto compartilhado entre os pais e com outros membros da família é mesmo uma fonte de apoio e restauração, mas não se pode negligenciar a necessidade de cada familiar, especialmente dos pais, de modo individual, investigar e considerar suas particularidades.

Quando a atribuição de sentido da vida e da morte desse filho consegue ser trabalhada com os pais, a experiência da perda pode, então, encontrar um lugar na história de vida da família, sendo integrada ao ciclo vital. Isso acontece pela transformação da dinâmica da dor, que passa a ser menos ameaçadora e mais facilmente acessada.

Quando, adequada e cuidadosa, a intervenção pode favorecer o ajustamento e a integração do luto ao mundo interno dos pais e da família. Ajudá-los na retomada da história de vida da criança dentro da dinâmica familiar: Quem ela foi? Quem ela é? Quem ela deveria ter sido? Quais eram os planos que não puderam ser feitos? Quais ressignificados podem ser realizados? Qual é o legado que ela deixa? Nessa direção, é importante a reconstrução da história do filho nesta e para

Suporte Familiar após a Perda de um Filho

essa família, sobretudo das expectativas, sonhos e ideais construídos e desejados. Nessa trajetória emocional chega-se, também, ao ponto de inflexão: a morte do filho.

A história narrada apresenta o contexto do cuidado e a vivência afetiva do período de adoecimento do filho. As reações de luto dialogam com essa experiência pelas marcas psíquicas deixadas. Manifestações psicossociais surgem quando emoções difíceis conseguem ser expressas: raiva; culpa; vergonha; arrependimento; autoacusação; indiferença; e outras sensações que geram desconforto. Promover um espaço seguro, sem julgamento, acolhedor e que reconheça e legitime os afetos surgidos, é essencial para a adaptação do processo de luto.

Um dos momentos terapêuticos de forte intensidade emocional costuma acontecer nas sessões em que os pais conseguem construir suas narrativas a respeito da história da morte do filho. Cada pai tem registrado e construído o momento da comunicação do óbito e dos cuidados de final de vida de seu filho, o que pode, a depender das circunstâncias, facilitar ou complicar o processo de luto. O profissional deve levar em consideração desde a informação concreta às fantasias criadas a respeito desse momento, se houve ou não controle de dor ou de qualquer sintoma que provocasse desconforto no filho, expressão de sofrimento, aparência física, lembranças do ritual fúnebre, entre tantos outros aspectos. Cada fragmento da memória é relevante. A narrativa da história da morte poderá contar, até mesmo de modo transgeracional, a história do desligamento do filho dessa família.

Outro ponto delicado, mas também necessário quando se fala do apoio a pais enlutados, diz respeito às orientações quanto ao que pode e deve ser feito com os pertences do filho, sobre como conversar com irmãos ou com outras crianças acerca da morte. Momentos como esses são considerados por pessoas enlutadas extremamente desgastantes. Fadigados emocionalmente pela perda, muitos pais têm de também lidar com a demanda de outras crianças da família na forma de questionamentos e perguntas relacionados à tristeza, à morte e ao desaparecimento daquela criança, em especial quando têm outros filhos. As crianças sentem a atmosfera de dor e tristeza que circunscrevem a casa e os seus cuidados. Não falar sobre o ocorrido é não reconhecer os seus sentimentos, é não autorizar que expressem o pesar pela perda. A orientação é que o adulto responsável por comunicar a má notícia para as outras crianças da família seja alguém que tenha um vínculo seguro e de confiança com elas, que consiga ser suportivo às expressões de dor e desconforto emocional, que lide com a verdade de forma lúdica, clara e simples. O uso de explicações que apresentam caminhos subjetivos e complexos como "céu" e "estrelas" pode ser descartado, pois o risco de ser ainda mais confuso para a criança é grande. Recomenda-se o uso da palavra morte e morrer junto de explicações que sejam coerentes e adequadas para a faixa etária. Pode facilitar o entendimento da criança a respeito da perda quando, na explicação dada, são utilizadas palavras que contenham componentes emocionais e afetivos como saudade, despedida, tristeza, lembrança, entre outros. É sempre recomendável que os adultos se prepararem para esse momento, que costuma ser emocionalmente delicado. O filho "saudável e vivo" merece atenção e, muitas vezes, existe a necessidade de cuidado especializado que vai desde simples avaliação emocional e comportamental, intervenção e orientação na escola com professores, até um trabalho de luto mais intenso. Pais precisam ter forças para processar a perda e para cuidar desse filho vivo e, muitas vezes, a ajuda profissional se faz necessária. Podem existir sentimentos de culpa da criança saudável por ter eventualmente reclamado da ausência dos pais durante o período de doença do irmão. E esses sentimentos manifestam-se de modo difuso, o que mostra a importância de dar lugar e voz a eles para que o filho vivo e saudável possa viver a própria história junto aos pais.

Momento sensível e que também requer algum tipo de preparo é a hora em que os pais decidem se desfazer dos pertences do filho. Há tempo certo para essas ações? Existe modo mais correto ou indicado? O que existe de certo é a orientação de realizar essa tarefa no tempo em que se sentirem preparados e, no caso de escolher companhia que lhe deem suporte nessa hora, que seja a de alguém que respeite o seu ritmo, os seus limites, que acolha o lamento, que esteja por perto, mas que tenha o cuidado de não invadir e direcionar as ações. Alguns enlutados referem horas de conexão, reflexão e profundo pesar quando se propõem a desarrumar o quarto do filho. Revelam ser uma experiência altamente marcante e sensorialmente intensa, pois voltam a sentir o cheiro característico do filho ao encostar nas roupas, terem as memórias ativadas ao encontrarem um objeto que tenha significado afetivo. Portanto, recomendam-se aos pais enlutados que respeitem os seus limites, a sua disponibilidade e o seu tempo interno na direção de passo.

As intervenções psicológicas com pessoas enlutadas precisam considerar esses tópicos como parte fundamental do arsenal técnico. Acomodar o luto é encontrar um caminho para coabitar com ele. Tal convivência, talvez, aconteça somente se um sentido para toda a experiência de dor for construído – o que cada família alcança no seu tempo, com a sua história possível.

Referências bibliográficas

1. Torres WC. A criança diante da morte – desafios. São Paulo: Casa do Psicólogo; 1999.
2. Rebelo JE. Defilhar: como viver a perda de um filho. Portugal: Casa das Letras; 2013.
3. Wagner A. Desafios psicossociais da família contemporânea: pesquisa e reflexões. Porto Alegre: Artmed; 2011.
4. Worden JW. Aconselhamento do luto e terapia do luto: um manual para profissionais de saúde mental. 4. ed. São Paulo: Roca; 2013.
5. Barbosa A. Fazer o luto. Lisboa: Núcleo Académico de Estudos e Intervenção sobre o luto – Faculdade de Medicina da Universidade de Lisboa; 2016.
6. Rando TA. Loss and anticipatory grief. Lanham: Lexington Books; 1986.
7. Carter B, McGoldrick M. As Mudanças no ciclo de vida família: uma estrutura para a terapia familiar. 2. ed. Porto Alegre: Artmed; 1995.
8. Raimbault G. A criança e a morte. Crianças doentes falam da morte: Problemas da clínica do luto. Rio de Janeiro: Francisco Alves; 1979.
9. Seigal C. Bereaved Parents and their Continuing Bonds. London: Jessica Kingsley Publishers; 2017.
10. Neimeyer RA, Cacciatore J. Toward a developmental theory of grief. In: Neimeyer RA, editor. Techniques of Grief Therapy: Assessment and intervention. New York: Routledge; 2016, p. 4-13.
11. Stroebe MS, Hansson RO, Stroebe W, Schut H, editors. Handbook of Berevement Research: consequences, coping, and care. Washington DC: American Psychological Association; 2001.
12. Winnicott D. O medo do colapso. In: Explorações psicanalíticas. Porto Alegre: Artes Médicas; 1994.
13. Parkes CM. Luto: estudos sobre a perda na vida adulta. São Paulo: Summus Editorial; 1998.
14. Shear K, Shair H. Attachement, loss, and complicated grief. Dev. Psychobiol. 2005 Nov;47(3):253-67.

CAPÍTULO 8

Suporte Espiritual para Pacientes e Familiares

- Norberto Tortorelo Bonfim
- João Silvio Rocha

A vida de uma criança nos encanta. O planejamento, a gestação, o nascimento. Toda a família e, sobretudo, os pais são tomados pelo que, na linguagem teológica, chamamos de "Graça". Um momento divino desce àquela família! Quando este quadro é tomado pela fatalidade da dor, sofrimento e possível perda, mais do que nunca a família atingida precisa de todo o apoio espiritual e religioso. A dimensão espiritual, ou seja, a vivência de sentidos e objetivos para a própria existência é parte integrante da pessoa humana. Hoje é ponto pacífico na área da saúde: os cuidados do paciente e seus familiares implicam também a atenção à sua "alma".

O sofrimento em uma criança nos incomoda muito. Queremos encontrar uma resposta lógica que possa nos aquietar, um culpado de quem se possa cobrar, afinal tudo estava indo bem. O que aconteceu? Por quê o mal nos pegou inesperadamente? Fizemos algo para merecermos este castigo? Por que o ciclo natural da vida foi invertido? Não há como entender esta mudança brusca e danosa na vida daqueles que viviam em estado de Graça senão pela força da espiritualidade e práticas rituais religiosas.

Conceitos

Para facilitar o entendimento sobre o tema, apresentamos prévia e resumidamente, a definição de alguns conceitos próprios da área:

- **Espírito** (*pneuma* em grego e *ruah* em hebraico) significa "sopro", "movimento". Podemos traduzir certamente como ações e ou valores que impulsionam a vida, que transcendem a materialidade. O ser humano tem dentro de si, de forma vigorosa, a dimensão espiritual como elemento constitutivo de sua existência, pois se trata de compaixão, solidariedade, paciência, responsabilidade, respeito, tolerância, amor. São valores de dentro da pessoa que a movem e a sustentam. Não se trata de uma postura intimista, mas de um caminho seguro para a pessoa encontrar sentido para sua vida e a de seus semelhantes, em todos os aspectos e desdobramentos da existência humana.
- **Religião** (*religare* em latim) é um espaço onde, com outras pessoas, procura-se viver valores espirituais de acordo com uma orientação divina revelada, sob um conjunto de princípios, crenças, símbolos, ritos. Religião tem, em sua composição, muito da cultura de um

Parte 1 – Aspectos Gerais

povo, de uma sociedade; não se opõe à espiritualidade, pelo contrário, pode tornar-se fonte de encontro de sentidos, sobretudo, pelos ritos que a sustentam. Uma não anula a outra. Bem inteiradas, se tornam ferramentas extraordinárias de busca de sentidos para a existência humana.

- **Bioética** pode ser entendida como um "movimento" que defende a vida, humana e não humana em suas inter-relações, tanto em questões médicas como nas ecológicas e em pesquisas, visando sua proteção e valorização, podendo ser encarada também como uma nova proposta de paradigma para nossa cultura pós-moderna, tão carente de sentido.[1]
- **Saúde** é "um estado dinâmico de completo bem-estar físico, mental, espiritual e social e não apenas a ausência de doença ou enfermidade". Trata-se de um novo conceito assumido pela Organização Mundial de Saúde (OMS) desde 1983.[2] Saúde está ligada à salvação. São termos oriundos de um mesmo conceito = "bem-estar", "plenitude".[3]
- **Vulnerabilidade** é entendida quando a pessoa (ou grupo) não consegue se defender por conta própria, pois está impedida por um mal físico, psíquico e/ou social. A pessoa vulnerável é aquela que pode ser atacada e ferida. Ela não reúne condições para conduzir sua vida com as próprias forças, está frágil, precária. Estando em risco, portanto, o respeito à sua dignidade.
- **Apoio espiritual e religioso** é toda e qualquer ação praticada por pessoas (capelães e ou assistentes espirituais) e ou instituições (p. ex.: serviço de capelania) em favor daqueles que estão debilitados em sua saúde. O apoio pode se efetivar por meio de visita, escuta solidária, orações, leitura de textos bíblicos, ritos religiosos próprios, sacramentos (unção dos enfermos, confissão, eucaristia), cultos, missas etc.

Vida e morte – um olhar da bioética

A realidade de dor, sofrimento e até da própria morte, inerente à vida de qualquer ser vivente, é um espaço de mistério que abarca diversos pensamentos, reflexões, ações e sentimentos. Deixa, portanto, um leque de interrogações, pois o horizonte se alarga quando adentramos nesta área. Há uma vasta literatura milenar que trata do assunto a partir de diversos tipos de abordagem: visões míticas; religiosas; culturais; psicológicas; médicas; e, ultimamente, no campo da ciência e tecnologia que dominam o universo da área da saúde.

A chegada da morte, em seu estágio terminal, desencadeia atitudes dos mais diversos matizes em todos os que com ela se envolvem.

Em nossa experiência de padres e pastor junto às enfermarias do Hospital de Clínicas (HC) e do Hospital da Mulher Prof. Dr. José Aristodemo Pinotti (CAISM) da Universidade Estadual de Campinas (UNICAMP), como capelães, pudemos constatar o poder impactante da morte sobre pessoas, familiares e profissionais da área da saúde. Apesar de todo o conhecimento e do convívio constante, a morte, em seus estágios, continua a ser uma realidade assustadora para a maioria das pessoas que com ela convivem.

A eminência da morte sempre provoca reações diversas. É como se existisse um dispositivo automático no homem, acionado quando chega o fim: repulsa, medo, surtos. Temos visto, ao longo destes anos, pessoas de profunda sabedoria e inteligência, com bom nível financeiro e até mesmo com intensa vida religiosa se colocarem em atitude de desespero frente à terminalidade. Sabemos que morreremos, mas simplesmente ignoramos, fazemos de conta que não ocorrerá conosco. E, com certeza, a morte virá! Esse assombramento se destaca ainda mais quando a vida de pessoas, sobretudo a de bebês e de crianças, é ceifada por ela. Ninguém quer perder a vida. Todos os esforços pela manutenção da vida do paciente devem ser feitos.

Suporte Espiritual para Pacientes e Familiares

Mas chega uma hora que é preciso deixar a pessoa sob o fluxo do processo natural da finitude da vida. Essa consciência que está produzindo novos procedimentos e atitudes elogiáveis envolvendo profissionais de várias áreas se expande pelo mundo.

Esta é a ótica da bioética, movimento surgido de modo sistematizado a partir de 1970, que visa unir os dilemas éticos da natureza humana com a pesquisa científica, aplicada à medicina, particularmente falando, em nossos tempos. Ainda que o termo "bioética" tenha crescido em seu sentido ou em sua abrangência, vamos nos ater à ação da bioética no campo da saúde.

O homem rejeita a degeneração, o sofrimento. Quer mascará-lo de todo modo. Busca meios extraordinários para tal. Mas o sofrimento está aí. Em todo o tempo da história humana, vivem-se estes dilemas: saúde; beleza; vida *versus* dor; feiura; morte. Como trabalhar com a cruz que marca a humanidade? Como lidar com a nossa fragilidade, com nossa imperfeição? "Aceitá-las é um caminho de reconciliação e de integração dentro de mim, superando todas as dicotomias", conforme Grun.[4]

A morte não pode ser negligenciada em seus aspectos humanos: gera lágrimas, silêncio, questionamentos e sentimentos de perda, sobretudo de alguém próximo. Uma visão meramente técnica do morrer – "diagnosticou, drogou, sedou, entubou e foi a óbito" – jamais pode ser aceita pela humanidade, por uma sociedade que prima pelo respeito à vida. Este processo da finitude da vida inerente ao ser humano faz parte das relações que marcam a pessoa e os seus, gerando significados nos envolvidos. É preciso incentivar as ações e atitudes que hoje mostram que a pessoa deve ser respeitada em sua autonomia e dignidade, mesmo no caso de extrema fragilidade e vulnerabilidade.

Portanto, grandes defensores da dignidade da vida, não só à luz das perspectivas espirituais, mas sob o respeito mínimo que se nutre pelo ser humano, se articularam nestes últimos tempos para fundamentar a bioética como espaço privilegiado de discussão da vida humana. A bioética se torna uma nova bandeira da paz a ser empunhada por aqueles que assumem a luta pelo respeito à vida, que se preocupam com os caminhos da humanidade em seus inúmeros desdobramentos.

Assistência espiritual - aspectos legais

A Organização das Nações Unidas para a Educação, Ciência e Cultura (UNESCO), uma das agências da Organização das Nações Unidas (ONU), órgão que congrega boa parte dos países, publicou, em 2005, a Declaração Universal sobre Bioética e Direitos Humanos, documento que traça as diretrizes para a ação com os seres humanos, a partir da visão dessa disciplina.[5] Esta conscientização, em forma de documento, expressa a gritante necessidade de atenção que Estados e instituições devem ter para com a dignidade dos seres humanos, também em suas fragilidades e vulnerabilidades não só nos tópicos biomédicos e biotecnológicos, mas também no sanitário, social e ambiental, como afirma Garrafa (2006), na apresentação da Declaração Universal sobre Bioética e Direitos Humanos para a sociedade brasileira.[6] De acordo com essa Declaração, muitos países, em suas legislações, atestam que o paciente na terminalidade tem o direito de receber todos os cuidados necessários para sua vida e, entre os quais, a assistência espiritual. Códigos de Ética Médica do Canadá (2004) e Portugal (2015), por exemplo, expressam com clareza esse direito do paciente.[7,8] E são códigos recém-revisados e aprovados. A preocupação com o ser humano, de modo particular aquele que se encontra em fase terminal, tem sua raiz também numa perspectiva espiritual, pois, para a visão cristã, nosso referencial teológico para este texto, o esplendor de Deus está em ver sua criação, homem e mulher, unidos à natureza como um todo, vivendo bem. Assim nos atestam os escritos de inúmeros estudiosos da teologia cristã, olhando

Parte 1 – Aspectos Gerais

as ações do próprio Jesus Cristo. Destacamos o famoso pensamento de Santo Irineu de Lyon, do século II desta era: "Pois a glória de Deus é o homem vivo."[9]

Estas atitudes, eminentemente de caráter bioético, confirmam também o propósito da teologia cristã em zelar efusivamente pela vida do homem, feito à imagem e semelhança de Deus. Há aqui uma intersecção na compreensão do que seja dignidade humana. Os que buscam o respeito à vida primam pelas ações que contemplam o mínimo de qualidade de vida para a pessoa humana. É dos direitos fundamentais que provêm esta indicação, conforme diversas referências da Declaração Universal dos Direitos Humanos de 1948.[10] E a visão religiosa cristã, por entender e assumir a vida humana como sagrada, compreende que a pessoa humana deve ser respeitada em tudo, pois foi feita à imagem e semelhança do Criador (*imago Dei*): "A dignidade da pessoa aparece em todo o seu fulgor quando se consideram a sua origem e o seu destino: criado por Deus à sua imagem e semelhança (...) e tem por destino a vida eterna da comunhão beatífica com Deus."[11]

E nossa atenção deve se destacar mais ainda quando esta vida humana, criada pelo Pai Eterno, está envolta numa vulnerabilidade. Lógico que todos somos vulneráveis. Há uma vulnerabilidade própria, constitutiva da natureza do ser humano, pois desde que este existe expõe-se a qualquer ação que pode onerá-lo. Os filósofos Emmanuel Lévinas e Hans Jonas nos ajudam a compreender este horizonte da vulnerabilidade quando afirmam que somente a responsabilidade pode responder ao processo do cuidado que devemos ter uns para com os outros.[12] Mas uma criança enferma nos sensibiliza e nos provoca.

De singular importância, temos a Declaração Universal sobre Bioética e Direitos Humanos que, entre outras recomendações e decisões afirma que, devemos ter em mente que "a identidade de um indivíduo inclui dimensões biológicas, psicológicas, sociais, culturais e espirituais", expressando uma visão profundamente respeitadora da perspectiva holística.[5] Essa Declaração é fruto de um processo de luta em favor da dignidade do ser humano, à luz da bioética, para nossos tempos.

A Associação Médica Mundial, na Declaração sobre os Direitos do Paciente, assegura pelo art. 11°: "O paciente tem o direito de receber ou recusar conforto espiritual ou moral, incluindo a ajuda de um ministro de sua religião de escolha".[13] Essa Declaração foi revisada e aprovada em outubro de 2008, na 171ª Sessão do Conselho, em Santiago. No Brasil, uma recente portaria do Ministério da Saúde dispondo sobre direitos e deveres dos usuários da Saúde, contempla em alguns dos seus artigos a atenção pelo credo religioso do paciente e seu direito de receber a devida e qualificada assistência espiritual:[14]

- Art. 4º § único. É direito da pessoa, na rede de serviços de saúde, ter atendimento humanizado, acolhedor, (...) garantindo-lhe: III – nas consultas, nos procedimentos diagnósticos, preventivos, cirúrgicos, terapêuticos e internações, o seguinte: d) aos seus valores éticos, culturais e religiosos; XIV – o recebimento de visita de religiosos de qualquer credo,
- Art. 5º Toda pessoa deve ter seus valores, cultura e direitos respeitados na relação com os serviços de saúde, garantindo-lhe: VIII – o recebimento ou a recusa à assistência religiosa, psicológica e social.

Entretanto, o recém-revisado e aprovado Código de Ética Médica do Conselho Federal de Medicina, aqui do Brasil, não destaca a perspectiva espiritual como parte constitutiva da vida do ser humano. Mas trata-se de um Código que concede um espaço maior para a autonomia do paciente e chama a atenção para os cuidados paliativos, no qual contempla de modo indireto a dimensão espiritual do ser humano.[15]

Hoje discute vivamente a necessidade de humanização da área médica, sobretudo nas unidades de terapia intensiva (UTI). Os cuidados paliativos expressam claramente esta visão que vem sendo aceita e assumida pelos profissionais da área.

Suporte Espiritual para Pacientes e Familiares

Assistência espiritual – serviço de capelania

As ações do Serviço de Capelania, sobretudo as visitas diárias aos pacientes, nos fazem perceber e confirmar a relevância da assistência espiritual como parceira no processo terapêutico do paciente em final da vida. Sentir-se amparado em sua dor, sofrimento e possível morte, faz do paciente uma pessoa centrada e em profunda harmonia com este mistério da vida.

> *A fé dá esperança e conforta a alma. Ela oferece um sentido para a dor e para o sofrimento, levando a uma preparação para a morte e, em muitos casos, a desejar a morte, porque ela proporcionará o encontro definitivo com o Ser Criador.*[16]

Diariamente, vivemos esta realidade, com pacientes, acompanhantes e os profissionais. Isso se caracteriza como buscar um sentido para a vida. Esta, mesmo no último momento, não perde o sentido, como nos ensina Victor Frankl a partir de sua experiência no campo de concentração. Ele destaca na vida do homem a existência de três fontes que o mantêm vivo:[17]

1. **Trabalho:** realizar algo fora;
2. **Amor:** o homem deve amar alguém ou algo;
3. **Aceitação:** diante de uma tragédia e/ou perda, o homem aceita dar um significado para essa experiência. O fenômeno ou a experiência tornam-se importantes não por aquilo que pensamos ou idealizamos a respeito, mas sim como foram vividos no íntimo, no dia a dia da pessoa atingida, tal como se apresentou a ela. A realidade de dor e de sofrimento grita vigorosamente.

À medida que o quadro clínico confirma o diagnóstico, ou seja, o processo de terminalidade avança, o sentimento que começa a surgir é o vazio, há um desnudamento dos valores. Frankl chama de experiência nua e crua.[17]

A enfermidade vai tirando tudo aquilo que você supostamente construiu ao longo de tantos anos. Como encontrar sentido no vazio, senão por meio de valores que transcendem o próprio vazio? Para muitos, a morte não provoca medo algum. Essa coragem não veio apenas pela vontade de superar a dor desesperadora, mas pela clareza, à luz de uma espiritualidade bem vivida ao longo dos anos, de que ela faz parte da vida.

Todo ser humano busca um sentido para sua vida e, quando o encontra, caracteriza-o como espiritualidade. Com essa afirmação, podemos correr o risco de admitir que a espiritualidade oferece à pessoa o suporte para tudo, em todos os momentos de sua história. De fato o é. Mas sem definir receitas e ou fórmulas certinhas para todos. Na inspiração do próprio Frankl, cada pessoa busca um sentido para cada fato vivido, em cada momento de sua história.[17] É ela mesma quem deve descobrir os caminhos desta resposta. A espiritualidade se torna a calha deste rio. Ela nos ajudará a assumir a fatalidade, fazendo-nos mudar nossos referenciais. Exemplo claro disso está na concepção de que sofrimento, à luz de uma espiritualidade, deixa de ser um castigo para ser um sacrifício.

Portanto, há sim uma ligação entre saúde e espiritualidade. Fabri nos ajuda a compreender essa relação quando nos lembra de que saúde e espiritualidade, parceiras, buscam a vitalidade, a vida do ser humano;[18] e saúde está intimamente ligada à salvação (bem-estar, plenitude), pois o cerne da religião está em fazer a espiritualidade florescer, favorecendo a vida da pessoa, salvando-a para uma realização plena, já e aqui. As pessoas não se salvam sozinhas. Dependemos uns dos outros. Esta dimensão do cuidado faz a ponte entre saúde, em sua definição plena, e espiritualidade. Trata-se, portanto, de uma atenção mais ampla, contemplando a espiritualida-

Parte 1 – Aspectos Gerais

de que passa por uma religiosidade, mas também é vivida por aqueles que não têm uma prática de religião. Uma pessoa integrada e ativa numa comunidade eclesial (Igreja) vive intensamente as ações de defesa e de qualidade de vida, tendo como forma dessa vivência valores pregados pela Igreja: compaixão; solidariedade; cuidados; perdão; amor; céu; paraíso; eternidade; e outros mais. Os contratempos, dor, sofrimento e morte são inseridos neste patamar, pois, normalmente, a religião coloca esta vivência como condição de salvação para a vida eterna. Um paciente em fase terminal, espiritualizado e/ou religioso, lida melhor com sua condição humana vulnerável, pois, como nos diz Boff, "o sofrimento é a grande escola do aprendizado humano."[19] Nesta sociedade eminentemente religiosa, a cruz é o símbolo que mais expressa este sofrimento, que revela nossa fragilidade, vulnerabilidade, mas também é fonte de sabedoria, de crescimento e libertação. Trata-se de um elemento internalizado na consciência do povo sofrido. A sabedoria consiste em assumir esta indicação, como Jesus Cristo nos ensina. A cruz não revela apenas uma identidade religiosa, como muitos dizem e, por isso, querem retirar dos olhos das pessoas em áreas públicas, até mesmo em hospitais. Ela retrata a realidade dura pela qual as pessoas passam, mas encontram força espiritual para conviver com sua dor, para carregar suas humilhações, feridas, tristezas e sofrimentos.[4] A cruz nos fortalece para que assumamos nossas enfermidades sem querer cair; ensina-nos que é impossível fugir da morte. É uma preciosa referência dentro da espiritualidade com pacientes em geral e, sobretudo, os que estão em final de vida. Ensina-nos o mistério da compaixão e da solidariedade que constituem elementos fortíssimos do respeito à dignidade da vida.

E quem não vive uma religião, mas tem também uma compreensão de vida alicerçada em valores profundamente humanitários, ou seja, amor, sensibilidade, compaixão, cuidado para com o outro? Com certeza tem também uma espiritualidade. Não podemos ter como certa apenas uma visão da espiritualidade que passa pelo olhar religioso. Concordamos com Fabri quando diz que:

> De fato, quando falamos de espiritualidade em bioética, estamos supondo um conjunto seletivo de aspirações (respirações) e inspirações que levem na direção da responsabilidade, da proteção e do cuidado diante da vida.[18]

Portanto, podemos ligar sem medo e com propriedade a espiritualidade à bioética. Ambas buscam o bem do ser humano. Elas não se contrapõem, apesar dos caminhos diversos que adotam. A espiritualidade, entendida como local das inspirações e sopros, não precisa necessariamente de uma religião, o que a torna mais aceitável no universo bioético. Mas a espiritualidade envolta pela fé religiosa (palavras e ritos) produz efeitos na vida dos homens, sobretudo junto ao paciente em fase terminal, desenvolve uma consciência de seu ser neste mundo, ou seja, dá a ele um sentido de vida. Segundo Boff, "há espiritualidade quando há uma mudança dentro de nós."[20] Uma religião, digamos verdadeira, é aquela que "[...] nos faz melhores, mais compassivos, sensíveis, amorosos, desapegados, responsáveis, humanitários [...]." [21]

Desse modo, é possível, depois de anos de trabalho junto aos leitos das UTI e enfermarias, concluir/atestar a incidência positiva, salutar que a presença de um serviço religioso, qualificado, produz na área da saúde pública.

Um rito religioso que comporta a devida e qualificada assistência espiritual é uma preciosa ferramenta de produção de sentido para o paciente e seus familiares. Nossa compreensão de espiritualidade e nosso horizonte de trabalho estão alicerçados na vida cristã. Há anos que constatamos in loco, esta verdade. Portanto, é desse universo religioso que sustentamos a ação da espiritualidade na vida dos pacientes e de seus familiares.

Suporte Espiritual para Pacientes e Familiares

Uma assistência espiritual que privilegia o outro em sua dor, sofrimento e terminalidade, destacando os valores da compaixão, da solidariedade e dando razões para a transcendência da vida; que promova, na linha da parceria, a dignidade da pessoa, seja ela quem for dentro da área hospitalar, é algo profundamente plausível.[22]

Para o hospital com seus profissionais e para pacientes, familiares e acompanhantes, é vantajoso tê-lo. Todos ganham! A assistência espiritual torna-se um instrumento eficaz, parceira, aliada no processo de saúde do paciente em fase terminal. Não cuidar da dimensão espiritual de quem está enfermo, por meio de um serviço religioso qualificado e interado com esse horizonte de valores que a bioética aponta é fadar os vivos ao sofrimento e à morte sem sentido. Negligenciá-la é cometer um erro danoso. Fomos feitos para a vida e não para a morte, é nisto que acreditamos.

Por conta dessa realidade, sentimos uma inquietação quanto ao papel da assistência espiritual, por meio de um serviço religioso, junto às áreas públicas e privadas que cuidam da saúde do povo. A forte impressão que se tem é que a maioria das pessoas, tanto pacientes quanto famílias, se beneficia desta assistência que, prestada com qualidade e alicerçada em princípios éticos que favoreçam a dignidade humana, se torna um instrumento de conforto ao paciente num momento tão difícil.

A serenidade nos momentos finais dos pacientes e familiares assistidos espiritualmente pelo capelão e por voluntários ou mesmo pelos próprios profissionais da saúde aumenta muito. Temos tido ampla experiência de que o amparo espiritual ameniza sobremaneira o sofrimento dos pacientes e daqueles que o acompanham.[22]

A assistência espiritual às crianças

Algumas religiões têm ritos para a assistência espiritual-religiosa para bebês e crianças: textos bíblicos; orações próprias e específicas; aplicação de óleo abençoado; sobretudo para os momentos cruciais da vida enferma do paciente.

Na Igreja Católica, por exemplo, este recurso litúrgico é bem presente. Há uma preocupação dos pais, em consonância com as orientações da Igreja, de que aquela semente, plantada no ventre materno, tenha a bênção, a proteção de Deus, pois se trata de uma vida. Nos ritos, se contempla, passo a passo, a vida desta pequena pessoa. Uma bênção é dada no início da gravidez e outra é dada no momento do parto. Pode ser em família ou junto à própria assembleia reunida. Logo que o bebê tem condições de ser transportado de sua casa, deve, segundo a catequese católica, ser batizado. Um momento riquíssimo para toda a família e para a Comunidade Eclesial da qual faz parte. Podemos dizer que se trata de uma grande manifestação da Graça. E entende-se ser um rito de passagem.

Estando a criança enferma, paciente ou não, a Igreja reza: "Senhor, nosso Deus, cujo Filho Jesus Cristo recebia amorosamente e abençoava as crianças, estendei com bondade a vossa mão sobre estes vossos filhos (NN), que em tenra idade estão sofrendo, para que readquiram o vigor da saúde, voltem sãos e salvos para os seus pais e para a vossa Igreja e assim vos rendam graças. Por Cristo, nosso Senhor".[23]

Quando o bebê ou a criança corre perigo de morte, a liturgia cristã propõe o chamado "batismo de emergência". Um ministro religioso nomeado ou mesmo um cristão leigo pode proceder ao batismo, apondo água à cabeça do bebê e usando das palavras: "(nome), eu te batizo em nome do Pai, do Filho e do Espírito Santo. Amém!"

Caso o bebê vá a óbito no ventre materno, não é permitido proceder ao batismo. Mas a Igreja se solidariza e propõe orações em favor daquela alma, conforme Missal Romano Católico – Exéquias de uma criança não batizada.[24]

Parte 1 – Aspectos Gerais

Essas indicações, resumidamente falando, mostram a preocupação da teologia e da comunidade de fé com os bebês, recém-nascidos e crianças.

Mas as atenções maiores são dispensadas para os pais, familiares e profissionais que sentem e sofrem profundamente a dor da enfermidade daquele ser pequeno, assim como uma possível morte.

Na Liturgia Protestante, os principais ritos são: orações; cânticos; e a presença do ministro religioso junto à família.

Agora, como explicar? Como consolar? Foram meses de preparo: berço; brinquedos; carrinhos; reforma no quarto; roupinhas novas; banheira. O que fazer? São perguntas entre tantas outras que calam profundamente em nós. É fundamental neste momento dolorido não fugir da realidade, mas acolher o choro, os questionamentos e sentimentos de uma mãe, de um pai, de uma avó que sofre o mistério da perda; eles devem mostrar como estão se sentindo.[25]

Não é preciso falar ou falar muito, sobretudo porque pouco podemos resolver. Reconheçamos que a presença silenciosa em muitos momentos de lágrimas expressa consolo, solidariedade. Quantas pessoas estavam mudas, aos pés de Cristo morto no alto do madeiro? Não tinham o que fazer. Não sabiam o que fazer. A Cruz era maior! A presença religiosa silenciosa pode ser um sinal eficaz para aqueles pais de que, ao menos, não estão sozinhos. Não devemos tentar conter as lágrimas, e sim ajudar a enxugá-las.

Temos como regra a compreensão do processo natural da vida. Só se morre depois de um bom e frutífero tempo nesta vida. Uma vida interrompida ainda na sua gênese em muito desestabiliza a vida das pessoas atingidas por essa interrupção. Como uma mãe mesmo disse: "Minha vida parou. Não consigo fazer mais nada".

Por isso, o suporte espiritual e religioso para as vítimas do ocaso da vida. Um vaso foi quebrado, um sonho tornou-se pesadelo. Será necessário um bom tempo de acompanhamento para ajudar a recomposição do sentido de sua própria história. Ainda que penoso, pois provocam lembranças, os ritos voltados para a terminalidade de um bebê, antes, durante e depois se tornam instrumentos de entrega, de acerto e, oxalá, de aceitação de outro lado.

> *As almas dos justos estão na mão de Deus, e nenhum tormento os atingirá. Aos olhos dos insensatos parecem ter morrido; a sua saída deste mundo foi considerada uma desgraça, e a sua partida do meio de nós um aniquilamento. Mas eles estão em paz.*
>
> *(Sb 3,1-3)*

CONCLUSÃO

A vida é um mistério. Essa definição perpassa todas as confissões religiosas. E não temos resposta para tudo.

Uma assistência espiritual e religiosa devidamente preparada pode amenizar muito e até mesmo explicar a terminalidade, numa perspectiva transcendental: "Ainda que eu caminhe pelo vale tenebroso, nenhum mal temerei, pois junto de mim estás; teu bastão e teu cajado me deixam tranquilo" (Sl 22,4). Emprestar os ouvidos, os ombros, oferecer mãos que afagam, em muito consola e conforta. A solidariedade humana expressa na visita de um assistente espiritual ecoa no fundo de um coração dilacerado e sufocado pela dor da perda. "Estive enfermo e me visitaste!" (Mt 25,36).

Suporte Espiritual para Pacientes e Familiares

Oferecer e realizar orações por meio de ritos pertinentes torna-se "bálsamo precioso derramado sobre a cabeça" (Sl 133,2). Os ritos religiosos, sob inspiração milenar de uma espiritualidade divina, recolhem e canalizam todos os sentimentos e questionamentos daquele momento e torna-se uma celebração profundamente confortante. Pois "só em Deus a minha alma repousa" (Sl 61,2). Morrer, sabendo-se que se entra na casa de Deus, paraíso, onde não há choro nem tristeza, torna-se um alento para todos.

Isto é cuidar.

Referências bibliográficas

1. Dantas Filho VP. Introdução à bioética. Disciplina: bioética e medicina – Módulo; Bioética e espiritualidade. Faculdade de Ciências Médicas. São Paulo. UNICAMP; 2015.
2. World Health Organization (WHO) 2009. Constitution of the World Health Organization. [Acesso em 29 Fev 2016]. Disponível em: http://apps.who.int/iris/bitstream/10665/44192/1/9789241650472_eng.pdf.
3. Pessini L. Cuidados Paliativos: alguns aspectos conceituais, biográficos e éticos. Rev. Prática Hospitalar 2005 Set/Out;41:107-12.
4. Grun A. A Cruz: a imagem do ser humano redimido. 2. ed. São Paulo: Paulus; 2010.
5. Organização das Nações Unidas para a Educação, Ciência e Cultura (UNESCO). Declaração universal sobre bioética e direitos humanos. 2005. [Acesso em 29 Fev 2016]. Disponível em: http://www.direitoshumanos.usp.br/index.php/UNESCO-Organiza%C3%A7%C3%A3o-das-Na%C3%A7%C3%B5es-Unidas-para-a-Educa%C3%A7%C3%A3o--Ci%C3%AAncia-e-Cultura/declaracao-universal-sobre-bioetica-e-direitos-humanos.html.
6. Garrafa V. Declaração Universal sobre Bioética e Direitos Humanos Apresentação para a sociedade brasileira. [Acesso em 4 mar 2016]. Disponível em: http://bvsms.saude.gov.br/bvs/publicacoes/declaracao_univ_bioetica_dir_hum.pdf.
7. Association Médicale Canadienne. CMA Code of Ethics. 2004. [acesso em 04 mar 2016]. Disponível em: https://www.cma.ca/Assets/assets-library/document/en/advocacy/policy-research/CMA_Policy_Code_of_ethics_of_the_Canadian_Medical_Association_Update_2004_PD04-06-e.pdf.
8. Estatuto da Ordem dos Médicos. 2015. [Acesso em 04 mar 2016]. Disponível em: https://www.ordemdosmedicos.pt/?lop=conteudo&rop=26e359e83860db1d11b6acca57d8ea88&id=7a6a6127ff85640ec69691fb0f7cb1a2.
9. Carvalho D, CommunioSCJ. A glória de Deus é o homem vivo e a vida do homem consiste na visão de Deus. [Acesso em 01 Mar 2016]. Disponível em: https://communioscj.wordpress.com/2011/04/18/%E2%80%9Ca-gloria-de-deus--e-o-homem-vivo-e-a-vida-do-homem-consiste-na-visao-de-deus%E2%80%9D-ireneu-de-liao-contra-as-heresias--iv-20-7-1-por-diac-daniel-scj.
10. Assembleia Geral das Nações Unidas. Declaração Universal dos Direitos Humanos 1948. [Acesso em 29 Fev 2016]. Disponível em: http://www.dudh.org.br/wp-content/uploads/2014/12/dudh.pdf.
11. João Paulo II. Exortação apostólica pós-sinodal "Christifideles Laici". Sobre vocação e missão dos leigos na igreja e no mundo. 15. ed. São Paulo. Paulinas; 2009.
12. Neves MCP. Sentidos da vulnerabilidade: característica, condição, princípio. In Barchifontaine CP, Zoboli ELCP (orgs). Bioética, vulnerabilidade e saúde. São Paulo: Centro Universitário São Camilo; 2007. p. 29-45.
13. Asociación médica mundial – AMM. Declaración de Lisboa de la AMM sobre los derechos del paciente. 2015. (Publicaciones AMM). [Acesso em 29 Fev 2016]. Disponível em: http://www.wma.net/es/30publications/10policies/l4/index.html.
14. Ministério da Saúde (Brasil). Portaria nº 1.820, de 13 de ago de 2009. Dispõe sobre os direitos e deveres dos usuários da saúde. [Acesso em 29 fev 2016]. Disponível em: http://bvsms.saude.gov.br/bvs/saudelegis/gm/2009/prt1820_13_08_2009.html.
15. Conselho Federal de Medicina (CFM – Brasil). Resolução nº 1.931, de 24 set 2009. Aprova o Código de Ética Médico. [Acesso em 29 fev 2016]. Disponível em: http://www.portalmedico.org.br/resolucoes/cfm/2009/1931_2009.htm.
16. Martins AA. Consciência de finitude, sofrimento e espiritualidade. In: Pessini L, Barchifontaine CP (orgs.). Buscar sentido e plenitude de vida: Bioética, saúde e espiritualidade. São Paulo: Paulinas e Centro Universitário São Camilo, 2008. 310 p. 99-107.
17. Frankl VE. Em busca de sentido. 25. ed. Petrópolis. Vozes e Editora Sinodal; 2008.

Parte 1 – Aspectos Gerais

18. Anjos MF. Bioética, Saúde e Espiritualidade. In: Pessini L, Barchifontaine CP (orgs). Buscar sentido e plenitude de vida – bioética, saúde e espiritualidade. São Paulo: Paulinas e Centro Universitário São Camilo; 2008. p. 15-8.
19. Boff L. Aprender do sofrimento. 2009. (artigos). [Acesso em 29 Fev 2016]. Disponível em: http://www.leonardoboff.com/site/vista/2009/maio01.htm.
20. Boff L. Espiritualidade: um caminho de transformação. Rio de Janeiro. Sextante; 2006.
21. Lama D. A Espiritualidade pelo caminho do Ocidente. In Boff L. Espiritualidade, um caminho de transformação. Rio de Janeiro: Sextante; 2006. p. 30-31.
22. Bonfim NT. Um olhar bioético sobre a espiritualidade como fator de saúde para o ser humano em fase terminal. São Paulo. Dissertação [Mestrado em Bioética] – Centro Universitário São Camilo, 2010.
23. Conferência Nacional dos Bispos do Brasil (CNBB), Ritual de Bençãos. São Paulo. Edições Paulinas e Editora Vozes Ltda. 1990. p 112.
24. International Theological Commission – Vaticano. 2007. The hope of salvation for infants who die without being baptised. [Acesso em 29 fev 2016]. Disponível em: http://www.vatican.va/roman_curia/congregations/cfaith/cti_documents/rc_con_cfaith_doc_20070419_un-baptised-infants_en.html.
25. Baldessin A. Assistência espiritual aos doentes. O que e como fazer? São Paulo: Província Camiliana Brasileira e Edições Loyola; 2015.

PARTE **2**

Ações da Equipe Multiprofissional

CAPÍTULO 9

O Enfermeiro como Elemento Decisivo em Cuidados Paliativos

- Elenice Valentim Carmona
- Maira Deguer Misko
- Erika Zambrano Tanaka

- Fernanda de Castro Oliveira Toniatti
- Luciana de Lione Melo
- Ana Regina Borges Silva

Introdução

Os avanços tecnológicos na atenção à saúde vêm proporcionando um cenário em que recém-nascidos, crianças e adolescentes vivem mais, mesmo com agravos que não apresentam possibilidade de tratamento modificador da doença.[1] Desse modo, o aumento da sobrevida frente às mais diversas patologias ressalta a importância da discussão e implementação de cuidados paliativos (CP) em nossa prática assistencial e de ensino e do fortalecimento de pesquisas que embasem nosso cuidar.

De acordo com a Organização Mundial de Saúde (OMS), CP é uma abordagem que melhora a qualidade de vida de pacientes e de suas famílias ao longo da experiência de enfrentar problemas associados a doenças que ameaçam ou limitam a vida. Nessa abordagem ocorrem prevenção e alívio do sofrimento, por meio de identificação precoce, avaliação e tratamento de dor e outros problemas físicos, psicossociais e espirituais.[2]

Quando uma criança tem indicação de CP, ela, sua família e a equipe de saúde enfrentam o desafio de implementar estratégias e condutas que visem a melhoria da qualidade de vida e o atendimento de necessidades espirituais e psicossociais.[3,4]

Nesse capítulo, vai ser utilizado o termo "pediatria" para englobar toda a clientela mencionada, mas sem desconsiderar que existem especificidades para o cuidado em cada faixa etária. Também será empregado tanto o termo "pais" quanto "família", considerando-se que o conceito de família se modificou ao longo do tempo e nem sempre os pais são aqueles que acompanham o paciente hospitalizado.

Além disso, ao se abordar o papel do enfermeiro neste capítulo, não se estará negando que o cuidado ampliado e integral, capaz de contemplar necessidades de paciente e família, só é possível em uma abordagem interdisciplinar. Portanto, salienta-se aqui que apenas um profissional e uma área de conhecimento não são capazes de oferecer cuidado que atenda os princípios dos cuidados paliativos pediátricos.

Assim sendo, CP compõe uma abordagem de cuidado que: alivia a dor e outros desconfortos; afirma a vida e considera a morte um processo natural; não pretende acelerar nem adiar a morte; visa integrar os aspectos psicológicos e espirituais ao cuidado do paciente; oferece um sistema de suporte para ajudar o paciente a viver o mais ativamente possível até sua morte; oferece um sistema de apoio para auxiliar o enfrentamento do paciente e da família durante o processo de doença e luto; busca melhorar a qualidade de vida e pode influenciar positivamente o curso da doença. Trata-se ainda de uma filosofia de cuidado aplicável desde o início do curso de uma doença que ameace a vida e que pode e deve ser concomitante a intervenções destinadas à cura ou à estabilização de doença com prolongamento de vida. Também inclui intervenções necessárias para melhor compreender e manejar as complicações clínicas.[2,5] A OMS define que CP apropriados para crianças seguem tais princípios e também são aplicados a doenças crônicas pediátricas.[2]

O cuidado paliativo pediátrico é um cuidado ativo e holístico, que engloba corpo, mente e espírito da criança, bem como envolve o suporte à família. Como mencionado anteriormente, essa abordagem deve se iniciar desde quando é estabelecido o diagnóstico de uma doença que ameace a vida e deve ser continuada independentemente do tratamento direcionado à doença, englobando o processo de morte e luto. Os profissionais de saúde devem avaliar e aliviar desconfortos físicos, psicológicos e sociais, em um acompanhamento que se dá tanto em nível hospitalar como na atenção primária, englobando comunidade e domicílio. A OMS acrescenta que o CP efetivo requer uma abordagem interdisciplinar ampla que inclua a família e o uso dos recursos comunitários disponíveis. Assim, trata-se de uma abordagem que pode ser implementada com sucesso, mesmo quando os recursos são limitados.[2,6,7]

A descoberta de uma doença ou condição que ameaça a vida ou lhe impõe limitações pode acontecer mesmo antes do nascimento, durante a gestação. Sendo assim, o CP pode ser iniciado desde o pré-natal e sala de parto. Com a aplicação de recursos tecnológicos no acompanhamento pré-natal, já é possível detectar doenças, fazer prognóstico e avaliar o risco de morte precoce da criança. Portanto, é premente o desenvolvimento de um modo abrangente de cuidado para casais durante o período perinatal, em que a possibilidade de morte fetal ou neonatal substitui a preparação usual de espera por uma criança saudável.

As avaliações psicossociais multifacetadas e sistemáticas de crianças, adolescentes e suas famílias, ao longo de um contínuo do tratamento, criam um contexto ampliado de cuidado[8] e ajudam a identificar reações adaptativas problemáticas[9]. Essas avaliações são blocos da construção de um relacionamento genuíno, o que é altamente valorizado pelos pais. Prestar cuidado competente e adequado manejo de sintomas da criança, bem como o reconhecimento da expertise parental, é também relevante componente da relação entre pais e profissionais.[10] A qualidade de tais relações e interações é fonte de suporte para pais durante o curso da doença e facilitadora do processo de luto a longo prazo.[11]

Contudo, o profissional de saúde deve ter em mente que os cuidados paliativos e curativos são complementares. Não são excludentes ou incompatíveis.[12,13]

CP também são definidos como uma resposta ativa aos problemas relacionados a uma doença crônica, incurável e progressiva, tendo essa abordagem o intuito de diminuir o sofrimento provocado à criança e aos pais/familiares.[14] Entretanto, esse tipo de cuidado ainda não está suficientemente compreendido, divulgado e acessível a todos que dele precisam.

Por fim, CP pediátricos não se limitam ao contexto de final de vida e ao processo de morrer, mas abrangem conforto e qualidade de vida para a criança e sua família desde o diagnóstico de uma doença. Trata-se de uma abordagem integral que visa auxiliar criança e família a lidar com o processo saúde-doença sem possibilidade de tratamento modificador da doença e a lidar também com o processo de morte e o morrer. Desse modo, na equipe interdisciplinar, o enfermeiro tem papel decisivo para que esse cuidado transcorra em consonância com os princípios que definem essa abordagem.

O Enfermeiro como Elemento Decisivo em Cuidados Paliativos

A atuação do enfermeiro em cuidados paliativos

Existem particularidades que distinguem o cliente adulto e a criança em todo o contexto de cuidado, sobretudo em CP: dificuldade de comunicação da criança para exprimir seus desejos e necessidades; suas limitações para compreender o que está vivenciando de acordo com sua idade e estágio de desenvolvimento; a complexa e individual valorização dos sintomas; maior envolvimento da família no processo de cuidado; e tempo mais prolongado de cuidado.[6,7,14] Assim, o enfermeiro pediátrico e neonatal, para oferecer cuidado centrado na criança e na família, deve desenvolver conhecimento técnico, habilidades de comunicação e relacionamento interpessoal. Sua atuação deve ser sensível e educativa, visto que se trata de um contexto que demanda proximidade física e afetiva para o melhor desenvolvimento da prática clínica.[5]

Dado seu contato próximo e frequente com criança, pais e outros familiares, o enfermeiro tem oportunidade privilegiada para avaliar necessidades de cuidado e resultados obtidos com o plano terapêutico implementado. O que auxilia a equipe de saúde no estabelecimento das prioridades para cada cliente e família, especialmente para o reforço e esclarecimento de orientações clínicas, de modo a favorecer que os objetivos terapêuticos sejam atingidos.[5,6] Assim sendo, habilidades e conhecimentos do enfermeiro deverão estar voltados para avaliar sistematicamente necessidades, sinais e sintomas, bem como planejar e executar um plano de cuidados que amenize o sofrimento e melhore a qualidade de vida dos pacientes e de seus familiares.[5,6]

As crianças podem apresentar luto em relação às suas perdas, devido ao progressivo isolamento, o que se relaciona a limitações impostas pela condição clínica. Logo, o enfermeiro também pode atuar potencializando mecanismos de adaptação, quer para a criança, quer para os pais, prevenindo a intensificação de sentimentos de culpa e/ou isolamento. Desse modo, é essencial evitar o distanciamento prolongado entre o paciente e sua família, o que inclui outros irmãos.[14]

Quando se trata de crianças maiores ou adolescentes, ao falar com o paciente sobre sua doença ou condição, é importante que o enfermeiro considere alguns fatores: experiências anteriores com doenças pessoais e/ou na família; estágio de desenvolvimento da criança; percepção que a criança tem das limitações impostas pela doença; percepção que a criança tem da morte; valores e crenças culturais da criança e família a respeito da condição clínica e/ou do processo de morte e do morrer; mecanismos de enfrentamento utilizados pela criança para lidar com a dor e com o sofrimento; expectativas da criança sobre a doença e/ou morte. O tempo oportuno para investigar e compreender tais fatores depende de cada paciente/família.[6,14,15]

Um dos princípios de CP em pediatria é o compartilhar das decisões entre pais/família, criança (quando a faixa etária e o desenvolvimento permitem) e equipe. As decisões dependem da percepção sobre a trajetória da doença, o prognóstico e as implicações do tratamento na qualidade de vida da criança. O reconhecimento precoce de um prognóstico negativo por parte dos envolvidos está associado à discussão antecipada e aberta para um plano de CP. Destarte, à medida que os objetivos dos cuidados mudam com a progressão da doença, algumas intervenções deixam de fazer sentido. Por isso, o acompanhamento sistematizado da condição clínica e das respostas de cliente e família, realizado pelo enfermeiro e equipe de enfermagem, é imprescindível para esse processo de tomada de decisão.

A seguir, são mencionadas algumas contribuições essenciais da atuação do enfermeiro em CP:[6,14-16]

- Investigar problemas físicos/condições associados à doença, discutindo seus achados com a equipe interdisciplinar, desenvolvendo e implementando plano de cuidados para alívio de dor e outros desconfortos;

Parte 2 – Ações da Equipe Multiprofissional

- Avaliar a dor com métodos e escalas apropriados à idade e ao nível de desenvolvimento da criança, visto que se trata de uma experiência subjetiva e influenciada por muitos fatores (ver Capítulos 17, 18 e 26);
- Investigar necessidades e preocupações de paciente e família, respondendo às dúvidas e aos receios com honestidade e em consonância com discussões e acordos da equipe interdisciplinar;
- Comunicar-se com, tocar e manipular a criança considerando seu estágio de desenvolvimento e necessidades;
- Registrar os cuidados e as avaliações, além de garantir que o registro também seja feito por outros membros da equipe de enfermagem;
- Propor e implementar plano de cuidados de enfermagem que represente as discussões da equipe interdisciplinar de saúde, bem como as necessidades da criança e família;
- Ajustar o plano de cuidados de enfermagem, sempre que necessário, às necessidades e à evolução do paciente e família;
- Avaliar e comunicar rapidamente a equipe sobre o impacto da terapêutica proposta na criança e na família;
- Participar de discussões clínicas da equipe interdisciplinar para o estabelecimento de objetivos realistas, com o intuito de promover a qualidade de vida;
- Planejar e implementar atividades de educação continuada junto a outros membros da equipe de enfermagem no intuito de auxiliá-los a compreender os princípios de CP e como melhor assistir crianças e pais/famílias;
- Solicitar avaliação da criança e/ou pais/família por outros profissionais da equipe interdisciplinar, sempre que houver necessidade: outros enfermeiros; médicos; psicólogos; assistentes sociais; fisioterapeutas, fonoaudiólogos, dentre outros;
- Providenciar que a prescrição de outros membros da equipe interdisciplinar seja implementada, oferecendo *feedback* constante e rápido quanto aos resultados desejáveis e indesejáveis que se apresentam;
- Realizar diretamente ou gerenciar cuidados de enfermagem como: avaliação de sinais vitais; aquecimento; alimentação enteral quando possível, ou na impossibilidade, terapia intravenosa; manter suporte respiratório já iniciado; garantir o tratamento sintomático; analgesia de acordo com o resultado da aplicação de escalas de dor utilizadas; sedação, se outras medidas de conforto não forem suficientes; antibioticoterapia e anticonvulsivantes;
- Maximizar o potencial de desenvolvimento da criança, tanto física quanto emocionalmente, ao longo do cuidado voltado para a qualidade de vida, o que inclui o favorecimento da presença dos pais/família, bem como o cuidado com o ambiente e o uso do brinquedo terapêutico;
- Apresentar atitudes de promoção de conforto e bem-estar por meio de carinho e atenção, favorecendo a realização de desejos, desde que não acarretem prejuízos, bem como o apoio emocional e espiritual.

O processo de enfermagem desenvolvido pelo enfermeiro (composto por coleta de dados, diagnóstico, planejamento, implementação e evolução de enfermagem, com avaliação dos resultados obtidos) deve subsidiar discussões e decisões da equipe interdisciplinar, bem como ser influenciado por elas. Considerando o raciocínio clínico que conduziu sua elaboração, o plano de cuidados de enfermagem deve ser discutido e compartilhado com a equipe interdisciplinar, sobretudo com especialistas em CP.

O Enfermeiro como Elemento Decisivo em Cuidados Paliativos

A atuação do enfermeiro junto à família

Crianças e famílias devem ser indissociáveis no cuidado do enfermeiro pediátrico e neonatal, visto que não há como cuidar de modo isolado da criança.

O enfermeiro deve levar em conta o que a família está vivenciando, uma vez que a progressão da doença está associada ao aumento da carga do cuidado, promovendo impacto significativo em todas as dimensões da vida familiar ao afetar as esferas emocional, psicológica, física e financeira. Não se pode negligenciar que, no decorrer da trajetória da doença, família e criança são acometidas e precisam aprender a lidar com as perdas. Esses fatores promovem abalos na estrutura e organização da família que influenciarão em seu bem-estar e qualidade de vida.[17,18]

Pais/familiares e a criança/adolescente precisam ser acolhidos e informados para que tenham subsídios para o enfrentamento da situação e mesmo para decidirem entre um tratamento obstinado ou agressivo, que pode ser algumas vezes inútil, e outro que vise promover conforto e qualidade de vida.[15,16] Considerando o amplo acesso atual a conteúdos variados e com os mais diversos níveis de credibilidade, além da possibilidade de interpretação errônea de tais conteúdos, pais/familiares podem ser levados a ter expectativas irreais quanto à cura e/ou sobrevivência da criança, dificultando a compreensão de que nem sempre haverá resposta ao tratamento, e sim necessidade de buscar outros caminhos. Assim, o enfermeiro tem papel importante ao auxiliá-los na compreensão do processo que estão vivendo, bem como as opções que lhes foram apresentadas pela equipe interdisciplinar, incluindo vantagens, desvantagens, resultados esperados dos diferentes tipos de tratamento: tratamento obstinado; paliativo; ou de suporte.

Pais e familiares, na abordagem de CP pediátricos, vivenciam um processo de oscilações e transição entre ter a criança viva, com condição crônica e sintomas assistidos pela equipe, e não a ter mais fisicamente presente. A maneira como se ajustam às adversidades decorrentes do avanço da doença pode ser influenciada pelo modo de envolvimento no cuidado de sua criança, por crenças pessoais, pela condição clínica da criança e pelo suporte social recebido.[17]

A interação com a equipe de saúde também tem importante impacto na família nesse processo. Ser reconhecida e apoiada ao longo do cuidado leva a família a se sentir empoderada e fortalecida para o enfrentamento da doença da criança. Enquanto na situação oposta, ao não se perceber acolhida pela equipe, pode se sentir sobrecarregada e solitária.[17]

Desse modo, os profissionais de saúde apresentam importante papel e responsabilidade nessa trajetória, tendo clareza que precisam buscar compreender os mecanismos de reorganização da família para lidar com as transformações e demandas geradas pela doença para propiciar à família a diminuição do impacto da doença e construção de caminhos alternativos para o enfrentamento da situação, com o objetivo final de alcançar o equilíbrio do sistema familiar.[17,18] As relações de parceria, confiança, comunicação entre profissionais de saúde e famílias são fundamentais para que se consiga realizar adequada avaliação e intervenção nesse contexto de doença.[18]

A literatura sinaliza a necessidade de suporte e informações aos familiares durante toda a trajetória de doença, ressaltando que vai além do momento da comunicação de uma má notícia. Nesse contexto, o enfermeiro apresenta um importante papel e deve estar ativamente envolvido nesse cuidado.[19,20] Avaliar constantemente a necessidade de informação; identificar e elucidar mal-entendidos e informações médicas complexas; promover discussões sobre o impacto da notícia para paciente/família e auxiliar pacientes e familiares a manejar reações emocionais resultantes desse processo são algumas das funções que devem ser desenvolvidas pelos enfermeiros ao lidar com famílias e pacientes que receberão ou receberam uma má notícia.[21]

Incluir a família em ações de saúde exige uma aproximação progressiva entre profissionais e famílias, a construção conjunta de saberes e decisões, além da troca de informações sobre cren-

Parte 2 – Ações da Equipe Multiprofissional

ças, valores, direitos e conhecimentos sobre as responsabilidades de cada parte. Essa junção possibilita diagnosticar os problemas, definir objetivos e planejar ações, envolvendo o profissional no acompanhamento, no estímulo e no apoio para buscar as soluções, ao mesmo tempo em que a família descobre sua capacidade para o cuidado de saúde e recorre aos recursos da comunidade para as ações. Como já mencionado, os profissionais de enfermagem permanecem mais tempo junto ao paciente e aos familiares, constituindo importante elo na promoção das interações, para a busca da melhor estratégia que possibilite um cuidar individualizado e eficiente tanto ao paciente como aos seus familiares.[19]

A escuta sensível ao longo do apoio à família faz parte de uma atuação essencial, em que o enfermeiro se mostra solícito e acolhedor às indagações e às diferentes reações frente a desfechos indesejados e inevitáveis. Em caso de cuidados de fim de vida e morte, essa atuação também é importante para promover maior qualidade no contato entre paciente e família no tempo de existência que resta.[22]

A família deve ter oportunidade de realizar seus rituais religiosos ou culturais, seja para lidar com a falta de perspectiva de cura, seja para lidar com o processo de morte e o morrer.[14]

Para pais que se deparam com o filho em final de vida, a competência em comunicação e no relacionamento interpessoal apresentada pela equipe ameniza o que estão vivenciando, proporcionando suporte ao longo da árdua experiência de perda. Assim, reforça-se a relevância do profissional com formação específica nesse contexto para dar o suporte necessário e solicitado pelas famílias. O que também pode ser fortalecido pela elaboração de *guidelines* que direcionam ações e abordagens.[23-25]

Uma vez que a família pode vivenciar luto ao longo do enfrentamento de uma doença limitante ou potencialmente fatal e não apenas com a morte da criança, isso precisa ser reconhecido pelo profissional que lhes presta atendimento. E quando a criança morre, a atuação do enfermeiro deve ser ampliada ao processo de luto da família.[17] Diferentes autores apontam que os pais apreciam o contato com membros da equipe de saúde após a morte do filho, o que pode ser contemplado de muitas formas: presença no funeral da criança; contato telefônico ou por carta; além de grupos para acompanhamento especializado do processo de luto.[6,14,15] Tais intervenções diminuem a percepção de isolamento e de abandono sentida pelos pais.

Quando a morte em casa não é uma opção, com pais/família passando os últimos dias de vida da criança no hospital, todos os esforços devem ser feitos para que se crie um ambiente acolhedor e tranquilo. De modo que o processo de morte e o morrer se deem em um ambiente em que criança e pais se sintam protegidos e seguros.[6,14]

Geralmente a abordagem de CP é proposta pelo médico responsável pelo paciente, mas decidida por uma equipe interdisciplinar em conjunto com os pais. Muito embora, ao pensar na decisão dos pais, é importante avaliar se estão baseados em vontades e desejos próprios ou no interesse do melhor cuidado para a criança.[12,13]

Desafios na atuação do enfermeiro em cuidados paliativos

O reconhecimento de familiares e cuidadores como membros indissociáveis da pessoa enferma, e que também merecem cuidado, ainda é um desafio a ser transposto na atuação de várias profissionais de saúde e dos de enfermagem. Outro desafio é desenvolver habilidades e conhecimentos para singularizar, individualizar a assistência, de modo a não empregar protocolos inflexíveis que dificultam que, dentro de normas éticas e técnico-científicas, a pessoa cuidada seja assistida do melhor modo.

A ausência de um tratamento modificador da doença e/ou a morte iminente continuam a ser encaradas por enfermeiros como estar de "mãos atadas" e "não ter o que fazer". Tal percepção

O Enfermeiro como Elemento Decisivo em Cuidados Paliativos

gera frustração e sofrimento ao profissional, além de impedi-lo de atuar adequadamente na atenção aos pacientes e família.[26]

A formação do enfermeiro, em diferentes países, sobretudo no Brasil, ainda é voltada para a cura e a negação da morte, o que perpetua esse sofrimento profissional e torna difícil a implementação de CP. A morte, sobretudo na infância, é considerada como um fracasso assistencial pela maioria dos profissionais de saúde.[14,26]

Situações clínicas relacionadas a incertezas quanto à cura, bem como ao processo de morte e ao morrer, não têm sido suficientemente abordadas nos cursos brasileiros de graduação em Enfermagem. Isso impede que conhecimentos e habilidades sejam sistematicamente desenvolvidos para lidar com pacientes nesses contextos, acarretando impacto negativo nos profissionais ao longo de suas vivências clínicas.[26]

Diante desse cenário, os enfermeiros consideram importante que a formação universitária os instrumentalize.[6] Mencionam ainda que as instituições onde trabalham deveriam oferecer espaços e/ou programas de apoio a eles, com a organização de grupos de discussão sobre suas vivências, sentimentos e dúvidas, em um ambiente acolhedor e terapêutico.[6,26] Tanto a formação quanto o apoio institucional são aspectos relevantes, visto que, ao se sentirem despreparados ou com sofrimento emocional para lidar com pacientes em CP, alguns enfermeiros tendem a se manter afastados dos pais/familiares em situações em que são extremamente necessários.[26]

Além dos aspectos mencionados, outras questões se colocam como desafios para a prática dos CP: falta de inserção dos CP na atenção básica; o tamanho continental do Brasil e sua multiplicidade de realidades, o que dificulta a disseminação da abordagem; resistências profissionais para a liberação do atestado de óbito em domicílio; as diferenças de acesso ao sistema de saúde; a logística da dispensação dos medicamentos de alto custo, bem como o armazenamento e distribuição daqueles de uso restrito, utilizados para o controle da dor;[5,27] falta de clareza e de informação sobre as opções de tratamento e cuidados; a prestação de CP fragmentados pela falta de comunicação na equipe de saúde e entre os serviços.[14] Entretanto, nenhum dos desafios mencionados se trata de barreiras intransponíveis para que os CP aconteçam.

A literatura também menciona as habilidades de comunicação como um aspecto importante a ser aprofundado pelo profissional, sobretudo para a comunicação de más notícias no contexto de CP, visto que se trata de um importante instrumento terapêutico: oferece benefícios e fortalece as relações entre paciente-família-equipe de saúde.[28]

Ao longo do processo de aprendizado da equipe de saúde sobre CP, os pacientes com diagnóstico de doença crônica e/ou que ameace a vida permanecerão recebendo tratamentos obstinados, com foco na cura, mesmo quando não há possibilidade de tratamento modificador da doença. Até que estejamos mais familiarizados e confortáveis com a abordagem proposta pelos CP, os pacientes continuarão sendo submetidos a procedimentos desnecessários, exagerados ou insuficientes, uma vez que a equipe de saúde não se atenta ao sofrimento causado pela dor ou por outros sintomas. Dessa maneira, CP também se configuram como reflexão sobre a conduta que deve ser tomada frente a uma doença crônica, ou a uma doença que ameace a vida, levando à finitude humana. Tal abordagem aponta para o equilíbrio entre o conhecimento científico-tecnológico e o cuidado humanizado que visa resgatar bem-estar, dignidade da vida e, inclusive, a possibilidade de morrer em paz.[5,27]

A formação específica em CP pode instrumentalizar o enfermeiro para atuar nesse contexto. Não ter tal formação leva o profissional, mesmo com vários anos de experiência clínica, a apresentar práticas que não são condizentes com as necessidades dos pacientes e famílias, tanto no que se refere a procedimentos quanto à comunicação e à relação interpessoal. Isso porque, para muitos enfermeiros, o desenvolvimento de habilidades para lidar com crianças em contexto de

Parte 2 – Ações da Equipe Multiprofissional

CP resume-se à prática profissional diária e não a um autodesenvolvimento intencional, ao longo de busca por conhecimento e habilidade específicos.

Considerações finais

A atuação do enfermeiro em CP junto a crianças e adolescentes inclui intervenções, como em outros contextos de cuidado, que focam necessidades do paciente e família. Nesse contexto, com especial atenção à qualidade de vida, alívio do sofrimento e otimização das funções, em todos os estágios da doença. Esse cuidado é mais bem desenvolvido por uma equipe interdisciplinar, na qual o enfermeiro tem papel decisivo na identificação de sinais e sintomas, coordenação dos cuidados e favorecimento da comunicação, bem como no auxílio ao desenvolvimento de objetivos realistas. O que só pode ser alcançado com avaliações acuradas e repetidas, além de habilidades de relacionamento interpessoal, comunicação eficaz e flexibilidade de adaptação a diferentes demandas do contexto de CP.

Estudar CP, investir no aprimoramento profissional e atualização científica e buscar o autoconhecimento são estratégias imprescindíveis para o oferecimento de um cuidado humanizado e qualificado para pacientes e pais/família.

Ainda se mostra como desafio transpor as barreiras impostas pela cultura, pela formação e pelas instituições de assistência à saúde para lançar luz sobre as questões subjetivas que envolvem a cronicidade, o processo de morte e o morrer. Desse modo, existe um caminho a ser percorrido quando se trata de CP em pediatria: os profissionais de saúde em geral precisam conhecer e explorar mais essa temática, que é tão rica e premente para o contexto atual de cuidado à saúde.

O cuidado se dá especialmente quando o enfermeiro reconhece o sofrimento daqueles de quem cuida e busca intervir, acolhe dúvidas, oferece informações, permite que a família possa compartilhar ideias e sentimentos, assim como facilita o acesso ao suporte social. Incluir a família permite que seus membros construam significados e uma nova realidade quanto às experiências e interações, de modo que possam oferecer suporte uns aos outros, buscando diminuir o sofrimento vivenciado com a experiência.

Buscou-se explicitar nesse capítulo que a atuação do enfermeiro em CP não se refere a um cuidado menor, nem é algo que se resume a intervenção caritativa bem-intencionada, mas a um cuidado que demanda formação, desenvolvimento de conhecimento e habilidade. Além disso, sua aplicação também não se resume aos últimos dias de vida do paciente.

Referências bibliográficas

1. Barbosa SMM, Souza JL, Bueno M, Sakita NK, Bussotti EA. Período neonatal. In: CREMESP. Cuidado paliativo. Conselho Regional de Medicina do Estado de São Paulo. 2008. 689p.
2. World Health Organization (WHO). WHO definition of palliative care. 2017. Disponível em: http://www.who.int/cancer/palliative/definition/en/. [Acesso em 22 de outubro de 2017].
3. Bergstraesser E. Pediatric palliative care-when quality of life becomes the main focus of treatment. Eur J Pediatr. 2012; 172(2):139-50.
4. Knapp CA, Madden VL, Curtis CM, Sloyer P, Shenkman EA. Family support in pediatric palliative care: how are families impacted by their children's illnesses? J Palliat Med. 2010;13(4):421-6.
5. Academia Nacional de Cuidados Paliativos (ANCP). Manual de cuidados paliativos ANCP. 2.ed. rev ampl. Rio de Janeiro: Diagraphic; 2012. 592p.
6. Hill K, Coyne I. Palliative care nursing for children in the UK and Ireland. BJN. 2012; 21(5): 276-81.
7. Willims-Reade J, Lamsom AL, Knight SM, White MB, Ballard SM, Desai PPP. Paediatric palliative care: a review of needs, obstacles and the future. J Nurs Management. 2015; 23(4): 4-14.

O Enfermeiro como Elemento Decisivo em Cuidados Paliativos

8. Kazak AE, Abrams AN, Banks J, Christofferson J, DiDonato S, Grootenhuis MA, Kabour M, MadanSwain A, Patel SK, Zadeh S, Kupst MJ. Psychosocial assessment as a standard of care in pediatric cancer. 2015; Pediatr Blood Cancer 62(S5): S426-S459.

9. Muscara F, McCarthy MC, Woolf C, et al. Early psychological reactions in parents of children with a life threatening illness within a pediatric hospital setting. Eur Psychiatry. 2015; 30(5):555-61.

10. Melin-Johansson C, Axelsson I, Jonsson Grundberg M, Hallqvist F. When a child dies: parents' experiences of pallia-tive care-an integrative literature review. J Pediatr Nurs. 2014; 29(6):660-9.

11. Van der Geest IMM, Darlington ASE, Streng IC, Michiels EMC, Pieters R, Van den Heuvel-Eibrink MM. Parents' experience of pediatric palliative care and the impact on long-term parental grief. J Pain Symptom Manage. 2014; 47:1043-1053.

12. Costa SMM, Souza JL, Bianchi MON. Acolhimento ao óbito. In: Marba STM, Mezzacappa Filho F. Manual de neona-tologia UNICAMP. 2.ed. Rio de Janeiro: Revinter; 2009. p.430-3.

13. Souza JL. Cuidado paliativo na UTI Neonatal. In: Moritz RD. Cuidados paliativos nas unidades de terapia intensiva. São Paulo: Atheneu; 2012. p.85-94.

14. Heleno SLA. Cuidados paliativos em pediatria. Evidências. 2013; 2: 41-9. Disponível em: http://e.issuu.com/embed. html#8025973/2543015.

15. Docherty SL, Thaxton C, Allison C, Barfield RC, Tamburro RF. The nursing dimension of providing palliative care to children and adolescente with cancer. Clin Med Insights: pediatrics. 2012; 6: 75-88.

16. Guimarães TM, Silva LF, Santo FHE, Moraes JRMM. Cuidados paliativos em oncologia pediátrica. Esc Anna Nery. 2016; 20(2): 261-7.

17. Misko MD, Santos MR, Ichikawa CRF, Lima RAG, Bousso RS. A experiência da família da criança e/ou adolescente em cuidados paliativos: flutuando entre a esperança e a desesperança em um mundo transformado pelas perdas. Rev Latino-Am Enfermagem. 2015; 23(3):560-7.

18. Bousso RS, Misko MD, Mendes-Castillo AMC, Rossato LM. Family Management Style Framework and Its Use With Families Who Have a Child Undergoing Palliative Care at Home. J. Fam. Nursing. 2012;18(1):91-122.

19. Warnock C, Tod A, Foster J, Soreny C. Breaking bad news in inpatient clinical settings: role of the nurse. J Adv Nurs. 2010; 66(7): 1543-55.

20. Klassen A, Gulati S, Dix D. Health care providers' perspectives about working with parents of children with cancer: a qualitative study. J Pediatr Oncol Nurs. 2012; 29(2):92-7.

21. Warnock C, Buchanan J, Tod A. The difficulties experienced by nurses and healthcare staff involved in the process of breaking bad news. J Adv Nurs. 2017; 73(7):1632-45.

22. Monteiro ACM, Rodrigues BMRD, Pacheco STA, Pimenta LS. A atuação do enfermeiro junto à criança com câncer: cuidados paliativos. Rev Enferm UERJ. 2014; 22(6):778-83.

23. Monterosso L, Aoun, S, Kristjanson, LK, Philips M. Supportive and palliative care needs of families of children with life-threatening illness in Western Australia: evidence to guide the development of a palliative care service. Palliat Med. 2007; 21(8):689-96.

24. Konrad SC. Mother's Perspectives on Qualities of Care in their relationships with health care professionals: the in-fluence of relational and communicative competencies. J Soc Work End Life Palliat Care. 2008; 1(1). 38-36.

25. McCarthy MC, Clarke NE, Ting CL, Conroy R, Anderson VA, Heath JA. Prevalence and predictors of parental grief and depression after the death of a child from cancer. J Palliat Med. 2010; 13(11):1321-6.

26. Oliveira F de C. O significado de cuidados paliativos aos enfermeiros que atuam em neonatologia. [Dissertação] Campinas/SP: Universidade Estadual de Campinas; 2015. 98p.

27. Hermes HR, Lamarca ICA. Cuidados Paliativos: uma abordagem a partir das categorias profissionais de saúde. Ciên-cia & Saúde Coletiva, 2013; 18(9): 2577-88.

28. Borges MM, Santos Jr R. A Comunicação na transição para os cuidados paliativos: artigo de revisão. Rev Bras Edu Med. 2014; 38(2):275-82.

CAPÍTULO 10

A Terapia Ocupacional e os Cuidados Paliativos Pediátricos

- Mariana Pereira Simonato
- Rosa Maria de Araujo Mitre

A **terapia ocupacional** é uma profissão que vê na ação humana e nas atividades significativas, uma potente ferramenta de transformar e ressignificar o cotidiano dos sujeitos que estão em processo de adoecimento ou sofrimento. A atividade humana é o foco do terapeuta ocupacional e seu objetivo é fazer os sujeitos conseguirem realizar as atividades significativas para cada um deles. O modo como vivemos o cotidiano, repercute em nossas escolhas, no modo como nos relacionamos e nos diversos papéis que desempenhamos na vida social, estando diretamente ligado aos processos de saúde e doença.[1,2]

A profissão nasceu nos Estados Unidos na segunda década do século XX, onde foi fundada a primeira escola de Terapia Ocupacional e a Associação Americana de Terapia Ocupacional.[3] No Brasil, a profissão teve início com suas práticas e produção de saberes na década de 1950, principalmente nos hospitais psiquiátricos e centros de reabilitação. A partir de meados da década de 1980, com a reorganização das políticas públicas e dos serviços assistenciais no Brasil, a profissão também reconfigurou seus saberes e práticas e teve seus campos de atuação construídos a partir das demandas das populações. Hoje, alguns campos e áreas de atuação da terapia ocupacional consolidados são a saúde mental, saúde do trabalhador, gerontologia, reabilitação da pessoa com deficiência, terapia ocupacional social, contexto hospitalar e saúde da criança.[4]

Especificamente, dentro dos campos dos contextos hospitalares e da saúde da criança, a discussão sobre cuidados paliativos pediátricos na atuação do terapeuta ocupacional avançou,[5] como nas outras profissões, com a mudança do perfil de adoecimento da população, consequência de um processo de transição epidemiológica e demográfica, ocorrido ao longo do último século. O cenário brasileiro da saúde da criança hoje é de aumento dos partos prematuros, da obesidade infantil e do número de crianças com doenças crônicas.[6]

Para além, o acesso às tecnologias modernas e sofisticadas permitiu a sobrevida de crianças prematuras extremas, com malformações congênitas e doenças crônicas. Crianças que antes não sobreviveriam, agora, mais que sobreviver, essas crianças vivem e acessam cada vez mais os serviços de assistência à saúde, ficam hospitalizadas, requerem serviços de atendimento domiciliar e são cuidadas pelos profissionais que neles estão inseridos.

Parte 2 – Ações da Equipe Multiprofissional

Os profissionais de saúde que cuidam de bebês, crianças e adolescentes com alguma condição crônica ou ameaçadora da vida precisam, ousamos dizer, trabalhar sob a abordagem dos cuidados paliativos. Acessar a definição da Organização Mundial de Saúde (OMS) de 2002 de cuidados paliativos nos ajuda a pensar o quanto essa abordagem é importante para esses sujeitos e também nos mostra um pouco mais do quão abrangente é este campo. Segundo a OMS (2002), cuidados paliativos implicam uma abordagem que aprimora a qualidade de vida, dos pacientes e famílias que enfrentam problemas associados com doenças que ameaçam a vida, por meio da prevenção e alívio do sofrimento, por meios de identificação precoce, avaliação correta e tratamento da dor e outros problemas de ordem física, psicossocial e espiritual.[7] Neste sentido, a terapia ocupacional também tem um importante papel a desempenhar junto a esta clientela e suas famílias, visando principalmente a melhoria da qualidade de vida e o engajamento em ocupações significativas da vida diária.[5]

Quando este processo envolve bebês, crianças ou jovens com alguma doença ou condição avançada, ele se torna ainda mais complexo e delicado. A família e a equipe de saúde vivem um paradoxo, de que os mais novos partirão antes dos mais velhos, de que bebês não se desenvolverão, crianças não crescerão ou jovens não se tornarão adultos. Convive-se com o antagonismo existente entre a infância, associada geralmente a um período de crescimento e desenvolvimento, e a terminalidade, em geral vinculada à velhice, ao fim do ciclo vital considerado "padrão".[8]

Mas não se trata de falar que vai morrer, mas como se vai viver, pois as vidas precisam ser significadas, vividas e valorizadas.[8] Alguns estudos apontam que a criança e o adolescente em cuidados paliativos querem e precisam participar de atividades apropriadas para a sua idade que lhes permitam "simplesmente ser crianças", ao mesmo tempo em que proporcionam oportunidades para que experimentem um nível de independência e controle do que está acontecendo.[9-11] Precisam poder expressar seus medos e ansiedades, comunicar suas dúvidas e preocupações sobre sua própria morte em um ambiente não ameaçador, com pessoas que responderão adequadamente, e participar de atividades que lhes permitam continuar seu desenvolvimento físico, social, emocional e cognitivo.

Acrescido a isso, as mudanças que um processo de doença avançada traz são várias. Nessa fase do adoecimento é comum que se esteja internado, em hospitais ou *hospices*. Quando em casa, muitas vezes o paciente está acompanhado por um serviço de *homecare*, pela atenção domiciliar ou com visitas frequentes da equipe de saúde. Também é comum o uso de várias tecnologias de suporte de vida como: o uso de ventilação mecânica não invasiva; sondas nasoenterais para a alimentação; cateteres implantados; e ostomias, como a gastrostomia e a traqueostomia; entre outras. Tudo isso cria uma rotina nova, diferenciada e intensa, que, muitas vezes, não faz sentido para o bebê, a criança ou o jovem e pode tornar ainda mais sofrida esta fase para o paciente e sua família.

Com o agravamento das condições clínicas, as limitações e restrições podem aumentar. A dor pode ser intensa, a fadiga, o edema, a dispneia, as dificuldades e até o declínio cognitivo e outros sintomas podem tornar-se constantes e comprometer as habilidades funcionais, afetando de modo significativo as atividades simples e até então banais, mas que são importantes e dão sentido à vida daquele sujeito.[12] Isso implica, muitas vezes, não conseguir sair da cama, sentar-se, mudar de posição, tomar banho, ir ao banheiro, comunicar-se verbalmente, comer as comidas preferidas, brincar, ir à escola e muitas outras coisas que compõem a vida cotidiana. Também são comuns algumas repercussões psicológicas nessa fase do adoecimento, como a internalização dos problemas levando a ansiedade, depressão, medo, perda da esperança, sentimento de desamparo, perda de controle e frustração, agressividade e isolamento entre outros.

A Terapia Ocupacional e os Cuidados Paliativos Pediátricos

Cada criança ou adolescente responderá à fase avançada do adoecimento e a proximidade da morte de modo diferente. Essa resposta é influenciada por diversos fatores como: o diagnóstico e os efeitos do tratamento (p. ex.: crianças que recebem irradiação no cérebro tem prejuízos cognitivos), a idade, o desenvolvimento cognitivo, a personalidade, a visão de vida e de morte, e também os recursos externos, como situação socioeconômica da família, acesso aos serviços de saúde, saneamento básico, entre outros.[13]

Especificamente, quando olhamos para os sujeitos em tratamento oncológico, a disparidade no acesso aos serviços de saúde influencia tanto no diagnóstico como no tratamento e desfecho e isso terá efeitos no cuidado na fase avançada da doença.[14,15] Alguns estudos mostram que, apesar de os prejuízos funcionais decorrentes do tratamento oncológico ser bem documentados, os sujeitos com alterações cognitivas são subdiagnosticados e a participação nas atividades significativas e o bem estar psicológico não são relatados.[16-18] Entretanto, esses sujeitos podem e devem ser encaminhados para o terapeuta ocupacional.[12]

Trabalhar com cuidados paliativos na infância tem algumas peculiaridades. É fundamental para o profissional ter conhecimento, até mesmo familiaridade, com as etapas do desenvolvimento infantil, em especial emocional e cognitivo. É necessário ter em mente que o entendimento da morte depende do grau de desenvolvimento da criança, além dos fatores culturais que a cercam e sua própria experiência pessoal.[8] Alguns conceitos são fundamentais para entendermos qual a compreensão da criança sobre este processo. A partir do desenvolvimento dos conceitos de universalidade, causalidade e irreversibilidade, que acontece normalmente entre os 5 e 7 anos, a criança entende a morte como algo que tem uma causa, não é reversível e que todos os seres que vivem, morrem.[19]

Entretanto, é necessário ficar atento a esses aspectos, pois mesmo crianças muito pequenas, podem sofrer muito com a aproximação da terminalidade. Os adultos, sejam os profissionais de saúde, seja a família, se enganam ao pensar que os bebês e crianças não entendem ou sentem o que acontece em seu corpo. É condição imprescindível reconhecer bebês e crianças como capazes de fazerem escolhas e perceberem o que ocorre com eles. Em um processo de intervenção com esses sujeitos, é fundamental estimular autonomia, auxiliando nas possibilidades de significação, compreensão e participação no processo, sempre de acordo com sua etapa de desenvolvimento, e disponibilizar a utilização de linguagens não verbais, como o brincar, para que possa expressar seus temores, medos, esperanças, desejos e reflexões.[8]

Da mesma maneira, é importante identificar os papéis ocupacionais valorizados pela criança, adolescente e sua família – filho, irmão, estudante, brincante e outros.[20] Tal como qualquer outro grupo de clientela da terapia ocupacional, deve-se fomentar ao máximo a qualidade de vida, trabalhar com atividades significativas e escolhidas pelo próprio sujeito.

Por fim, mas não menos importante, não podemos ignorar que a família percebe e, em geral, fica profundamente afetada com o sofrimento de seus filhos e de seu amadurecimento precoce em virtude da vivência do adoecimento. Este processo deixa marcas corporais e emocionais, nem sempre visíveis, mas sempre perceptíveis.[8]

As limitações e impossibilidades podem preencher o cotidiano de bebês, crianças e jovens com doença avançada, mas cabe à equipe e, principalmente ao terapeuta ocupacional, ajudá-los a reconstruir o cotidiano com possibilidades, garantindo que esse sujeito e sua família continuem realizando as atividades que são significativas e que dão sentido à vida. O principal objetivo da terapia ocupacional é permitir que as pessoas participem das atividades da vida cotidiana, engajando-se nas ocupações que desejam, precisam ou devem fazer. Para isso, pode-se intervir diretamente na atividade ou no meio onde o sujeito vive – físico e/ou relacional, de modo contínuo e dinâmico, durante toda a evolução da doença ou quadro clínico.

Cotidiano

O que interessa para o terapeuta ocupacional são as atividades realizadas pelos sujeitos, como usam seu tempo, aonde vão, quais são seus desejos, como o contexto social facilita ou dificulta o engajamento das pessoas em diferentes atividades, enfim, o que acontece e como se constrói a vida cotidiana. O conceito de cotidiano abrange como o sujeito vê a si mesmo, como constrói sua identidade, como participa da vida comunitária e também se refere às formas de organização social.[1]

Marquetti e Kinoshita falam que o cotidiano na terapia ocupacional é a área de atuação mais elementar e significativa, pois nele se conjugam as atividades que o homem desenvolve durante sua vida, construindo mundos plenos de sentido.[21] A contribuição do terapeuta ocupacional, então, caminha no sentido da possibilidade de refletir a respeito da vida cotidiana e suas determinações; lançar um olhar estrangeiro para o que parece rotina imutável; e contribuir de modo marcante para os movimentos de autodeterminação do sujeito, de reorganização do coletivo e de ressignificação do cotidiano.[22]

Pensar no cotidiano de bebês, crianças e adolescentes com doenças avançadas é pensar em um cotidiano preenchido por cuidados em saúde, seja em casa, seja no hospital. São os atendimentos dos diferentes profissionais de saúde (quando internados ou em *home-care*), as rotinas das medicações, os cuidados com as ostomias, se houver. A dor pode estar presente no cotidiano desse sujeito e sua família, tanto a física quanto a emocional, a fadiga. Os cuidados em saúde são tantos que os espaços para as atividades prazerosas ou significativas podem ficar esquecidos ou em segundo plano.

Quando esse cotidiano é vivido no hospital, as atividades mais banais, como os horários de levantar, dormir, comer ou tomar banho são regidas pela equipe de saúde, que, muitas vezes, prioriza a rotina de procedimentos e cuidados técnicos.[23] Em pesquisa realizada sobre o cotidiano de crianças com condições crônicas hospitalizadas, encontrou-se que as mães veem no seu cuidado e envolvimento nas atividades básicas de vida diária (banho, alimentação, troca de roupa) e no brincar, um modo de aproximar-se do cotidiano que é vivido em casa e de uma "normalidade", de estar envolvida no cuidado de seu filho, permeando de afeto as atividades cotidianas. O cuidar de seu filho e ter um papel ativo nas atividades de vida diária, mesmo este com uma doença avançada e podendo não responder muito, é uma atividade extremamente significativa e que viabiliza o viver cotidiano durante a hospitalização para essas mães e crianças.[24]

Isso corrobora o que dizem Marquettti e Kinoshita sobre como as atividades cotidianas, aparentemente comuns, rotineiras, elementares, formam os fundamentos dos modos de viver humano.[21] Nossa vida é composta por esses gestos ínfimos e elementares que, embora pareçam insignificantes, viabilizam nosso viver cotidiano. Temos a tendência de acreditar que o sentido da vida é construído por meio de eventos importantes, atos diferentes da rotina, mas esses eventos são apenas pontos de suspensão do cotidiano. A vida, segundo os autores, acontece, diariamente, no cotidiano.

Daí a grande importância da intervenção do terapeuta ocupacional no cotidiano de bebês, crianças e adolescentes com doença avançada, eles internados ou em casa. Pensar, junto com esses sujeitos e suas famílias, como esse cotidiano pode ser ressignificado, como as atividades de vida diária podem ser mais autônomas e prazerosas, como o brincar pode ser inserido diante de uma rotina de cuidados em saúde intensa, como garantir que as atividades significativas sejam realizadas, como fazer a dor e a fadiga serem menos presentes, como evitar limitações funcionais e encurtamentos musculares proporcionando mais conforto, entre outras intervenções possíveis.

A Terapia Ocupacional e os Cuidados Paliativos Pediátricos

Para isso, é importante que se faça uma avaliação terapêutica ocupacional levando em conta a fase do desenvolvimento em que se encontra esse bebê, criança ou adolescente, construindo objetivos possíveis de serem alcançados junto a esses sujeitos e suas famílias e ter flexibilidade para mudá-los.

O processo da avaliação

A construção de um plano de tratamento, com objetivos a serem trabalhados e alcançados, dependem de uma boa avaliação. Durante a avaliação terapêutica ocupacional, os seguintes aspectos precisam ser contemplados: a história social dessa criança e sua família, lembrando sempre dos irmãos, amigos próximos e, no caso dos adolescentes, namorados; presença de dor; o mapeamento do cotidiano e das atividades significativas, e quais eram ou são os papéis do bebê, criança ou adolescente em cada uma delas e a sua funcionalidade; o brincar; coordenação motora ampla e fina; a resistência nas atividades de vida diária; e o desenvolvimento neuropsicomotor.

Muitas avaliações quantitativas e instrumentos de avaliação existem, mas apostamos em uma avaliação qualitativa e aberta nessa fase do adoecimento, em que o terapeuta ocupacional possa utilizar-se de brincadeiras, de jogos, de simulações das atividades de vida diária ou da observação de sua realização pelos sujeitos, em que se possa ouvir e ver o bebê, a criança, o adolescente e sua família, a fim de construir, junto a eles, os objetivos a serem traçados para as intervenções.

Nos casos em que o bebê, a criança ou o adolescente estiverem sedados ou sem a possibilidade de se expressar, é importante ouvir a mãe e a família sobre as expectativas sobre seu filho ou mesmo o que ele fazia em casa, o que era importante para ele, quais suas brincadeiras preferidas, programas de televisão etc. Mesmo na fase final da vida, a família deve ser apoiada e encorajada a manter hábitos e rotinas, ainda que a morte esteja próxima. Neste sentido, é muito importante que a equipe seja capaz de manter uma discussão franca com família sobre temas que, em geral, evita-se comentar como os procedimentos de não ressuscitação e os cuidados finais. Esses temas costumam gerar profundo sofrimento, mas precisam ser abordados e devidamente esclarecidos. A comunicação, no sentido de entendimento e compreensão é requisito fundamental.[8]

Ao construir os objetivos da intervenção, é importante ter em mente em que fase do tratamento o sujeito está, para construir objetivos a curto, médio ou longo prazo. Vale lembrar que os objetivos da intervenção são sempre construídos com o paciente e sua família, serão eles que falarão sobre suas atividades significativas, sobre sua dor, sobre suas limitações e sobre o que é prioridade para eles nesse momento. Os objetivos caminham para proporcionar autonomia e independência nas atividades de vida diária, realizar atividades significativas para o sujeito e sua família, ressignificar o cotidiano, melhorar o conforto e o posicionamento, manter ou estimular o desenvolvimento neuropsicomotor, trabalhar técnicas de conservação de energia e mudanças de decúbitos seguras nas atividades de vida diária, entre outras possibilidades.

Normalmente, o terapeuta ocupacional que acompanha um paciente com doença avançada, vai presenciando as perdas funcionais ao longo do tempo. Nessa fase do adoecimento, é aconselhável que se trabalhe com objetivos em curto prazo e viáveis, que o bebê, a criança ou o adolescente conseguirão alcançar. Pode ser, por exemplo, fazer uma bijuteria para sua mãe, conseguir se maquiar, segurar o brinquedo sozinha, ficar sentada para tirar uma foto, andar até a varanda para ficar com os pais, brincar com o irmão ou com os pais, ir da cama até o banheiro para utilizar o vaso e tomar banho, sair do leito para receber visitas. Para alcançá-los, pode ser necessário trabalhar aspectos da fadiga, dor, coordenação motora, força e resistência, entre outros.

Estudos mostram que manter e participar das atividades cotidianas são fatores importantes para a criança que está em um estágio avançado da doença, assim, o terapeuta ocupacional deve

Parte 2 – Ações da Equipe Multiprofissional

manter a sua atuação em todas as fases do adoecimento, ajustando seus objetivos para ajudar esses sujeitos a realizarem atividades significativas durante toda a evolução da doença.[25,26]

Sempre entendendo que os objetivos construídos com o paciente e sua família podem mudar ao longo do processo, que eles não são fixos e não podem engessar a atuação, bem como o raciocínio clínico, do profissional. As prioridades do paciente e da família podem mudar na evolução do processo de adoecimento e devemos estar conscientes dessas mudanças e sermos capazes de responder a elas, sem exasperação ou irritação, entendendo que o processo de morrer implica sentimentos diversos, que não acontecem em movimento linear.[8]

Dor e suas implicações no cotidiano

A dor é um sintoma muito presente nas doenças avançadas e especialmente nas doenças oncológicas e pode ser desencadeada também por muitos procedimentos e intervenções que fazem parte dos processos de tratamento. É importante lembrar que a dor tem componentes orgânicos e subjetivos, sendo, portanto, uma experiência singular, que cada sujeito vivenciará de um modo. Como ela não é só física, perceber seu corpo diferente do que era, sentir as mudanças corporais, muitas vezes com marcas bastante visíveis como as ostomias, amputações e cicatrizes, e a vivência das perdas de funções, papéis e autonomia, também causa dor.

Por exemplo, durante o tratamento oncológico, pode-se experimentar a dor de diferentes formas: associada ao tumor; decorrente dos procedimentos terapêuticos; relacionada ao tipo de câncer (p. ex.: dor de cabeça), as perdas funcionais, a percepção do avanço da doença, à morte de outros amigos que também estavam em tratamento e várias outras. Esses sujeitos vivem com uma doença que fará parte de suas vidas por um longo período, modificando seu corpo, hábitos e rotinas, e a necessidade de se submeterem a determinadas situações e procedimentos dolorosos que podem resultar em melhora futura.[27]

Para o terapeuta ocupacional é importante verificar o quanto a dor atrapalha ou impede as atividades de vida diária e também entender que ela pode ser limitadora não apenas de funções motoras, mas de qualquer tipo de interação.[28] A dor interfere diretamente na realização de várias atividades cotidianas, podendo reduzir a participação, inclusive no brincar, afetando o estar com a família ou amigos, dificultando a alimentação, impossibilitando o descanso e o sono, entre outros. Sua presença está frequentemente associada com a ansiedade e a depressão, pois reduz a percepção de bem-estar e afeta a qualidade de vida.

Em uma situação de hospitalização e de progressão de um tumor sólido, em que a dor pode ser de difícil controle e reduzir a participação da criança nas suas atividades cotidianas, o terapeuta ocupacional pode utilizar brincadeiras em seu atendimento. Buscar proporcionar que esse sujeito realize uma atividade prazerosa e significativa nesse contexto pode ser um recurso para minimizar a dor. Nesse sentido, estudos mostram que brincar, no contexto da hospitalização, contribui de modo significativo para o enfrentamento dos sintomas como náuseas e dor e é uma estratégia não farmacológica utilizada para crianças em tratamento oncológico.[29,30]

Os pais devem ser envolvidos no atendimento de terapia ocupacional, brincar junto e vivenciar um momento prazeroso com o filho diante de um cenário de dor e sofrimento. Principalmente quando o terapeuta não tem vínculo anterior com a criança, os pais também podem fornecer informações sobre o que a criança gosta de fazer, como é a rotina em casa, quais as brincadeiras preferidas, quais eram as suas rotinas antes da hospitalização.

Também pode haver situações em que a criança ou o jovem, pelo quadro álgico, não queira participar do atendimento com uma atividade propriamente dita, mas queira conversar ou estar com o terapeuta ocupacional. Isso normalmente acontece quando há um vínculo entre terapeuta e paciente, e esse momento deve ser valorizado.

A Terapia Ocupacional e os Cuidados Paliativos Pediátricos

O atendimento aos pais não pode ser esquecido, pois é comum que, em situações em que a dor é de difícil controle, eles estejam sobrecarregados, cansados e com uma rotina estressante, presenciando a dor do filho. O terapeuta ocupacional, junto com os outros membros da equipe, pode mapear a rede dessa família e identificar possíveis pessoas que possam estar presentes no hospital como acompanhante, proporcionando que os pais tenham momentos em casa. Outra possibilidade é o oferecimento de atividades coletivas, como atividades criativas ou de construção de memórias, por exemplo: a construção de um álbum; confecção de diários; gravação de pequenos vídeos; elaboração de painel de desenho ou colagem, que proporcionem prazer e significado para a família.

Outro aspecto importante sobre a dor é entender que ela pode estar presente em qualquer etapa de vida e, quanto menos possibilidade de expressão o sujeito tem, mais importante se torna estar atento à sua presença, como no caso de recém-nascidos e bebês. É um aspecto importantíssimo de ser avaliado em recém-nascidos (prematuro e a termo) e bebês, pois já foi evidenciado que a dor persistente ou intensa nos primeiros meses de vida pode desencadear alterações de comportamento e persistência da percepção da dor ao longo da vida, por ser um período de grandes conexões sinápticas.[31] O número de procedimentos dolorosos a que um recém-nascido hospitalizado é submetido depende de alguns fatores, como gravidade, idade gestacional e peso, entre outros, mas pode chegar a 150 procedimentos dolorosos ao dia.[32]

Esses procedimentos causam estresse, desconforto e dor que podem vir a prejudicar o seu desenvolvimento cerebral e aumentar a morbimortalidade (atraso no desenvolvimento e agravar sequelas neurológicas). A dor em recém-nascidos e bebês pode ser percebida por meio de sinais comportamentais (como o choro e a movimentação dos braços e pernas) e sinais fisiológicos (alteração da frequência cardíaca e frequência respiratória etc.). Infelizmente, muitas vezes, ainda se subestima o sofrimento de recém-nascidos e bebês na prática, pois se banalizam o choro e formas de expressão não verbais.

Assim, é importante que a equipe como um todo, evite os procedimentos desnecessários, preveja os episódios que possam ser dolorosos e aja para prevenir ou minimizar a dor (com recursos farmacológicos e não farmacológicos). Algumas possibilidades de manejo não farmacológico da dor são: reduzir luz, ruídos e estímulos estressantes; aconchego, toque facilitado e o enrolamento; posição de canguru e contato pele a pele com a mãe ou pai; sucção não nutritiva; e o aleitamento materno.

Brincar

Brincar é a principal atividade da criança e por meio dele o bebê estabelece as primeiras relações e descobre o mundo.[33] É por meio dessa atividade que se desenvolvem habilidades motoras, sensoriais, cognitivas, sociais e emocionais, sendo uma das ocupações mais significativa para a vida da criança e impactando não apenas seu desenvolvimento, mas também sua interação social e qualidade de vida.[34-36]

No caso do atendimento ao paciente com doença avançada, o brincar ganha ainda mais importância. As escolhas que o brincar permite podem auxiliar a criança a ter algum senso de controle sobre sua situação, em que, em geral, as oportunidades de escolha são mínimas e a passividade e a impotência são sentimentos presentes. Um estudo qualitativo, realizado com crianças sobreviventes ao câncer, pais que perderam algum filho diagnosticado com câncer pediátrico e profissionais de saúde, observou que a oportunidade para brincar é o primeiro componente considerado para uma boa morte. Este foi o primeiro estudo a investigar o que constitui uma boa morte para uma criança com câncer e o primeiro a revelar que o brincar é importante nesse processo.[25]

Parte 2 – Ações da Equipe Multiprofissional

Em pesquisa realizada com quatro terapeutas ocupacionais norte-americanos que trabalhavam com crianças com doenças avançadas, Bambrick descreve que todos utilizavam brincadeiras como principal recurso terapêutico mas, em geral, eram utilizadas mais como motivadoras, ou como meio para se alcançar algum outro objetivo.[36] Destaca que, muitas vezes, a brincadeira era usada para facilitar ou envolver a criança nas atividades de vida diária como tomar banho, comer ou vestir-se.

Entretanto, também aponta que brincar facilita muito a realização de atividades e funções, pois permite que a criança não tenha medo de fracassar no seu desempenho e ainda possa aprender com suas dificuldades.[36] Mitre também destaca esse aspecto das brincadeiras para a criança hospitalizada.[37] Em pesquisa realizada com profissionais de saúde, de três hospitais que são referência para a saúde da criança em diferentes regiões do Brasil, sobre a importância do brincar para a criança hospitalizada, a atividade lúdica foi apontada como um valioso instrumento de intervenção.

Por ser algo prazeroso, que traz alegria e resgata a condição de "ser criança", brincar, principalmente no caso das doenças avançadas, pode funcionar como um contraponto às experiências dolorosas, que são mais do que a dor física provocada pela doença ou pelos procedimentos, mas embute o conceito de sofrimento psíquico e existencial[38]. Ainda nesta lógica, brincar permite a esta criança ser vista como uma criança, e não apenas como o paciente grave ou com doença avançada. Por favorecer a possibilidade de socialização e pelas características imaginativas associadas a esta atividade, brincar amplia as fronteiras limitadas pelo adoecimento.

Por exemplo, em enfermarias pediátricas que dispõem de brinquedoteca, é comum que a criança, apesar das limitações impostas pelo avanço da doença, queira frequentá-la e expresse esse desejo ao terapeuta ocupacional. Nesse caso, o objetivo do atendimento pode ser brincar com a criança na brinquedoteca. Em alguns casos, essa demanda e objetivo se estendem aos demais membros da equipe, pois, por exemplo, pode ser necessário um medicamento para alívio de dor e permitir que a criança fique confortável para sair do leito; ou quando a criança depende de suporte ventilatório, a participação da enfermagem ou da fisioterapia é importante; entre outros.

Com o avanço da doença, a criança e o adolescente percebem que o seu corpo não está funcionando como funcionava, que algo não está bem, mesmo que isso não seja dito a ela, assim, brincar e o espaço da brinquedoteca são um lugar seguro onde ela encontra uma linguagem que lhe é própria. Quando a criança ou o adolescente estão brincando ou jogando, eles podem, apesar de tudo, controlar alguma coisa, pode ter acesso a uma linguagem que é conhecida, e podem, inclusive, escolher não brincar. Apenas estar nesse espaço pode conferir o sentimento de segurança de que a criança e o adolescente estejam precisando. Durante a brincadeira, podemos ser quem quisermos, fazer o que quisermos. Na brincadeira, podemos vivenciar a sensação de ser a mãe, o filho, o médico, a enfermeira, dar injeção, ser forte, viver e morrer.[38] Com isso, transpõem-se barreiras impostas pela gravidade do quadro clínico, permitindo quebrar o isolamento que muitas vezes acompanha esses processos. É comum, nesses momentos, que os pais queiram fotografar a criança ou o adolescente brincando ou jogando e isso, muitas vezes, acaba ficando como lembrança de um momento prazeroso e de potencialidade na trajetória de adoecimento desses sujeitos.

No contexto do atendimento domiciliar, o terapeuta ocupacional pode adaptar brincadeiras e jogos, sugerir e realizar mudanças ambientais para facilitar os momentos de brincadeiras e jogos, promover brincadeiras com os irmãos sempre que possível, envolver a família nos atendimentos e lembrar que, por mais difícil que seja, o bebê, a criança ou o adolescente precisam brincar.

A Terapia Ocupacional e os Cuidados Paliativos Pediátricos

Boucher, Downing e Shemit[9] estudaram o papel das brincadeiras no cuidado paliativo pediátrico e fizeram algumas recomendações para que o acesso a essas atividades seja garantido e, assim, atender as necessidades universais e as necessidades adicionais consequentes à doença ou à condição que limita a vida. São elas: encorajar a família e os cuidadores a não negligenciar a necessidade e o direito do filho que está doente de brincar e, portanto, não negligenciar as oportunidades e o tempo para que isso aconteça; conscientizar a equipe de saúde sobre a importância de brincar e seu papel potencial em facilitar essa atividade; incentivar a equipe de saúde a escutar a mensagem que, muitas vezes, esses sujeitos passam por meio da brincadeira; garantir que bebes, crianças e adolescentes em cuidados paliativos pediátricos tenham acesso a intervenções que promovam e garantam o brincar.

É importante lembrar também que brincar pertence a um repertório único de cada sujeito, tanto no sentido individual quanto no de grupo social, funcionando como uma marca de identidade.[37,38] Ao brincar, nos reconectamos com memórias familiares e afetivas significativas, o que é fundamental no processo terapêutico ocupacional. Realizar atividades significativas que são pessoalmente valorizadas e motivadoras contribui para a sensação de bem-estar, influenciando na percepção da qualidade de vida.[36]

Tecnologia assistiva

O termo "tecnologia assistiva" foi oficializado pelo Comitê de Ajudas Técnicas da Subsecretaria Nacional de Promoção dos Direitos da Pessoa com Deficiência. A tecnologia assistiva é considerada uma área interdisciplinar do conhecimento, que se refere a produtos, recursos, metodologias, estratégias, práticas e serviços para promover a funcionalidade, relacionada à atividade e participação de pessoas com deficiência, incapacidades ou mobilidade reduzida, visando proporcionar autonomia, independência, qualidade de vida e inclusão social.[39]

Ela engloba as áreas comunicação alternativa, adaptações de acesso ao computador, tablets e smartphones, equipamentos de auxilio (órteses) para ampliar a funcionalidade dos diversos sentidos e movimentos bem como de posicionamento de segmentos corporais; controle do meio ambiente, adaptações de brincadeira e jogos, adaptações da postura sentada, mobilidade alternativa, adaptações para leitura na cama, e pode ser utilizada em diferentes ambientes: casa; escola trabalho etc.[40,41] Tanto a prescrição quanto a confecção dos dispositivos de tecnologia assistiva para sujeitos com doença avançada e que tenham limitações mais graves pode proporcionar o resgate da autonomia, independência e prazer na realização das atividades cotidianas e mais banais, como poder comunicar-se, comer sozinho ou escrever um cartão.

Porém, é preciso indicar e confeccionar esses recursos sempre de acordo com as demandas dos sujeitos e de suas famílias, considerando também a condição socioeconômica, a história desse sujeito e o contexto em que esse dispositivo será usado. Muitos estudos foram feitos refletindo sobre o uso dos recursos de tecnologia assistiva e mostram como esses recursos, por si só, não proporcionam mais autonomia e independência para os sujeitos com alguma limitação.[42-45] É fundamental que o terapeuta ocupacional avalie corretamente as necessidades de cada paciente e sua família, levando em conta todo o contexto em que vivem e não apenas treine seu uso, mas observe o quanto aquilo facilita realmente o cotidiano da família, o quanto é funcional para a dinâmica de vida daquelas pessoas.

Por exemplo, o terapeuta ocupacional pode indicar um talher adaptado ao se deparar com um adolescente que esteja com diminuição da força muscular ou dificuldade de preensão e precise de ajuda para se alimentar. Mas este pode indagar a utilização desse dispositivo e até não o

Parte 2 – Ações da Equipe Multiprofissional

utilizar, já que isso não fez parte da sua história de vida, pode ter uma aparência estranha ou até mesmo pode sentir vergonha em utilizá-lo.

É importante que a prescrição e utilização dos recursos de tecnologia assistiva estejam contextualizadas em processos de construção de histórias de vida particulares, inseridas em processos de exercício pleno da cidadania e de felicidade dos seus usuários presentes.[42]

Por exemplo, um jovem que está tetraplégico por conta do avanço de um tumor no sistema nervoso central (SNC), traqueostomizado e em ventilação mecânica, não vocaliza e se comunica por meio da leitura labial, traz a questão de ter medo de passar mal durante a noite e não conseguir acordar a mãe que o está acompanhando. Uma intervenção possível da terapeuta ocupacional pode ser a confecção de um dispositivo que o jovem possa acionar e acordar a sua mãe, de acordo com suas capacidades motoras e cognitivas. Pode ser um acionador de cabeça que toque uma campainha, acenda a luz, toque uma música, entre outras possibilidades.

Para que os recursos de tecnologia assistiva cumpram seu papel, proporcionar a autonomia, independência e ter um impacto positivo na qualidade de vida, há de se reafirmar a necessidade de abordagens que considerem os aspectos que estão presentes nas histórias de vidas das pessoas, os sentidos que os equipamentos ou a falta de acesso a eles têm para essas pessoas, os sentidos sociais, educacionais e políticos presentes.[42]

Ao incorporar o conceito de vida cotidiana em sua prática, o terapeuta ocupacional deve estabelecer uma parceria com os bebês, crianças e adolescentes com doença avançada e suas famílias, que crie propostas dialogadas e que considere tanto os modos de agir fundamentados na cultura e na história de vida, como nas possibilidades criativas, inovadoras e transformadoras destes sujeitos.[46] Pois, apesar do estágio de adoecimento que se encontram vir acompanhado, muitas vezes, de limitações, esses sujeitos continuam com sua capacidade inventiva, transbordando os limites impostos pelo adoecimento e os recursos de tecnologia assistiva podem ser grandes aliados nesse processo.

O uso de órteses e o posicionamento adequado

A órtese é um recurso amplamente utilizado pela terapia ocupacional visando a prevenção de deformidades, manutenção e ganho de amplitude articular para a melhora da qualidade de vida e ganho de funcionalidade. Segundo a Internacional Standards Organization, órtese é um dispositivo aplicado externamente ao corpo humano para modificar as características funcionais ou estruturais do sistema muscoloesquelético. Ela pode ser confeccionada de diversos materiais: plásticos de alta temperatura; gesso; lâminas de metal ou arame; neoprene; plásticos de baixa temperatura; tecidos; espuma de alta densidade; entre outros.[47]

Sua indicação e utilização com sujeitos com doença avançada devem ser bem-avaliadas, já que os objetivos nessa fase do adoecimento devem sempre garantir o máximo conforto. Othero, Arini e Furtado afirmam que a prevenção e correção de deformidades são pontos importantes na atuação em cuidados paliativos, visando controle da dor e da piora do quadro com a evolução da doença.[48] Porém, as autoras relatam que é necessário adaptar o material e o modelo a ser utilizado para que esse recurso não cause desconforto, mais dores e lesionem a pele.

Bebês, crianças e adolescentes com complicações ou lesões neurológicas podem apresentar sequelas motoras como flexão dos dedos, punho, cotovelo, espasticidade grave, entre outros, que podem, por exemplo, dificultar as atividades de higiene, de autocuidado, a alimentação ou causar dor. Diante desses quadros, o terapeuta ocupacional pode utilizar a órtese para manter ou ganhar amplitude articular, facilitando tais atividades, evitando deformidades e impactando positivamente na qualidade de vida.

A Terapia Ocupacional e os Cuidados Paliativos Pediátricos

É aconselhável que a colocação da órtese, principalmente durante o início de seu uso, seja feita pelo terapeuta ocupacional e que este possa avaliar se ela está causando dor, desconforto e lesões na pele, por exemplo. Se tais sintomas aparecerem, o material, o tempo de uso e até a própria utilização devem ser reavaliados. Othero, Arini e Furtado afirmam que as órteses devem ser indicadas de acordo com o prognóstico de cada sujeito e recomenda-se o uso de materiais alternativos para criar dispositivos mais confortáveis[48]. Um fator que também deve ser avaliado é a condição socioeconômica da família, já que muitas vezes tais dispositivos não são oferecidos pela rede pública de saúde ou o material para a confecção das órteses não estão disponíveis nos hospitais, e isso acaba por ser um custo para a família.

Outro ponto de intervenção importante – seja no contexto hospitalar, atendimento domiciliar ou *hospice* – é relacionado ao posicionamento adequado desses sujeitos. Tanto no leito, incubadora ou cadeira de rodas, o posicionamento é um fator primordial para garantir conforto a esses sujeitos, bem como para prevenir deformidades e úlceras de pressão (comum em pacientes acamados). Alguns materiais auxiliares, como coxins, rolos e almofadas, estão disponíveis no mercado para compra, mas o terapeuta ocupacional também pode confeccioná-los a partir de materiais simples ou até que estejam disponíveis no domicílio ou hospital, como almofadas, travesseiros, apoios de cabeça, entre outros.[40]

Em relação ao posicionamento adequado, é importante que o terapeuta ocupacional avalie como a família realiza essa atividade, considerando que é ela, a maior parte do tempo – no hospital, casa ou *hospice* – que posicionará esses sujeitos no leito ou na cadeira de rodas. Avaliar e considerar suas rotinas, como e quais materiais ela utiliza também são fatores importantes. Não é raro que a família utilize almofadas e ursos de pelúcia que são significativos para a criança ou adolescente no posicionamento no leito e isso deve ser considerado.

Intervenções com a família, os irmãos e a rede social próxima

Falar de cuidados paliativos é falar de um cuidado que é centrado no sujeito e sua família. Ou seja, envolve todos que cercam de modo mais próximo aquele indivíduo que tem a doença. Isso implica incluir no cuidado, quando se fala da população pediátrica, os pais, os irmãos, os avós, os amigos da criança ou do adolescente, o namorado ou namorada, a família mais próxima.

Neste processo de cuidar de crianças com doença avançada, os pais vivenciam dilemas e questões muitas vezes sem uma resolução fácil ou simples, situação que abrange desafios como dividir a atenção entre os diferentes filhos, geralmente os irmãos saudáveis perdem, sendo relegados a um doloroso e perigoso segundo plano na vida familiar; sentir impotência por não conseguirem ter controle de nada, nem protegerem seus filhos do sofrimento; abrir mão de uma vida pessoal como trabalho, lazer, descanso, cuidar da própria saúde, relacionamentos amorosos ou mesmo situações simples como dormir uma noite inteira ou irem ao banheiro com calma. Mas sem dúvida, o maior desafio é a tomada de decisão – desde decisões que afetam o cotidiano e a rotina até o quanto investir, fazer de tudo a qualquer preço ou evitar procedimentos invasivos e sem garantia de resposta.[8]

Isso implica a elaboração de estratégias, que são objetivas e subjetivas, para auxiliar no cotidiano e também neste processo de perda e elaboração do luto. A família deve ser apoiada e encorajada a manter hábitos e rotinas da criança, ainda que a morte esteja próxima.[8] Por exemplo, ler histórias, fazer o penteado preferido, pintar as unhas com esmalte, enfeitar a cama e o quarto com os brinquedos favoritos, colocar as músicas preferidas para tocar, usar as roupas preferidas, entre outras possibilidades. Outra intervenção possível é a criação de memórias dos filhos que poderão ficar guardadas, como álbum de fotos, diários, cartões ou até mesmo desenhos e pinturas feitas pelas crianças ou adolescentes.

129

Parte 2 – Ações da Equipe Multiprofissional

Isso pode ser de difícil manutenção quando esses sujeitos estão hospitalizados e o terapeuta ocupacional pode ser um aliado nesse processo, sendo um parceiro da família, conversando sobre a importância das atividades cotidianas e mostrando possibilidades para sua realização.

Outro ponto importante é a atenção com os irmãos. Estes, normalmente, ficam relegados no processo de cuidado e é de extrema importância que a equipe converse com os pais no sentido de mostrar a importância de cuidar deles também. Quando a criança está hospitalizada o terapeuta ocupacional pode receber os irmãos – principalmente quando esses são pequenos – para visita, com o cuidado de os acompanhar antes, durante e depois de ver o irmão doente. Antes da visita, é importante escutar essa criança e saber como ele se lembra do irmão que está internado para explicar possíveis mudanças e tirar dúvidas, como aparelhos de ventilação, sondas, a fadiga e a dor, por exemplo. Também pode ser confeccionado algum desenho ou carta para o irmão que está internado. Após a visita, é importante acolher e escutar as impressões do irmão que veio visitar, tirar dúvidas, estar atento aos desdobramentos da visita para que ela seja um momento prazeroso também após o seu término.

As visitas também podem ser solicitadas pela família mais próxima, amigos da escola e namorados e é desejável que a rotina e o cuidado sejam os mesmos. É importante que essa intervenção seja interdisciplinar e outros profissionais também estejam envolvidos. É comum que dúvidas sobre o tratamento possam surgir, perguntas sobre UTI, ventilação mecânica e outros suportes de vida e a equipe precisa estar coesa na comunicação, sempre no sentido de entendimento.

Por exemplo, um menino em idade escolar com um tumor em fase avançada pode expressar o desejo de ver seus amigos da escola. A equipe pode propor que essa visita aconteça em outro espaço, como o espaço da brinquedoteca ou no *hall* da enfermaria, para que essas crianças possam ser recebidas em um ambiente mais próximo da realidade delas, o quarto pode ser pequeno, ele pode estar em um quarto coletivo. O trabalho da equipe como um todo pode ser necessário, tanto para receber essas crianças antes, durante e após a visita, como, por exemplo, ajustar os horários dos medicamentos para dor para que sejam feitos próximos à hora da visita, realizar os atendimentos da fisioterapia com exercícios respiratórios para deixar a respiração mais confortável, preparar um lanche para que eles partilhem algo durante o momento da visita, entre outras possibilidades.

Após o óbito do filho, algumas famílias buscam, de diferentes maneiras, o contato com a equipe. Alguns enviam mensagens ou telefonam, outros expressam seu desejo de encontrar os profissionais. Muitas vezes, querem apenas conversar ou rever pessoas e locais que tiveram tanta participação na vida de seus filhos, mas também acontece de quererem doar brinquedos e até mesmo tirar possíveis dúvidas que possam ter ficado em relação ao óbito. A equipe deve estar disponível a essa demanda e receber e escutar essa família. Quando necessário, podem ser feitos encaminhamentos para os serviços da rede de saúde para o atendimento psicológico, ou se pode criar espaços de atendimento na própria instituição.

Não existe uma maneira única de lidar com os dilemas e o sofrimento da família e da rede social mais próxima, não existe uma maneira certa, existem maneiras possíveis, para situações que são sempre singulares. Por isso, é fundamental que a equipe de cuidados paliativos possa realizar intervenções com os familiares no sentido de perceberem a necessidade de cuidados que amenizem a dor e o sofrimento deles mesmos, da criança e da rede social mais próxima.[8]

Considerações finais

Trabalhar com bebês, crianças e jovens com alguma condição crônica implica trabalhar com cuidados paliativos pediátricos diariamente. Quando se afunila para o cuidado em fase avança-

A Terapia Ocupacional e os Cuidados Paliativos Pediátricos

da do adoecimento, os profissionais de saúde, a família e os próprios sujeitos são confrontados com a finitude da vida numa fase em que, *a priori*, parece ser o oposto da ideia de morte, dor e sofrimento.

É importante que esses sujeitos continuem fazendo as atividades significativas, no hospital ou em casa, mesmo com as limitações impostas pelo adoecimento, pois são elas que dão sentido à vida e influenciam positivamente na sua qualidade. O terapeuta ocupacional deve ser um parceiro desses sujeitos e de suas famílias nesse processo e realizar as suas intervenções para que isso aconteça, pois as atividades cotidianas são seu foco de atuação.

Em um momento da vida em que esses sujeitos experimentam a dor, perdas e sofrimento, brincar deve ser um elemento valorizado e incentivado na atuação do terapeuta ocupacional. Ele é a atividade principal da criança e dá a ela oportunidades de escolha, controle sobre o que está acontecendo, expressão de medos e receios. Brincar permite que esses sujeitos sejam vistos como sujeitos de fato, e não apenas como o paciente grave ou com doença avançada, ele amplia as fronteiras da vida, limitadas pelo adoecimento.

É importante problematizar porque muitos pacientes diagnosticados com alguma condição crônica e que tenham alterações cognitivas e funcionais não são encaminhados, ainda na fase inicial do tratamento, para o terapeuta ocupacional. É fundamental entender que o atendimento a esta população requer diferentes abordagens, para além da medicamentosa e não se deve esperar o agravamento do quadro para inserir outros profissionais no cuidado. A terapia ocupacional pode colaborar imensamente, junto com as demais áreas, para que essas crianças e suas famílias vivam com qualidade.

Para isso, é imprescindível garantir espaços de formação dentro da terapia ocupacional, no campo dos cuidados paliativos pediátricos, bem como nas outras áreas, pensando que novos campos de atuação são construídos com a prática e com a reflexão teórica sobre esta. É fundamental a realização de uma clínica séria e competente, comprometida com o paciente e sua família, mas para subsidiar isso também é necessário pesquisar e escrever, cada vez mais, sobre o tema.

Referências bibliográficas

1. Salles MM, Matsukura TS. Estudo de revisão sistemática sobre o uso do conceito de cotidiano no campo da terapia ocupacional na literatura de língua inglesa. Cad. Ter. Ocup. UFSCar. 2005;23:197-210.
2. Hasselkus BR. The world of everyday occupation: real people, real lives. Am J Occup Ther. 2006;60(6):627-40.
3. De Carlo MRPC, Bartalotti CC. Caminhos da terapia ocupacional. In: De Carlo MRPC, Bartalotti CC eds. Terapia ocupacional no Brasil: fundamentos e perspectivas. São Paulo: Plexus, 2001:19-40.
4. Galheigo SM. Terapia ocupacional, a produção do cuidado em saúde e o lugar do hospital: reflexões sobre a constituição de um campo de saber e prática. Revista de Terapia Ocupacional da Universidade de São Paulo. 2008;19(1):20-8.
5. Burkhardt A, Ivy M, Kannenbery KR, Low JF, Marc-Aurele J, Youngstrom MI. The role of occupational therapy in end-of-life care. Am J Occup Ther 2011, 65(Suppl.), S66-S75.
6. Moreira MEL, Goldani MZ. A criança é o pai do homem: novos desafios para a área de saúde da criança. Ciênc. Saúde Coletiva. 2010 Mar;15(2):321-7.
7. World Health Organization. National cancer control programmes: policies and managerial guidelines. 2 ed. Geneva: WHO; 2002.
8. Mitre RMA. Cuidados paliativos na infância: um campo em construção. In: Anais do XIV Congresso Brasileiro de Terapia Ocupacional; [evento na internet]. 2015 out 12-15; Rio de Janeiro, Brasil. [acesso em 31 Jan 2018]. Disponível em: https://revistas.ufrj.br/index.php/ribto/article/download/4917/3588.
9. Boucher S, Downing J, Shemilt R. The role of play in children's palliative care. Children (Basel). 2014;1 (3):302-17.
10. Sourkes B, Frankel L, Brown M, Contro N, Benitz W, Case C, et al. Food, Toys and Love: Pediatric Palliative Care. Curr Probl Pediatr Adolesc Health Care. 2005;35(9):350-86.
11. Jones B, Weisenfluh S. Pediatric Palliative and End-of-Life Care: Developmental and Spiritual Issues of Dying Children. Smith Coll. Stud. Soc. Work 2003, 73:423-443.

Parte 2 – Ações da Equipe Multiprofissional

12. Baxter MF, Newman R, Longpré SM, Polo KM. Health Policy Perspectives-Occupational therapy's role in cancer survivorship as a chronic condition. Am J Occup Ther. 2017,71(3):7103090010P1-7103090010P7.

13. Goodman RF. Children with chronic illness: The interface of medicine and mental health. Child Study Cent. 2001;5:1-6.

14. American Society of Clinical Oncology. [homepage na internet]. Cancer health disparities in the United States: Facts and figures. 2015. [Acesso em 31 Jan 2018]. Disponível em http://www.cancer.net/sites/cancer.net/files/health_disparities_fact_sheet.pdf.

15. Smith JL, Hall IJ. Advancing health equity in cancer survivorship. Am J Prev Med. 2015;49(6 Suppl 5):S477-82.

16. Janelsins MC, Kohli S, Mohile SG, Usuki K, Ahles TA, Morrow GR. An update on cancer- and chemotherapy related cognitive dysfunction: Current status. Semin Oncol. 2011;38(3):431-8.

17. Mitchell T, Turton P. "Chemobrain": concentration and memory effects in people receiving chemotherapy - a descriptive phenomenological study. Eur J Cancer Care (Engl). 2011, 20(4):539–48.

18. Palmadottir G. The road to recovery: Experiences and occupational lives of Icelandic women with breast cancer. Occup Ther Health Care. 2009,23(4):319–35.

19. Nunes DC, Carraro L, Jou GI, Sperb, TM. As crianças e o conceito de morte. Psicol Reflex Crit. [periódico na internet] 1998, 11 (3): 579-590. [Acesso em 5 fev 2018]. Disponível em: http://www.scielo.br/scielo.php?pid=S0102-79721998000300015&script=sci_abstract&tlng=pt.

20. Kielhofner G, Barrett L. O modelo da ocupação humana. In: Willard HS, Spackman CS. Terapia ocupacional. Rio de Janeiro (RJ): Guanabara Koogan; 2002: 490-2.

21. Marquetti FC, Kinoshita RT. A ação como precursora do pensamento no humano. Cad Ter Ocup. UFSCar. 2011 Mai/Ago;19(2):215-28.

22. Galheigo SM. O Cotidiano na terapia ocupacional: cultura, subjetividade e contexto histórico-social. Rev Ter Ocup USP 2003 Set/Dez;14(3):104-9.

23. Angeli AAC, Luvizaro NA, Galheigo SM. O cotidiano, o lúdico e as redes relacionais: a artesania do cuidar em terapia ocupacional no hospital. Interface (Botucatu). 2012;16(40):261-72.

24. Simonato MP. Viver e crescer no hospital: como crianças com hospitalizações prolongadas apropriam-se do ambiente hospitalar. Rio de Janeiro. Dissertação [mestrado] – Fundação Oswaldo Cruz – Instituto Nacional de Saúde da Mulher, da Criança e do Adolescente; 2017.

25. Ito Y, Okuyama T, Ito Y, Kamei M, Nakaguchi T, Sugano K, et al. Good death for children with cancer: a qualitative study. Jpn J Clin Oncol. 2015; 45(4):349-55.

26. Petersen CL. Spiritual care of the child with cancer at the end of life: a concept analysis. J Adv Nurs. 2014;70:1243-53.

27. Vieira MA, Lima RAG. Crianças e adolescentes com doença crônica: convivendo com mudanças. Rev Latino-Am Enfermagem. 2002;10(4):552-60.

28. Pfeifer LI, Mitre RMA. Terapia ocupacional, dor e cuidados Paliativos na Atenção à Infância. In: Carlo MMRP, Queiroz ME. Dor e Cuidados paliativos – terapia ocupacional e interdisciplinariedade. São Paulo: Roca, 2007. p. 258-87.

29. Pacciulio AM. Estratégias de enfrentamento do tratamento quimioterápico na perspectiva de crianças com câncer hospitalizadas. Ribeirão Preto. Dissertação [mestrado] - Universidade de São Paulo; 2012.

30. Rocha AFP. O alívio da dor oncológica: estratégias contadas por crianças e adolescentes. Ribeirão Preto. Monografia [Especialização] – Universidade de São Paulo; 2010.

31. Barros N. Alívio da dor na criança, uma prioridade. SBED 2005;5:2-3.

32. Instituto Nacional Fernandes Figueira. [homepage na internet]. Atenção ao recém-nascido de risco: superando pontos críticos. Módulo 1: Dor. [Acesso em 31 Jan 2018]. Disponível em: http://www.iff.fiocruz.br/pdf/modulo_dor2015.pdf.

33. Winnicott DW. O Brincar e a Realidade. Rio de Janeiro: Imago; 1975.

34. Parham LD, Primeau LA. Recreação e terapia ocupacional. In: Parham LD, Fazio LS. A recreação na terapia ocupacional pediátrica. São Paulo: Santos; 2000. p. 2-21.

35. Reilly M. Play as Exploratory Learning. Beverly Hills: Sage, 1974.

36. Bambrick R. Understanding therapists' use of play with children with life threatening conditions: a qualitative study. 2015. Ithaca College Theses. [Acesso em 31 Jan 2018]. Disponível em: https://digitalcommons.ithaca.edu/ic_theses/323.

37. Mitre RMA. A experiência da promoção do brincar em hospitais. Rio de Janeiro. Tese [Doutorado em Saúde da Criança e da Mulher] - Instituto Nacional Fernandes Figueira - Fundação Oswaldo Cruz; 2004.

38. Brougere G. Brinquedo e Cultura. São Paulo: Cotez, 2001.

A Terapia Ocupacional e os Cuidados Paliativos Pediátricos

39. Brasil. Subsecretaria Nacional de Promoção dos Direitos da Pessoa com Deficiência. Comitê de Ajudas Técnicas 2009. Tecnologia Assistiva. Brasília. [Acesso em 31 Jan 2018]. Disponível em: http://www.pessoacomdeficiencia.gov.br/app/sites/default/files/publicacoes/livro-tecnologia-assistiva.pdf.

40. Othero MB. Terapia ocupacional na atenção extra-hospitalar oferecida pelo hospital. Cad Ter Ocup UFSCar. [periódicos na internet]. 2012,20(2):195-202. [Acesso em 31 Jan 2018]. Disponível em: http://www.cadernosdeterapiaocupacional.ufscar.br/index.php/cadernos/article/view/622.

41. Pelosi MB. O papel do terapeuta ocupacional na tecnologia assistiva. Cad Ter Ocup UFSCar [periódicos na internet]. 2015; 13: 39-45. [Acesso em 31 Jan 2018]. Disponível em: http://www.cadernosdeterapiaocupacional.ufscar.br/index.php/cadernos/article/view/176.

42. Rocha EF, Castiglioni MC. Reflexões sobre recursos tecnológicos: ajudas técnicas, tecnologia assistiva, tecnologia de assistência e tecnologia de apoio. Rev Ter Ocup Univ SP [periódicos na internet]. 2005,16(3):97-104. [Acesso em 31 Jan 2018]. Disponível em: http://www.revistas.usp.br/rto/article/view/13968.

43. Castiglioni MC. Entre o exílio e a libertação: uma analise psicossocial da tecnologia assistiva. Campinas. Tese [Doutorado] – Pontifícia Universidade Católica de Campinas; 2003.

44. Rocha EF. Do corpo orgânico ao corpo relacional: uma proposta de deslocamento dos fundamentos e práticas de reabilitação da deficiência. São Paulo. Tese [Doutorado]. Instituto de Psicologia da Universidade de São Paulo; 1999.

45. Nallin A. Reabilitação em instituição: suas razões e procedimentos. Análise de representação do discurso. São Paulo. Dissertação [Mestrado]. Instituto de Psicologia da Universidade de São Paulo; 1994.

46. Varela RCB, Oliver FC. A utilização da tecnologia assistiva na vida cotidiana de crianças com deficiências. Ciênc Saúde Coletiva. 2013;18 (6):1773-84.

47. Rodrigues AVN, Cavalcanti A, Galvão C. Órtese e Prótese. In: Cavalcanti A, Galvão C. Terapia ocupacional: fundamentação e prática. Rio de Janeiro: Guanabara Koogan, 2007: p. 435-50.

48. Othero MB, Arini TS, Furtado MTS. O uso de materiais alternativos para confecção de órteses em cuidados paliativos. In: Anais do 4. Congresso Internacional de Cuidados Paliativos; 2010 out 6-9; São Paulo, Brasil. Academia Nacional de Cuidados Paliativos; 2010.

CAPÍTULO 11

Serviço Social e a Interface na Garantia de Direitos aos Pacientes e Familiares

- Elaine Aparecida de Carvalho Salcedo
- Yolanda Maria Braga Freston

A vivência dos profissionais e familiares na unidade de terapia intensiva (UTI) é permeada pelas expectativas dos nascimentos, esperanças e dificuldades na evolução dos tratamentos, como também com agravamentos dos quadros e inversão de expectativas na vigência do prognóstico reservado e da morte.

Esses aspectos norteiam as ações da equipe que, de modo integrado, realiza a assistência buscando propiciar a atenção humanizada e apoio emocional aos familiares para enfrentamento do processo de doença e de luto.

Na assistência, a relação com a equipe se estabelece por meio das discussões de casos com o compartilhamento de observações para subsidiar o plano de cuidados aos pacientes e familiares.

O serviço social, com base na proposta de atenção integral à saúde durante o período de seguimento, realiza intervenções junto aos usuários para propiciar suporte, informações acerca dos direitos previstos na legislação, com os encaminhamentos visando garantir o acesso a estes.

Na atenção ao paciente e à família com o agravamento do quadro ou na terminalidade, as ações da equipe devem ser compartilhadas para legitimar sentimentos, propiciar conforto e apoio as necessidades emocionais, entre outras dificuldades decorrentes do momento vivenciado. A escuta e o acolhimento podem contribuir para o fortalecimento do vínculo, compreensão da dinâmica familiar, seus limites e possibilidades visando à elaboração das experiências no processo de adoecimento ou morte.

Outro aspecto dessa assistência é a intermediação com rede de serviços de referência para inserção em serviços ou programas sociais visando fornecimento de benefícios ou recursos, além de assistência domiciliar, concessão de equipamentos, insumos, transportes ou passes de ônibus urbano, entre outras parcerias na assistência conforme competências.

Essa intervenção é respaldada pela legislação vigente na Constituição Federativa do Brasil (CFB), Estatuto da Criança e Adolescente (ECA), Consolidação das Leis Trabalhistas (CLT), além da normatização do Instituto Nacional de Previdência Social (INSS), Lei Orgânica de Assistência Social (LOAS) e legislação referente às políticas públicas, tais como: normatização dos direitos do paciente; concessão de transporte público; e programas de assistência no domicílio.[1-8]

Parte 2 – Ações da Equipe Multiprofissional

Outra instância que norteia a assistência foi desencadeada pelo Ministério da Saúde (MS) com a criação do Programa de Humanização dos Serviços de Saúde (maio/2000), envolvendo, nessa proposta, hospitais da rede do Sistema Único de Saúde (SUS) com o objetivo de reduzir dificuldades durante tratamento, buscar melhoria no processo de comunicação entre usuários, familiares e equipe, respeitando a realidade institucional das unidades de saúde.[9,10]

O conceito de atenção humanizada é amplo e envolve um "conjunto de conhecimentos, práticas e atitudes que visam à promoção do parto e do nascimento saudáveis e à prevenção da morbimortalidade materna e perinatal".[11]

Em consonância com essa proposta, o Programa de Humanização no Pré-Natal e Nascimento, regulamentado pelas Portarias MS/GM 569 a 572 de junho/2000, reorganizou a assistência e estabeleceu os princípios de atenção na prestação da assistência no pré-natal, parto e puerpério, envolvendo estados, municípios e serviços de saúde com o objetivo de assegurar a melhoria do acesso, garantir direitos e uma assistência humanizada e de qualidade.[10,12-14]

Complementando esses programas, o Ministério da Saúde, pela Portaria nº 693 de 05/07/2000, lançou a Norma de Atenção Humanizada do Recém Nascido de Baixo Peso (Método Canguru) para capacitar equipes multiprofissionais do SUS na utilização desse método, numa perspectiva interdisciplinar para viabilizar a atenção à saúde centrada na humanização da assistência e no princípio de cidadania da família (MS/2002).[15,16]

Fazendo correlação com a assistência, a Constituição Federativa do Brasil foi um marco na conquista dos direitos aos sujeitos com novas regulamentações do Estado para com indivíduos e coletividade. Nesta, foi assegurado à promoção de programas de assistência integral à saúde da criança e do adolescente pelo Estado, mediante políticas sociais públicas, com esses direitos regulamentados também pelo ECA.[1,2]

Essa legislação dispõe, no capítulo do Direito à Vida e à Saúde, que é assegurado o atendimento integral à saúde da criança e adolescente pelo Sistema Único de Saúde (SUS) e a garantia do acesso universal e igualitário às ações e serviços para promoção, proteção e recuperação da saúde (Lei nº 11.185/2005).[17]

Também é previsto que as crianças e os adolescentes portadores de deficiência receberão atendimento especializado e cabe ao poder público fornecer gratuitamente, àqueles que necessitam, os medicamentos, próteses e outros recursos relativos ao tratamento, habilitação ou reabilitação.

Quanto aos estabelecimentos de atendimento à saúde deverão proporcionar condições para a permanência em tempo integral de um dos pais ou responsável, nos casos de internação de criança ou adolescente.

Conforme o ECA nos direitos citados, é assegurado às gestantes o atendimento pré e perinatal, seguindo os princípios de regionalização e hierarquização do sistema, como também incumbe ao poder público proporcionar assistência psicológica às gestantes ou mães no pré e pós-natal, como modo de prevenir ou minorar as consequências do estado puerperal – Incluído pela Lei nº 12.010/2009.[2,18]

As diversas regulamentações previstas nestas legislações resguardam os direitos humanos e civis nos aspectos individuais e coletivos envolvendo o Estado, indivíduos e instituições com a definição de obrigações e responsabilidades.

Com relação aos direitos do paciente, deve ser garantida a presença de acompanhante durante o trabalho de parto, parto e pós-parto.

Especificamente com relação à proteção à maternidade a CFB, o ECA e a CLT regulamentam os direitos trabalhistas, tais como: afastamentos para consultas; procedimentos e tratamento médico; como também contemplam as licenças maternidade e paternidade, a garantia de emprego na gestação e no puerpério com um período previsto para amamentação. Outra situação regula-

Serviço Social e a Interface na Garantia de Direitos aos Pacientes e Familiares

mentada é a possibilidade de maternagem para as presidiárias com a permissão para permanência com o filho na unidade prisional durante um período independentemente de amamentação.

Com relação às crianças provenientes da relação de casamento ou de adoção, elas têm os mesmos direitos. De acordo com o Código Civil, na situação de inexistência de paternidade responsável, a mulher pode registrar a criança com a indicação do suposto pai (Lei nº 8.560/1992) e posteriormente, se tiver baixa renda, requisitar ao Judiciário a gratuidade do exame de investigação de paternidade, com solicitação de outros direitos decorrentes.[19,20]

Outra legislação existente é a Lei Orgânica da Assistência Social (LOAS – Lei nº 8.742/1993) que tem como objetivos a proteção à família, à maternidade, à infância, à adolescência e a velhice; o amparo às crianças e adolescentes; a habilitação e reabilitação das pessoas com deficiência, entre outros direitos sociais. Nela está previsto o Benefício de Prestação Continuada (BPC), um benefício da Assistência Social Integrante do Sistema Único da Assistência Social (SUAS), pago pelo Governo Federal, com a operacionalização do INSS.[5]

O BPC garante um benefício mensal de um salário mínimo ao idoso com 65 anos ou mais, que não exerça atividade remunerada, e ao portador de deficiência incapacitado para o trabalho e para uma vida independente. Crianças de zero a 10 anos e adolescentes entre 12 e 18 anos têm os mesmos direitos. Para a concessão, é necessário que a renda familiar de pessoas que vivem no mesmo domicílio seja inferior a 1/4 do salário mínimo.

Com relação à atenção domiciliar, foi regulamentada pelo MS a Portaria n 963 em 27/05/2013, redefinindo, no âmbito do SUS, essa modalidade de atenção à saúde. Ela tem como objetivos a reorganização do processo de trabalho das equipes cuidadoras na atenção básica, ambulatorial, nos serviços de urgência, emergência e hospitalar, a humanização na atenção, a desinstitucionalização e a ampliação da autonomia dos usuários, com vistas à redução da demanda no atendimento hospitalar e do tempo de permanência em internação.[7]

Relacionando legislação vigente aos cuidados paliativos (CP) no Brasil, as discussões sob o ponto de vista operacional são norteadas por aspectos jurídicos com relação aos cuidados dados pelos médicos e equipe multidisciplinar, como também pelas portarias e documentos da Agência Nacional de Vigilância Sanitária (ANVISA) e do MS, sendo base para a criação da Política Nacional de Cuidados Paliativos e normas de funcionamento.[21]

A legislação em vigor contempla os direitos sociais, no entanto ainda é incipiente quanto à normatização de políticas públicas que garantam o acesso e a articulação entre serviços ao Programa de Cuidados Paliativos.

Para o assistente social na interface com os usuários, o conhecimento da legislação, entre outros aspectos inerentes à situação vivenciada por eles, possibilita a intervenção e suporte de acordo com as problemáticas emergentes na dinâmica familiar, ou dificuldades socioeconômicas que interfiram nos cuidados.

Nesse contexto, ao interpretar a realidade dos pacientes na integração com a equipe, fornece subsídios ao plano de cuidados, como também na mediação com rede assistencial para buscar alternativas e garantir acesso aos direitos e serviços afins.[22]

A proposta de cuidados paliativos exige da equipe um processo de comunicação clara, honesta e contínua com habilidades para poder escutar, reconhecer as necessidades e as expressões dos sentimentos, além de sensibilidade para compreender o momento e impactos para planejar as ações. Essas competências exigem responsabilidade, ética e um olhar de compreensão e de cuidado para com o outro para legitimar a humanização entre os envolvidos.[23]

O reconhecimento das limitações e potencialidades são atitudes que podem favorecer o aprendizado na relação com o outro e a superação para dar um novo significado para a vida e o trabalho.

Parte 2 – Ações da Equipe Multiprofissional

Referências bibliográficas

1. Brasil. Constituição (1988). Constituição da República Federativa do Brasil. Brasília, DF: Senado Federal; 1988. [Acesso em 19 jan 2018]. Disponível em: http://www.planalto.gov.br/ccivil_03/Constituicao/Constituicao.htm.
2. Brasil. Lei nº 8.069, de 13 de julho de 1990. Estatuto da Criança e do Adolescente. Diário Oficial da União 16 jul 1990; 1:13563. [Acesso em 18 jan 2018]. Disponível em: http://www.planalto.gov.br/ccivil_03/LEIS/L8069.htm.
3. Brasil. Decreto-Lei nº 5.452, de 1º de Maio de 1943. Consolidação das Leis do Trabalho. [acesso em 19 jan 2018]. Disponível em: http://www.planalto.gov.br/ccivil_03/decreto-lei/Del5452.htm.
4. Brasil. Lei nº 11.098, de 13 de janeiro de 2005. Normatização de receitas previdenciárias. [acesso em 19 jan 2018]. Disponível em: http://www.planalto.gov.br/ccivil_03/_ato2004-2006/2005/Lei/L11098.htm.
5. Brasil. Lei nº 8.742, de 7 de dezembro de 1993. Lei orgânica da assistência social. [acesso em 19 jan 2018]. Disponível em: http://www.planalto.gov.br/ccivil_03/leis/L8742compilado.htm.
6. São Paulo. Lei estadual nº 10.241, de 17 de março de 1999. Direitos dos usuários dos serviços e das ações de saúde no Estado. [Acesso em 19 jan 2018]. Disponível em: http://www.pge.sp.gov.br/centrodeestudos/bibliotecavirtual/dh/volume%20i/saudelei10241.htm.
7. Ministério da Saúde (Brasil). Portaria nº 963, de 27 de maio de 2013. Redefine a Atenção Domiciliar no âmbito do Sistema Único de Saúde (SUS). Diário Oficial da União 28 mai 2013. [Acesso em 19 jan 2018]. Disponível em: http://bvsms.saude.gov.br/bvs/saudelegis/gm/2013/prt0963_27_05_2013.html.
8. Ministério da Saúde – Secretaria de Atenção à Saúde (Brasil). Caderno de atenção domiciliar – Diretrizes para a classificação de complexidade do cuidado em atenção domiciliar. 2013. [Acesso em 19 jan 2018]. Disponível em: http://bvsms.saude.gov.br/bvs/publicacoes/caderno_atencao_domiciliar_melhor_casa.pdf.
9. BRASIL – MINISTÉRIO DA SAÚDE. Programa nacional de humanização da assistência hospitalar – Série C. Programas e Relatórios. 2001. [Acesso em 19 jan 2018]. Disponível em: http://bvsms.saude.gov.br/bvs/publicacoes/pnhah01.pdf.
10. Pessini L, Bertachini L. Humanização e cuidados paliativos. São Paulo: Editora Loyola; 2004.
11. BRASIL. MINISTÉRIO DA SAÚDE. Secretaria de Políticas de Saúde. Parto, Aborto e Puerpério: Assistência Humanizada à Mulher. Brasília: Ministério da Saúde; 2001.
12. BRASIL. Portaria nº 569, de 1 de junho de 2000. Princípios gerais e condições para o adequado acompanhamento pré-natal. [Acesso em 19 jan 2018]. Disponível em: http://bvsms.saude.gov.br/bvs/saudelegis/gm/2000/prt0569_01_06_2000.html.
13. BRASIL. Portaria nº 570, de 1 de junho de 2000. Anexo – Componente I – Assistência Pré-Natal e Nascimento – Incentivo à Assistência Pré-Natal no Âmbito do Sistema Único de Saúde. [Acesso em 19 jan 2018]. Disponível em: http://bvsms.saude.gov.br/bvs/saudelegis/gm/2000/prt0570_01_06_2000_rep.html.
14. BRASIL. Portaria nº 571, de 1 de junho de 2000. Anexo – Componente II – Assistência Pré-Natal e Nascimento – Organização, Regulação e Investimentos na Assistência Obstétrica e Neonatal, no Âmbito do Sistema Único de Saúde. [Acesso em 19 jan 2018]. Disponível em: http://www.datasus.gov.br/SISPRENATAL/Portaria_571_GM.PDF.
15. BRASIL. Portaria nº 572, de 1 de junho de 2000. Anexo – Componente III – Assistência Pré-Natal – Nova Sistemática de Pagamento à Assistência ao Parto. [Acesso em 19 jan 2018]. Disponível em: http://bvsms.saude.gov.br/bvs/saudelegis/gm/2000/prt0572_01_06_2000_rep.html.
16. BRASIL. Portaria nº 693, de 5 de julho de 2000. Norma de orientação para a implantação do método canguru. [Acesso em 19 jan 2018]. Disponível em: http://bvsms.saude.gov.br/bvs/saudelegis/gm/2000/prt0572_01_06_2000_rep.html.
17. BRASIL. MINISTÉRIO DA SAÚDE. Secretaria de Políticas de Saúde. Área de Saúde da Criança. Atenção humanizada ao recém-nascido de baixo peso: método mãe canguru: manual do curso. Brasília: Ministério da Saúde. 2002: 11-16.
18. BRASIL. Lei nº 11.185, de 7 de outubro de 2005. Direito ao atendimento integral à saúde de crianças e adolescentes. [acesso em 19 jan 2018]. Disponível em: http://www.planalto.gov.br/ccivil_03/_Ato2004-2006/2005/Lei/L11185.htm.
19. BRASIL. Lei nº 12.010, de 3 de agosto de 2009. Alteração do estatuto da criança e do adolescente. [Acesso em 19 jan 2018]. Disponível em: http://www.planalto.gov.br/ccivil_03/_ato2007-2010/2009/lei/l12010.htm.
20. BRASIL. Lei 8.560, de 29 de dezembro de 1992. Investigação de paternidade dos filhos havidos fora do casamento. [acesso em 19 jan 2018]. Disponível em: http://www.planalto.gov.br/ccivil_03/leis/L8560.htm.

Serviço Social e a Interface na Garantia de Direitos aos Pacientes e Familiares

21. Carvalho RT, Legislação em Cuidados Paliativos. In: Oliveira RA (Org.). Cuidado Paliativo. São Paulo: Conselho Regional de Medicina do Estado de São Paulo; 2008: pag 613-30.
22. Souza JL, Costa SMM, Salcedo EAC, Camy LFS, Carvalho FL, Duarte CAM, et al. A família, a morte e a equipe: acolhimento no cuidado com a criança. In: Santos FS. (Org.). Cuidados paliativos – discutindo a vida, a morte e o morrer. São Paulo: Atheneu, 2009, p. 145-64.
23. Silva PJP, Araujo MMT. Comunicação em Cuidados Paliativos. In: Carvalho RT, Parsons HA. Manual de Cuidados Paliativos ANCP. Porto Alegre: Solo; 2012, p. 75-85.

CAPÍTULO 12

A Intervenção da Terapia Ocupacional Cuidando da Qualidade de Vida

■ Fernanda Degani Alves de Souza

Considerações sobre Cuidados Paliativos em Neonatologia e Pediatria

O avanço do conhecimento científico e tecnológico no diagnóstico e nos recursos terapêuticos das últimas décadas vem modificando o prognóstico e contribuindo para o aumento da sobrevida de pacientes portadores de doenças graves, raras e/ou crônicas. A assistência oferecida a esses pacientes, cujas patologias normalmente são incapacitantes ou fora de capacidade de cura, deve compreender os princípios dos cuidados paliativos. Segundo a Organização Mundial de Saúde (OMS), "cuidados paliativos consistem na assistência promovida por uma equipe multidisciplinar, que objetiva a melhoria da qualidade de vida do paciente e seus familiares, diante de uma doença que ameace a vida, por meio da prevenção e alívio do sofrimento, da identificação precoce, avaliação impecável e tratamento de dor e demais sintomas físicos, sociais, psicológicos e espirituais".[1]

Em neonatologia e pediatria, o reconhecimento e a compreensão do conceito de cuidados paliativos ainda é um tema pouco difundido. A intervenção paliativa, nessas áreas, deve considerar grupos de patologias que limitam a vida e/ou que sendo potencialmente fatais, ameacem a vida. Além disso, ela deve se iniciar no momento do diagnóstico conjuntamente com os cuidados curativos, coexistindo com intervenções que visam à cura ou à estabilização da doença.[2] Entre tais grupos de patologias, estão: doenças oncológicas progressivas ou avançadas ou com prognóstico reservado; doenças cardíacas congênitas e complexas; fibrose cística; infecção pelo HIV/AIDS; desordens gastrintestinais importantes ou malformações como a gastrosquise; epidermólise bolhosa; insuficiência respiratória crônica ou intensa; doenças metabólicas progressivas; anormalidades cromossômicas; osteogênese imperfeita; paralisia cerebral severa com infecções recorrentes; hipóxia/anóxia com lesão cerebral; holoprosencefalia ou outra importante malformação cerebral, entre outras.

As doenças crônicas, em sua maioria, têm um curso imprevisível, podem evoluir rapidamente levando à morte ou provocando um declínio lento. A decisão de oferecer cuidado paliativo exclusivo envolve mudanças nas metas do cuidado.[3] É essencial levar em consideração o contexto da doença e os objetivos dos cuidados. O conforto e o alívio da dor e do sofrimento da criança devem ser condições fundamentais em qualquer processo de decisão.

Terapia Ocupacional

Diferentemente do que o senso comum acredita, o termo "ocupacional" da profissão não está associado à ocupação do tempo livre ou à minimização da ociosidade, e sim às atividades e papéis desempenhados por cada sujeito em sua rotina diária. Por exemplo, o que seria uma semana típica de uma criança de 12 anos? Seria aquela em que, obviamente, foram executadas atividades básicas como qualquer ser humano para se manter vivo, como comer, vestir-se, tomar banho, escovar os dentes, dormir. Seria também a semana em que foram executadas ações relacionadas à sua produtividade e ao desdobramento de seu potencial, como estudar, brincar, frequentar as aulas de natação e judô. E ainda, aquela em que foi separado um espaço para ir à casa dos amiguinhos jogar bola e à festinha de aniversário da prima. Observa-se que tais atividades cotidianas são fundamentais para o processo de desenvolvimento infantil, uma vez que organiza a criança, marcando seu lugar e seu papel diante dos contextos em que está inserida (familiar, escolar, social). Além disso, elas permitem identificar os desejos da criança e formar sua própria individualidade, dando-lhe a sensação de existência e oferecendo-lhe as possibilidades de ser e estar no mundo, bem como de reconhecer o outro e de ser reconhecida pelo que faz.[4]

Assim, a terapia ocupacional enquanto profissão da saúde se propõe a alcançar a saúde, o bem estar e a participação da vida do ser humano por meio do envolvimento nas ocupações do dia a dia, com o máximo de independência e autonomia possíveis, focando na qualidade de vida do sujeito ao considerar seus valores, interesses, crenças, espiritualidade até seus contextos físico, cultural, familiar, social e econômico.

Segundo a Associação Americana de Terapia Ocupacional[5], as áreas que compõem tais ocupações (desempenho ocupacional) englobam:

1. **Atividades Básicas de Vida Diária (ABVD)**, nas quais incluem alimentação, vestuário, banho, higiene pessoal e mobilidade funcional;
2. **Atividades Instrumentais de Vida Diária (AIVD)**, definidas por cuidar de outros, cuidar de animais, dirigir, fazer compras, gerenciamento e manutenção do lar, gerenciamento financeiro;
3. **Brincar**;
4. **Educação**;
5. **Trabalho**;
6. **Descanso** e **Sono**;
7. **Lazer**;
8. **Participação Social**.

Diante disso, pode-se inferir que o foco da profissão no envolvimento do sujeito em ocupações complementa a perspectiva da Organização Mundial da Saúde (OMS) sobre o conceito de saúde definido em sua Classificação Internacional de Funcionalidade, Incapacidade e Saúde (CIF), ao considerar não somente as funções dos órgãos ou sistemas e estruturas do corpo, como também levar em conta as limitações no desempenho de atividades e na participação social.[6]

E mais do que isso, o cerne da profissão vem em consonância com a definição de cuidados paliativos preconizado pela OMS ao ter como foco a busca pela qualidade de vida do sujeito, com o máximo de independência, autonomia, conforto e dignidade possíveis no seu cotidiano. O papel da terapia ocupacional em cuidados paliativos é a promoção do máximo nível de qualidade de vida, entendida como o estreitamento do espaço existente entre o que se pode fazer (a realidade) e o que se quer fazer (a expectativa e o desejo), para o paciente e seus cuidadores, ainda que em um processo de perdas e limitações progressivas, mantendo o significado e o domínio de sua vida mesmo na presença da perda funcional.

A Intervenção da Terapia Ocupacional Cuidando da Qualidade de Vida

A doença crônica e o impacto do adoecimento e da hospitalização no desempenho ocupacional

Considerando a assistência à saúde de neonatos, crianças e adolescentes portadores de doenças crônicas de alta complexidade, é fundamental conhecer os impactos do adoecimento e da hospitalização no cotidiano desses pacientes. Além de ações curativas, há a preocupação quanto à melhoria da qualidade de vida, pois esses pacientes terão de conviver e se adaptar às limitações e consequências do tratamento e da patologia.

A doença crônica é caracterizada pelo curso prolongado, progressivo e eventualmente letal da doença,[7] levando a um tratamento contínuo no qual o paciente poderá necessitar de internações tanto para realização de procedimentos clínicos complexos como durante uma fase aguda de sua doença.

A complexidade, a gravidade e a fase em que se encontra a doença são algumas das variáveis que determinam estratégias de enfrentamento e adaptação do paciente e sua família diante do percurso da doença crônica.[8] Outro fator importante a ser considerado é que, pela natureza da patologia, as doenças crônicas podem ser tratadas, mas nem sempre curadas e, em alguns casos, por serem potencialmente fatais, podem levar à morte. Os pacientes adquirem, assim, a noção de que precisam cuidar de si para controlar e conviver com a doença.[9] Desse modo, a criança ou adolescente deverá se adaptar às novas rotinas diárias e modificações no seu cotidiano.

Para os pacientes com doenças crônicas, as internações recorrentes passam a ser um evento comum. Esta experiência gera repercussões perceptíveis em diversas esferas de sua vida e de seus familiares, desde o afastamento de seu meio familiar, escolar e social a alterações emocionais e cognitivas.[10]

A rotina hospitalar é estressante, com ruídos constantes, horários de sono e alimentação alterados, aparelhos e equipamentos diferentes do seu convívio.[10] É preciso se relacionar com pessoas desconhecidas e compartilhar o mesmo ambiente com outros pacientes em situação de sofrimento, além de realizar exames, procedimentos invasivos e receber diversas medicações.[11] A dor, a limitação física e a despersonalização do ambiente desencadeiam reações negativas que afetam diretamente a compreensão e colaboração do paciente frente ao seu adoecimento e tratamento.

Ansiedade, medo, angústia e insegurança emergem como sentimentos vivenciados nesse período, alterando a percepção do paciente acerca da possibilidade de ser sujeito ativo em seu próprio tratamento. O paciente naturalmente adota uma postura de passividade, diminuindo, em consequência, sua autoestima e autonomia.[12]

No caso dos recém-nascidos prematuros e/ou de alto risco, o ambiente hospitalar também é hostil, uma vez que há a exposição intensa a estímulos nociceptivos, como ruídos, luz intensa e contínua, a necessidade de permanecerem sem roupinhas dentro da incubadora ou com os olhos vendados e protegidos durante fototerapias, por exemplo, além da frequência de procedimentos clínicos invasivos, dolorosos e estressantes, os quais produzem uma desorganização fisiológica e comportamental nos neonatos, refletindo negativamente nos seus cuidados e no desenvolvimento sensorial e neuropsicomotor em si.

Ou seja, de maneira geral, as reações frente à hospitalização serão variáveis de acordo com a idade do paciente e sua capacidade de adaptação e compreensão; o seu estado clínico e complexidade do procedimento a ser realizado; o prognóstico e o estágio em que a doença se encontra; e a qualidade do vínculo afetivo familiar anterior à hospitalização.[13]

Para os recém-nascidos prematuros, de risco e/ou bebês a termo, o impacto do adoecimento e hospitalização estará ligado diretamente ao seu desenvolvimento neuropsicomotor (DNPM),

143

seja em razão de implicações da patologia de base, seja pela restrição e carência de estímulos sensório-motores e psicoafetivos decorrentes da hospitalização.

Já para as crianças em idade pré-escolar e escolar, o impacto da hospitalização estará relacionado principalmente a fatores estressores decorrentes de privações e de sentimentos diversos frente a um ambiente desconhecido, sendo evidente que a compreensão do processo de internação depende, sobretudo, da faixa etária e do estágio cognitivo da criança. A hospitalização também poderá acarretar, para essas crianças, a perda momentânea de sua autonomia em virtude da imposição de normas hospitalares, das rotinas diárias diferenciadas do seu ambiente doméstico e da diminuição da independência das atividades cotidianas em função do quadro clínico, limitações físicas e/ou restrição ao leito. Para elas, brincar, considerado uma atividade essencial do seu cotidiano, pode ser prejudicado pelo contexto da hospitalização. Além disso, o afastamento de seus entes queridos, de seus brinquedos e de objetos de apego, de seus animais de estimação, da escola e de seus colegas de classe também pode configurar uma ruptura brusca no cotidiano dessas crianças.

Nos adolescentes, o impacto do adoecimento e da hospitalização terá peculiaridades determinadas pela própria fase de vida em que se encontram. O estresse da rotina hospitalar e o afastamento social, num período em que o adolescente deveria buscar uma identidade própria, geram uma série de conflitos emocionais que repercutem no processo de enfrentamento do adoecimento e da hospitalização. A perspectiva de planos futuros pode ser adiada ou reestruturada, dependendo da evolução da doença e do tratamento. Outras reações podem ser a apatia e o completo desinteresse pelo seu estado.[14] Diante de tantas mudanças e normas, o adolescente tende a contestar as regras, burlando as leis e desafiando os limites impostos. Na maioria dos hospitais, por exemplo, há uma padronização nas vestimentas dos pacientes. A impossibilidade de escolher a própria roupa e a falta de privacidade pode incomodar o adolescente, que, nesse momento, preocupa-se excessivamente com sua aparência física.[15]

Sendo assim, a hospitalização altera a realidade de neonatos, crianças e adolescentes. No caso das crianças pré-escolares, escolares e adolescentes, por ainda não apresentarem maturidade emocional, elas necessitam do apoio de pessoas em quem confiem, de explicações simples e concretas sobre o que está acontecendo, de espaço para expressar suas dúvidas e sentimentos. Esses suporte e apoio são indispensáveis, principalmente na fase em que o tratamento curativo não está mais respondendo positivamente. Intensificam-se, então, os cuidados paliativos, considerando, sobretudo, a fase da doença, idade e nível de compreensão da criança, estrutura familiar e aspectos socioculturais.

A partir da garantia do direito das crianças hospitalizadas de permanecerem acompanhadas pelos pais ou por cuidadores durante a internação, preconizado no Brasil, em 1990, pelo Estatuto da Criança e do Adolescente (ECA), as famílias passaram a estar imersas no cenário hospitalar junto a seus filhos.

Diante disso, a repercussão do adoecimento crônico e do tratamento paliativo afeta não só o paciente, mas também as relações sociais e familiares. Constantes retornos médicos, complexidade do tratamento, grande quantidade de medicações e hospitalizações frequentes e prolongadas, podem gerar impactos na rotina da família.[16] Em virtude de tais fatores, os pais de crianças portadoras de doenças crônicas e graves podem sentir que seus papéis parentais são mais exigidos, potencializando o estresse desses cuidadores.[16]

Durante o período de hospitalização, os pais/cuidadores abandonam funções e papéis sociais, diante da necessidade de permanecer junto à criança,[17] e necessitam encontrar uma rede social de apoio que os ampare neste período de hospitalização,[18] como o suporte de vizinhos e de outros parentes para o cuidado dos filhos hígidos.

A Intervenção da Terapia Ocupacional Cuidando da Qualidade de Vida

Em se tratando de pais de recém-nascidos prematuros e/ou de alto risco, deve-se acrescentar também o cenário de frustração pela não chegada do bebê saudável tão esperado por todo âmbito familiar. A comunicação de um diagnóstico fetal intraútero ou de uma intercorrência no momento do parto desestabiliza toda a estrutura familiar, sendo necessário o enfrentamento de uma nova realidade. Ao dar à luz, essas mães precisam se desprender do filho sonhado para alcançar o filho real.

Assim, é de fundamental importância considerar o contexto familiar enquanto indissociável no binômio paciente-família ao prestar assistência a neonatos, crianças e adolescentes com doenças graves e em cuidados paliativos, o que requer o trabalho de uma equipe multidisciplinar. Cada profissional, dentro de sua especificidade e competências técnicas, poderá contribuir para uma assistência integral a esses pacientes e familiares.

Terapia ocupacional e cuidados paliativos em neonatologia

Um dos alicerces fundamentais em cuidados paliativos é um bom controle de sintomas. Em neonatologia, é importante considerar principalmente a dor e o estresse ao que o neonato é submetido, pois tão importante quanto tratá-los é evitar o que os causa, quando possível.[19] Assim, o papel do terapeuta ocupacional junto aos recém-nascidos prematuros e/ou de alto risco envolve principalmente a intervenção precoce com enfoque preventivo, a fim de promover experiências saudáveis e adequadas ao seu desenvolvimento, com conforto e manejo de sintomas.

Entre os principais objetivos da atuação terapêutica ocupacional, estão:

- Facilitar a autorregulação e organização do neonato;
- Reduzir o esforço ativo de padrões de movimento e posições anormais;
- Promover a oferta de estímulos sensoriais corretos para organização comportamental e adaptativa;
- Estimular as aquisições e marcos do desenvolvimento neuropsicomotor;
- Prevenir possíveis contraturas e/ou deformidades;
- Promover conforto e alívio de dor;
- Monitorizar o desenvolvimento neuropsicomotor ao longo da internação;
- Identificar possíveis riscos para alterações neurológicas e/ou distúrbios sensório motores e comunicar à equipe para investigação diagnóstica;
- Realizar triagem dos recém-nascidos de risco para seguimento ambulatorial (*follow-up*) após alta hospitalar (quando houver);
- Incentivar o vínculo e contato dos pais/cuidadores com o bebê, otimizando a percepção dos mesmos diante das capacidades e ganhos do (a) filho (a), fazendo-os valorizar cada detalhe;
- Oferecer suporte e acolhimento aos pais/cuidadores (inclusive no estágio final de vida e no luto);
- Promover junto à equipe a humanização do ambiente físico.

As possibilidades de intervenção do terapeuta ocupacional para alcançar os objetivos expostos incluem:

- **Estimulação sensorial visual:** pode ser realizada com objetos luminosos (lanternas), bola vermelha, objetos com reflexos (espelhos, CD), com contrastes de cores clara e escura (móbiles suspensos em berço) e/ou o rosto humano (pais ou terapeuta), a uma distância de 20 a 25 cm (semelhante à distância da face da mãe até o seio durante a amamentação), para se estimular a acomodação, convergência, fixação e seguimento visuais, além da coordenação visomotora, por meio da integração de movimentos da cabeça, das mãos e dos olhos do bebê.

Parte 2 – Ações da Equipe Multiprofissional

- **Estimulação sensorial auditiva:** pode ser realizada por meio da voz falada ou cantada da mãe durante a interação; por meio de recursos lúdicos como chocalhos ou brinquedos musicais. Por exemplo, o recém-nascido apresenta uma atenção maior pelo rosto materno, principalmente quando acompanhado de voz (integração sensorial – visão e audição). Ou ainda, ao perceber um estímulo sonoro, o recém-nascido tende a dirigir a cabeça em direção ao som à sua procura, o que também é uma resposta adaptativa assegurando a exploração do ambiente o mais completamente possível. Vale ressaltar que, dentro das unidades de terapia intensiva (UTI) neonatal, a produção de estímulos auditivos é intensa e exagerada. Portanto, é fundamental que se dosem a quantidade, intensidade e duração dos estímulos oferecidos, optando por mais leves, organizados e com melodias mais harmônicas e relaxantes (canções de ninar e/ou infantis).

- **Estimulação sensorial tátil, proprioceptiva e vestibular:** pode ser realizada com materiais que permitem variações de temperatura, pressão, umidade e textura, como algodão ou gaze (seco, úmido com água morna ou fria, úmido com óleo mineral), cerdas da escovinha de cabelo do bebê. Ressalte-se que o modo correto de oferta desses estímulos a qualquer segmento corporal do bebê (membros superiores e inferiores, abdômen e região dorsal) ocorre no sentido céfalo-caudal/próximo-distal, para melhores recepção, acomodação e modulação sensorial. Atividades da rotina de cuidados ao recém-nascido como o banho, a higiene, a troca de fraldas e a colocação de roupinhas e cobertores ou mantas também proporcionam sensações táteis e cutâneas importantes para a aprendizagem sensório-motora e percepção corporal do bebê (propriocepção). Estímulos vestibulares lentos e ritmados como balançar e descarga de peso em posição ventral também proporcionam experiências saudáveis e organizadas de simetria e padrão postural normal, além de integração sensorial.

- **Estimulação sensório-motora e psicoafetiva:** pode ser realizada por meio do lúdico e da interação, para as aquisições do desenvolvimento neuropsicomotor como um todo. Ressalta-se que a quantidade e o tipo de estimulação deve ser graduada individualmente de acordo com a tolerância fisiológica e quadro clínico de cada bebê. O excesso de estímulos pode aumentar o tônus muscular, exacerbar movimentos e posturas anormais, favorecer o estado comportamental de instabilidade e irritabilidade, alterar cor da pele podendo esta apresentar-se cianótica, provocar soluços e quadros de desconforto respiratório com quedas de saturação de oxigênio.

- **Posicionamento adequado e trocas posturais:** as mudanças de decúbito permitem ao recém-nascido a percepção de diferentes sensações de peso, diferença gravitacional, informações sobre a tensão de diferentes grupos musculares, propriocepção e estímulos vestibulares, desenvolvendo, assim, padrões de movimentos mais maduros e mantendo o tônus muscular mais adequado. Assim, podem-se alternar os posicionamentos do recém-nascido em decúbito dorsal, ventral e laterais, por meio do uso de coxins, rolos de lençol e espumas, a fim de proporcionar maiores alinhamento e estabilidade posturais com organização e simetria corporal. Além disso, é fundamental considerar o adequado posicionamento dos membros superiores com centralização à linha média, a fim de se evitar padrões posturais anormais, desorganizados e pouco funcionais. Deve-se proporcionar um posicionamento tanto adequado como confortável ao recém-nascido, considerando seu quadro clínico, sua tonicidade e as contra indicações.

- **Contenção:** realizada por meio de ninhos (rolos de lençol em "U"), coxins e/ou enrolamento do recém-nascido com cueiro (inclusive durante banho e pesagem). A confecção de ninhos e rolinhos para conter o recém-nascido e, assim, diminuir o espaço dentro da incubadora, por exemplo, auxilia o recém-nascido a se sentir mais protegido, aconchegado, calmo e confortável.

A Intervenção da Terapia Ocupacional Cuidando da Qualidade de Vida

CAPÍTULO 12

- **Órteses:** podem ser indicadas para recém-nascidos com alguma alteração neurológica e/ou comprometimento ortopédico congênito em membros superiores e/ou inferiores, a fim de promover alívio de dor e conforto, adequar tônus muscular, proporcionar melhora do posicionamento a partir do alongamento e relaxamento musculares, bem como prevenir possíveis contraturas e/ou deformidades. Elas podem ser confeccionadas com materiais mais leves e macios como neoprene, ou com materiais mais rígidos e resistentes como o termoplástico, porém, neste último, associa-se a colocação de forração e espumas enquanto medida protetiva e de conforto ao paciente.

- **Orientação aos pais/cuidadores:** refere-se às explicações aos pais/cuidadores sobre as formas de estimulação sensorial (visual, auditiva, tátil, proprioceptiva e vestibular) e do desenvolvimento neuropsicomotor, bem como sobre a importância do pegar no colo, da interação, contato, afeto e vinculação com o bebê; a importância de brincar para o desenvolvimento neuropsicomotor e sobre a oferta de recursos lúdicos adequados a cada etapa do desenvolvimento. Além de orientações verbais, é disponibilizado aos pais um manual educativo, informativo e ilustrativo sobre esta temática, para melhor compreensão, empoderamento e proatividade dos cuidadores. Ressalta-se que os cuidadores são orientados a aproveitar os momentos de amamentação, higiene, troca de fraldas e banho para colocar em prática as orientações sobre estimulação, respeitando, assim, o ciclo sono vigília do bebê.

Acredita-se que considerar a família no processo assistencial seja essencial, não só pela necessidade de fornecimento de estímulos ao bebê, mas também para uma melhor relação com a equipe de cuidado, a qual poderá, inclusive, preparar os pais e/ou cuidadores para uma possível morte dessa criança, por meio de um vínculo de confiança e empatia entre todos eles, nos momentos finais de vida do bebê. Além disso, pais mais saudáveis, calmos, confiantes e acolhidos significam mais promoção de saúde e afeto ao bebê, e isso só é possível mediante um acolhimento e proximidade afetiva por parte da equipe multidisciplinar, e não somente a pura demonstração da eficácia de técnicas e procedimentos de alta complexidade.

- **Grupo de acompanhantes:** formado juntamente com demais membros da equipe multiprofissional, sendo destinado tanto para suporte, acolhimento e troca de informações/experiências entre cuidadores sobre questões relativas ao processo de adoecimento e hospitalização de seus filhos como também com enfoque na realização de atividades voltadas para autocuidado, cuidado aos bebês, cuidado aos filhos mais velhos (se houver) e demais familiares que estão em casa, e ainda com enfoque em geração de renda, já que muitos deixam de trabalhar ou são demitidos por permanecerem acompanhando seus filhos no hospital. Entre atividades possíveis, estão: confecçao de brinquedos e/ou recursos lúdicos para estimulação de seus bebês durante a internação; cartões e/ou lembrancinhas para presentear filhos mais velhos e esposo em casa, como modo de retomar demais papeis ocupacionais (p. ex.: mães de filhos hígidos e esposas); confecçao de artesanatos ou outros produtos feitos à mão para venda e comercialização com retorno financeiro, como modo de resgatar o papel ocupacional de trabalhador; confecção de álbum de fotografias e *scrapbooks* sobre a biografia de seus bebês, inclusive enquanto um processo terapêutico para trabalhar despedidas, momentos finais de vida e luto, por exemplo.

- **Capacitação da equipe:** destinada a todos os profissionais que compõem a equipe multiprofissional, mas principalmente aos enfermeiros e técnicos de enfermagem que assumem a linha de frente dos cuidados básicos envolvidos na rotina diária do ambiente hospitalar. Consiste em um treinamento com noções básicas de anatomia e fisiologia do neonato oferecido juntamente com a fisioterapeuta da unidade, utilizando-se de recursos midiáticos, vídeos e/ou demonstrações práticas relativas ao adequado posicionamento do recém-nascido em in-

Parte 2 – Ações da Equipe Multiprofissional

cubadora e/ou berço comum, à importância das trocas posturais e manuseios corretos, para a simetria corporal; bem como sobre a oferta de estímulos adequados e organizados ao neonato (p. ex.: posicionar corretamente um móbile suspenso à distância correta, considerando acuidade e campo visual do neonato, após a troca de fraldas e/ou banho);

- **Humanização do ambiente físico:** envolve ações comuns a todos os membros da equipe multiprofissional, as quais incluem desde a instalação da incubadora e/ou berço distantes de telefones, rádios, janelas, portas e de locais de grande circulação ou passagem, para que o bebê fique protegido de barulhos e mudanças de temperatura. Até ações como reduzir a luz do ambiente ou cobrir a incubadora, juntamente com a redução do movimento da equipe e da manipulação do bebê, com colocação de músicas relaxantes e de ninar para organização do ciclo sono-vigília. Tais ações proporcionam benefícios como auxiliar na autorregulação e no ganho de peso, bem como na estabilização dos estados de consciência.

- **Método canguru:** consiste no contato pele a pele precoce entre a mãe e o recém-nascido. Esse contato ocorre gradualmente até a colocação do recém-nascido em posição canguru, isto é, em decúbito ventral, na posição vertical, sob o peito da mãe. Entre os principais objetivos, incluem-se: maior aproximação e contato com a mãe, reduzindo o tempo de separação entre mãe e recém-nascido e favorecendo o vínculo afetivo; permite um controle térmico adequado; contribui para a redução do risco de infecção hospitalar; estimula o aleitamento materno; reduz o estresse e a dor do recém-nascido; melhora a qualidade do desenvolvimento neurocomportamental e psicoafetivo do recém-nascido; promove estimulação sensorial olfativa, tátil e proprioceptiva ao sentir o cheiro e o calor da mãe em posição ventral com descarga de peso sob seu colo; propicia um melhor relacionamento da família com a equipe de saúde; entre outros.

- **Shantala:** técnica de massagem de origem indiana recomendada desde os primeiros dias do recém-nascido, passível de ser aplicação pelas próprias mães. Os toques e repetições de movimentos e alongamentos, que abrangem todo o corpo do bebê, trabalham as regiões do corpo: peito; barriga; costas; pernas; braços e rosto; incluindo musculatura e articulações. Para a aplicação dessa massagem, é recomendado o uso de óleo vegetal para facilitar o deslize das mãos. Indica-se a versão de amêndoa pura e, nos casos de cólicas muito acentuadas, óleo com camomila. Tal massagem alivia cólicas e prisão de ventre; acalma e relaxa o bebê e o ajuda a dormir melhor; favorece o desenvolvimento psicomotor e global do bebê; otimiza o vínculo da mãe com o bebê; torna o bebê mais receptivo ao toque em geral e a ter mais facilidade para se relacionar, com maiores possibilidades de crescer alegre, independente e afetivo; desenvolve a consciência corporal ganhando mais noção de espaço e dos limites do seu corpo, movimentando-se melhor (assim, à medida que ele cresce, não cai com facilidade e não esbarra tanto nos móveis e objetos enquanto anda de um lado para o outro); além de favorecer a movimentação de braços, mãos, pernas e pés, o que facilita o desenvolvimento da musculatura e o aprendizado de abrir e fechar, pegar e soltar etc.

É disponibilizado ao cuidador durante a internação um manual informativo/educativo impresso com orientações sobre a técnica, seus benefícios e recomendações, além do passo a passo com ilustrações sobre como praticá-la junto aos bebês.

Terapia ocupacional e cuidados paliativos em pediatria

O objetivo da terapia ocupacional em cuidados paliativos pediátricos não difere da atuação com a população adulta, entretanto é fundamental que se considerem as particularidades da infância, uma vez que a criança está em pleno processo de maturação de seu crescimento e desenvolvimento neuropsicomotor, além de ter uma capacidade de compreensão diferente da do

A Intervenção da Terapia Ocupacional Cuidando da Qualidade de Vida

adulto. Acredita-se que o exercício da empatia do terapeuta ocupacional ao transpor sua percepção sob a perspectiva da própria criança/adolescente torna o processo terapêutico mais potente, de modo que a criança poderá ser ouvida, reconhecida e respeitada sob a ótica do seu mundo de vivências e biografias. Ter os ouvidos atentos para escutar o que a criança diz e perceber como ela compreende e sente os processos que envolvem o adoecimento e a hospitalização é dar a ela o direito de ser a protagonista de sua doença, de sua dor, de sua história.

A terapia ocupacional em contexto hospitalar pediátrico atua na promoção da saúde, buscando alternativas para potencializar a qualidade de vida do paciente por meio da ressignificação do seu cotidiano, o qual foi interrompido em função do adoecimento e da internação. O terapeuta ocupacional possibilita a escolha de atividades de interesse ao paciente, bem como auxilia na ampliação do repertório que compõe o desempenho ocupacional, levando-se em consideração sua história de vida, seus valores culturais e sociais, suas preferências e potencialidades. Tais atividades significativas (denominadas projetos de vida) auxiliam este paciente no processo de enfrentamento do adoecimento e hospitalização, bem como possibilitam dar um novo sentido a este momento de vida, seja na fase curativa, seja na paliativa.[20]

Uma das estratégias passíveis de utilização pelo terapeuta ocupacional para se trabalhar tais questões descritas acima se dá por meio da oferta de manuais educativos, didáticos e interativos com desenhos e atividades lúdicas, cujo conteúdo refere-se às principais temáticas presentes no cotidiano de internação da enfermaria pediátrica, como exames e procedimentos invasivos, modos de administração de medicamentos, higienização das mãos, funções de cada profissional na enfermaria, entre outras. Este material objetiva facilitar o entendimento da criança sobre o processo de saúde-doença[21] e a contextualização sobre a condição de internação hospitalar, auxiliando-a de maneira significativa e prazerosa na aprendizagem e compreensão acerca do processo de adoecimento e hospitalização e no enfrentamento e adaptação frente aos impactos em seu cotidiano.[20]

Quanto ao princípio dos cuidados paliativos acerca do manejo de sintomas, a atuação do terapeuta ocupacional deverá ter como foco o quanto a dor e demais desconfortos interferem no desempenho das atividades cotidianas da criança, sejam elas: atividades básicas de vida diária (comer, vestir, escovar os dentes, tomar banho, entre outras), brincar, atividades escolares, lazer e participação social. Assim, é necessário adequar/readequar e/ou adaptar tais ocupações, por meio do conhecimento dos movimentos adequados e a análise das atividades para a minimização da dor, proporcionando melhora na qualidade de vida e independência sem perda dos papéis ocupacionais. O posicionamento adequado para realizar as atividades, a criação de adaptações que visam facilitar a melhora do manuseio de objetos, correções posturais e adaptações ambientais capazes de diminuir o contato da criança com a situação causadora ou agravante da dor também têm importância fundamental no tratamento interdisciplinar do paciente com dor. É necessário conscientizá-lo que, mesmo com dor, é possível realizar atividades de seu interesse, de maneira modificada ou adaptada.

Ressalte-se que a manutenção da autonomia e independência nas atividades de vida diária (AVD) junto à população infantil requer um olhar diferenciado do terapeuta ocupacional. É necessário avaliar o quanto a dependência nas AVD ocorre em função da faixa etária e/ou fase de desenvolvimento em que a criança se encontra, da consequência do processo de adoecimento e hospitalização ou em função da relação de superproteção da família. As limitações físicas que repercutem no desempenho das AVD podem ser momentâneas e/ou definitivas, a depender da fase em que a doença se encontra. Assim, o treino e a orientação para execução das AVD e a indicação de uso de algum recurso/dispositivo de tecnologia assistiva são alguns exemplos de intervenção do terapeuta ocupacional com o objetivo de alcançar o máximo de independência e autonomia possíveis nessas atividades.

Parte 2 – Ações da Equipe Multiprofissional

O terapeuta ocupacional é considerado o profissional da equipe multidisciplinar dotado de competência técnica e *expertise* para a avaliação, planejamento, prescrição e confecção de adaptações e dispositivos de tecnologia assistiva que auxiliem a realização de atividades que compõem o desempenho ocupacional, garantindo independência, funcionalidade e qualidade de vida. A orientação e o treino relacionados a tais adaptações e dispositivos também são atribuições desse profissional.

Assim, diante das possíveis sequelas físicas/motoras decorrentes das doenças crônicas, podem ser necessárias a prescrição e a confecção desses dispositivos, indicados a fim de prevenir encurtamentos, contraturas e/ou deformidades, proporcionar conforto, alívio de dor, relaxamento muscular. Entre eles, destacam-se órteses de membros superiores e inferiores sob medida; cadeiras de rodas (com ou sem adequação postural); cadeiras de banho ou banheiras; andadores, muletas, bengalas; adaptações para AVD (p. ex.: engrossadores e substituidores de preensão para escrita e alimentação); comunicação alternativa e ampliada; brincar adaptado.

Outra possível atuação do terapeuta ocupacional junto a crianças e adolescentes hospitalizados com doenças crônicas e em cuidados paliativos refere-se à prática de fornecer orientações aos familiares/cuidadores, pois acredita-se que a participação destes nos cuidados acarreta ampliações de repertórios e, consequentemente, no empoderamento, podendo reproduzi-los e garanti-los de modo mais efetivo após a alta hospitalar. Tais abordagens centradas na família favorecem a compreensão desses sujeitos em relação às condições clínicas da criança e do adolescente e, consequentemente, ampliam a aderência ao tratamento. Uma estratégia utilizada para fornecer tais orientações com eficácia corresponde à oferta de manuais educativos e informativos. Por meio deles, os familiares e pacientes podem consultar seu conteúdo sempre que sentirem necessidade e, quando surgirem dúvidas, esclarecerem com os profissionais da equipe. Entre exemplos de manuais educativos/informativos diferentes dos já citados anteriormente, inclui-se o manual de orientações sobre posicionamento no leito.

Muitas crianças e adolescentes, em função do seu quadro clínico, da prolongada internação hospitalar e/ou de deficiências (físicas, sensório-motoras, cognitivas, emocionais, psicossociais) decorrentes da própria patologia de base, podem permanecer restritos ao leito por períodos prolongados. Tal condição pode afetar todos os sistemas do organismo e trazer sérios agravos à saúde, causando a síndrome do imobilismo.[22]

Na prática profissional, tem sido cada vez mais recorrente a internação de crianças e adolescentes com quadros neurológicos e nutricionais, em cuidados paliativos e/ou em estágio terminal de doenças, levando ao repouso prolongado no leito. Nesse sentido, é fundamental considerar essa condição de imobilização no ambiente hospitalar e todo o espectro de seus efeitos adversos por meio de uma intervenção precoce que vai além de técnicas e da disponibilidade de recursos. É necessário que haja, sobretudo, uma conscientização do paciente (de acordo com sua faixa etária) e a seus acompanhantes sobre a gravidade da problemática envolvida, como um modo de garantir a prevenção de complicações secundárias à síndrome do imobilismo.

Acredita-se que tal conscientização possa ser facilitada por meio de orientações claras, concretas, ilustrativas e exemplificadas, permitindo a melhor compreensão por parte do paciente e/ou de seus acompanhantes e, assim, garantir a aceitação e aderência ao tratamento como um todo.

Diante dessa demanda, pode ser oferecido manual de orientações sobre o adequado posicionamento de pacientes submetidos à imobilização no leito, construído juntamente com demais profissionais da equipe, em função da complexidade e variedade das complicações, compondo uma ação interdisciplinar e garantindo a integralidade na assistência ao paciente hospitalizado. Seu conteúdo abrange aspectos e ilustrações referentes a formas de aparecimento das úlceras por pressão, principais pontos de pressão nas posições deitada e sentada com as correspondentes medidas preventivas.

A Intervenção da Terapia Ocupacional Cuidando da Qualidade de Vida

Terapia ocupacional e terminalidade

Quando todos os recursos terapêuticos curativos se esgotam e a sobrevida do paciente torna-se reduzida, as ações e as metas dos cuidados devem ser modificadas. A assistência a esses pacientes e familiares requer o trabalho de uma equipe multiprofissional integrada e apropriada às necessidades visando o cuidado integral de pacientes em fase final de vida.[20]

A intervenção terapêutica ocupacional com crianças e adolescentes nesta fase deve privilegiar o conforto e alívio da dor por meio de posicionamentos e de tecnologia assistiva, por exemplo. Sempre que possível, deve-se reorganizar a rotina e ressignificar o cotidiano, com atividades significativas e de interesse. Nesse sentido, o papel do terapeuta ocupacional é valorizar o desempenho ocupacional e as potencialidades do paciente, elaborando conjuntamente, estratégias para modificações e adaptações das atividades que já não são mais passíveis de realização em virtude da sua condição clínica e das suas limitações.

As atividades realizadas pelos pacientes podem conter significados sutis, importantes tanto na prevenção de isolamento, tão comum nessa fase final, como de possíveis processos de despedidas para uma morte serena, tranquila e digna.

No trabalho de cuidados paliativos em pediatria, é fundamental realizar escuta ativa, qualificada e acolhimento diante das necessidades e angústias dos familiares. O terapeuta ocupacional pode auxiliar na mediação da comunicação entre pacientes e familiares, facilitando a expressão de sentimentos.

No caso específico da neonatologia, a perda de um bebê configura-se como o avesso da lógica, uma vez que não se espera que quem acabou de nascer possa morrer. Além disso, um bebê não é apenas uma combinação única dos genes dos pais, mas também a soma de desejos de continuidade. Isso torna essa morte a menos aceita e, muitas vezes, a mais silenciada. Nesse cenário, é fundamental que toda a equipe de cuidados paliativos apresente uma linguagem única e comum no sentido de desmistificar medos e esclarecer dúvidas dos familiares, para que a dor não seja agravada por incertezas. É necessário garantir que todas as possibilidades foram tentadas para se preservar a saúde da família tanto no presente como no futuro.

Conclui-se, portanto, que trabalhar com pacientes em terminalidade significa estar atento às necessidades que cada paciente e família manifestam, pois as histórias são singulares, as relações e o modo de perceber e aceitar a finitude se modificam de acordo com aspectos pessoais, sociais, culturais e religiosos.

Referências bibliográficas

1. Maciel MGS. Definições e Princípios. In: Ayer R (org). Cuidado paliativo. Sao Paulo: Cremesp; 2008. p. 15-32.
2. Himelstein BP, Hilden JM, Boldt AM, Weissman, D. Pediatric palliative care. N Engl J Med. 2004 Apr; 350(17):1752-62.
3. Barbosa SMM. Qualidade de vida e cuidados paliativos em pediatria. In: Assumpção Jr FB, Kuczynski E. Qualidade de vida na infância e na adolescência. Porto Alegre: Artmed; 2010. p.127-34.
4. Takatori M, Oshiro M, Otashima C. O hospital e a assistência em terapia ocupacional com a população infantil. In: De Carlo MMRP, Luzo MCM (orgs). Terapia ocupacional: reabilitação física e contextos hospitalares. São Paulo: Rocca; 2004. p.256-75.
5. Associação Americana de Terapia Ocupacional. Estrutura da prática da terapia ocupacional: domínio & processo. Revista de Terapia Ocupacional da Universidade de São Paulo 2015; 26 (ed. especial):1-49.
6. Battistella LR, Brito CMM. Tendência e reflexões: classificação internacional de funcionalidade (CIF). Acta Fisiátrica. 2002; 9(2): 98-101.
7. Castro EK, Piccinini CA. Implicações da doença orgânica crônica na infância para as relações familiares: algumas questões teóricas. Psicologia: reflexão e crítica. 2002;15(3):625-35.

Parte 2 – Ações da Equipe Multiprofissional

8. Vieira MA, Lima RAG. Crianças e adolescentes com doença crônica: convivendo com mudanças. Rev Latino Am Enfermagem. 2002;10(4):552-60.
9. Goulart CMT, Sperb TM. Histórias de criança: as narrativas de crianças asmáticas no brincar. Psicologia: reflexão e crítica 2003;16(2):355-365.
10. Mitre RMA. O terapeuta ocupacional nas enfermarias pediátricas. In: Anais do V Congresso Brasileiro e IV Simpósio Latino Americano de Terapia Ocupacional; 1997; Belo Horizonte (MG);1997. p.49-51.
11. Motta AB, Enumo SRF. Brincar no hospital: estratégia de enfrentamento da hospitalização infantil. Psicologia em estudo 2004;9(1):19-28.
12. Kudo AM, Maria PB. O hospital pelo olhar da criança. São Caetano do Sul: Yendis; 2009.
13. Kudo AM, Pierri SA. Terapia ocupacional com crianças hospitalizadas. In: Kudo AM e cols. Fisioterapia, fonoaudiologia e terapia ocupacional em pediatria. 2. ed. São Paulo: Sarvier; 1994. p. 194-203.
14. Bessa LCL. Adolescer do paciente com câncer. Ribeirão Preto. [Dissertação de Mestrado] – Faculdade de Filosofia, Ciências e Letras de Ribeirão Preto da Universidade de São Paulo; 1997.
15. Guzman CR, Cano MAT. O adolescente e a hospitalização. Ver. Eletr. Enf [Internet]. 2000 [Acesso em 28 fev. 2018]. Disponível em: https://www.fen.ufg.br/revista/revista2_2/ado_hosp.html.
16. Castro EK, Piccinini CA. Implicações da doença orgânica crônica na infância para as relações familiares: algumas questões teóricas. Psicologia: reflexão e crítica. 2002; 15(3):625-35.
17. Dittz ES. Melo DCC, Pinheiro ZMM. A terapia ocupacional no contexto da assistência à mãe e à família de recém-nascidos internados em unidade de terapia intensiva. Rev. Ter. Ocup. Univ. 2006 jan/abr;17(1):42-7.
18. Morsch D S, Aragão PM. A criança, sua família e o hospital: pensando processos de humanização. In: Deslandes SF. Humanização dos cuidados em saúde: conceitos, dilemas e práticas. Rio de Janeiro: Fiocruz; 2008. p. 235-60.
19. Marçola L. Cuidados paliativos neonatais. In: Carvalho RT, Souza MRB, Franck EM, Polastrini RTV, Crispim D, Jales SMCP, Barbosa SMM, Torres SHB. Manual de residência de cuidados paliativos: abordagem multidisciplinar. São Paulo: Manole; 2018. p. 547-59.
20. Kudo AM, Souza FDA, Franco MP, Bullara P, Barros PBM. Cuidados paliativos em pediatria e o impacto da hospitalização no cotidiano da criança e do adolescente com doença crônica. In: Costa AP, Othero MB. Reabilitação em cuidados paliativos. Loures: Lusodidacta; 2014. p. 289-301.
21. Echer IC. Elaboração de manuais de orientação para cuidado em saúde. Rev Latino-Amer de Enferm. 2005;13(5):754-7.
22. Cazeiro APM, Peres PT. A Terapia ocupacional na prevenção e no tratamento de complicações decorrentes da imobilização no leito. Cadernos de Terapia Ocupacional da UFSCar. 2010;18(2):149-167.

CAPÍTULO 13

A Fisioterapia no Cuidado Paliativo ao Recém-Nascido

- Fabiana Lima Carvalho

O fisioterapeuta neonatal atua com o objetivo de promover conforto aos bebês em cuidados paliativos por meio da avaliação, prevenção e intervenção.

Por serem pacientes com particularidades específicas, é importante que o profissional atuante em pediatria e/ou neonatologia tenha especialização nas respectivas áreas, com subsídios práticos e teóricos para a intervenção, como bem é assegurado pela Agência Nacional de Vigilância Sanitária (ANVISA), desde 2010.[1,2]

O atendimento fisioterapêutico nos bebês em cuidados paliativos é oferecido rotineiramente em nossa unidade, com a utilização das técnicas descritas no manual interno de procedimentos. Antes do atendimento, é realizada a leitura do prontuário do paciente (em que se verificam as condições de nascimento, diagnóstico, evolução clínica), a discussão dos casos com a equipe multiprofissional e a avaliação do paciente.[3] Em específicas situações, mediante a avaliação diária, considerando-se as condições clínicas (relacionadas à frequência cardíaca, frequência respiratória, saturação de oxigênio e aos sinais de estresse) e relatos dos outros profissionais (médicos e enfermeiros) sobre as condições do bebê, opta-se pela não intervenção terapêutica naquele determinado instante ou naquele dia.

Por se tratar de bebês, ainda sem o pleno desenvolvimento das aquisições motoras, o fisioterapeuta neonatal deve dedicar-se à sua "habilitação", guiando-o ao adequado desenvolvimento neuropsicomotor e acompanhando-o durante o processo de maturidade pulmonar, prevenindo ou tratando possíveis infecções pulmonares decorrentes da prematuridade.

Entre os recursos terapêuticos utilizados nos bebês em cuidados paliativos, temos as técnicas atuais de fisioterapia respiratória, os exercícios terapêuticos, a utilização de órteses, posicionamento terapêutico e o banho terapêutico.

Fisioterapia Respiratória

De acordo com a descrição dos procedimentos (estabelecida em 1988 e revisado em 2010) pela equipe de Fisioterapia da Unidade de Terapia Intensiva Neonatal do Hospital da Mulher Prof. Dr. José Aristodemo Pinotti, são atendidos os pacientes com tempo de vida superior a 72 horas, independentemente do peso e idade gestacional, desde que apresentem alterações de mur-

Parte 2 – Ações da Equipe Multiprofissional

múrio vesicular à ausculta pulmonar ou secreção em vias aéreas superiores, estejam dependentes de cateter nasal, ventilação mecânica invasiva ou ventilação mecânica não invasiva. Por serem pacientes prematuros, com pouca reserva energética, risco de hipotermia e particularmente, por serem bebês em cuidados paliativos, que podem apresentar descompensações durante a terapia, deve-se limitar a intervenção fisioterapêutica a 20 ou 30 minutos.

As técnicas respiratórias manuais utilizadas dividem-se em técnicas atuais e convencionais. Em nossa unidade, opta-se pela utilização das técnicas respiratórias manuais atuais, descritas a seguir:

- **Aumento do Fluxo Expiratório (AFE):** Consiste na utilização do aumento do fluxo expiratório e apoio abdominal para o esvaziamento passivo pulmonar. Essa técnica é dividida em aumento do fluxo expiratório rápido e aumento do fluxo expiratório lento e deve ser realizada com o bebê em decúbito dorsal, com elevação de 30 graus.[4,5]
- **Aumento do Fluxo Expiratório Rápido:** Promove um aumento da velocidade do fluxo aéreo nas grandes vias aéreas, com deslocamento das secreções dos brônquios de médio para os de grande calibre.[5]
- **Aumento do Fluxo Expiratório Lento:** Consiste em uma expiração lenta e prolongada, com consequente mobilização das secreções dos pequenos brônquios para as vias aéreas proximais.[5]

A mão do terapeuta localizada no tórax deve adaptar-se às curvaturas costais e posicionar-se entre a fúrcula esternal e a linha intermamária, sendo o apoio realizado com a borda cubital.[5] O movimento da mão do terapeuta no tórax do bebê deve ser realizado obliquamente, de maneira simultânea, de cima para baixo e de frente para trás, indo ao encontro da mão abdominal, que deve estar sobre o umbigo e as últimas costelas, com o polegar e indicador em contato com as costelas inferiores, para melhor percepção do ciclo respiratório.[6] Cabe lembrar que nos bebês a mão abdominal é passiva e funciona como uma cinta, não devendo ser exercida nenhuma pressão nesta região, permitindo que a pressão exercida no tórax da criança dissipe-se na região abdominal, evitando alterações do fluxo sanguíneo cerebral.[6] A pressão deve ser suave e simétrica, sem jamais perder o contato com a pele do bebê. As manobras devem ser iniciadas no platô inspiratório e realizadas até que seja notada a vibração das secreções sob as mãos do terapeuta.[6]

Nos prematuros a aplicação desta técnica pode ser realizada com uma única mão. Já nos recém-nascidos, lactentes e crianças pequenas devem ser utilizadas as duas mãos.

- **Drenagem Autógena Assistida (DAA):** É uma técnica adaptada da Drenagem Autógena, indicada nos casos de obstrução brônquica. Foi instituída em nossa unidade no ano de 2005 e tornou-se essencial para a intervenção fisioterapêutica nos pacientes graves e intolerantes ao manuseio, por tratar-se de uma técnica sutil e bem tolerada por parte dos bebês.[6]

As mãos do terapeuta devem envolver o tórax do bebê, que deverá estar posicionado em decúbito dorsal, e prolongar a expiração até o volume residual, pelo aumento manual e lento da velocidade do fluxo expiratório. O prolongamento expiratório deve acompanhar o padrão respiratório e ser realizado de maneira suave.[7]

Por dificuldade de acoplamento das mãos no tórax do paciente que está dentro da incubadora, adapta-se a mão torácica, posicionando-a entre a fúrcula esternal e a linha intermamária.[6]

É importante salientar que, antes da utilização de qualquer técnica de desobstrução brônquica de vias aéreas inferiores, deve ser realizada a higiene das vias aéreas superiores (drenagem rinofaríngea retrógrada).[6]

- **Drenagem rinofaríngea retrógrada (DRR):** Consiste em uma manobra passiva de inspiração forçada para a remoção de secreções da rinofaringe.

A Fisioterapia no Cuidado Paliativo ao Recém-Nascido

Com o bebê em decúbito dorsal e ligeiramente elevado, o fisioterapeuta, deve ao final do tempo expiratório, elevar a mandíbula do paciente, utilizando o apoio dos dedos médio e indicador na base da língua, favorecendo uma inspiração profunda. Pode-se utilizar a instilação de soro fisiológico (drenagem rinofaríngea retrógrada + Instilação de soro fisiológico – DRR+I), fazendo-a no curto tempo inspiratório que se segue à expiração prolongada, induzida pelo choro. Nessa situação, os dedos juntam-se para fechar o orifício bucal e favorecer uma inspiração nasal repentina e neste momento, o soro deve ser instilado, aproveitando a velocidade do ar, como vetor.[6,8]

A DRR pode ser repetida várias vezes entre as manobras de higiene de vias aéreas inferiores, utilizando a mão que oferece apoio abdominal para sustentar a mandíbula e fechar a boca, favorecendo uma nasoaspiração.[6,8]

Além de a DRR favorecer a desobstrução das vias aéreas superiores, esta manobra torna-se um instrumento de avaliação do fisioterapeuta, à medida que as secreções são eliminadas e a ausculta torna-se mais verídica e pode-se descartar os ruídos de transmissão.[6,8]

As contraindicações da DRR+I referem-se à ausência de tosse reflexa e nos casos de estridor laríngeo.[6,8]

Fisioterapia Motora

A fisioterapia motora também é iniciada após a leitura minuciosa dos dados do prontuário, após 72 horas de vida, peso superior a 1.100 g e em curva ascendente de ganho de peso, considerando os sinais de estresse, sono profundo e tempo mínimo de 1 hora após a última alimentação.[3] Em nossa unidade, para favorecer o sono e a mínima manipulação do bebê, as intervenções terapêuticas são realizadas meia-hora antes do próximo horário de manipulação da enfermagem, ou em momento que o bebê esteja acordado.

Utilizamos os exercícios baseados no conceito Bobath e no tratamento neuroevolutivo para estimulação motora, com técnicas específicas, para eliminar as reações posturais inadequadas e facilitar a motricidade geral.[3]

São 11 os exercícios terapêuticos originalmente descritos, mas selecionamos os mais adequados à necessidade do paciente no momento, pensando, inclusive, no tempo de terapia, que, como já afirmado anteriormente, não deve ser longo. A seguir, serão descritos os exercícios mais utilizados no atendimento aos bebês em cuidados paliativos.

- **Dissociação de tronco:** Com o bebê em lateral, cervical retificada, flexão de tronco e membros inferiores, o terapeuta deve colocar uma mão sobre o ombro, a outra sobre o quadril do bebê e realizar movimentos alternados de cintura pélvica e escapular.

  Objetivo do exercício: relaxar tronco, membros superiores e inferiores.

  Correções necessárias durante a manipulação: caso haja aumento da extensão cervical e tronco, será necessário fletir mais o quadril e tronco superior, além de intensificar a amplitude dos movimentos alternados.[3]

- **Alcance alternado:** Com o bebê em decúbito dorsal, cervical retificada e quadril fletido, o terapeuta envolve os braços e cotovelo do bebê com as mãos e suavemente realiza movimentos alternados para frente e para trás (abdução e adução da escápula).

  Objetivo de exercício: relaxar tronco e cintura escapular, estimular movimentos isolados de membros superiores e sensibilidade das mãos.

  Correções necessárias durante a manipulação: caso o bebê apresente hiperextensão de pescoço e tronco, será necessário colocar um pequeno rolo sob a cabeça e outro sob o quadril, mantendo a postura flexora.[3]

Parte 2 – Ações da Equipe Multiprofissional

- **Sentir a cabeça e as mãos:** Com o bebê em decúbito dorsal, cervical retificada, flexão de tronco e membros inferiores, o terapeuta segura uma das mãos do bebê fazendo-o tocar sua cabeça e a desliza suavemente sobre a face.
  Objetivo: promover autoconhecimento, relaxar membros superiores.
  Correções necessárias durante a manipulação: se houver retração dos ombros, será necessário realizar primeiramente o exercício denominado "alcance alternado" e, caso o bebê mantenha as mãos fechadas, devemos estimular o dorso dos dedos, mão e punho com *tapping*.[3]

- **Chutes alternados:** Com o bebê posicionado em decúbito dorsal, cervical retificada e tronco posicionado, o terapeuta envolve as coxas e joelhos do bebê com as mãos e realiza movimentos alternados de chutes.
  Objetivo: relaxar tronco, pelve e preparar os membros inferiores para os chutes alternados.
  Correções necessárias durante a manipulação: caso ocorra hiperextensão, será necessário fletir ainda mais o quadril ou usar um rolo sob a cabeça e outro sob a pelve.[3]

- **Colocação plantar:** Com o bebê em decúbito lateral, com o dorso voltado para o terapeuta e cervical retificada, deve-se colocar uma mão sobre a perna supralateral e outra sobre o tronco do bebê. Então, o terapeuta realiza a rotação interna de quadril e de joelho supralateral, colocando a planta do pé à frente do quadril infralateral. Realizar movimentos de tronco para frente e para trás, com descarregamento de peso na borda externa do pé.
  Objetivo: relaxar tronco e cintura pélvica, estimular a dorsiflexão e preparar os pés para futura sustentação de peso e estímulos proprioceptivos.
  Correções necessárias durante a manipulação: caso o bebê apresente hipertonia na região do quadril a ponto de dificultar a colocação nessa posição, será necessário posicionar o pé supralateral à frente da coxa ou joelho. Se houver flexão excessiva dos artelhos, deve-se estimular o dorso dos dedos ou dos pés.[3]

- **Rolando o quadril:** Com o bebê em decúbito dorsal e a cabeça na linha média, o terapeuta deve envolver lateralmente o quadril e a coxa do bebê e elevar o quadril em flexão, realizando movimentos de rotação nos sentidos horário e anti-horário. O terapeuta deve utilizar uma das mãos para manter a cabeça da criança na linha média.
  Objetivo: relaxar tronco e membros inferiores, estimular a flexão cervical, tronco e membros inferiores.
  Correções necessárias durante a manipulação: caso ocorra extensão dos membros inferiores, deve-se elevar mais o quadril em flexão ou colocar um pequeno travesseiro sob a cabeça ou ainda, realizar primeiramente o exercício de "chutes alternados".[3]

- **Rolando com as mãos nos joelhos:** Com o bebê em decúbito dorsal e cabeça posicionada na linha média, as mãos do terapeuta devem envolver a pelve e coxas do bebê, manter o quadril fletido e trazer suas mãos sobre os seus joelhos, mantendo-as abertas. Com suavidade, deve-se, então, realizar movimentos de rolar o bebê para ambos os lados, parando na linha média e estimulando-o a seguir a face do terapeuta.
  Objetivo: estimular e fortalecer a flexão cervical, tronco e de membros inferiores, protusão de ombros, consciência corporal, posicionamento da cabeça na linha média, auxílio da focalização e seguimento visual.
  Correções necessárias durante a manipulação: caso ocorra hiperextensão cervical, colocar um travesseiro sob a cabeça e ombros ou auxiliar na retificação cervical, intensificando a flexão do quadril durante o rolamento. Caso os dedos mantenham-se fletidos, realizar a atividade sem posicionamento das mãos no joelho.[3]

A Fisioterapia no Cuidado Paliativo ao Recém-Nascido

- **Cócoras:** O terapeuta deve estar sentado, com o bebê na vertical e dorso em contato com tórax e abdome do terapeuta. Deve-se segurá-lo em posição de cócoras, sob os artelhos e calcanhares e balancear suavemente o tronco inferior e quadril de um lado a outro.
  Objetivo: estimular flexão cervical, tronco e membros inferiores, proporcionar estímulos proprioceptivos aos pés, iniciar incentivo de controle de cabeça e tronco.
  Correções necessárias durante a manipulação: se houver hiperflexão de cervical, o terapeuta deve recostar-se mais posteriormente na cadeira e, caso a cabeça e tronco inclinem-se muito para a lateral, fazer o balanceio com menos intensidade. Se os membros superiores se retraírem, posicionar as mãos do bebê sobre seus joelhos.[3]

Banho Terapêutico

Algumas pesquisas apontam a hidroterapia nas unidades de terapia intensiva (UTI) e semi-intensiva neonatais como um método seguro no tratamento da dor, com repercussão nos dados relacionados à saturação de oxigênio, diminuição dos batimentos cardíacos, da frequência respiratória e nos níveis de cortisol salivar.[9]

Em nossa unidade, o protocolo para a utilização do banho terapêutico foi elaborado no ano de 2010 e, desde então, esta terapia é frequentemente utilizada por fisioterapeutas e profissionais da enfermagem. São utilizados recipientes específicos para o banho terapêutico, para prematuros e lactentes de 0 a 6 meses, com dimensões seguras e bordas arredondadas, confeccionadas com material atóxico e com água até a marca indicada pelo fabricante, de acordo com o peso do bebê.

Os objetivos da hidroterapia nos pacientes internados na UTI neonatal e berçário de cuidados intermediários são:
- Propiciar conforto e relaxamento;
- Minimizar o estresse;
- Permitir movimentação livre e sem impacto;
- Favorecer o padrão flexor;
- Melhorar a qualidade de vida dos pacientes internados.
  A hidroterapia em nossa unidade é indicada nos seguintes casos:
- Idade pós-conceptual maior ou igual a 32 semanas;
- Bebês com irritabilidade, hiperexcitados, com hipertonia, em cuidados paliativos (sem risco iminente).
  Os requisitos necessários para a realização do banho terapêutico são:
- Crianças maiores de 1.500 g;
- Estáveis hemodinamicamente;
- Sem cânula traqueal, traqueostomia ou prongas de ventilação não invasiva;
- Estabilidade em ar ambiente ou em cateter de oxigênio (utilizando no máximo 2 L/min);
- Sem episódios de apnéia;
- Sem feridas ou estomas;
- Estabilidade de temperatura corporal;
- Sem acessos venosos em membros superiores ou inferiores.
  Para a realização da técnica do banho terapêutico, seguimos os seguintes passos:
- Verificar temperatura do bebê antes da imersão (deve estar entre 36,5 e 37,5 graus);
- Despir o bebê, higienizar o períneo e contê-lo confortavelmente em fralda de pano (**Figura 13.1**);
- Realizar a imersão do bebê, até que fique submerso (com água até a marcação predeterminada na banheira, de acordo com o peso do bebê) (**Figura 13.2**);

- Deixar o bebê na banheira o tempo necessário para relaxamento (no máximo 20 minutos) (**Figura 13.3**);
- Envolvê-lo em uma fralda de pano para retirá-lo da banheira, enxugá-lo adequadamente e vesti-lo.

Durante o banho terapêutico em bebês com muita irritabilidade, pode-se associar a técnica da sucção não nutritiva (SNN). Essa associação de recursos terapêuticos pode minimizar desconforto e favorecer ainda mais a organização do bebê.

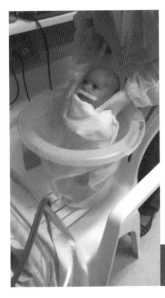

Figura 13.1.
Bebê contido para ser colocado no banho.

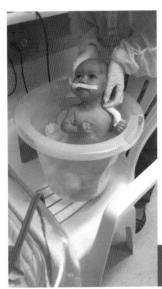

Figura 13.2.
Retirando a fralda de contenção com o bebê já imerso.

A Fisioterapia no Cuidado Paliativo ao Recém-Nascido

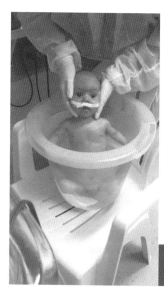

Figura 13.3.
Bebê realizando os movimentos ativos imerso em água.

Posicionamento Terapêutico

No meio líquido intrauterino, o efeito da gravidade no feto é mínimo, mas, no ambiente extrauterino, é demonstrado que a restrição de mobilidade associada ao posicionamento em ventral ou dorsal pode resultar em anormalidades transitórias do tono muscular e afetar neurologicamente os prematuros.[10,11]

O posicionamento terapêutico é frequentemente realizado pela equipe multiprofissional, na tentativa de minimizar os eventos adversos decorrentes do posicionamento inadequado no desenvolvimento neuropsicomotor, além de atenuar os sinais fisiológicos e comportamentais relacionados à dor e ao estresse.

Trata-se de um recurso acessível do ponto de vista financeiro, por utilizar somente toalhas, fraldas de pano ou outros materiais semelhantes disponíveis na unidade. A toalha deverá ser enrolada no sentido longitudinal para a confecção de um ninho, que envolverá o bebê e delimitará seu espaço. A seguir, o ninho deverá ser envolvido por uma fralda de pano e o bebê deve ser posicionado em posição flexora no interior do ninho, com preenchimento dos possíveis espaços vazios, na tentativa de mantê-lo em postura flexora e proporcionando estímulo tátil de toda sua superfície corporal.

Etapas para a confecção do ninho são vistas nas **Figuras 13.4 a 13.14**:

- **Posicionamento em decúbito ventral:** Utilizamos uma fralda de pano, dobrada ao meio e depois dobrada novamente, por três ou quatro vezes, de modo que corresponda ao comprimento da cabeça à pelve da criança. O rosto do bebê deve estar rotacionado para um dos lados e membros fletidos em direção à linha média. Os rolos confeccionados com fraldas de pano serão responsáveis por sustentarem os membros na linha média e favorecerem a mão à boca e estímulos periorais.[3] É importante evitar extensão de tronco, pelve e membros, além de modificar a posição da cabeça para evitar deformidades de crânio e encurtamento unilateral de musculatura de pescoço (falso torcicolo congênito).[3]

Parte 2 – Ações da Equipe Multiprofissional

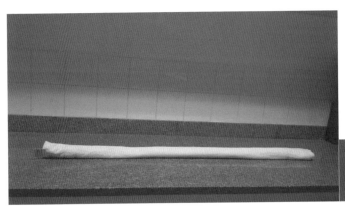

Figura 13.4.
Toalha enrolada para confeccionar o ninho.

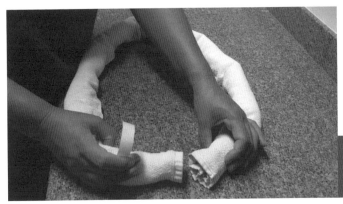

Figura 13.5.
Emendar com fita adesiva as pontas da toalha para formar um círculo.

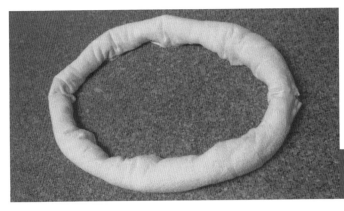

Figura 13.6.
Ninho confeccionado.

A Fisioterapia no Cuidado Paliativo ao Recém-Nascido

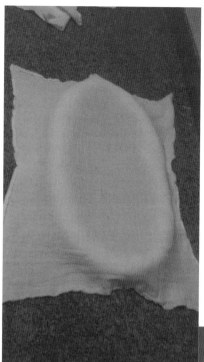

Figura 13.7.
Cobri-lo com uma fralda.

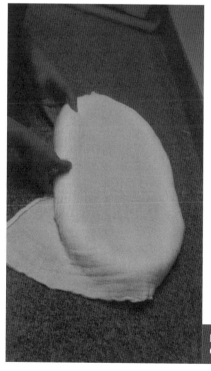

Figura 13.8.
Colocar as pontas da fralda por baixo do ninho.

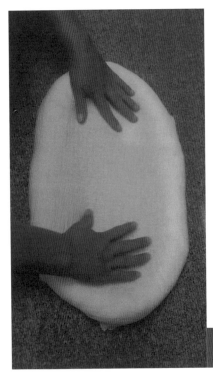

Figura 13.9.
Ninho pronto e coberto com a fralda.

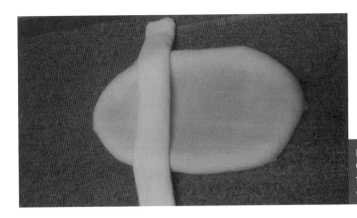

Figura 13.10.
Colocar sobre o ninho outra fralda dobrada para apoiar a cabeça do bebê.

A Fisioterapia no Cuidado Paliativo ao Recém-Nascido

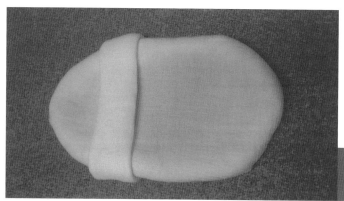

Figura 13.11.
Dobrar as pontas da fralda por baixo do ninho.

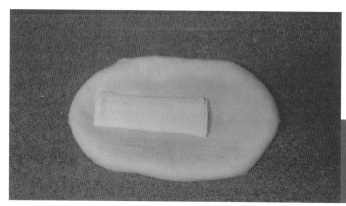

Figura 13.12.
Para posicionar o bebê em decúbito ventral, colocar uma fralda dobrada no meio do ninho, deixando-a até a altura do quadril do bebê.

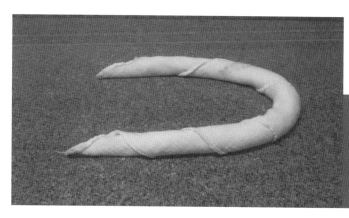

Figura 13.13.
Enrolar uma fralda, que deverá ser colocada ao redor do corpo do bebê posicionado em decúbito ventral, para apoiar os pés e preencher prováveis espaços entre o corpo do bebê e o ninho.

Parte 2 – Ações da Equipe Multiprofissional

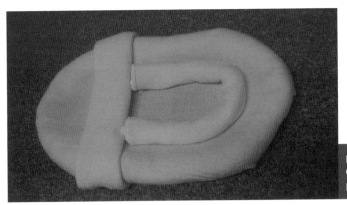

Figura 13.14. Colocar uma fralda enrolada para apoiar os pés do bebê.

O decúbito ventral é importante para:
- Estabilidade de caixa torácica;
- Melhora da troca gasosa;
- Redução do consumo de oxigênio;
- Regularização da frequência cardíaca;
- Redução dos episódios de apneia;
- Diminuição da pressão intracraniana;
- Diminuição da frequência respiratória;
- Diminuição nos níveis de cortisol salivar;
- Aumenta o tempo de sono profundo;
- Melhora o estado de organização;
- Favorece esvaziamento gástrico;
- Reduz episódios de refluxo gastresofágico.[3,11-13]

- **Posicionamento em decúbito dorsal:** Em nossa unidade, o decúbito dorsal é muito usado para os bebês com dispositivos para ventilação não invasiva, cateter umbilical, gastrosquise, onfalocele, pós-operatório recente de cirurgia abdominal.[3]

Para o posicionamento em decúbito dorsal, é necessário, primeiramente, colocar o bebê no interior do ninho, utilizar uma fralda de pano dobrada (de maneira a ficar semelhante a um apoio para a cabeça, que deve ser de altura adequada ao bebê para não ficar com a cabeça muito fletida). Os membros inferiores devem ficar em posição fletida, com os pés apoiados e os membros superiores na linha média, com a cabeça em posição neutra. Deve-se circundar a criança com um rolo de fralda de pano, na tentativa de não deixar espaço vazio entre o bebê e o ninho e proporcionar estímulo tátil ao redor de todo seu corpo, além de apoiar os membros superiores e a cabeça.

- **Posicionamento em decúbito lateral:** Para posicionar o bebê se faz necessário colocá-lo no interior do ninho, em decúbito lateral, em posição fletida, com uma fralda dobrada, que servirá de apoio para a cabeça (tomando cuidado para não ser muito alto, pois pode causar hiperflexão do pescoço do bebê), um rolo de fralda de pano, entre o corpo de bebê e o ninho, percorrendo toda a extensão do corporal (este rolo deve ultrapassar a região da nuca, pois se fixar-se nessa região, favorecerá episódios de extensão de cabeça). Para evitar alterações posturais, a cabeça do bebê deve estar em posição neutra, e o tronco, os membros superiores e inferiores em leve flexão.[3]

A Fisioterapia no Cuidado Paliativo ao Recém-Nascido

Independentemente da maneira de posicionamento do bebê, seus pés devem sempre estar apoiados, permitindo maior sensação de segurança e estabilidade.

Órteses

São utilizadas para alinhar as articulações, buscando o posicionamento mais próximo possível do funcional.

Sua utilização é comum nos casos crônicos, com mau alinhamento articular decorrente de quadros neurológicos ou vícios de posicionamento articular, sempre precedida pela mobilização articular passiva.

As órteses mais utilizadas em nossa unidade são:

- **Talas para a adução de polegar (Figuras 13.15 e 13.16):** confeccionadas com gaze e micropore, na tentativa de manter o polegar em abdução, ao nível da articulação carpometacárpica. Utilizamos duas gazes, dobradas medialmente e enroladas, envoltas em material aderente hipoalergênico. Após realizarmos estímulo tátil para a abdução do polegar, adaptamos a órtese na palma das mãos (servindo como estímulo mecânico para impedir a adução do polegar), envolvendo-a com material aderente ao redor da mão. Nessa situação, também podemos fazer uso de bandagens funcionais, adaptadas na região externa do polegar. Aliás, esta última descrição, relacionada à utilização de bandagens funcionais, tem sido a técnica mais empregada em nosso serviço, por ser muito eficaz e demandar menos tempo para a confecção.

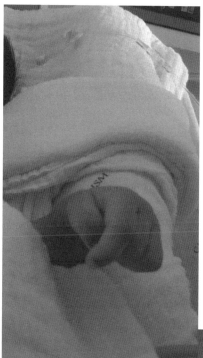

Figura 13.15.
Polegar aduzido.

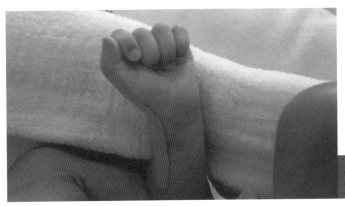

Figura 13.16.
Polegar posicionado com bandagem funcional.

- **Pé torto congênito:** a primeira conduta é mobilizar para verificar se se trata de um pé redutível ou não. Caso seja não redutível, pedimos interconsulta com o ortopedista. Se se trata de um pé torto redutível, realizamos a mobilização articular e de partes moles e confeccionamos a órtese que melhor se adapta ao paciente. Podemos utilizar simplesmente uma bandagem funcional, na tentativa de alinhar a articulação, mas também pode ser necessário um dispositivo mais resistente, como uma tala, confeccionada com pequenas partes de um material composto por metal no meio, envolto por uma borracha e coberto por espuma (para não lesar a pele da criança). Nesta situação, também realizamos estímulo tátil prévio à adaptação da tala, de acordo com o tamanho do pé da criança, fixando-a com material adesivo hipoalergênico, na região do pé e na circunferência da perna da criança.

No seguimento ambulatorial, outros tipos de órteses são adaptados, mas, na UTI neonatal, as duas utilizadas com mais frequência são as já descritas.

Embora as técnicas descritas tenham seus objetivos terapêuticos específicos, relacionados à remoção de secreções e relaxamento muscular dentre outros, o fisioterapeuta deve sempre proporcionar conforto ao bebê em cuidados paliativos e, muitas vezes, se faz necessário associá-las à contenção facilitada do bebê ou utilização de sucção não nutritiva, com dedo enluvado e embebido em sacarose. Esses dois procedimentos (contenção facilitada e sucção não nutritiva) aperfeiçoam a terapia ao proporcionarem segurança, conforto e menor irritabilidade do bebê.

Referências bibliográficas

1. Brasil. Ministério da Saúde. Agência Nacional de Vigilância Sanitária. Resolução-RDC nº 7, de 24 de fevereiro de 2010. Dispõe sobre os requisitos mínimos para funcionamento de Unidades de Terapia Intensiva e dá outras providências. [acesso em 3 jan 2018]. Disponível em: http://brasilsus.com.br/legislacoes/rdc/102985-7.html.
2. Johnston C, Zanetti NM, Comaru T, Ribeiro SNS, Andrade LB, Santoss SLL. I Recomendação brasileira de fisioterapia respiratória em unidade de terapia intensiva pediátrica e neonatal. Rev Bras Ter Intensiva. 2012;24(2):119-29.
3. Stopiglia MS, Coppo MRC, Vanzo LC, Duarte DTR. Estimulação sensório-motora no recém-nascido. In: Sarmento GJV. Fisioterapia respiratória em pediatria e neonatologia. Tamboré: Manole, 2007:336-56.
4. Barthe J. Justifications cliniques, paracliniques et expérimentales du bien-fondé de l'accélération du flux expiratoire. Résultats. Cah Kinésithér. 1998; 192(4):23-34.
5. Delaunay JP. Conférence de consensus en kinésithérapie respiratoire. Place respective des différentes techniques non instrumentales de désencombrement bronchique. Paris:Cah Kinésithér 1998;192(4):14-22.
6. Coppo MRC, Stopiglia MCS. Técnicas fisioterapêuticas convencionais e atuais. In: Sarmento GJV. Fisioterapia respiratória em pediatria e neonatologia. Tamboré: Manole, 2007:357-81.

7. Lannefors L, Button BM, McIlwaine M. Physiotherapy in infants and young children with cystic fibrosis: current practice and future developments. J R Soc Med. 2004;97(suppl 44):8-25.
8. Postiaux G. Principales técnicas de fisioterapia de limpieza broncopulmonar en pediatría (manuales, no instrumentales). In: Postiaux G. Fisioterapia respiratoria en el niño. Madri: McGraw-Hill Interamericana, 1997:139-241.
9. Barbosa LPC. Avaliação dos benefícios da hidroterapia em recém-nascidos hospitalizados. Dissertação [Mestrado em Atenção à Saúde]. Uberaba, 2012.
10. Monterosso L, Kristjanson, LJ, Cole J, Evans SF. Effect of postural supports on neuromotor function in very preterm infants to term equivalent age. J Paediatr Child Health. 2003; 39(3): 197–205.
11. Groot L, vd Hoek AM, Hopkins B, Touwen BC. Development of the relationship between active and passive muscle power in preterms after term age. Neuropediatrics. 1992 Dec;23(6):298-305.
12. Georgieff M, Hoffman-Williamson M, Spungen L, Borian F, Bernbaum J. Early evaluation of muscle tone: A predictor of developmental outcome in preterm infants. Paediatr Res. 1983;17:363a.
13. Cândia MF, Osaku EF, Leite MA, Toccolini B, Costa NL, Teixeira SN et al. Influência do posicionamento em prona sobre o estresse no recém-nascido prematuro avaliada pela dosagem de cortisol salivar: um estudo piloto. Rev Bras Ter Intensiva. 2014; 26(2):169-175.

CAPÍTULO 14

Reabilitação da Criança em Cuidados Paliativos – O Papel da Fonoaudiologia

- Danielle de Oliveira Bonfim

As alterações de funcionalidade consequentes a doenças graves/crônicas interferem diretamente no cotidiano dos indivíduos envolvidos. Os acometimentos podem causar dependência nas atividades de vida diária, maior utilização dos recursos de saúde, necessidade de institucionalização[1] e, consequentemente, comprometimento da qualidade de vida.[2]

Algumas considerações[3] podem ser pontuadas entre o cuidado paliativo adulto e pediátrico:
- O número de crianças que vão a óbito é menor em comparação com o número de adultos;
- Muitas condições da infância são raras, ou seja, pouco estudadas, e a criança pode sobreviver até a idade adulta: o cuidado paliativo pode durar dias ou anos;
- A família tem grande responsabilidade e atuação com os cuidados;
- O desenvolvimento físico, emocional e cognitivo da criança reflete nas suas habilidades de comunicação e afetam a compreensão de sua doença e risco de morte.

Em definição específica da Organização Mundial da Saúde (OMS) para os cuidados paliativos na pediatria temos: "cuidado ativo e total prestado à criança, no contexto do seu corpo, mente e espírito, bem como o suporte oferecido a toda a sua família, deve ser iniciado quando a doença crônica é diagnosticada, devendo caminhar concomitantemente com o tratamento curativo"[4] Portanto, a atuação da equipe de reabilitação ocorre desde o início ao fim da evolução da doença, em caráter de readaptação.

O conceito de reabilitação no âmbito paliativo está baseado na capacidade funcional, com objetivo de proporcionar melhora na qualidade de vida, manutenção das habilidades e até mesmo minimizar as consequências físicas da doença e dos tratamentos – sempre dentro dos limites da patologia.

Os serviços de reabilitação podem ser prestados durante o período de internação hospitalar, *homecare* ou ambulatorial e o plano terapêutico deve ser proposto a partir da atuação de equipe interdisciplinar, composta por médicos, terapeuta ocupacional, fonoaudiólogo, nutricionista, enfermeiro, psicólogo, fisioterapeuta, recreacionista, dentista, entre outros.[5] Todos os membros da equipe colaboram com estratégias para proporcionar conforto e qualidade de vida aos pacientes, para apoiar a família ou outros cuidadores na prestação de cuidados e para realizar o manejo clínico em caso de mudanças no quadro clínico.[6] Considerando especificamente a reabilitação

Parte 2 – Ações da Equipe Multiprofissional

em pediatria é possível afirmar que há uma redução na carga sobre cuidadores e familiares diretamente envolvidos no processo de cuidado cotidiano.

As indicações para o cuidado paliativo pediátrico abrangem:[7]

- **Condições nas quais o tratamento potencialmente curativo é possível, mas pode falhar:** doenças oncológicas, cardíacas congênitas ou adquiridas graves;
- **Condições nas quais a morte prematura é esperada, mas o tratamento intensivo pode prolongar a vida:** fibrose cística, infecção por HIV, desordens gástricas graves ou malformações, como gastroquise, epidermólise bolhosa, insuficiência renal sem possibilidade de diálise/transplante, imunodeficiências graves e distrofia muscular;
- **Condições progressivas nas quais o tratamento é quase exclusivamente paliativo, podendo se estender por muitos anos:** doenças neurodegenerativas, doenças metabólicas progressivas, anormalidades cromossômicas, osteogênese imperfeita;
- **Condições neurológicas não progressivas que resultam em alta suscetibilidade às complicações e morte prematura:** prematuridade extrema, encefalopatia crônica não progressiva, sequelas neurológicas importantes ou de doenças infecciosas, holoprosencefalia ou outra importante malformação cerebral.

Em todos os tópicos de critérios citados acima, encontramos doenças que trazem sintomatologia relacionada à atuação fonoaudiológica, seja pelo quadro clínico acometido, secundário à medicação, seja pelas intervenções terapêuticas.

Intervenção fonoaudiológica

Os principais objetivos da atuação fonoaudiológica relacionada ao cuidado paliativo são:

- **Identificação dos riscos para disfunções orais e do desenvolvimento associado à patologia, no momento do diagnóstico:** desde a análise do histórico clínico e anamnese, o fonoaudiólogo detecta critérios que indicam necessidade de avaliação específica;
- **Assistência em conjunto com a equipe interdisciplinar à comunicação com familiares e cuidadores, lidando com as expectativas e esclarecendo prognósticos:** até mesmo antes da intervenção, é comum surgirem questionamentos, como no exemplo de casos de fissuras labiopalatinas, acerca de aleitamento materno ou fala;
- **Avaliação das funções orais e estruturas orofaciais:** a intervenção fonoaudiológica se inicia mesmo sem possibilidade de introdução de dieta via oral. Tônus, mobilidade e força das estruturas envolvidas interferem diretamente na respiração e deglutição de saliva. Além disso, nos casos de pacientes em uso de via alternativa de alimentação exclusiva e traqueostomia, por exemplo, o fonoaudiólogo pode inserir estratégias que auxiliem o processo de decanulação, quando possível, ou proporcionar estímulo gustativo mínimo para conforto e satisfação alimentar.
- **Avaliação funcional da deglutição:** com especificações de acordo com a idade e fase do desenvolvimento, tem por objetivo detectar riscos para broncoaspiração e principalmente determinar o modo de alimentação facilitado às condições clínicas do paciente.

Período neonatal (ver capítulo 15)

Geralmente dentro de uma unidade de terapia intensiva (UTI), a avaliação clínica fonoaudiológica neste âmbito se inicia com o levantamento aprofundado da história clínica do recém-nascido (RN)/mãe e, em seguida, com o manuseio direto, em que são avaliadas funções orais como presença de reflexos, características de sucção (quando é eliciada, força, ritmo), movimentação rítmica de língua e mandíbula, pressão intraoral, alterações estruturais (frênulo, palato), captação do utensílio com vedamento labial, frequência de deglutições e coordenação entre as funções de respiração, sucção e deglutição.

170

Reabilitação da Criança em Cuidados Paliativos – O Papel da Fonoaudiologia

Em patologias que acometem o sistema gastrintestinal, por exemplo, o recém-nascido é privado por um período prolongado da oferta de dieta via oral, causando baixa aceitação de volume e hipersensibilidade oral, dificultando na aceitação e transição da via alimentar. Alguns sinais[8] ocorrem em maior frequência (**Quadro 14.1**) e são indicativos ao encaminhamento para terapia fonoaudiológica.

Quadro 14.1: Principais achados de alterações fonoaudiológicas no período neonatal

- Pouca prontidão alimentar;
- Sialorreia/sialoestase;
- Postura ou movimentação inadequada de língua: retração, ausência de canulamento, volume aumentado, ausência de força para eliciar sucções;
- Incoordenação entre sucção e deglutição;
- Falhas respiratórias (queda de saturação, apneias prolongadas);
- Náuseas ou êmeses durante ou imediatamente após a oferta via oral;
- Irritabilidade intensa durante o momento da alimentação;
- Ausência ou incoordenação na "pega" durante o aleitamento;
- Hipoatividade/letargia ou alterações do estado de alerta durante a dieta;
- Travamento ou tremores de mandíbula;
- Ausência de sucções;
- Acúmulo/derramamento de leite;
- Engasgos, tosse ou sinais de desconforto durante a alimentação.

Pediatria

De acordo com a idade e alimentos já introduzidos previamente, a avaliação fonoaudiológica é realizada com diferentes consistências e os tipos de alimentos que serão utilizados durante as avaliações devem enquadrar-se ao consumo habitual da criança, respeitando preferências e aspectos culturais e socioeconômicos.

Alguns dos sinais indicativos de disfagia mais encontrados na prática clínica entre os pacientes em cuidado paliativo são: aceitação alimentar reduzida resultante de interferência medicamentosa ou fatores psicológicos; pneumonias de repetição; sialorreia ou xerostomia; náuseas e êmese; odinofagia; desidratação; alterações em captação e ejeção do alimento; prejuízo no controle oral do bolo alimentar; escape extraoral dos alimentos e líquidos; tempo de trânsito oral lentificado; alterações da mastigação; ato motor da deglutição, tosse ou engasgos, resíduos em cavidade oral após a deglutição, alterações na qualidade vocal ("voz molhada"); alteração em ausculta cervical; alterações de elevação e estabilização laríngeas; refluxo ou regurgitação.

Após a avaliação, o uso de escalas auxilia na determinação de conduta. Entre as mais utilizadas, temos a proposta pela American Speech-Language-Hearing Association (ASHA) – **Quadro 14.2**.

É importante levar em consideração que a determinação da conduta de dieta por via oral para o paciente em cuidado paliativo deve levar em conta muitos outros fatores e, principalmente, a discussão em equipe multiprofissional.

Avaliação fonoaudiológica em linguagem

Nos casos em que há comprometimento cognitivo ou motor, a comunicação dos pacientes pode apresentar alterações por rebaixamento do nível de consciência, efeitos colaterais das medicações, alterações de mobilidade e tônus da musculatura facial, déficit de memória.

Parte 2 – Ações da Equipe Multiprofissional

Quadro 14.2: Escala do nível de deglutição ASHA NOMS[9]

Nível 1	O indivíduo não é capaz de deglutir nada com segurança pela boca. Toda nutrição e hidratação são recebidas através de recursos não orais (p. ex.: sonda nasogástrica, gastrostomia).
Nível 2	O indivíduo não é capaz de deglutir com segurança pela boca para nutrição e hidratação, mas pode ingerir alguma consistência, somente em terapia, com uso máximo e consistente de pistas. Método alternativo de alimentação é necessário.
Nível 3	Método alternativo de alimentação é necessário, uma vez que o indivíduo ingere menos de 50% da nutrição e hidratação por via oral; e/ou a deglutição é segura com o uso moderado de pistas para uso de estratégias compensatórias; e/ou necessita de restrição máxima de dieta.
Nível 4	A deglutição é segura, mas frequentemente requer uso moderado de pistas para aplicar estratégias compensatórias; e/ou o indivíduo tem restrições moderadas da dieta; e/ou ainda necessita de alimentação por tubo/suplemento oral.
Nível 5	A deglutição é segura com restrições mínimas da dieta e/ou ocasionalmente requer pistas mínimas para uso de estratégias compensatórias. Ocasionalmente pode realizar automonitoramento. Toda nutrição e hidratação são recebidas por via oral durante refeição.
Nível 6	A deglutição é segura e o indivíduo realiza ingesta independente. Raramente necessita de pistas mínimas para uso de estratégias compensatórias. Frequentemente se automonitora quando ocorrem dificuldades. Pode ser necessário evitar alguns itens específicos de alimentos e utilizar tempo adicional para alimentação.
Nível 7	A habilidade do indivíduo em se alimentar independentemente não é limitada pela função de deglutição. A deglutição é segura e eficiente para todas as consistências. Estratégias compensatórias são utilizadas efetivamente quando necessárias.

A intervenção fonoaudiológica pode proporcionar manifestação da autonomia da criança, estratégias na área das habilidades comunicativas para apoiar o papel da criança na tomada de decisões; melhoras na relação com familiares e cuidadores; auxílio na compreensão e comunicação de outros membros da equipe ou de aspectos relacionados ao entendimento da criança em relação à doença.[10-12]

Os aspectos de desenvolvimento de linguagem são importantes à população pediátrica de maneira geral, mas é importante ponderar que, para os pacientes em cuidado paliativo, um simples momento de comunicação interpessoal,[10] relacionamento humano e empatia podem ter impacto até mais importante que outras atividades de vida diária. Para estabelecer modo de comunicação efetiva e adequada ao paciente, podem ser utilizadas, por exemplo, estratégias de comunicação suplementar e/ou alternativa.

Atuação em Aspectos de Alimentação *versus* Desenvolvimento Infantil

Nos casos em que a patologia causa internações hospitalares prolongadas, a criança pode ser privada dos estímulos que proporcionam o desenvolvimento adequado nas fases de transição alimentar e introdução de consistências. Quadros de comportamento de recusa alimentar e seletividade são frequentes e passíveis de atenção fonoaudiológica.

Especificações do Paciente Oncológico

Os sinais de alteração na deglutição podem ser decorrentes da localização da neoplasia (p. ex.: nos casos de tumor de fossa posterior ou tumores na região de cabeça e pescoço) ou como efeitos colaterais da quimioterapia, radioterapia ou transplante de medula óssea.[13]

Após a avaliação da deglutição desses pacientes, é necessário acompanhar possíveis alterações no desempenho durante o tratamento e realizar os ajustes terapêuticos. Em alguns casos, o paciente recebe dieta mista (via enteral + oral).

Terapia Fonoaudiológica: o que podemos fazer nos casos de disfagia?

Didaticamente, podemos dividir a terapia em duas categorias:

- **Terapia direta:** quando há oferta de dieta via oral, seja para treino ou adequação de consistências.
- **Terapia indireta:** quando são utilizados exercícios ou técnicas sem oferta de alimento, ajustando, por exemplo, o tônus, treino mastigatório, amplitude de abertura mandibular.

Algumas das técnicas terapêuticas que podem ser utilizadas são:[14,15]

- **Manipulação de consistência e volume dos alimentos:** como exemplo, em casos de pacientes com epidermólise bolhosa de tipologia severa, a dieta pode ser modificada para consistência pastosa, uma vez que os grãos podem causar atritos durante a deglutição e ocasionar bolhas. Como outro exemplo, o caso de um bebê prematuro extremo que está em introdução de dieta via oral e apresenta sinais de cansaço ou sonolência ao decorrer da oferta. Uma estratégia terapêutica seria aumentar o número de ofertas/dia, mantendo a prescrição nutricional e adequando ao máximo volume que o paciente tolera por oferta sem risco.
- **Manobras posturais:** quando existem objetivos específicos como auxílio na propulsão do bolo alimentar ou proteção de via aérea inferior. O uso dessas técnicas em pediatria é mais restrito na prática clínica consequente à exigência de atuação voluntária e ativa do paciente. São exemplos a movimentação de cabeça para trás, para baixo ou para os lados.
- **Estimulação sensório-motora oral e treino de controle oral:** com objetivo de melhora na manipulação e propulsão do bolo alimentar ou até mesmo da deglutição de saliva, as técnicas relacionadas podem ser estimulação tátil, térmica e/ou gustativa, com alimentos ou instrumentos; manobra de Shaker; exercícios ativos de motricidade orofacial; exercícios passivos de regulação orofacial.
- **Manobras voluntárias de deglutição:** também mais utilizadas com pacientes responsivos e colaborativos, são facilitadoras de controle oral, propulsão ou proteção de via aérea. Entre elas, deglutições múltiplas, manobra de Mendelsohn, deglutição supraglótica, deglutição super-supraglótica, manobra de Masako, deglutição com esforço.

A disfagia é um sintoma, e não uma patologia, portanto, de acordo com os achados clínicos da avaliação, é possível estipular a frequência e o melhor tipo de intervenção no momento. O tratamento é individualizado e, principalmente no cuidado paliativo, deve respeitar o prognóstico e conforto da criança.

Encaminhamentos a profissionais de áreas específicas como fisiatria ou otorrinolaringologia proporcionam ferramentas para planejamento terapêutico assertivo. Proporcionar uma postura adequada envolve fisioterapeutas e terapeutas ocupacionais. O nutricionista seleciona uma dieta balanceada e que seja da preferência da criança, o médico determina a prescrição alimentar/restrições, o profissional de enfermagem detecta períodos de melhor oferta da dieta e medicamentos, evitando momentos de confusão mental e sonolência, o dentista auxilia na higiene oral e manutenção das estruturas orais. Além de tudo, temos o cuidador, que é quem executará todas as orientações dadas pelos profissionais, inclusive a oferta de dieta por via oral.[16] A indicação de exames objetivos como videodeglutograma ou videoendoscopia da deglutição também são ferramentas que, solicitadas com a decisão em equipe, complementam a avaliação clínica da deglutição.

Quanto às condutas de alimentação por via oral, existem quesitos éticos que vêm sendo apresentados em publicações nos últimos anos.[17–21]

Parte 2 – Ações da Equipe Multiprofissional

Por exemplo, mesmo que um paciente apresente risco iminente de broncoaspiração para determinada consistência e nenhuma medida terapêutica consiga reduzí-lo, ainda há a discussão levando em consideração a escolha de resposta do paciente e família.

Retomamos a importância da comunicação e compreensão da criança acerca das possibilidades e expressão de seus desejos. Ainda assim, é papel do fonoaudiólogo expor as opções e riscos para que, em conjunto, a via de alimentação ou consistência possa ser determinada.

Referências bibliográficas

1. Feudtner C, Hays RM, Haynes G, Geyer JR, Neff JM, Koepsell TD. Deaths attributed to pediatric complex chronic conditions: national trends and implications for supportive care services. Pediatrics 2001 Jun;107(6):E99.
2. Javier NS, Montagnini ML. Rehabilitation of the hospice and palliative care patient. J Palliat Med. 2011; 14(5):638-48.
3. Krikheli L, Mathisen BA, Carey LB. Speech–language pathology in paediatric palliative care: A scoping review of role and practice. Int J Speech Lang Pathol. 2017 Jun;30:1-13.
4. World Health Organization (WHO). Cancer pain relief and palliative care. Geneva: World Health Organization Technical Report series 804; 1990.
5. King JC, Nelson TR, Blankenship KJ, Turturro TC, Beck AJ: Rehabilitation team function and prescriptions, referrals, and order writing. In: DeLisa J, Gans B, Walsh N (Org). Physical Medicine and Rehabilitation: Principle & Practice, 4. ed. Philadelphia: Lippincott Williams and Wilkins; 2005.p.1051-72.
6. Pollen RD. Integrating speech-language pathology services in palliative end-of-life care. Top Lang Disord 2012;32(2):137-48.
7. Barbosa SMM. Cuidados paliativos em pediatria. Manual de cuidados paliativos. Rio de Janeiro: Meridional; 2012.
8. Xavier C. Assistência à alimentação de bebês hospitalizados. In: Basseto MCA, Brock R, Wajnsztejn R. (Organizadores). Neonatologia. Um convite à atuação fonoaudiológica. São Paulo: Lovise; 1998.p.255-69.
9. American Speech-Language-Hearing Association (ASHA). National Outcome Measurement System (NOMS): Adult Speech-Language Pathology User's guide. ASHA National Center for Evidence-Based Practice In: Communication Disorders. 2003.
10. Higginson I, Constantini M. Communication in end-of-life cancer care: a comparison of team assessment in three European countries. J Clin Oncol. 2002 Sep 1;20(17):3674-82.
11. Mac Donald A, Armstrong L. The contribution of speech and language therapy to palliative medicine. In: Doyle D, Hanks G, Cherny N, Calman Kl. Oxford textbook palliative medicine. 3ªed. Oxford (UK): Oxford University Press; 2004.p.1057-63.
12. Salt N, Davies S, Wilkinson S. The contribution of speech and language therapy to palliative care. European Journal of Palliative Care 1999;6(4):126-9.
13. Andrade GC, Pereira MM, Oliveira AC. Disfagia. In: Viani K, Oliveira V, Nabarrete, J, Silva APA, Feferbaum R (Organizadores). Nutrição e câncer infantojuvenil. São Paulo:Manole; 2017. p 152-70.
14. Silva RG. A eficácia da reabilitação em disfagia orofaríngea. Pró-Fono 2007Jan-Abr; 19(1):123-30.
15. Furkim AM, Silva RG. Programas de reabilitação em disfagia neurogênica. São Paulo: Frontis Editorial; 1999.
16. Taquemori LY. Fonoaudiologia. In: Cuidado paliativo. São Paulo: Conselho Regional de Medicina do Estado de São Paulo; 2008.p.64-66.
17. Miller CK, Willging JP. Making every moment count. The ASHA Leader 2012;17(5):8–11.
18. Arvedson JC, Lefton-Greif MA. Ethical and legal challenges in feeding and swallowing intervention for infants and children. Semin Speech Lang. 2007 Aug;28(3):232-8.
19. Kelly K, Cumming S, Corry A, Gilsenan K, Tamone C, Vella K. et al. The role of speech-language pathologists in palliative care: Where are we now? A review of the literature. Progress in palliative care 2016 Nov;24(6):315-23.
20. Groher ME, Peutz Groher T. When safe oral feeding is threatened: end of life options and decisions. Topics Lang Disord 2012;32(2):149–67.
21. Sharp HM, Brady Wagner L. Ethics, informed consent, and decisions about nonoral feeding for patients with dysphagia. Top Geriatr Rehabil 2007;23(3):2409-8.

CAPÍTULO 15

Fonoaudiologia e Cuidados Paliativos em Neonatologia

- Marilda Baggio Serrano Botega

A atuação da fonoaudiologia em unidades neonatais é relativamente recente. Desenvolvida a partir da década de 1980, relaciona-se, basicamente, à alimentação e à saúde auditiva do bebê. Tem como objetivos a adequação do sistema sensório-motor oral e a promoção da capacidade do bebê de se alimentar por via oral o mais precocemente possível de modo seguro e eficaz, bem como a promoção do aleitamento materno.

A partir da implantação do curso de graduação em Fonoaudiologia da Faculdade de Ciências Médicas (FCM) da Universidade Estadual de Campinas (UNICAMP), em 2002, a Unidade de Neonatologia do Centro de Atenção Integral à Saúde da Mulher Prof. Dr. José Aristodemo Pinotti (CAISM) - UNICAMP passou a ser um campo de estágio regular para alunos do 4º ano da graduação.

A convivência com os profissionais da equipe trouxe a oportunidade de desenvolver "novos fazeres" na área da fonoaudiologia neonatal, entre eles, os cuidados paliativos em neonatologia.

Em 2009, a fonoaudiologia passou a fazer parte do Grupo de Cuidados Paliativos da Unidade de Neonatologia do CAISM, trabalho pioneiro iniciado em 2002.[1] Esse tema passou, então, a ser abordado nas disciplinas que ministro e trouxe aos alunos a oportunidade de vivenciarem situações pouco comuns, mas também presentes na prática clínica.

Um estudo sobre práticas e percepções de profissionais que trabalham em unidade de terapia intensiva (UTI) neonatal indicou que há dificuldades para lidar com neonatos fora de possibilidade de cura.[2] Também os graduandos em Fonoaudiologia não estão preparados para lidar com a morte e com o processo de morrer.[3]

Cuidado paliativo em neonatologia é relativamente recente, e a atuação do fonoaudiólogo ainda é incipiente. O que se busca é detectar alterações no sistema sensório-motor oral que comprometem o conforto e a segurança do bebê, minimizá-las sempre que possível, e promover a comunicação mãe-bebê-família-equipe.

No CAISM, a atuação fonoaudiológica em cuidado paliativo ocorre durante o período de internação do bebê, porém, em alguns casos, torna-se necessário o acompanhamento ambulatorial. Há também a possibilidade de participar do Grupo de Pais Enlutados.

Parte 2 – Ações da Equipe Multiprofissional

A eventualidade de um bebê não desenvolver, ou perder, sua capacidade de se alimentar por via oral gera preocupações na mãe (que deseja ver seu filho mamando!) e também na equipe.

Inúmeras condições retardam ou impedem uma alimentação segura e eficaz por via oral. Entre elas, podemos citar prematuridade, infecções, anomalias craniofaciais, doenças pulmonares, cardiopatias, distúrbios neurológicos, medicações que afetam a produção de saliva ou estado de consciência, incoordenação da sucção-deglutição-respiração e síndromes genéticas.

Quando se trata de cuidados paliativos, não buscamos atingir tão somente os objetivos primários da fonoaudiologia neonatal, mas também a qualidade das vivências do bebê, pais e equipe. Podemos não ter mais o intuito de prover uma alimentação por via oral, mas sim estímulos que favoreçam conforto, prazer e organização postural. Isso pode minimizar o sofrimento do bebê e de seus familiares, bem como estimular um novo modo de comunicação mãe-bebê-pai-equipe.

Não estão definidas técnicas terapêuticas para bebês em cuidados paliativos. O que fazemos é adequar as já existentes, em conjunto com fisioterapeutas.

Definem-se condutas relacionadas à condição respiratória, ao posicionamento do bebê, a mudanças posturais e às intervenções – estímulos peri e intraorais, sucção não nutritiva e controle de saliva.

A técnica da **sucção não nutritiva (SNN)** digital, ou com chupeta, é a que utilizamos com mais frequência. A sucção é um comportamento reflexo que pode ser modificado de acordo com as experiências orais. Considerando-se que a sucção e o uso da sacarose têm sido utilizados como estratégias para alivio da dor em bebês internados, sugerimos que os profissionais atentem para a adequação do sistema sensório-motor oral e, principalmente, para o padrão de sucção apresentado por esses bebês.

Para manter a via aérea pérvia, recomendamos que antes seja feita a higiene nasal com soro fisiológico. A SNN pode ser realizada com o dedo mínimo enluvado, embebido em leite materno ordenhado, fórmula, água destilada ou sacarose. De preferência, com o bebê no colo da mãe, ou em decúbito lateral, contido e em padrão de flexão. Aproximamos o estímulo das narinas, sem tocá-las e avançamos de acordo com as reações dele – atenção para os sinais de estresse e posicionamento do bebê – alinhamento da cabeça, mãos em linha média e apoio plantar.

Algumas mães, mesmo em condições tão adversas, continuam a produzir leite. Nesses casos, se pudermos oferecer, de algum modo, na presença dela, um mínimo desse leite, estaremos contribuindo para a boa relação mãe-bebê. Seria recomendável que a SNN fosse oferecida em horários próximos aos da alimentação do bebê, pela própria mãe, ou pai, com o apoio de um profissional.

Referi-me ao uso do leite materno ordenhado porque isso pode fazer a diferença, quando se trata de um bebê em cuidados paliativos.

Uma situação

> Mãe visitava regularmente o filho impossibilitado de nutrir-se por via oral. Ela continuava produzindo leite. Aceitou prontamente a possibilidade de ela própria realizar estimulação da SNN. Oferecia seu dedo com o sabor do leite e o bebê sugava com força. Ele faleceu após algumas semanas, mas deixou para a mãe o conforto de uma boa lembrança – ele havia sentido o sabor do leite de sua mãe.

Fonoaudiologia e Cuidados Paliativos em Neonatologia

Ausculta cervical com estetoscópio é um procedimento de baixo custo, minimamente invasivo, de fácil execução e bastante útil para identificar transtornos da deglutição. Aquecer o estetoscópio, mantendo-o em contato com a mão do avaliador, ameniza o toque na pele do bebê, e isso o poupa de um estresse. Quando a mãe ou o pai se encontram presentes, ofereço a eles a oportunidade de auscultarem o bebê. Nunca houve recusa, e a reação é sempre a mesma: um sorriso. No ambulatório, um pai, ao auscultar a respiração da filha de 2 meses de idade, disse sorrindo:

– E eles diziam que ela não ia respirar sozinha!

Apresento, a seguir, alguns aspectos que considero relevantes para a avaliação e condutas com bebês em cuidados paliativos.

Sempre que possível, avaliar com a presença da mãe e do pai; considerar as experiências orais anteriores, estado comportamental do bebê e prontidão para o estímulo, postura e padrão motor, sistema sensório-motor oral, sucção e qualidade da deglutição, sinais de estresse.

Condutas fonoaudiológicas devem ser discutidas com a equipe e com os pais, assim como o resultado da avaliação e a proposta de intervenção. Realizar intervenções diretas com o bebê ou, por meio de orientações à mãe, pai ou profissionais da equipe.

Promover, quando possível, experiências orais prazerosas – o bebê em cuidado paliativo pode estar sendo privado de receber estímulos orais agradáveis. Esses estímulos podem ser oferecidos não para adequar o sistema sensório-motor oral, mas para promover seu conforto, prazer e organização.

Promover, quando possível, alimentação segura e agradável.

Favorecer a comunicação e reforçar o papel da linguagem na relação mãe-bebê. A mãe precisa armazenar boas experiências com seu bebê. Ela deve ser incentivada a "falar" com ele, cantar para ele. Quando possível, deve segurá-lo no colo ou, simplesmente, segurar sua mão e perceber que o bebê também "segura" a dela. Uma lembrança de cuidado (e de despedida) pode ser um alento, como reflete a frase dessa mãe, que conta, emocionada, sobre o dia em que o bebê faleceu:

> "Naquele dia ele só me olhava... só chorou quando foi pesar... no meu colo parou de chorar. Dei banho nele e ele só me olhava..."

Favorecer aspectos da comunicação bebê-equipe e reforçar o papel da palavra com o bebê e a respeito dele. Gostaria de salientar a importância da atenção e do cuidado com as palavras proferidas próximas dos bebês. Palavras orientam a ação e podem aumentar ou restringir a qualidade do cuidado com o bebê em estado grave, ou sem chance de cura. As boas palavras podem ser utilizadas como um dispositivo, não para a cura, mas para uma melhor qualidade de espera – espera pela mãe, pai, pelo final de uma vida, ainda em seus primórdios.

Favorecer a comunicação mãe-profissionais da equipe e reforçar a importância do momento mais oportuno para falar sobre a condição (grave) do bebê. Embora o pai esteja cada vez mais presente dentro da unidade neonatal, é a mãe quem permanece mais tempo nesse ambiente – disponível para o bebê e para os profissionais que precisam falar com ela.

Falar com uma mãe sobre a grave condição de seu filho é responsabilidade do médico e não pode ser omitida. No entanto, reconhecer o momento oportuno para dar essa informação pode poupar ou amenizar sofrimentos. Acredito que reconhecer esse momento é exercer o poder de tornar o difícil menos difícil.

Uma situação

> *Mãe se prepara para amamentar seu bebê, internado há 100 dias. O médico se aproxima para falar com ela. Em pé, no meio da sala e segurando o transpasse do avental utilizado para amamentar, ela ouve dele que o tratamento não surtiu o efeito esperado e que, talvez, seja necessária uma cirurgia... Essa mãe, que estava se preparando para amamentar seu bebê, havia perdido o irmão gemelar dias atrás.*

Pensemos nessa mãe amamentando seu filho logo após ter recebido a notícia de que ele não estava bem. Quantos pensamentos vieram quando o segurou no colo? Quanto medo e apreensão podem ter sido comunicados naquele momento de enlaçamento mãe-bebê?

Reconhecer o momento oportuno envolve observar a interação da mãe com o bebê e, respeitar o momento em que ações fundamentais estão em andamento – nesse caso, a preparação para o aleitamento materno! Para a mãe, amamentar, ou simplesmente levar seu bebê ao seio, pode significar estar mais perto, sentir que seu filho lhe pertence. E, em uma unidade neonatal, momentos como esse devem ser preservados.

Referências bibliográficas

1. Botega NJ, Souza JL, Botega MBS. Cuidados paliativos. In: Botega NJ (org.). Prática psiquiátrica no hospital geral: interconsulta e emergência. Porto Alegre: Artmed, 2012: 255-62.
2. Braga FC. Cuidados paliativos em uma unidade de terapia intensiva neonatal: práticas e percepções de profissionais de saúde. Brasília. Dissertação [Mestrado em Processos de Desenvolvimento Humano e Saúde] – Universidade de Brasília; 2013.
3. Rivers KO, Perkins RA, Carson CP. Perceptions of speech-pathology and audiology students concerning death and dying: a preliminary study. Int J Lang Commun Disord. 2009 Jan-Feb;44(1):98-111.

CAPÍTULO 16

A Criança Doente e a Escola

- Rut J. Kiman

Em seu sentido mais amplo, a infância vai até os 18 anos: do recém-nascido, lactente, pré--escolar, escolar até a adolescência, em um trajeto que implica o desenvolvimento de suas potencialidades físicas, cognitivas, psicossociais e espirituais.

Todos os meninos e meninas têm direito a uma chance justa na vida. No entanto, milhões de crianças em todo o mundo estão presas em um ciclo intergeracional de desvantagem que coloca em risco seu futuro e o futuro de suas sociedades.[1]

Para cerca de 1 milhão de crianças, em 2015, seu primeiro dia de vida também foi o último. Em todo o mundo, a taxa de mortalidade neonatal (a morte ocorrida durante os primeiros 28 dias de vida) está diminuindo menos rapidamente do que a taxa de mortalidade de crianças entre 1 mês e 5 anos. Isso significa que o número de mortes de crianças menores de 5 anos que ocorrem durante o período neonatal está aumentando. Em 2015, as mortes neonatais representaram 45% do total de mortes, o que significa um aumento proporcional de 5% desde 2000.[2] Quase a metade dos 5,9 milhões de mortes de crianças menores de 5 anos que ocorreram em 2015 foram causadas por doenças infecciosas e patologias como pneumonia, diarreia, malária, meningite, tétano, sarampo, sepse e AIDS.[3]

No entanto, nos últimos anos, mudanças importantes foram observadas em perfis epidemiológicos – transição epidemiológica.

No campo da assistência à infância, mesmo nos países em desenvolvimento são as chamadas doenças não transmissíveis (DNT).[4] Como também acontece com pacientes adultos, os avanços científicos e tecnológicos somados a medidas simples como a promoção da amamentação, a reidratação oral e a obrigatoriedade do cronograma de vacinação permitiram melhorar substancialmente os indicadores de mortalidade infantil por meio da redução de patologias nutricionais e infecciosas dando visibilidade a patologias crônicas e complexas. Crianças que antes morriam, conseguem viver por muitos anos gerando um desafio para os sistemas de saúde e apoio comunitário, tornando o "processo de morrer", às vezes, mais visível.

Denominam-se crianças com necessidades especiais de cuidados de saúde (NECS) aquelas que têm, ou estão em alto risco de ter, uma condição crônica física, emocional, de desenvolvimento e/ou comportamento, necessitando consequentemente de serviços de saúde ou relacio-

Parte 2 – Ações da Equipe Multiprofissional

nados, em qualidade e quantidade diversas e maiores do que as crianças necessitam em geral.[5] Estima-se que essas crianças constituam 13 a 18% das crianças nos Estados Unidos.

Crianças dependentes de tecnologia (CDT) são crianças que necessitam tanto de equipamentos médicos em longo prazo para compensar a perda de uma função vital do corpo, bem como cuidados permanentes de enfermagem para prevenir a morte ou deficiências futuras e cujos cuidados podem ser prestados na casa por equipe de saúde, família ou cuidadores.[6] Esta definição tem quatro características fundamentais:

- A necessidade do uso da tecnologia médica;
- Inclui apenas as tecnologias para a manutenção da vida;
- Supõe que a dependência da tecnologia médica seja prolongada;
- A necessidade de grandes habilidades técnicas de cuidados de enfermagem.

Os cuidados paliativos para meninas, meninos e jovens com uma doença que ameaça ou limita a vida compreendem uma série de ações que consideram aspectos físicos, emocionais, sociais e espirituais. Eles se aplicam a crianças para quem o tratamento curativo não é uma possibilidade, às vezes por longos períodos de tempo. As intervenções têm por objetivo garantir e facilitar o direito do paciente à melhor qualidade de vida possível em seu ambiente familiar, ao longo de toda a trajetória de sua doença e particularmente durante o processo de morrer.[7] Essas três categorias de crianças com doenças crônicas e/ou progressivas, muitas vezes se entrelaçam em diferentes momentos da trajetória de sua doença.

Quando a criança está em uma situação de doença crônica, grave ou incapacitante, sua vida muda, o cotidiano, se perde e aparece o sofrimento afetando seu mundo inteiro, com o abandono dos lugares conhecidos e confiáveis, por não estar com sua família, com seus amigos ou na escola... A chegada da doença e de suas consequências supõe uma lacuna na vida da criança, sendo possível, inclusive, se falar de um antes e depois dela. Crianças com uma doença que ameaça a vida (DAV) e suas famílias necessitam de uma resposta abrangente que considere sua singularidade e seu entorno. Sua realidade é muito ampla e complexa e exigirá intervenções complementares, não apenas médicas.

Alex

"Hoje, faz um mês... mudou nossas vidas, para você e para mim, medos, incerteza, muita dor, seu rosto triste e preocupado! Hoje ainda a dor não parou, as feridas terríveis são insuportáveis (então, você sabe, para explicá-la de algum modo). Você pede a Deus, à Virgem e a mim que faça alguma coisa, que impotência! Toda a nossa vida parou, eu sem poder trabalhar, com tudo o que isso implica, sem necessidade de detalhar, certo? Você não pode começar a escola, um momento importante, numa nova etapa, o ginásio, uma nova escola, novos colegas de classe e tantas outras coisas que passam pelo cotidiano, mas acima de tudo eles atravessam a alma, através dos sentimentos..."

Com essas palavras, a mãe de Alex (12) descreve seu sofrimento. A criança sofreu um traumatismo direto na perna direita causada pela queda de um travessão de futebol. Como consequência do trauma, foi diagnosticada uma "epifisiolise da tíbia proximal direita, grau I, com 100% de deslocamento", que exigiu várias cirurgias e em razão da qual ele sofreu uma distrofia simpática reflexa ou complexo regional, por quase 1 ano. É possível que, no futuro, apresente uma interrupção do crescimento do membro e/ou uma dismetria angular, que também exigirá uma nova intervenção...

A Criança Doente e a Escola

16

> *Wendy*
>
> Wendy tem 12 anos, um diagnóstico de fibrose cística desde os 21 meses de vida, com múltiplas internações por quadros respiratórios e "toaletes". É candidata a um transplante de pulmão. Durante as entrevistas com a equipe de CP, trabalhou-se a depressão apresentada. Este ano ela mudou de escola e, no início, os colegas de turma a trataram mal fazendo piadas e ridicularizando a necessidade da menina de usar máscara por colonização respiratória, e sonda nasogástrica devido a uma desnutrição importante. A mãe falou com as professoras, explicando os motivos do seu uso, o que as motivou a conversar com a classe, modificando um pouco a atitude de seus colegas e melhorando a relação entre eles. Isto é o que Wendy escreveu, pedindo para ir para o céu com a avó que morreu há 2 anos... (**Figura 16.1**)

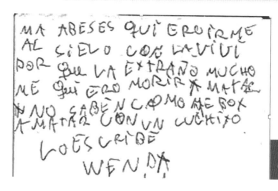

Figura 16.1.
Cópia da carta original da Wendy.

Estes exemplos nos permitem ilustrar a tarefa que o professor enfrentará nessas situações. Ela consistirá em responder a "essa criança" em particular, em um contexto especial que se apresenta como uma conjunção entre cultura, situação da doença e educação, tendo como tarefa transmitir conhecimento e garantir a continuidade do processo educacional. A Convenção sobre os Direitos da Criança reconhece que todas as crianças têm o direito de frequentar a escola e de aprender, mesmo crianças muito doentes.[8]

APRENDIZAGEM EM SITUAÇÃO DE ENFERMIDADE

A integração da criança na escola é parte de seu desenvolvimento psicológico e social. A escolarização de crianças que sofrem de uma doença que ameaça a vida (DAV) exige o cumprimento dos princípios de inclusão e normalização, para o qual é particularmente relevante a coordenação de todos os atores envolvidos: família; instituições de saúde e educacionais.

A educação como parte do cuidado e qualidade de vida, funciona como um respaldo do tratamento nestas situações. Para isso, é de suma importância conhecer a situação da criança, suas necessidades, tipo de apoio que ela requer e como a escola pode responder a este objetivo, que é garantir a inclusão educativa.

A pedagogia da criança doente é definida como a atenção educacional exigida por crianças com problemas de saúde em idade escolar e que, por causa de sua internação hospitalar ou domiciliar, estão isoladas do seu ambiente por períodos curtos ou longos. É responsável, portanto, pela educação de uma criança doente para que ela não se atrase em seu desenvolvimento pessoal nem em sua aprendizagem. Nos hospitais, é traduzido em salas de aula ou escolas hospitalares. A

Parte 2 – Ações da Equipe Multiprofissional

pedagogia hospitalar é, então, definida como o ramo da pedagogia que integra a pedagogia social e a educação especial para minimizar os efeitos traumáticos da hospitalização e dar continuidade aos processos de ensino-aprendizagem.[9] A pedagogia hospitalar surge após a Segunda Guerra Mundial, como uma proposta destinada a minimizar os danos físicos e psicológicos que a guerra havia gerado. Destaca-se o seu desenvolvimento em países como Inglaterra, Espanha, Estados Unidos, México, Chile, Argentina, Uruguai e Venezuela.[10]

Como antecedentes importantes em relação ao direito à educação de crianças hospitalizadas, o Parlamento Europeu aprovou, em 18 de março de 1986, os Direitos da Criança Hospitalizada, cujo texto original consiste em 23 artigos e se refere, em dois deles, ao direito a educação:

Todas as crianças hospitalizadas têm o direito de:

- Continuar estudando durante sua permanência no hospital e ter o material didático necessário que sua escola oferece, especialmente se a hospitalização for longa. O estudo não deve prejudicar o bem-estar da criança ou dificultar seu tratamento médico.
- Continuar estudando quando a hospitalização é parcial (somente durante o dia) ou a convalescença é realizada em casa.[11]

Quais características devem ter as escolas hospitalares ou domiciliares?

De acordo com Marta Hermida de Gallardo, a diferença entre elas pode ser definida pelo "sujeito da educação" ao qual estão orientadas e o contexto em que se desenvolverá o projeto pedagógico. A escola domiciliar pode ter como contexto a casa, hotéis, lares ou albergues, hospitais onde ainda não existe uma escola hospitalar e também pode ser desenvolvido em várias instituições sociais e civis.

Quando deve atuar a escola hospitalar-domiciliar? O ideal seria quando uma criança enfrenta uma situação de doença que inibe sua capacidade de continuar seu projeto escolar na forma regular. A escola deverá gerar redes capazes de apoiar o projeto educacional da criança e sua família, para o qual criará modos de intervenção pedagógica adaptados a um determinado momento da jornada deste "paciente-aluno".[12]

Para realizar esses objetivos, é necessário fazer algumas perguntas que promovam um marco de trabalho articulado entre os setores de saúde e educação. O que o professor deve saber? Deve conhecer a doença e como ela está sendo tratada, os efeitos colaterais durante o tratamento, as possíveis mudanças de aparência e comportamento, as limitações físicas, os cuidados especiais (p. ex.: para uma criança que recebe tratamento quimioterápico e, portanto, estará imunossuprimida), o que o aluno sabe sobre sua doença, o que a família e ele gostariam que seus colegas soubessem sobre sua doença, como o tratamento afetará a participação nas aulas e quanto a criança deseja retornar à aula.

O que seria desejável que o professor considere? Considerar a manutenção da intervenção na criança e não sobre a doença, que em cada criança podem coexistir outros problemas, que possa reconhecer tudo aquilo que a criança "pode", não apenas o que "a doença pode", que o professor possa elaborar materiais de apoio (informações para pais, outras crianças, folhetos) e que possa direcionar para horizontes comuns ou o que ensinaria a qualquer criança além da condição atual. Outras considerações são: que o professor seja capaz de garantir a continuidade do processo educativo (escola comum – educação especial – escola comum) por meio dos professores integradores, que propiciem a articulação entre as diferentes instituições e setores, que interpele a educação entendendo-a não somente como uma mera transmissão de "conhecimento", que possa resgatar o lúdico, a empatia, a proximidade, o compartilhamento, a sensibilidade e o afeto. Podemos resumir dizendo que se trata de uma criança que está doente, não "é" um doente, é um "paciente/aluno". Fazer escola em um hospital ou no domicílio é criar um modelo especial para uma situação especial. Mas a realidade nos mostra que, na prática, o trabalho interdisciplinar não é frequente, bem como o trabalho intersetorial entre saúde e educação, apesar de todos os

182

A Criança Doente e a Escola

CAPÍTULO 16

profissionais desejarem que as crianças se beneficiem de condições que potencializem seu desenvolvimento e melhorem sua qualidade de vida.

Nossa cultura individualista permeia as diferentes práticas profissionais e, em geral, em vez de unir esforços, continua tentando limitar os espaços de atuação – poder ou conhecimento – poder nos diferentes cenários.

Laura

Laura é admitida no hospital com quadro de "pneumonia" e a encontro no andar da internação da pediatria com sua família. Neste momento, eu estava fazendo o levantamento de alunos para prestar os cuidados durante o período de hospitalização. Na mesma tarde, a família (mãe, avó materna e tia) é informada sobre o diagnóstico da menina – uma leucemia linfoide aguda – e se transfere para a enfermaria de Hematologia Pediátrica e Oncologia em outro andar. Uma vez naquela sala, informo a família sobre o serviço educacional da Escola Especial nº 501, enfatizando a importância da continuidade da escolarização. Neste momento, a tia expressa sua discordância e experiência ruim em relação à escola de origem da menina. Laura passou por diferentes estágios de sua doença e seu tratamento, mostrando sempre durante esse período relutância, apatia, caprichos, sonolência, deterioração, dor, tristeza devido à transformação de sua imagem corporal – como a perda de cabelo. Durante esse tempo, ela sempre foi acompanhada por suas tias ou sua avó e a presença de sua mãe era imperceptível. Uma tarde, eu me aproximei com intenções de trabalhar com ela, quase sempre as tentativas anteriores foram repetidamente nulas, então, ela muito mais predisposta, me conta "sua história"... A mãe havia formado família com outro parceiro, com quem havia tido outros dois filhos...

Laura e sua irmã – 1 ano mais nova do que ela – estavam sob o cuidado e a criação da avó materna, já que sua mãe não pudera levá-las para sua nova casa. Com o passar dos dias, Laura foi mudando sua atitude: estava mais comunicativa, querendo brincar e aprender. Uma tarde, me mostra seu boletim com a aprovação do 1º trimestre e as notas eram todas 7 (setes)!!! Então ela me diz: "se eu não tivesse tido leucemia, eu teria tirado tudo 10"; e, com um sorriso, respondi: "Em nenhum momento duvide da sua capacidade e tenho certeza que você vai conseguir muito mais". Após sua recuperação, ela teve alta e a família começou os procedimentos para acessar o serviço domiciliar. Uns meses mais tarde, eu a encontro novamente no hospital, onde estava apenas há alguns dias internada, e ela me fala sobre sua nova "professora" que vai à sua casa, sobre seu desejo de aprender e de "não perder o ano". Ela tinha terminado todas as tarefas, aquelas que tantas vezes ficaram em uma mesa, e sua tia – que com tanta resistência se opôs à minha intervenção – se mostrava muito feliz diante das mudanças que sua sobrinha apresentava. Atualmente, ela continua com seu tratamento no hospital dia, indo até lá uma ou duas vezes por semana. A professora a visita em sua casa e mantém contato permanente com ela por telefone ou nas reuniões da Equipe de Ensino na sede da Escola Domiciliar-Hospitalar nº 501.

Analía B. Professora Hospitalar do Hospital Nacional Prof. A. Posadas, Buenos Aires, Argentina.

No Hospital Nacional Prof. A. Posadas, funciona uma escola hospitalar, que, por sua vez, pertence à Escola Domiciliar e Hospitalar nº 501 "Doña Marta Ramos Mexía de Guemes", no Partido de Morón, Província de Buenos Aires, Argentina, e cuja origem data de 1947. A circulação dos professores pelo hospital se reflete no logotipo institucional: a escola "tem rodas" (**Figura 16.2**). Conforme informado por Analía, professora hospitalar: "É uma escola que se move e vai para onde está a criança, nossa tarefa é preparar o cenário da escola, recriar esse cenário. Você pode ensinar-lhes muitas coisas durante a semana, tem toda a escola acima, você é a escola".[13]

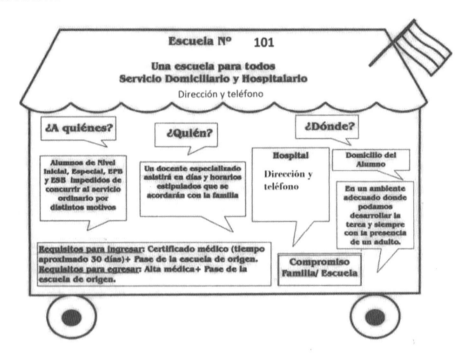

Figura 16.2.
Folheto de apresentação da Escola Domiciliar e Hospitalar N° 501 "Doña Marta Ramos Mexía de Guemes". Buenos Aires – Argentina.

A Argentina é um país pioneiro no campo da educação especial. As escolas domiciliares e hospitalares estão enquadradas no Regime de Educação Especial. O surgimento e desenvolvimento de serviços, salas de aula e/ou escolas hospitalares estão intimamente relacionados às mudanças epidemiológicas que alteraram os modos de conceber e tratar as doenças da população infantil. Durante a primeira metade do século XX em nosso país, médicos de hospitais pediátricos de referência que concentravam o atendimento de crianças com sequelas resultantes de epidemias de poliomielite começaram a ver a necessidade de incorporar, em sua atenção, a colaboração de outros atores sociais para o seu tratamento e reabilitação. Do mesmo modo, o surgimento de educação especial foi também delimitando a constituição, consolidação e expansão no campo da educação pública. Assim, os professores proporcionaram escolaridade a crianças hospitalizadas,

A Criança Doente e a Escola

acompanhando e somando-se aos cuidados médicos, junto com outros atores sociais presentes nessas unidades de saúde.[13]

A Diretoria de Educação Especial foi criada em 1949, como resultado da adesão do nosso país à Declaração de Direitos Humanos de 1948, constituindo uma conquista social para uma faixa da população que, por suas deficiências, estava excluída dos benefícios de uma educação gratuita e obrigatória. A integração como um processo básico, inicia-se na década de 60 com os alunos cegos e deficientes visuais; nos anos 70, aqueles com deficiências auditivas e motoras; e, a partir de 1989, com crianças com retardo mental leve e outras com necessidades especiais. A educação especial é um conjunto de serviços, técnicas, estratégias e recursos pedagógicos destinados a assegurar um processo educacional integral, flexível e dinâmico adaptado a estas crianças que necessitam de ajuda, geralmente não disponíveis no contexto educacional tradicional, de modo temporário ou permanente.

A Lei Nacional de Educação nº 26.206, sancionada na Argentina em 2006, em seus artigos 17, 60 e 61, normatiza a existência de educação hospitalar como "modalidade".[14] A inclusão da educação hospitalar é retomada e reformulada pela legislação educacional na província de Buenos Aires nº 13.688 sancionada em 2007, que também a considera um "direito de ensinar e aprender", um "bem público" e um "direito pessoal e social" consagrado pela Constituição Nacional (art. 14); e os tratados internacionais incorporados a ela, a Constituição Provincial (Seção Oitava, Capítulo I), que deve ser "garantida pelo Estado".

A educação é assim formulada como "um direito humano", de todos os "cidadãos", que "deve proporcionar as oportunidades para o desenvolvimento e o fortalecimento da formação integral das pessoas ao longo da vida e a promoção da capacidade de cada aluno para definir seu projeto de vida".[14]

A PEDAGOGIA DA FINITUDE DA VIDA

A pedagogia da finitude da vida define um campo cada vez mais emergente de pesquisa, formação e inovação educacional. A literatura neste tópico aborda o valor formativo da finitude da vida para a evolução do ser humano, na naturalização da morte na educação, na intervenção educativa paliativa e na análise de experiências didáticas e treinamento do professorado comum e de educação especial.[15]

Todas as culturas têm uma visão da morte decisiva na compreensão de sua visão da vida. A vida e a morte dos seres humanos são uma vida e uma morte culturais. Em nosso mundo ocidental, testemunhamos quase impassíveis ao esquecimento da morte como se ela fosse um "erro do sistema", em vez de compreendê-la como uma dimensão fundamental da natureza humana.

A morte "ocidental" caracteriza-se pela sua "dessimbolização e desritualização". Os "vivos" estão então sem esses pontos de coesão que lhes permitirão um processo pessoal que os prepare para superar a separação de seus entes queridos quando estes morrem. Aparecem a negação de mitos, de simbologias, de rituais mortuários, de lutos cheios de emoção, e, em seu lugar, apenas encontramos burocracia, prolixidade, tecnologia, solidão e silêncio. A ciência e a tecnologia também assistem ao seu fracasso diante da morte e podem contribuir muito pouco desta posição. Em nossos dias, a morte continua sendo um tabu social e profissional, substituindo o antigo tabu da sexualidade.

O papel da escola como formadora de cultura tem um rol de privilégio e implicações sociais visíveis por ser uma parte fundadora da transformação cultural aos olhos de crianças e jovens em direção à finitude humana, iluminando e resgatando valores que dão sentido à vida. Mas o

Parte 2 – Ações da Equipe Multiprofissional

que acontece quando as escolas se calam sobre o significado do sofrimento humano ou a morte? Sabemos que, diante de uma doença ou uma perda, um aluno apresentará diversas emoções, sendo possível promover recursos para o desenvolvimento pessoal saudável mesmo nesses casos. O papel do professor torna-se crucial quando esses eventos ocorrem na vida de uma criança ou em seu mundo familiar, o que exige habilidades profissionais adequadas que facilitem a educação em seu sentido mais amplo.

Durante os anos de 2009 a 2011, com um grupo de profissionais que trabalham em uma ONG de cuidados paliativos, nos propusemos a realizar uma investigação baseada em experiências pessoais no atendimento a pacientes em processo de morte e a suas famílias, frente às dificuldades detectadas nos processos de morte, lutos, dissimulações e dificuldades para "cuidar" quando não se pode curar. Como profissionais de saúde, acreditávamos que era necessário construir um espaço em que se pudesse refletir sobre o valor da vida e a finitude do homem junto com educadores, pais e alunos. Surgiram as seguintes questões que emergiram de oito reuniões de trabalho interdisciplinares com uma modalidade de grupo focal:

- Como tratar a morte na escola?
- Como falar sobre a morte, especialmente para os menores?
- Quem deveria fazer isso?
- Quais ferramentas deveriam ter aqueles que realizam esses projetos, para gerar uma mudança de atitude que influencie os "dizeres" de nossa cultura?

Um plano operacional foi planejado, dirigido em uma primeira etapa para professores em treinamento ou educadores, com o objetivo de fornecer um marco teórico sobre doenças limitantes da vida, a morte e o luto. Consistia em:

1. Seleção de profissionais envolvidos no campo (pediatra, psicóloga e enfermeira).
2. Identificação de escolas ou institutos de formação de professores para a realização de um teste piloto.
3. Planejamento de atividades de campo em formato de oficina, exposição participativa ou aprendizagem com base em situações problemas.
4. Elaboração e montagem de materiais de difusão a serem distribuídos durante os encontros, reforçando os conceitos trabalhados (**Figura 16.3**).
5. Avaliação das atividades, com o objetivo de avançar para a próxima fase, tentando impactar programas similares em outras escolas públicas e privadas na área metropolitana da cidade de Buenos Aires.

Os objetivos propostos para as reuniões com os professores foram:

- Estimular processos de aprendizagem que facilitem a abordagem de doenças que ameaçam a vida e uma visão da vida que contemple a morte na comunidade educacional;
- Incentivar a reflexão sobre a importância da vida e sua finitude, incluindo suas dimensões física, psíquica, social, econômica e espiritual.
- Promover habilidades e destrezas nos educadores para reduzir situações de negação e ocultação dessas situações, nos próprios alunos ou em seus familiares, contribuindo para evitar a deterioração do desempenho escolar devido ao absentismo ou dificuldades com os colegas.

O projeto foi apresentado em sete instituições educacionais, podendo concretizar-se em apenas dois. As razões dadas para a rejeição da proposta foram: "uma proposta que é necessária, mas muito complexa para ser abordada pelas escolas; privilegiar outros aspectos formativos como prioridades; medo das opiniões dos pais; negação cultural para abordar essas questões com as crianças".

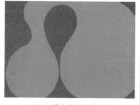
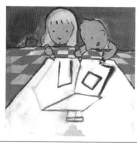

Figura 16.3.
Folheto elaborado para ser entregue durante as atividades.

A primeira experiência foi realizada na Escola Provincial de Educação Especial nº 501 "Doña Marta Mexía de Güemes", que auxilia crianças com necessidades educacionais especiais com a presença de 70 participantes: professores, psicopedagogos, assistentes de ensino e diretores. Com uma duração de 4 horas, foi feita uma exposição participativa e, depois, uma discussão de vinhetas com situações problemáticas. A partir da avaliação da atividade constatou-se que os professores especiais não tinham treinamento específico sobre doenças e situações complexas de saúde sofridas por seus alunos e expressaram a necessidade de obter conhecimento teórico sobre esses assuntos. Eles informaram que agiam "instintivamente" diante de certas situações limites geradas pela doença e a morte de seus alunos e reconheciam que tinham dúvidas quanto ao seu papel profissional. Essa lacuna de conhecimento gerava um enorme estresse em seu papel diário. As respostas obtidas não foram influenciadas, nem pela idade nem pelo tempo de experiência na atividade docente. Em vez disso, influenciava no âmbito da ação se eles atuavam na escola hospitalar, em casa ou se a atividade era feita na sede da escola.

A segunda experiência foi realizada no Instituto Superior de Formação de Professores Nº 45, na Província de Buenos Aires. Participaram 60 estudantes de 2º e 3º anos do Professorado de Educação Primária de escolas comuns. O tema apresentado como uma exposição participativa e curso posterior gerou um amplo debate, uma oposição marcada aos expositores e entre os próprios participantes. Eles mostraram, por um lado, desconfiança e angústia e, por outro, muito interesse. Verificou-se que a idade dos alunos – com média entre 20 e 25 anos – influenciou a abordagem do tema e seus posicionamentos, provavelmente por carecerem de experiências vitais em relação a situações de doença grave e morte.

Ambas as experiências foram muito diferentes. Concluímos que era necessário compreender os diferentes significados para os vários atores envolvidos – crianças, pais e educadores/professores – das práticas educativas escolares em relação a situações de finitude.[16] É imperativo incluir essas questões nos cenários de discussão social atual em razão da clara evidência de carências na formação e na capacitação de professores e educadores de escolas comuns e especiais, considerando-se as consequências sociais da negação desta realidade antropológica. É nesse sentido que, como profissionais de cuidados paliativos no contexto educacional, acreditamos ser necessário que se tenha como objetivos numa pedagogia da finitude da vida:

- Contemplar a pedagogia da doença grave e da morte como parte de um currículo no magistério.
- Promover a formação de professores nessas temáticas.
- Fomentar tarefas educativas em experiências sobre situações extremas como parte das experiências de vida.
- Promover competências sobre psicologia das crianças e adolescentes diante de doenças graves e morte, bem como no processo de luto.
- Desenvolver atividades por meio da reflexão participativa sobre valores gerados em situações de contingência, sofrimento e morte.
- Incentivar a inclusão de crianças e adolescentes nos processos familiares de sofrimento, morte e luto, incentivando a discussão e o tratamento do tema no ambiente escolar e familiar.
- Favorecer a construção da identidade a partir da integração das perdas na biografia pessoal.
- Articular com outros profissionais quando considerado necessário.

A título de conclusão, um educador informado sobre a doença e o tratamento perderá medos, contribuirá para o bem-estar do "paciente-aluno", contemplará necessidades especiais e gerará uma atitude positiva para e além da escola.

Onde a possibilidade da morte está presente, a educação pode construir outra que se prolongue e dê um horizonte para a criança e sua família. É necessário favorecer a inclusão do educador como parte da equipe de saúde e agente de mudança.

Pensar no professor como um membro da equipe de saúde de crianças com patologias complexas, implica em um movimento conceitual que hierarquiza os aspectos psicossociais, como uma parte fundamental do tratamento em situações de doença grave, progressiva ou incurável.

Referências bibliográficas

1. Fondo de las Naciones Unidas para la Infancia UNICEF. El estado mundial de la infancia 2016 Una oportunidad para cada niño [livro na internet]. New York, EUA [Acesso em 24 Jan 2018]. Disponível em: http://www.unicef.org/spanish/publications/index_91711.html.
2. Fondo de las Naciones Unidas para la Infancia UNICEF. Compromiso con la supervivencia infantil: Una promesa renovada: Informe sobre los progresos de 2015, UNICEF, Nueva York, septiembre de 2015, pag. 35. [Acesso em 24 Jan 2018]. Disponível em: https://www.unicef.org/publications/files/APR_2015_Key_Findings_Spanish.pdf.
3. Fondo de las Naciones Unidas para la Infancia UNICEF. Reducir las diferencias para alcanzar los objetivos [Acesso em 24 Jan 2018]. Disponível em: https://www.unicef.org/venezuela/spanish/Reducir_las_diferencias_para_alcanzar_los_objetivos_2010.pdf.
4. A Focus on Children and Non-Communicable Diseases (NCDs) [Acesso em 24 Jan 2018]. Disponível em: https://ncdalliance.org/sites/default/files/resource_files/20110627_A_Focus_on_Children_&_NCDs_FINAL_2.pdf.
5. Newacheck PW, Rising JP, Kim SE. Children at risk for special health care needs. Pediatrics. 2006 Jul;118(1):334-42.
6. Office of Technology Assessment. Technology-dependent children: hospital vs. home care-a technical memorandum, OTA-TM-H-38 [homepage na internet]. Washington, DC: US Government Printing Office; 1987 [Acesso em 24 de Jan 2018]. http://www.fas.org/ota/reports/8728.pdf.
7. Fondazione Maruzza Lefebvre. IMPaCCT: standars for pediatric palliative care in Europe. European Journal of Palliative Care [periódico na internet]. 2007;14(3). [Acesso em 24 Jan 2018]. Disponível em: http://www.eapcnet.eu/LinkClick.aspx?fileticket=ShMQyZuTfqU%3D.

8. Argentina, Ley 23.849, de 27 septiembre de 1990. Convención sobre los Derechos del Niño [portaría na internet]. Asamblea General de las Naciones Unidas de 16 octubre de 1990. [Acceso em 24 Jan 2018] Disponible em: http://www.unicef.org/argentina/spanish/7.-Convencionsobrelosderechos.pdf.

9. Fonseca, MS. La pedagogía hospitalaria y el niño enfermo: Un aspecto más en la intervención socio-familiar. Rev Ped [periódicos na internet]. 2003;24(71):447-68. [Acesso 24 Jan 2018]. Disponível em: http://www.scielo.org.ve/scielo.php?script=sci_arttext&pid=S0798-97922003000300005.

10. Polaino- Lorente A, Lizasoain O. La pedagogía hospitalaria en Europa: La historia reciente de un movimiento pedagógico innovador. Psicothema [periódicos na internet]. 1992;4(1):49-67. [Acesso 24 Jan 2018]. Disponível em: http://www.psicothema.com/pdf/814.pdf.

11. Carta Europea de los Derechos de los Niños y las Niñas Hospitalizados. 1988. [Acesso em 24 Jan 2018]. Disponível em: http://www.lecturafacil.net/media/resources/Carta_infants_hospitalitzats_cast_LF.pdf.

12. Hermida MG; Tayara G. Pedagogía hospitalaria. Buenos Aires: Fundación Garrahan; 2009.

13. Requena ML. La escolarización hospitalaria como prácticas de cuidado de niños gravemente enfermos. Buenos Aires. Tesis [Magister en Ciencias Sociales]-Universidad de General Sarmiento; 2014.

14. Argentina. Ministerio de Justicia y Derechos Humanos. Ley 26.026, de 14 Diciembre de 2006. Ley de Educación Nacional. [Acesso em 24 Jan 2018). Disponível em: http://servicios.infoleg.gob.ar/infolegInternet/anexos/120000-124999/123542/norma.htm.

15. Herrero PH, Gascón HA, Selva MC. Antecedentes de Pedagogía de la Muerte en España. Enseñanza & Teaching [periódicos na internet]. 2012; 30 (2):175-95. [Acesso em 24 Jan 2018]. Disponível em: http://revistas.usal.es/index.php/0212-5374/article/view/9320/9613.

16. Kiman R; Fernandez D; Grance G; D´Urbano E; De Simone G. La finitud en el contexto educativo: construcción de un espacio de reflexión junto a educadores. In: Congreso Europeo de Cuidados Paliativos, 2011; Buenos Aires, Argentina, European Association for Palliative Care.

PARTE 3

Controle de Sintomas

CAPÍTULO 17

Manejo da Dor

- Sandra Caires Serrano
- Fabiana Gomes de Campos
- Joaquim Pinheiro Vieira Filho

Introdução

A dor é um dos sintomas mais frequentes em cuidados paliativos pediátricos (CPP), presente em 86% dos pacientes oncológicos, em 73% das crianças com paralisia cerebral e em 33% dos infectados pelo vírus HIV.[1]

Na maioria dos casos, a exposição prolongada à dor é uma das principais causas de sua cronificação e está relacionada a complicações em longo prazo, em função do fenômeno de "sensibilização dolorosa". Nessa situação, frente a um estímulo nociceptivo, as crianças com antecedente de dor não controlada apresentam dor mais intensa e de difícil controle. Em todo o mundo, a dor crônica acomete 20 a 35% das crianças e adolescentes e constitui um dos grandes desafios de saúde pública, permanecendo sub-reconhecida e subtratada.[2] Na última década, vários estudos na literatura abordaram a dor em crianças, sua mensuração e manejo.[3,4] A dor recorrente ou persistente é observada em 5 a 10% das crianças.[3] Um estudo demonstrou que 96% das crianças com idades entre 9 e 13 anos apresentaram alguma forma de dor aguda no mês anterior, das quais 78% foram dores de cabeça, 57% dor recorrente e 6% dor crônica persistente.[3]

Neste capítulo, discutiremos as situações mais comuns relacionadas ao manejo de dor nas diferentes faixas etárias em pediatria, excluindo o período neonatal (Ver capítulo 27 - Cuidados paliativos em neonatologia).

A Dor no Contexto da Infância e da Adolescência

A dor na infância e na adolescência é um fenômeno dinâmico e ocorre em um período de desenvolvimento neuropsíquico extremamente complexo. A experiência dolorosa persistente em idade precoce causa impactos variados sobre o desenvolvimento neuropsicomotor da criança, com consequências variáveis na vida adulta. Neste contexto, a necessidade de integração do nível de desenvolvimento da criança dentro do modelo de dor biopsicossocial torna a avaliação e o tratamento da dor mais complexos do que em adultos.[3] Experiências dolorosas em qualquer dos estágios de desenvolvimento infantil até a adolescência são relevantes e podem causar impacto sobre os efeitos psicológicos da dor e seu tratamento.[3] A infância é um período de particularidades anatômicas, fisiológicas e farmacológicas, que devem ser consideradas segundo o nível de

Parte 3 – Controle de Sintomas

desenvolvimento da criança para a escolha do melhor modo de manejo da dor, dentro de cada contexto específico.

Do nascimento até a primeira infância, ocorre a maturação completa da neuroanatomia e da fisiologia da nocicepção.[2] O principal fator de diferenciação que distingue uma criança nesta idade das crianças mais velhas é o domínio do intelecto, da psicologia e da personalidade.[2] Uma avaliação normal do desenvolvimento da criança avalia cinco áreas principais: habilidades motoras brutas; habilidades motoras finas; habilidades linguísticas; habilidades pessoais/sociais; e habilidades cognitivas.[2] Quaisquer mudanças que ocorrem nessas áreas de desenvolvimento podem afetar o modo como a dor será avaliada e a resposta emocional da criança aos estímulos dolorosos.[2]

Desse modo, é muito importante considerar as habilidades de desenvolvimento e comunicação da faixa etária da criança dentro do cenário do manejo de dor. Por exemplo, as habilidades linguísticas de uma criança de 2 anos incluem vocabulário de 50 palavras e a capacidade de construir frases de duas palavras.[2] Nesse período, a criança não é capaz de descrever efetivamente a sensação de dor e é incapaz de quantificá-la;[2] caso os pais e/ou a equipe de saúde não proporcionem controle efetivo da dor, cada procedimento doloroso repetitivo amplificará o sofrimento físico e psíquico da criança, trazendo mais medo e ansiedade, com impacto sobre os mecanismos psíquicos de enfrentamento dessa criança. Aos 3 anos de idade, o vocabulário esperado é de 250 palavras, com capacidade de formar frases de três palavras e discurso compreensível para estranhos em 75% do tempo.[2] Crianças com desenvolvimento normal nesta faixa etária são mais capazes de se comunicar de modo efetivo com seus pais e equipe de saúde e receber manejo de dor mais adequado, o que contribui para reduzir o medo e a angústia relacionada a procedimentos futuros.[2,5]

As crianças em idade escolar têm habilidade crescente para se comunicar de modo efetivo com os pais e profissionais de saúde; uma comunicação clara contribui para reduzir a ansiedade e sofrimento especialmente em contextos que necessitam de intervenções repetitivas. Na adolescência, o desejo crescente de autonomia exige comunicação direta com os pais e profissionais de saúde, e deve ser respeitado sempre que possível o desejo do adolescente na tomada de decisões. Independentemente da faixa etária, o impacto da doença pode gerar regressão psíquica e maior dependência dos pais para sustentar necessidades físicas e emocionais dos filhos, tornando-os intermediários necessários para o manejo da dor das crianças. Apesar disso, em qualquer idade é sempre importante tentar obter o autorrelato de dor, seja da criança, seja do adolescente.[2,5]

Para fins didáticos, a dor pode ser classificada de diversos modos: localização anatômica; etiologia; duração; ou mecanismos fisiopatológicos. Classifica-se como dor aguda aquela com duração menor que 30 dias e dor crônica aquela com duração maior que 3 meses. A dor pode ser contínua ou recorrente e persistir além do tempo médio esperado para uma situação específica. A dor crônica pode ter início como dor aguda e persistir por longo período ou reaparecer em razão da persistência ou repetição dos estímulos dolorosos ou por exacerbação de uma lesão. A dor crônica também pode surgir e persistir na ausência de fisiopatologia identificável.

Bases dos Princípios Gerais do Manejo de Dor na Infância

Após a avaliação adequada da criança ou adolescente com dor, que inclui anamnese estruturada, exame físico abrangente e eventualmente propedêutica armada, os diagnósticos poderão ser estabelecidos e, então, indicado o tratamento racional e apropriado para cada situação. A Internacional Association for the Study of Pain (IASP) define dor como uma experiência sensiti-

Manejo da Dor

va e emocional desagradável, associada à lesão real, em potencial ou descrita em tais termos.[6] O manejo adequado da dor exige uma abordagem multimodal, multidimensional e interdisciplinar e implica abordar as múltiplas dimensões da dor e minimizar seu impacto no humor, função e qualidade de vida.[7] Pode ser necessário associar mais de um tipo de abordagem incluindo técnicas não farmacológicas, farmacológicas e intervencionistas.[7,8]

O manejo de dor na infância e adolescência deve considerar aspectos específicos como individualização às necessidades de cada caso, respeito à farmacocinética e a farmacodinâmica de cada fármaco, e contraindicações absolutas e relativas. Outros aspectos como a escolha da via mais adequada para administração do fármaco, monitorização e tratamento de efeitos adversos, considerações acerca do benefício e nível de evidência científica sobre a efetividade de cada uma das estratégias adotadas fazem parte do plano de cuidados do paciente em tratamento de dor.[7]

Abordagens não Farmacológicas para o Tratamento da Dor

Um número significativo de crianças e adolescentes podem necessitar de terapias ou técnicas adicionais para o tratamento da dor. Tradicionalmente, as abordagens não farmacológicas são classificadas como físicas e psicológicas.[7,8] Dependendo do contexto e da faixa etária, as abordagens físicas incluem terapias passivas, como estimulação nervosa elétrica transcutânea, ultrassonografia, massagem e terapias de ondas de choque.[7-9] Embora essas terapias geralmente forneçam alívio em grau variado, a resposta costuma ser melhor e mais sustentada quando são associadas a terapias ativas como exercícios (p. ex.: para aumento da força, tônus ou amplitude de movimento) e práticas de reabilitação.[3,9] É importante citar a importância crescente de outros métodos que vêm sendo cada vez mais utilizados em crianças maiores, destacando-se o uso do calor e frio; técnicas de respiração; técnicas de relaxamento e massagem; métodos de distração tais como: uso de eletrônicos (*notebooks*, *tablets* e *smartphones*), música, alterações de ambiente e histórias contadas; *biofeedback*; estimulação elétrica nervosa transcutânea (TENS); reforço positivo; hipnose; imagens guiadas; e outras terapias orientais. Sem dúvida, a terapêutica não farmacológica possibilita, principalmente para crianças maiores e adolescentes, maior autoconhecimento sobre suas fragilidades e, muitas vezes, é capaz de instrumentalizar o paciente a trabalhar com situações promotoras de estresse e dor.[10]

No gerenciamento da dor, é importante assegurar que o paciente tenha papel ativo e esteja totalmente envolvido no planejamento terapêutico.[7,8] Para atingir esses objetivos, abordagens psicológicas são essenciais para o manejo e gerenciamento adequado da dor.[7,8] As abordagens psicológicas incluem estratégias e intervenções mente-corpo, sendo uma das terapias mais usadas a terapia cognitivo-comportamental, contudo, a estratégia mais adequada para cada paciente varia em função da natureza e características da dor, comorbidades, traços de personalidade e resposta anterior a outros tratamentos.[7,8,11]

Abordagens Intervencionistas

Os procedimentos intervencionistas para o controle de dor estão bem estabelecidos para tratamento de dor crônica em adultos. Contudo, na infância e na adolescência, essas técnicas são subutilizadas principalmente pelo desconhecimento dos profissionais de saúde em geral, o que se alia à pouca literatura especializada, restrita a alguns relatos e séries de casos, e raros estudos randomizados controlados de qualidade.[12-16]

Os procedimentos intervencionistas podem servir como adjuvantes em condições crônicas de dor em crianças, especialmente em casos refratários a tratamentos não invasivos.[16]

Abordagem Farmacológica

De modo geral, o tratamento farmacológico da dor baseia-se em diretrizes propostas por organizações, sociedades e entidades de acreditação.[17] Uma das diretrizes mais usadas no tratamento da dor é a recomendada pela Organização Mundial de Saúde (OMS), que propôs a Escala Analgésica seguindo as recomendações de um grupo internacional de especialistas. Os tipos de dor incluídos nestas diretrizes são a dor nociceptiva e neuropática. A dor nociceptiva é relacionada a inflamação ou dano tecidual, que ativa receptores específicos conhecidos como nociceptores, os quais são sensíveis a estímulos nociceptivos (calor, frio, vibração, estiramento e substâncias químicas liberadas nos tecidos). A dor nociceptiva pode ser subdividida em somática e visceral, dependendo da localização dos nociceptores ativados. A dor neuropática pode ser decorrente de compressão, lesão ou disfunção do nervo, resultante de doença ou de seu tratamento. A dor ainda pode ser considerada mista quando coexistem a dor nociceptiva e a dor neuropática. As condições consideradas nesta diretriz incluem, mas não se restringem, a dor persistente relacionada ao câncer, ao tratamento oncológico, a dor relacionada ao HIV/AIDS, artrite, doenças reumatológicas, anemia falciforme, trauma, queimados, dor neuropática após amputação etc.[18]

Em 2012, a OMS publicou uma diretriz específica para o controle da dor persistente em crianças. A escada analgésica até então em uso para a população infantil foi modificada em favor da abordagem de dois degraus. Esta diretriz – WHO: Guidelines on The Pharmacological Treatment of Persisting Pain in Children with Medical Illnesses[18] –, Diretriz da OMS para o gerenciamento farmacológico da dor persistente em crianças com problemas médicos, refere-se à "dor persistente" como aquela de longo prazo e a "problemas médicos" em situações específicas em que esteja ocorrendo alguma lesão tecidual e exista um papel claro para o tratamento farmacológico.[5,18] O objetivo dessa diretriz é fornecer recomendações baseadas em evidências para o gerenciamento da dor em crianças de 0 a 10 anos que a vivenciam de modo persistente relacionado a problemas médicos, incluindo o uso de analgésicos opioides e não opioides, além de fármacos adjuvantes para o controle da dor.[5,18] Essa diretriz também pode ser utilizada para adolescentes, já que a maioria das evidências coletadas e avaliadas refere-se a estudos em populações que envolvem pacientes de zero a 18 anos[5,18]. A escada de dois degraus privilegia o uso de menor dose de analgésico opioide forte em vez da utilização de opioide fraco como codeína e tramadol. Essa diretriz recomenda o uso de paracetamol e do ibuprofeno como analgésicos simples para dor de intensidade leve.[5,18] Embora com qualidade muito baixa de evidências, essa diretriz da OMS[5,18] destaca que, no momento, não é possível fazer recomendações a favor ou contra o uso de antidepressivos tricíclicos, inibidores seletivos da recaptação da serotonina, anticonvulsivantes, cetamina e lidocaína para tratamento da dor neuropática em crianças. Essa recomendação baseia-se na falta de estudos com bom nível de evidência em pediatria, embora a experiência clínica na prática diária suporte o uso desses fármacos.[5,18] Nos últimos anos, o conhecimento sobre a dor neuropática vem sendo cada vez mais integrado no manejo da dor em pediatria. A IASP define dor neuropática (DN) como a "dor iniciada ou causada por uma lesão ou disfunção primária do sistema nervoso (central, periférico ou autônomo)". Mais recentemente, o Neuropathic Pain Special Interest Group da IASP (NeuPSIG) redefiniu DN como a "dor que surge como resultado direto de uma lesão ou disfunção que afeta o sistema nervoso somatossensorial". Contudo, a própria definição ressalta que nem todas as lesões no sistema somatossensorial levam à DN.[19] O diagnóstico na DN é essencialmente clínico, e os exames complementares estão quase sempre relacionados a situações de investigação específica, sendo pouco utilizados na prática clínica.[19]

Manejo da Dor

17

CAPÍTULO

Do mesmo modo que ocorre em adultos, crianças e adolescentes podem sofrer vários tipos de dor. Embora exista o reconhecimento quanto à existência da dor neuropática em crianças e adolescentes, há necessidade de maior conhecimento sobre sua incidência, prevalência, etiologia, diagnóstico e tratamento. Embora a semiologia da dor neuropática na infância possa ser comparável à do adulto, sua etiologia, muitas vezes é diferente, com o agravante de que as opções terapêuticas são mais limitadas, consequente à falta de estudos envolvendo a população pediátrica.[20] As condições associadas à DN em crianças são diferentes das encontradas em adultos, inclusive porque as condições mais frequentemente associadas à DN em adultos têm incidência menor em crianças e adolescentes. A DN pode ser considerada uma entidade clínica com um padrão comum de sinais e sintomas, muitas vezes com manejo semelhante independentemente da causa subjacente. Na DN identifica-se a coexistência de sintomas negativos, que refletem a perda de função do sistema somatossensorial, e de sintomas positivos, que indicam o ganho de função do sistema somatossensorial.[20] Esses sintomas podem ser classificados como sintomas espontâneos, evocados (desencadeados pela estimulação mecânica, química ou térmica como a alodínea ou a hiperalgesia), e sintomas mais frequentemente espontâneos, mas que também podem ser evocados como ocorre nas parestesias e disestesias.[19,20] Além desses sintomas, sinais motores como espasmos, distonia, fasciculações, fraqueza e atrofia muscular, e sinais disautonômicos como cianose, eritema, edema, aumento da sudorese e mau preenchimento capilar podem estar presentes na DN.[19,20] Características típicas da DN incluem a dor paroxística ou espontânea. Os descritores mais comuns usados para caracterizar a DN incluem dormência, queimação, formigamento, picada, ardor, calor, compressão, aperto, dor lancinante, choque elétrico, descarga elétrica e sensação de frio doloroso.[19,20]

O uso adequado de medicações analgésicas na infância e adolescência segue conceitos simples: uso da escada analgésica de dois degraus, doses em intervalos regulares, uso da via mais adequada de administração e adaptação à individualidade. Todos os pacientes com dor devem ser tratados com técnicas farmacológicas e/ou não farmacológicas independentemente se a causa subjacente possa ser ou não identificada. A incapacidade para estabelecer uma causa subjacente de dor não deve ser uma razão para concluir que a dor não é real.[18]

Os analgésicos simples comuns não devem ser subestimados. O paracetamol é o analgésico mais comumente usado na infância devido ao seu perfil de segurança. A biodisponibilidade oral é alta e as concentrações plasmáticas máximas são alcançadas em 30 minutos. O paracetamol é metabolizado no fígado, predominantemente via glicuronização e sulfatação. Situações como jejum prolongado, vômitos incoercíveis, hipovolemia, desidratação, sepse e doença hepática pré--existente depletam os estoques de glutationa e glicuronida, substâncias críticas ao metabolismo e à eliminação de paracetamol e de seus metabólitos, podendo causar necrose hepática. Além disso, crianças com problemas renais, cardíacos e hepáticos ou com distúrbios de coagulação apresentam maior risco para reações adversas ao paracetamol.[18]

A dipirona é uma medicação importante no manejo de dor na infância e adolescência. Apesar dos poucos estudos clínicos sobre o uso de dipirona em crianças menores de 6 anos de idade, seu grande uso na prática clínica demonstra segurança e efetividade, inclusive no período neonatal. A associação de dipirona com aplasia medular não foi comprovada. Em 2015, um grande estudo prospectivo, multicêntrico, observacional, realizado em seis centros pediátricos, avaliou 1.177 crianças que receberam dose única de dipirona no período perioperatório e não encontrou nenhum efeito adverso respiratório ou agranulocitose. A probabilidade de reações anafiláticas e alterações hemodinâmicas graves foram menores que 0,3%.[21,22]

Parte 3 – Controle de Sintomas

O ibuprofeno é um anti-inflamatório não hormonal que apresenta ação central e periférica dose-dependente. A ação antitérmica e/ou analgésica do ibuprofeno é atingida na dose de 5 a 10 mg/kg/dose ou 20 a 40 mg/kg/dia.[23] A ação anti-inflamatória é obtida na dose de 15 a 20 mg/kg ou em média 60 mg/kg/dia.[24] Os anti-inflamatórios não hormonais e os corticosteroides são particularmente eficazes no tratamento da dor óssea, mas têm seu uso limitado em função dos riscos relacionados ao uso prolongado.

A codeína apresenta sérios problemas de segurança e eficácia relacionados à variabilidade genética em sua biotransformação, o que ocorre não apenas na faixa etária pediátrica. A codeína é um pró-fármaco, ou seja, é convertida em seu metabólito ativo morfina pela enzima CYP2D6. A eficácia de um pró-fármaco depende da quantidade do metabólito ativo formado. Expressões variáveis das enzimas envolvidas na biotransformação dos pró-fármacos podem levar a diferenças nas taxas de conversão e da concentração plasmática do metabólito ativo de modo inter--individual e inter-étnico. No feto, a atividade da enzima CYP2D6 é ausente ou menor do que 1% dos valores dos adultos e aumenta conforme o crescimento. Desse modo, o efeito analgésico é baixo ou ausente em recém-nascidos e em crianças pequenas. A porcentagem de metabolizadores fracos pode variar em grupos étnicos de 1 a 30%, o que resulta em ineficácia em grande número de adultos e crianças.[19,20] Ao contrário, indivíduos que metabolizam a codeína de modo rápido e em alta proporção apresentam risco variável de toxicidade, em função da conversão rápida e descontrolada de codeína em morfina.[19,20]

O tramadol é um analgésico opioide agonista parcial que tem alguma ação sobre a DN, e parte do seu efeito analgésico ocorre por inibição da recaptação da serotonina e noradrenalina. Apesar de seus efeitos favoráveis no controle da dor na infância, há necessidade de mais estudos clínicos que corroborem sua eficácia e segurança nesta população.[19,20] Crianças com dor moderada a intensa necessitam frequentemente de analgésico opioide forte. Segundo a diretriz da OMS, caso a intensidade da dor seja avaliada como moderada ou intensa, é necessário o uso de analgésico opioide forte. Os riscos de usar um analgésico forte, comprovadamente efetivo no controle da dor na população pediátrica, superam a incerteza e riscos potenciais associados com a resposta à codeína e ao tramadol. A morfina é recomendada como fármaco de 1ª escolha para o tratamento de dor moderada a intensa em crianças com dor persistente, e a opção por outro analgésico opioide forte deverá ser guiada por aspectos de segurança, disponibilidade, custo, conveniência e fatores relacionados à individualidade do paciente.[5,18] Estudos em adultos demonstram que o ensino tradicional de que a DN é irresponsiva a analgésicos opioides pode não ser verdadeiro.[19,20] Em qualquer faixa etária, a DN pode ser muitas vezes controlada com analgésicos adjuvantes ao tratamento da dor, sem necessidade de utilizar analgésico opioide. Em adultos, crianças e adolescentes, a metadona pode ser útil também no controle da DN em função de suas características moleculares peculiares. Embora metadona e tramadol, ainda que teoricamente, possam trazer benefício por meio de sua ação complementar no controle da DN e dor nociceptiva, não há evidências de que eles sejam mais efetivos do que outros opioides como a morfina, o fentanil, a hidromorfona e oxicodona.[19] Os efeitos adversos associados ao uso prolongado de opioides incluem tolerância e retirada. A rotação adequada dos analgésicos opioides, associada ao uso judicioso de medicações adjuvantes, como os antagonistas dos receptores N--metil-D-aspartato (NMDA), deve ser considerada.[5,18]

A amitriptilina é um antidepressivo tricíclico importante no tratamento da DN na criança com idade igual ou superior a 6 anos, mas não está recomendada em crianças com idade inferior a 6 anos. A amitriptilina tem efeito sobre o sono, ansiedade e depressão, e sua ação analgésica resulta basicamente da inibição da recaptação da norepinefrina e da serotonina, embora outras propriedades farmacológicas possam contribuir para a analgesia como a redução da atividade

Manejo da Dor

simpática, o bloqueio dos canais de sódio, a atividade anticolinérgica e o antagonismo dos receptores NMDA.[19,20] A gabapentina é um anticonvulsivante usado na infância também empregado no tratamento da DN, embora não esteja recomendada para uso em crianças menores de 6 anos. A gabapentina tem bom perfil de segurança e tolerância. A pregabalina é semelhante à gabapentina em termos de eficácia, mas apresenta um perfil farmacocinético mais favorável, sendo usada com bons resultados na infância e adolescência.[19,20] Outros fármacos como fenitoína, carbamazepina, valproato e clonazepam apresentam relatos de benefício no tratamento da DN, mas sua utilização deve ser monitorada em função de potenciais efeitos secundários, em especial distúrbios metabólicos, hepatotoxicidade e supressão da medula óssea.[19,20]

Os sistemas de liberação transdérmica de analgésicos podem ser eficazes para o controle da dor crônica. O fentanil transdérmico foi aprovado para uso em crianças em 2002. Um estudo prospectivo demonstrou melhora no controle de dor e na qualidade de vida em crianças de 2 a 16 anos de idade que preenchiam requisitos de uso de opioides para dor oncológica e dor crônica não oncológica.[5]

A mistura eutética de anestésicos locais a 4% de gel de tetracaína e uma mistura eutética de anestésicos locais (EMLA) – lidocaína e prilocaína – como creme ou adesivo possibilitam aliviar a dor em crianças submetidas a procedimentos relacionados ao câncer.[1,9,26] Estudos envolvendo pacientes de 3 a 21 anos demonstraram benefício na redução associada a punção lombar, punção venosa e acesso venoso central.[1,9] Essas preparações não devem ser usadas em bebês prematuros em virtude do risco de toxicidade anestésica local.[25,26]

Medicações mais Utilizadas no Manejo da Dor na Infância e Adolescência[27]

Analgésicos não opioides

Cetorolaco

- **Posologia:** 0,5 mg/kg/dose – 6/6 h;
- **Dose máxima:** 30 mg/dose, por 5 dias;
- **Via:** endovenosa ou sublingual.

Cetoprofeno

- **Posologia:** 1 mg/kg/dose – 8/8 h a 12/12 h;
- **Dose máxima:** 300 mg/dia;
- **Via:** oral, endovenosa ou intramuscular;
- **Restrições:** menores de 1 ano.

Dipirona

- **Posologia:** 10 a 20 mg/kg/dose – 4/4 h a 6/6 h;
- **Dose máxima:** 3.000 mg/dia;
- **Via:** oral, endovenosa ou intramuscular.

Ibuprofeno

- **Posologia:** 5 a 10 mg/kg/dose – 6/6 h a 8/8 h;
- **Dose máxima:** 40 mg/kg/dia;
- **Via:** oral;
- **Restrições:** menores de 3 meses.

Parte 3 – Controle de Sintomas

Naproxeno

- **Posologia:** 5 a 15 mg/kg/dose – 12/12 h;
- **Dose máxima:** 300 mg/dia;
- **Via:** oral;
- **Restrições:** menores de 2 anos.

Paracetamol

- **Posologia:** 10 a 15 mg/kg/dose – 6/6 h;
- **Dose máxima:** 5 doses/24 h ou 60 mg/kg/dia;
- **Via:** oral.

Analgésicos opioides

Codeína

- **Posologia:** 0,5 a 1,0 mg/kg/dose – 4/4 h a 6/6 h;
- **Dose máxima:** 60 mg/dose;
- **Via:** oral.

Fentanil

- **Posologia:**
  - **EV:** 0,5 a 2,0 mcg/kg/dose – até infusão contínua;
  - **TD:** patches 12,5, 25, 50 mcg/hora.
- **Dose máxima:** limitada pelos efeitos colaterais;
- **Via:** endovenosa ou transdérmica.

Metadona

- **Posologia:** 0,05 a 0,1 mg/kg/dose – 4/4 h a 12/12 h;
- **Dose máxima:** 10 mg/dose;
- **Via:** oral ou endovenosa;
- **Restrições:** menores de 3 meses.

Morfina

- **Posologia:**
  - **VO:** 0,3 a 0,6 mg/kg/dose – 4/4 h a 2/2 h;
  - **EV ou SC:** 0,05 a 0,1 mg/kg/dose – 4/4 h até infusão contínua.
- **Dose máxima:** limitada pelos efeitos colaterais;
- **Via:** oral, endovenosa, intramuscular ou subcutânea.

Oxicodona

- **Posologia:** 0,05 a 0,1 mg/kg/dose – 4/4 h a 6/6 h;
- **Via:** oral.

Tramadol

- **Posologia:** 1 a 2 mg/kg/dose – 4/4 a 6/6 h;
- **Dose máxima:** 400 mg/dia;
- **Via:** oral, endovenosa, intramuscular.

Manejo da Dor

Adjuvantes

Amitriptilina

- **Posologia:** 0,1 a 2 mg/kg/dose – 1 a 2 vezes/dia;
- **Dose máxima:** 3 a 5 mg/kg/dia;
- **Via:** oral;
- **Restrições:** bloqueio de ramo e glaucoma;
- **Classe:** antidepressivo.

Baclofeno

- **Posologia:**
  - **< 2 anos:** 10 a 20 mg/dia – 8/8 h;
  - **2 a 7 anos:** 20 a 30 mg/dia – 8/8 h;
  - **> 7 anos:** 30 a 40 mg/dia – 8/8 h.
- **Dose máxima:**
  - **< 5 anos:** 40 mg/dia;
  - **5 a 7 anos:** 60 mg/dia;
  - **> 7 anos:** 120 mg/dia.
- **Via:** oral;
- **Classe:** miorrelaxante.

Carbamazepina

- **Posologia:**
  - **< 12 anos:** 10 a 20 mg/kg/dia – 8/8 h a 12/12 h;
  - **> 12 anos:** 200 mg/dia – 12/12 h.
- **Dose máxima:**
  - **< 12 anos:** 35 mg/kg/dia;
  - **> 12 anos:** 1 g/dia.
- **Via:** oral;
- **Classe:** anticonvulsivante.

Ciclobenzaprina

- **Posologia:** não é bem estabelecida para crianças;
- **Via:** oral;
- **Classe:** miorrelaxante.

Clorpromazina

- **Posologia:** 0,5 a 1 mg/kg/dose – 4/4 a 6/6 h;
- **Dose máxima:**
  - **< 5 anos:** 40 mg/dia;
  - **> 5 anos:** 75 mg/dia.
- **Via:** oral, endovenosa ou intramuscular;
- **Classe:** antipsicótico.

Dexametasona

- **Posologia:** 0,08 a 2 mg/kg/dia – 6/6 h a 12/12 h;
- **Dose máxima:** 16 mg/dia;

Parte 3 – Controle de Sintomas

- **Via:** oral, endovenosa ou intramuscular;
- **Classe:** anti-inflamatório.

Diazepam

- **Posologia:**
  - **VO e VR:** 0,12 a 0,80 mg/kg/dia – 6/6 h;
  - **EV:** 0,04 a 0,30 mg/kg/dose – 2/2 h a 4/4 h.
- **Dose máxima:** 0,6 mg/kg – 8/8 h ;
- **Via:** oral, retal, endovenosa ou intramuscular;
- **Classe:** miorrelaxante, anticonvulsivante.

Gabapentina

- **Posologia:** 8 a 35 mg/kg/dia – 1 a 3 vezes/dia. Iniciar com 5 mg/kg/dose;
- **Dose máxima:** 3.600 mg/dia;
- **Via:** oral;
- **Classe:** anticonvulsivante.

CONSIDERAÇÕES FINAIS

O objetivo deste capítulo foi trazer uma visão geral sobre o manejo da dor na infância e adolescência. Sem dúvida, há um longo caminho a trilhar na construção e disseminação deste conhecimento. Os pacientes pediátricos têm características peculiares e a necessidade de pesquisa e de inovação na infância e adolescência é urgente.

Referências bibliográficas

1. Goldman A, Hain R, Liben S. Oxford Textbook of palliative care for children. New York: Oxford University Press; 2012.
2. Friedrichsdorf SJ, Postier A, Eull D, Weidner C, Foster L, Gilbert M, et al. Pain outcomes in a US childrens hospital: a prospective cross-sectional survey. Hosp Pediatr. 2015;5(1):18-26.
3. Suresh S, Shah R. Pediatric chonic pain management. In: Benzon HT, Rathmell JP, Wu CL, Turk DC, Argoff CE et al. Practical management of pain. Philadelphia: Mosby Elsevier; 2014.p. 449-66.
4. McGrath PA. Pain in the pediatric patient: practical aspects of assessment. Pediatr Ann. 1995 Mar;24(3):126-33.
5. Serrano SC, Campos FG. Tratamento farmacológico da dor oncológica na criança e adolescente. In: Posso IP, Grossmann E, Fonseca PRB, Perissinotti DMN, Oliveira Junior JO, Souza JB, et al (eds.) Tratado de dor. Rio de Janeiro: Atheneu; 2017.p. 1629-34.
6. Merskey H, Bogduk N (editors). Classification of chronic pain. Descriptions of chronic pain syndromes and definitions of pain terms. United States of America: International Association for the Study of Pain; 1986.
7. Serrano SC, Andrighetti AP, Campos FG. Princípios gerais. In: Posso IP, Grossmann E, Fonseca PRB, Perissinotti DMN, Oliveira Junior JO, Souza JB, et al (eds.). Tratado de dor. Rio de Janeiro: Atheneu; 2017.p.1387-92.
8. Lussier D, Beaulieu P. Overview of Pain Management. In: Lussier D, Beaulieu P. Adjuvant Analgesics – New York: Oxford University Press; 2015.p. 1-4.
9. Cardon GM, Clercq DLR,Geldhof EJA, Verstraete S, de Bourdeaudhuil IMM. Back education in elementary schoolchildren: the effects of adding a physical activity promotion program to a back care program. Eur Spine J. 2007 Jan;16(1):125-33.
10. Silva EM. Tratamento não farmacológico da dor na criança e adolescente. In: Posso IP, Grossmann E, Fonseca PRB, Perissinotti DMN, Oliveira Junior JO, Souza JB, et al (Editores). Tratado de Dor. Rio de Janeiro: Atheneu; 2017.p.1495-97.
11. Chambers CT, Taddio A, Uman LS, McMurtry CM. Psychologica interventions for reducing pain and distress during routine childhood immunizations: a systematic review. Clin Ther. 2009;31(8):577-98.

Manejo da Dor

12. Shah RD, Cappiello D, Suresh S. Interventional procedures for chronic pain in children and adolescents: a review of the current evidence. Pain Pract. 2016;16(3):359-69.
13. Walker SM. Pain in children: recent advances and ongoing challenges. Br J Anaesth. 2008;101(1):101-10.
14. Chin KJ, McDonnell JG, Carvalho B, Sharkey A, Pawa A, Gadsden J. Essentials of our current understanding: abdominal wall blocks. Reg Anesth Pain Med. 2017;42(2):133-83.
15. Oliveira Jr JO, Fernandes CC. Princípios gerais do tratamento cirúrgico da dor. In: Posso IP, Grossmann (Eds). Tratado de Dor. Rio de Janeiro: Atheneu; 2017.p.1875-90.
16. Martins EG, Santos AP. Procedimentos intervencionistas na criança e no adolescente. In: Posso IP, Grossmann E, Fonseca PRB, Perissinotti DMN, Oliveira Junior JO, Souza JB, et al (Editores). Tratado de dor. Rio de Janeiro: Atheneu; 2017.p.1895-99.
17. Ferreira KAS, Teixeira MJ. Princípios gerais do tratamento da dor. In: Alves Neto O, Costa C, Siqueira J, Teixeira MJ (eds). Dor: princípios e prática. Porto Alegre: Artmed; 2009.p.943-56.
18. WHO guidelines on the pharmacological treatment of persisting pain in children with medical illnesses. WHO 2012. Available from: <URL: http://www.who.int/about/licensing/copyright_form/en/index.html> [2014 aug 30].
19. Serrano SC, Barbosa SMM, Queiroz EJ, Campos FG, Santos APSV. Peculiaridades da dor neuropática na criança. Rev Dor. São Paulo, 2016;17(Suppl 1):S110-2.
20. Toste S, Palhau LI, Amorim R. Dor neuropática em idade pediátrica. Rev Soc Portuguesa Med Fís Reabil. 2015;27(1):22-9.
21. Fieler M, Eich C, Becke K, Badelt G, Leimkuler K, Messroghli L, et al. Metamizole for postoperative pain therapy in 1177 children. Eur J Anaesthesiol. 2015; 32(12):839-43.
22. Rollason V, Desmeules JA. Use of metamizole in children and the risk of agranulocytosis. Is the benefit worth the risk? Eur J Anaesthesiol 2015; 32(12):837-38.
23. Hersh EV, Levin LM, Cooper SA, Doyle G, Waksman J, Wedell D, et al. Ibuprofen liquigel for oral surgery pain. Clin Ther. 2000 Nov; 22(11):1306-1318.
24. Pizza FX, Cavender D, Stockard A, Baylies H, Beighle A. Anti-inflammatory doses of ibuprofen: effects on neutrophils and exercise-induce muscle injury. Int J Sports Med. 1999 Feb; 20(2):98-102.
25. Lander JA, Weltman BJ, So SS. EMLA and amethocaine for reduction of children's pain associated with needle insertion. Cochrane Database Syst Rev. 3. 2006 Jul 19;(3).
26. Krane EJ, Casillas J, Zeltzer LK. Pain and Symptom Management. In: Pizzo PA, Poplack DG. Principles and practice of pediatric oncology. Philadelphia: Wolters Kluwer; 2016.p.1067-93.
27. Barbosa SMM, Pupim MPV. Manejo da Dor. In: Campos Jr D, Burns DAR, Eds. Tratado de pediatria. 3 ed. Barueri: Manole; 2014.p. 3524.

CAPÍTULO 18

Escalas de Avaliação de Dor em Pediatria

- Dileiny Antunes Geronutti
- Jussara de Lima e Souza

Introdução

A dor é uma experiência sensorial e emocional indesejada, associada a uma lesão real ou potencial nos tecidos, podendo ser descrita em termos de tal dano.[1] A dor também pode ser subjetiva, "tudo aquilo que uma pessoa diz que é, existindo quando a pessoa diz que existe".[2] No entanto, essas definições tornam-se incompletas por desconsiderarem a impossibilidade do indivíduo se expressar verbalmente, porém isso não nega a possibilidade de ele estar vivenciando a dor.[3]

A Sociedade Americana de Dor e a Comissão de Acreditação de Organizações de Cuidados em Saúde reconhecem a dor como o quinto sinal vital, as quais recomendam que a dor seja avaliada em todos os indivíduos, em qualquer ambiente clínico e no mesmo momento em que os outros sinais vitais (temperatura, pressão arterial, frequência cardíaca e frequência respiratória) são avaliados.[4]

O fenômeno da dor é um importante domínio da experiência humana e pode ser considerado um sinal de alerta que ajuda a proteger o corpo de dano nos tecidos e representa uma das principais causas do sofrimento humano, temida por pessoas de todas as faixas etárias, especialmente, pelas crianças.[5]

A faixa etária pediátrica sofre vários tipos de experiências dolorosas, principalmente quando associadas a períodos longos de internação, levando a criança a situações de medo, ansiedade, estresse ou até mesmo a quadros depressivos. Frente a essas situações, muitas vezes, as crianças podem não oferecer nenhuma informação adequada referente à dor, porém a ausência de sinais, não significa ausência de dor, por isso estratégias devem ser adotadas, juntamente com o apoio da família, no sentido de não subestimar o evento doloroso.[6]

Nas últimas décadas, avanços tecnológicos e terapêuticos possibilitaram um maior entendimento da dor nos vários estágios do desenvolvimento humano e uma consequente melhora no tratamento da dor em pacientes pediátricos, embora muitas crianças ainda tenham a sua dor subtratada ou tratada de modo ineficaz no contexto médico atual.[7]

Em 2001, a Academia Americana de Pediatria, juntamente com a Sociedade Americana de Dor, apontou barreiras existentes para o tratamento de dor em pediatria:[8]

Parte 3 – Controle de Sintomas

- Mito de que as crianças, principalmente recém-nascidos e lactentes, não sentem a dor do mesmo modo que os adultos, ou, se sentem, não há nenhuma consequência desagradável;
- Ausência de avaliação e de reavaliação da presença da dor;
- Falta de entendimento sobre como conceitualizar e quantificar uma experiência subjetiva;
- Carência de conhecimento sobre o tratamento da dor;
- Impressão de que avaliar a dor da criança leva muito tempo e esforço;
- Medo dos efeitos adversos dos analgésicos, que incluem depressão respiratória e drogadição.

Embora esses conceitos e mitos, sejam infundados, muitos profissionais ainda desconhecem e não acreditam na dor que a criança sente e desconsideram sua avaliação e a importância, na prestação do cuidado.[4]

Evitar a dor de uma criança deve ser uma obrigação ética e humanitária, além de um direito previsto em lei.[9,10]

A Classificação da Dor e a sua Importância

A dor é um fenômeno multidimensional e sua manifestação, intensidade e expressão sofrem interferências de fatores ambientais, sociais, religiosos, filosóficos, culturais e raciais, levando em consideração experiências pregressas. Por isso, ainda existe uma grande dificuldade em descrevê-la, já que indivíduos diferentes apresentam, teoricamente, o mesmo tipo de sensação, porém com descrições diferentes.[2]

A dor é sentida pela criança, a partir do sítio de ativação da lesão tecidual. Até a percepção da dor, ocorre uma série de eventos fisiológicos denominados nocicepção que produz uma experiência de dor emocional ou física que depende das experiências dolorosas vivenciadas ao longo da vida. Os efeitos da dor são deletérios e resultam em alterações fisiológicas, metabólicas e comportamentais nas crianças. O estado de catabolismo induzido pela dor pode ser mais deletério para crianças com metabolismo basal aumentado ou para aquelas com suporte nutricional comprometido, aumentando os índices de morbimortalidade. Além disso, a dor não tratada pode prolongar o período de hospitalização, tendo efeitos na percepção subsequente da dor ao longo da vida.[11]

Os sistemas mais utilizados para classificação da dor são: o mecanismo fisiopatológico da dor (dor nociceptiva ou neuropática); a duração da dor (crônica, aguda, episódica ou recorrente, exacerbada e incidental); etiologia (maligna ou não maligna) e localização no corpo ou função anatômica.[4]

A dor deve ser prevenida, antecipada, controlada de modo seguro e efetivo em todas as faixas etárias, mas, para que isso ocorra, é importante monitorar e avaliar regularmente a dor e a analgesia.[12]

Métodos de Avaliação de Dor na Faixa Etária Pediátrica

A avaliação da dor pode ser uma tarefa muito difícil, exigindo sensibilidade interpessoal, astúcia, instrumentos padronizados com boas propriedades psicométricas e julgamento cuidadoso.[13]

Avaliar a dor inclui detectar a sua presença, medi-la, determinar o significado para o indivíduo (impacto da dor sobre o indivíduo), compreendendo sua localização, duração, definição do seu padrão, tipo, intensidade e, desse modo, buscar intervenções para aliviá-la.[14]

Porém, há pelo menos três populações de pacientes em que a avaliação da dor se torna mais difícil: lactentes; crianças em condições críticas ou inconscientes e crianças com grande déficit

Escalas de Avaliação de Dor em Pediatria

cognitivo; deixando o paciente vulnerável quanto ao reconhecimento; subtratamento ou tratamento excessivo da dor.[4]

Para que a avaliação da dor seja eficaz são necessários métodos apropriados para sua aferição, bem como a escolha, pelo profissional, de um instrumento adequado compatível com a idade, desenvolvimento cognitivo e situação clínica da criança, além de informações complementares obtidas com o uso de indicadores comportamentais (expressão facial, postura, falta de expressão facial, tristeza, perturbação do sono, movimento do corpo, incapacidade de consolo, choro, gemido) e as informações relatadas pelos pais e cuidadores.[15]

Muitos dos instrumentos utilizados para avaliação da dor foram elaborados em outras línguas ou adaptados culturalmente para atender a uma população específica. Para que sejam utilizados em nosso meio, devem passar por um processo de tradução e adaptação cultural e exigem metodologias específicas. O processo é lento e minucioso, passando finalmente por uma validação (teste de aplicação) e posterior aprovação. Somente após todo esse processo é que pode ser utilizado na prática diária.[4]

Para se avaliar a dor na criança, são utilizados quatro métodos de avaliação:

- **Método do Autorrelato:** esse método retrata o que a criança diz sobre a intensidade da dor percebida. É considerado o indicador mais confiável para mensurar a dor, pois vai de encontro com a subjetividade e a individualidade da experiência dolorosa. Várias são as escalas baseadas no autorrelato, as quais podem ser utilizadas a partir dos 3 anos de idade.
- **Método fisiológico:** consiste na avaliação da frequência respiratória, pulso, pressão arterial, sudorese, entre outros. Essas alterações são bem evidenciadas nas dores agudas, não ocorrendo nas dores crônicas, bem como não se relacionam exclusivamente com a presença de dor, podendo estar presentes em função da ansiedade, fome ou por causa de alguma outra condição clínica.
- **Método comportamental:** associados à expressão facial, choro, mudança do estado comportamental e no padrão do sono. Nos recém-nascidos e lactentes (fase pré-verbal), a expressão facial é considerada padrão ouro na avaliação da dor. Algumas crianças, por medo de que o tratamento seja pior que a própria dor, tentam escondê-la, desse modo os pais são os melhores juízes para observar mudanças de comportamento que sugerem dor.
- **Método multidimensional:** método de avaliação da dor que associa parâmetros comportamentais, fisiológicos e de autorrelato, tornando-se mais confiável que a avaliação de parâmetros isolados.[7]

Principais Instrumentos de Avaliação da Dor na Faixa Etária Pediátrica

Atualmente há vários instrumentos que mensuram e auxiliam no tratamento da dor, porém nem todos os métodos de medição são adequados a todas as crianças, em todas as situações.[16]

Esses instrumentos de avaliação devem ser válidos e confiáveis, a fim de conseguir identificar os pacientes que necessitam de tratamento e, consequentemente, avaliar a eficácia terapêutica.[17]

A escolha desses instrumentos deve ser baseada nas fases de desenvolvimento cognitivo e comportamental, na condição clínica, na idade, no sexo e na etnia da criança.[7]

Segundo a Comissão de Acreditação de Organizações de Cuidados em Saúde, a avaliação da dor inclui:[2]

- Localização;
- Intensidade baseada em escala numérica, verbal ou outras escalas;
- Momento do início;
- Duração e padrão;
- Fatores aliviantes;

- Fatores agravantes;
- Efeito da dor nas atividades de vida diária e na qualidade de vida;
- Eficiência do analgésico ou alívio proporcionado, após a intervenção.

A seguir demonstraremos alguns instrumentos que são utilizados na faixa etária pediátrica:

Escala de Estimativa Numérica (Numeric Rating Scale- NRS)

Este instrumento pode ser aplicado para avaliação da intensidade da dor em indivíduos com idade superior a 7 anos ou que já tenham entendimento e percepção para avaliar a dor. Neste instrumento, os pacientes avaliam sua dor em uma escala de 0 a 10 ou em uma escala de categorias que varia de 0 (sem dor) a 5 (pior dor possível) (**Figura 18.1**).[18]

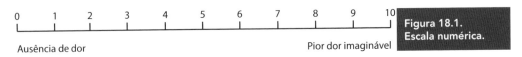

Figura 18.1. Escala numérica.

Escala Analógica Visual (Visual Analogue Scale – VAS)

Este instrumento consiste de uma linha de 10 cm, onde em uma das extremidades está marcado "sem/nenhuma dor" e na outra extremidade "pior dor possível". Tem sido considerado simples, sensível, reprodutível e universal e pode ser compreendido em distintas situações onde há diferenças culturais ou de linguagem do avaliador (**Figuras 18.2**).[18]

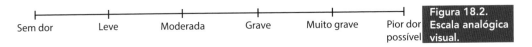

Figura 18.2. Escala analógica visual.

Escala de Faces – Wong Baker

A escala de faces pode ser aplicada a partir de 3 anos de idade e baseia-se no autorrelato da criança. Deve-se ter cautela em sua utilização, uma vez que a literatura apresenta severas críticas, por apresentar uma "face sorridente", que não necessariamente estaria relacionada à total ausência de dor. Assim, o indivíduo pode não estar com dor e pode não estar alegre, portanto a "face sorridente" não seria a correspondente correta para a condição de "não dor" (**Figura 18.3**).[19]

Figura 18.3. Escala de faces.

Escala FLACC

A escala de avaliação de dor FLACC foi desenvolvida em 1997, com base em parâmetros comportamentais, destinada à utilização pelos profissionais da saúde, visando contribuir para a prática clínica na avaliação da dor em crianças não verbais ou com prejuízo da fala, impedidas de relatar sua dor. A partir de 2002, modificações foram realizadas nos descritores de avaliação, a fim de adequá-la ao atendimento de crianças com comprometimento cognitivo, na faixa etária entre 4 e 19 anos, resultando na denominação FLACCr (**Tabela 18.1**). Os autores também alteraram e ampliaram para quatro orientações de aplicação da escala. A FLACCr apresenta cinco categorias de avaliação, com escores somados que variam entre zero e dez.[20]

Escalas de Avaliação de Dor em Pediatria

Tabela 18.1. Escala de dor FLACCr (Face, Legs, Cry, Consolability)[20]

Categorias	Pontuação		
	0	1	2
F Face	Sem expressão particular ou sorriso	Presença ocasional de careta ou sobrancelhas salientes, introspecção, desinteresse. Parece triste ou preocupado	Sobrancelhas esporádica ou constantemente salientes, mandíbulas cerradas, queixo trêmulo. Face aparentando estresse; expressão assustada ou de pânico
P Pernas	Posição normal ou relaxada	Desconforto, inquietação, tensão. Tremores ocasionais	Chutes ou pernas soltas. Aumento considerável da espasticidade, tremores constantes ou sacudidelas
A Atividade	Em silêncio, posição normal, movimentando-se facilmente	Contorcendo-se, movimentando o corpo para frente e para trás, tensão. Moderadamente agitado (p. ex.: movimento da cabeça para frente e para trás, comportamento agressivo); respiração rápida, superficial, suspiros intermitentes	Corpo arqueado, rígido ou trêmulo. Agitação intensa, cabeça chacoalhando (não vigorosamente), tremores, respiração presa em *gasping* ou inspiração profunda, intensificação da respiração rápida e superficial
C Choro	Sem choro (acordado ou dormindo)	Gemidos ou lamúrias, reclamações ocasionais. Impulsos verbais ou grunhidos ocasionais	Choro regular, gritos ou soluços, reclamações frequentes. Repetidos impulsos verbais, grunhidos constantes
C Consolabilidade	Contente, relaxado	Tranquilizado por toques ocasionais, abraços ou conversa e distração	Difícil de consolar ou confortar. Rejeita o cuidador, resiste ao cuidado ou a medidas de conforto

Orientações para aplicação da escala

1. Cada uma das 5 categorias (face, pernas, atividade, choro e consolabilidade) é pontuada de 0-2, resultando num escore total entre zero e dez.
2. **Pacientes acordados**: Observe por pelo menos 1-2 minutos. Observe pernas e corpo descobertos. Reposicione o paciente ou observe a atividade, avalie tonicidade e tensão corporal. Inicie intervenções de consolo, se necessário.
3. **Paciente dormindo**: Observe por pelo menos 2 minutos ou mais. Observe corpo e pernas descobertos. Se possível, reposicione o paciente. Toque o corpo e avalie tonicidade e tensão.
4. A FLACC revisada pode ser utilizada para todas as crianças não verbais.

As descrições adicionais (em negrito) sao descritores validados em crianças com dificuldades cognitivas. A enfermeira pode revisar com os pais os descritores dentro de cada categoria.

Pergunte a eles se há comportamentos adicionais que melhor indiquem a dor em seus filhos.

Adicione esses comportamentos na categoria apropriada da escala.

Fonte: Modificado de Bussotti EA, Guinsburg R, Pedreira MLG. Adaptação cultural para o português do Brasil da escala de avaliação de dor face, legs, activity, cry, consolability revised (FLACCr). Rev Latino-Am Enfermagem. 2015;23(4):651-59.

Questionário McGill (McGill Pain Questionnaire - MPQ)

Trata-se de uma escala multidimensional que avalia a experiência dolorosa nas dimensões sensorial, afetiva e avaliativa e é baseada em palavras que os pacientes selecionaram para descrever sua dor (**Tabela 18.2**).[21]

Parte 3 – Controle de Sintomas

Este questionário apresenta algumas limitações, como a desproporção entre a quantidade de descritores nas três dimensões (sensitiva, afetiva e avaliativa) do questionário e a incerteza de que existia ordem sutil de intensidade crescente dentro do mesmo agrupamento e a complexidade das palavras. Outra limitação é que este questionário não fornece dados quantitativos sobre a dor. Mas, por outro lado, é um instrumento considerado válido para mensuração da severidade da dor.[21]

Tabela 18.2. Questionário McGill (McGill Pain Questionnaire - MPQ)[21]

Assinale, no máximo, uma expressão de cada grupo. Não assinale palavras que não se aplicam. Escolha, entre estas, as expressões que melhor descrevam sua dor atual.			
1. () 1- vibração () 2- tremor () 3- pulsante () 4- latejante () 5- como batida () 6- como pancada 2. () 1- pontada () 2- choque () 3- tiro 3. () 1- agulhada () 2- perfurante () 3- facada () 4- punhalada () 5- em lança 4. () 1- fina () 2- cortante () 3- estraçalha 5. () 1- beliscão () 2- aperto () 3- mordida () 4- cólica () 5- esmagamento	6. () 1- fisgada () 2- puxão () 3- torção 7. () 1- calor () 2- queimação () 3- fervente () 4- em brasa 8. () 1- formigamento () 2- coceira () 3- ardor () 4- ferroada 9. () 1- mal localizada () 2- dolorida () 3- machucada () 4- doida () 5- pesada 10. () 1- sensível () 2- esticada () 3- esfolante () 4- rachando 11. () 1- cansativa () 2- exaustiva	12. () 1- enjoada () 2- sufocante 13. () 1- castigante () 2- atormenta () 3- cruel 14. () 1- amedrontadora () 2- apavorante () 3- aterrorizante () 4- maldita () 5- mortal 15. () 1- miserável () 2- enlouquecedora 16. () 1- chata () 2- que incomoda () 3- desgastante () 4- forte () 5- insuportável 17. () 1- espalha () 2- irradia () 3- penetra () 4- atravessa	18. () 1- aperta () 2- adormece () 3- repuxa () 4- espreme () 5- rasga 19. () 1- fria () 2- gelada () 3- congelante 20. () 1- aborrecida () 2- dá náuseas () 3- agonizante () 4- pavorosa () 5- torturante Nº de descritores () 1- sensoriais () 2- afetivos () 3- avaliativos () 4- miscelânea () 5- total Índice de Dor () 1- sensoriais () 2- afetivos () 3- avaliativos () 4- miscelânea () 5- total

Fonte: Modificado de Pimenta CAM, Teixeira MJ. Questionário de dor McGill: proposta de adaptação para a língua portuguesa. Rev Esc Enf USP. 1996;30(3):473-83.

Escalas de Avaliação de Dor em Pediatria

Tabela 18.3. Escala Comfort Behavior[22]

Características	Avaliar	Pontos
Estado de vigília	Muito sonolento	1
	Levemente sonolento	2
	Acordado	3
	Completamente acordado e alerta	4
	Hiperalerta	5
Agitação	Calmo	1
	Levemente ansioso	2
	Ansioso	3
	Muito ansioso	4
	Pânico	5
Resposta respiratória	Sem tosse	1
	Respiração espontânea com pouca resposta à ventilação	2
	Tosse ocasional com pouca resistência ao ventilador	3
	Respiração ativa contra o ventilador	4
	Competindo muito com o ventilador com tosse	5
Movimentos físicos	Sem movimentos	1
	Leves movimentos ocasionais	2
	Leves movimentos frequentes	3
	Movimentos vigorosos limitados às extremidades	4
	Movimentos vigorosos inclusive do dorso e cabeça	5
Pressão Arterial (média)	Abaixo do basal	1
	Normal	2
	Aumentos raros de 15% do basal	3
	Aumentos frequentes de 15% do basal	4
	Aumentos sustentados acima de 15% do basal	5
Frequência tardia	Abaixo do basal	1
	Normal	2
	Aumentos raros de 15% do basal	3
	Aumentos frequentes de 15% do basal	4
	Aumentos sustentados acima de 15% do basal	5
Tônus muscular	Músculos totalmente relaxados	1
	Tônus muscular roduzido	2
	Rigidez muscular extrema e flexão dos dedos	5
Tônus facial	Músculos faciais totalmente relaxados	1
	Músculos faciais normais	2
	Tensão evidente de alguns músculos faciais	3
	Tensão facial evidente	4
	Músculos faciais contorcidos	5

Classificação: supersedados(pontuação de 6-10);sedados (entre 11 e 22); pouco sedados (maior que 23).
Fonte: Modificado de Amoretti CF, Rodrigues GO; Carvalho PRA, Trotta EA. Validação de escalas de sedação em crianças submetidas à ventilação mecânica internadas em uma unidade de terapia intensiva pediátrica terciária. Rev Bras Ter Int. 2008; 20(4):325-33.

Parte 3 – Controle de Sintomas

Escala Comfort Behavior

Descrita pela primeira vez no ano de 1992. Foi validada para pacientes pediátricos críticos. Continha parâmetros comportamentais e fisiológicos (estes últimos controlados em unidade de terapia intensiva (UTI)). Em 2005, foi publicada a Comfort Behavior, uma modificação da primeira, contendo variáveis comportamentais e ainda um item referente ao choro para uma melhor avaliação das crianças fora de ventilação mecânica (**Tabela 18.3**).[22]

Em um estudo, realizado no Brasil em 2005 e publicado em 2008, foi feita a tradução da escala de Comfort Behavior em uma UTI de um hospital universitário, mostrando-se adequada para avaliar a analgesia e a sedação de crianças internadas na UTI submetidas à ventilação mecânica.[22]

Recomendações para avaliação da dor[4,23]

- É preciso acreditar na dor da criança;
- A avaliação da dor deve ser realizada juntamente com os sinais vitais;
- Avaliar a presença ou o risco de qualquer tipo de dor durante a admissão ou visita do profissional da saúde; após alteração de estado clínico, ou antes, durante e após procedimento;
- Realizar avaliação abrangente da dor nos pacientes com presença ou risco de qualquer tipo de dor utilizando uma abordagem sistemática e com ferramentas adequadas e validadas. Estudos relatam a satisfação da equipe multiprofissional e do paciente com o manuseio da dor quando a avaliação foi realizada de modo mais abrangente e sistematizada;
- Realizar avaliação da dor em pacientes incapazes do autorrelato. Nem todo profissional é capaz de apresentar à criança a escala da dor quando ela não estiver com dor;
- Documentar a característica da dor. O resultado da avaliação deve ser registrado no prontuário e comunicado a todos os envolvidos no cuidado;
- Explicar para a criança que a medida é para a intensidade da dor e não para medir sua ansiedade ou medo;
- Utilizar instrumentos observacionais com crianças muito jovens ou com o cognitivo prejudicado;
- Levar em consideração a narrativa da criança além da aplicação do instrumento de avaliação;
- Se possível, apresentar a criança à escala da dor quando não estiver com dor, pois, no momento da crise, a atenção da criança para a orientação estará prejudicada.

Escalas de dor em neonatologia

O recém-nascido é incapaz de relatar sua dor. Desse modo, torna-se necessário a utilização de ferramentas que nos auxiliem na avaliação de dor destes pacientes de modo a possibilitar um controle mais eficiente. Estes instrumentos medem as respostas fisiológicas e comportamentais à dor.

Apesar de existirem várias escalas de avaliação de dor, apenas cinco foram validadas por meio de testes psicométricos rigorosos:[24]

- Neonatal Facial Coding System;[25]
- Premature Infant Pain Profile (PIPP) (**Tabela 18.4**);[26]
- Neonatal Pain and Sedation Scale (N-PASS) (**Tabela 18.5** e **Esquema 18.1**);[27]
- Behavioral Infant Pain Profile;[28]
- Douleur Aiguë du Nouveau-né.[29]

Escalas de Avaliação de Dor em Pediatria

Tabela 18.4. Escala de dor PIPP (Premature Infant Pain Profile)[26]

Idade gestacional	≥ 36 semanas	0
	32 a 35 sem. e 6 dias	1
	28 a 31 sem. e 6 dias	2
	< 28 semanas	3
Estado de alerta observado por 15 segundos antes do procedimento	Acordado e ativo, olhos abertos, com movimentos faciais	0
	Acordado, mas quieto, olhos abertos, sem movimentos faciais	1
	Dormindo e ativo, olhos fechados, com movimentos faciais	2
	Dormindo, mas quieto, olhos fechados, sem movimentos faciais	3
Aumento da FC após o procedimento	Aumento de 0 a 4 bpm	0
	Aumento de 5 a 14 bpm	1
	Aumento de 15 a 24 bpm	2
	Aumento de > 25 bpm	3
Queda na saturimetria após o procedimento	Queda de 0 a 2,4%	0
	Queda de 2,5 a 4,9%	1
	Queda de 5,0 a 7,4%	2
	Queda de 7,5% ou mais	3

pontos	0	1	2	3
Testa franzida	Ausente	Mínimo	Moderado	Máximo
Olhos espremidos	Ausente	Mínimo	Moderado	Máximo
Sulco nasolabial	Ausente	Mínimo	Moderado	Máximo

Define-se a alteração comportamental pesquisada como: ausente se ocorrer de 0 a 9% do tempo de observação; mínimo, de 10 a 39% do tempo; moderado, de 40 a 69% e máximo com mais de 70% do tempo de observação. Escores acima de 6 mostram dor leve e acima de 12 apontam a presença de dor moderada ou intensa.
Fonte: Modificado de Silva YP, Gomez RS, Máximo TA, Silva ACS. Avaliação da Dor em Neonatologia. Rev Bras Anestesiol. 2007; 57: 5: 565-574.

Tabela 18.5. Escala Neonatal Pain, Agitation & Sedation Scale (N-PASS)[30]

Critérios de Avaliação	Sedação		Sedação/Dor	Dor/Agitação	
	-2	-1	0	1	2
Irritabilidade/ choro	Ausência de choro com estímulo doloroso	Gemência ou choro mínimo com estímulo doloroso	Ausência de sedação/ Ausência de sinais de dor	Irritabilidade ou choro intermitente. Consolável	Choro alto ou silencioso contínuo. Inconsolável

Continua

Parte 3 – Controle de Sintomas

Continuação

Critérios de Avaliação	Sedação		Sedação/Dor	Dor/Agitação	
	-2	-1	0	1	2
Estado comportamental	Ausência de resposta a qualquer estimulo. Ausência de movimentos espontâneos.	Reação mínima aos estímulos. Poucos movimentos espontâneos.	Ausência de sedação/ Ausência de sinais de dor	Inquieto, se contorce. Desperta com frequência.	Chuta ou se hiperestende. Constantemente acordado. Dificuldade em despertar/ ausência de movimentos (sem sedação)
Expressão facial	Boca está relaxada. Ausência de expressão.	Mínima expressão com estímulos.	Ausência de sedação/ Ausência de sinais de dor	Qualquer expressão de dor intermitente.	Qualquer expressão de dor contínua.
Tônus dos membros	Ausência de reflexo de preensão. Tônus flácido.	Reflexo de preensão mínimo. Tônus muscular diminuído.	Ausência de sedação/ Ausência de sinais de dor	Mãos cerradas ou espalmadas de modo intermitente. Tensão corporal ausente.	Mãos cerradas ou espalmadas de modo contínuo. Tensão corporal presente.
Sinais vitais (FC, FR, PA SatO$_2$)	Ausência de variação com estímulos. Hipoventilação ou apneia.	Variação < 10% dos sinais vitais basais com o estímulo.	Ausência de sedação/ Ausência de sinais de dor	Aumento 10-20% dos sinais vitais iniciais. SatO$_2$ 76-85% com estímulo – aumento rápido.	Aumento > 20% dos sinais vitais iniciais. SatO$_2 \leq 75\%$ com estímulo – aumento lento. Ventilação assincrônica/"briga" com o ventilador.

Para prematuros: +3 se idade corrigida < 28 semanas; +2 se idade corrigida entre 28 e 31 semanas; +1 se idade corrigida entre 32 e 35 semanas.
Fonte: modificado de Oliveira TM. Análise psicofísica da escala multidimensional de dor Neonatal Pain, Agitation and Sedation Scale (N-PASS) em recém-nascidos. Brasília. Monografia [Residência em Pediatria] – Hospital Regional da Asa Sul; 2011. ©Loyola University Health System, Loyola University Chicago, 2009.

Escalas de Avaliação de Dor em Pediatria

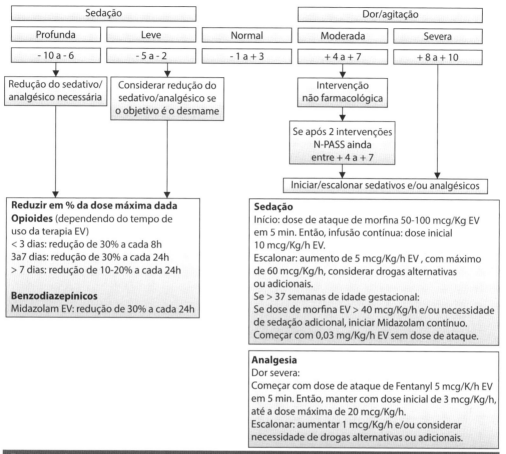

Esquema 18.1.
Fluxograma para adequação da sedação e analgesia segundo a escala N-PASS.27. Fonte: modificado de Deindl P, Unterasinger L, Kappler G, Werther T, Czaba C, Giordano V, Frantal S, et al. Successful implementation of a neonatal pain and sedation protocol at 2 NICUs. Pediatrics. 2013 Jul;132(1):e211-218.

Conclusão

A dor é um fenômeno multidimensional, em que fatores fisiológicos, cognitivos, afetivos, comportamentais e espirituais devem ser considerados, assim como a dor relatada pela criança.

A utilização de instrumentos adequados para a avaliação da dor é o primeiro passo para um tratamento efetivo, por isso a importância de se treinar a equipe de modo sistematizado, de modo a avaliar a dor como o quinto sinal vital, com o objetivo de garantir uma assistência de qualidade e humanizada.

Parte 3 – Controle de Sintomas

Referências bibliográficas

1. Merskey H, Mumford JM, Nathan PW, Sunderland S. A current list with definitions and notes on usage. In: Merskey H, Bogduk N. Classification of chronic pain. Seattle: IASP Press; 2012. p. 207-14.
2. Melo LR, Pettengill MAM. Dor na infância: atualização quanto à avaliação e tratamento. Rev. Soc. Bras. Enferm. Ped. 2010 Dez;10(2):97-102.
3. Blasi DG, Candido LK, Tacla MTGM, Ferrari RAP. Avaliação e manejo da dor na criança: percepção da equipe de enfermagem. Semina: Ciências Biológicas e da Saúde 2015 Ago; 36(1):301-10.
4. Polastrini RTV. Avaliação da dor em pediatria In: Posso IP, Grossmann E, Fonseca PRB, Perissinotti DMN, Oliveira Junior JO, Souza JB, et al. Tratado de dor. Rio de Janeiro: Atheneu;2018.p.453-59.
5. Azevedo DM, Nascimento VM, Azevedo IC, Cavalcanti RD, Sales LKO. Assistência de enfermagem à criança com dor: avaliação e intervenções da equipe de enfermagem. Rev Bras Pesq Saúde 2014;16 (4):23-31.
6. Lecussan P, Barbosa SMM. Importância do tratamento da dor infantil e causas do seu subtratamento. In: Silva YP, Silva JF. Dor em pediatria. Rio de Janeiro: Guanabara Koogan; 2006.p.17-20.
7. Lemos S, Ambiel CR. Dor em pediatria: fisiopatologia, avaliação e tratamento. Revista Saúde e Pesquisa 2010;3(3):371-78.
8. Barbosa SMM. Dor em Pediatria. In: Alves Neto O (org). Dor princípios e prática. Porto Alegre: Artmed; 2009.p.778-84.
9. Pimentel MH. Mitos e ideias incorretas acerca da dor na criança. Nursing 2001; 13:27-31.
10. Ministério da Justiça (Brasil). Resolução no 41/95 de 13 de outubro de 1995. Conselho Nacional dos Direitos da Criança e do Adolescente – CONANDA. Secretaria Especial dos Direitos Humanos, 2004; 200 p.
11. Marcatto JO, Machado MGP, Silva YP. Avaliação da dor na infância. In: Silva YP, Silva JF. Dor em pediatria. Rio de Janeiro: Guanabara Koogan; 2006. p.81-93.
12. Correia LL, Linhares MBM. Avaliação do comportamento de crianças em situação de dor: revisão de literatura. J Pediatr 2008;84(6):1-12.
13. Hadjistavropoulos T, Craig KD. A theoretical framework for understanding self-report and observational measures of pain:a communications model. Behav Res Ther. 2002 May;40(5):551-70.
14. Alves MMO. Validação de uma escala para avaliação de dor em crianças brasileiras menores de cinco anos. Porto Alegre. Dissertação [Mestrado em Pediatria] – Universidade Federal do Rio Grande do Sul; 2007.
15. Batalha LMC. Manual de estudo. Avaliação de dor-Versão 1 [manual na internet]. ESEnfC; 2016. [Acesso em 14 de março 2018]. Disponível em: file:///C:/Users/andrezav.CAISM/Downloads/Manual%20de%20%20 avalia%C3%A7%C3%A3o%20da%20dor.pdf.
16. Melo GM, Alline ALPA, Moura F, Cardoso MVLM, Silva VM. Pain assessment scales in newborns: integrative review. Rev. Paul. Pediatr. 2014 Dec;32(4):395–402.
17. Morete MC, Minson FP. Instrumentos para a avaliação da dor em pacientes oncológicos. Rev Dor 2010; 11(1):74-80.
18. Sousa FF, Silva JA. A métrica da dor (dormetria): problemas teóricos e metodológicos. Rev. Dor 2005;6(1):469-513.
19. Oliveira AM, Batalha LMC, Fernandes AM, Gonçalves JC, Viegas RG. Uma análise funcional da Wong-Baker Faces Pain Rating Scale: linearidade, discriminabilidade e amplitude. Rev Enf Ref. 2014;serIV(3): 121-30.
20. Bussotti EA, Guinsburg R, Pedreira MLG. Adaptação cultural para o português do Brasil da escala de avaliação de dor face, legs, activity, cry, consolability revised (FLACCr). Rev Latino-Am Enfermagem. 2015;23(4):651-59.
21. Pimenta CAM, Teixeira MJ. Questionário de dor McGill: proposta de adaptação para a língua portuguesa. Rev Esc Enf USP. 1996;30(3):473-83.
22. Amoretti CF, Rodrigues GO; Carvalho PRA, Trotta EA. Validação de escalas de sedação em crianças submetidas à ventilação mecânica internadas em uma unidade de terapia intensiva pediátrica terciária. Rev Bras Ter Int. 2008; 20(4):325-33.
23. Cancer Care Ontario. [homepage na internet]. Practice evidence- based series 16-Cancer-related pain management: a report of evidence based recommendations to guide practice. [Acesso em 14 de março de 2018]. Disponível em http://www.cancercare.on.ca.
24. AAP AAP Committee on Fetus and Newborn and Section on Anesthesiology and Pain Medicine. Prevention and Management of Procedural Pain in the Neonate: An Update. Pediatrics. 2016 Feb;137(2):e20154271.
25. Grunau RE, Oberlander T, Holsti L, Whitfi eld MF. Bedside application of the Neonatal Facial Coding System in pain assessment of premature neonates. Pain. 1998 Jun;76(3):277–86.
26. Silva YP, Gomez RS, Máximo TA, Silva ACS. Avaliação da dor em neonatologia. Rev Bras Anestesiol. 2007; 57: 5: 565-574.

216

Escalas de Avaliação de Dor em Pediatria

27. Deindl P, Unterasinger L, Kappler G, Werther T, Czaba C, Giordano V, et al. Successful implementation of a neonatal pain and sedation protocol at 2 NICUs. Pediatrics. 2013 Jul;132(1):e211-218.
28. Holsti L, Grunau RE. Initial validation of the Behavioral Indicators of Infant Pain (BIIP). Pain. 2007 Dec 5;132(3):264–72.
29. Carbajal R, Paupe A, Hoenn E, Lenclen R, Olivier-Martin M. [APN: evaluation behavioral scale of acute pain in newborn infants.] [Article in French]. Arch Pediatr. 1997 Jul;4(7):623–8.
30. Oliveira TM. Análise psicofísica da escala multidimensional de dor Neonatal Pain, Agitation and Sedation Scale (N-PASS) em recém-nascidos. Brasília. Monografia [Residência em Pediatria] – Hospital Regional da Asa Sul; 2011.

CAPÍTULO 19

Tratamento dos Sintomas Respiratórios

- Erica Boldrini

> "O valor das coisas não está no tempo que elas duram, mas na intensidade com que acontecem. Por isso, existem momentos inesquecíveis, coisas inexplicáveis e pessoas incomparáveis."
>
> (Fernando Pessoa)

Na pediatria, o avanço tecnológico trouxe inegáveis progressos. Entretanto, apesar do aparato tecnológico, algumas crianças ainda vivem em condições que ameaçam a vida.[1,2] Graças a essa tecnologia, crianças que morreriam agora sobrevivem, como pacientes com fibrose cística que recebem transplante de pulmão e aqueles que vivem meses ou anos com ventilação não invasiva, ou mesmo com ventilação mecânica crônica, tanto no hospital como em casa.[3]

Lidar com esse novo perfil de paciente exige do pediatra uma abordagem diferente. Mesmo quando há tratamento curativo, os cuidados paliativos devem e necessitam ser implementados, com o objetivo central de proporcionar maior controle dos sintomas e melhor qualidade de vida para a criança e sua família.

O controle impecável da dor e de outros sintomas é a principal estratégia na abordagem das crianças que necessitam de cuidados paliativos. São poucas as pesquisas sobre o manejo da dor e dos sintomas nos cuidados paliativos em pediatria, principalmente quando comparadas ao extenso leque de estudos referentes aos pacientes adultos. Soma-se a essa lacuna o fato de que a maioria dos estudos se limita ao manejo dos sintomas prevalentes na criança com câncer.[4]

Um estudo clássico foi realizado por Wolfe e cols. que avaliaram os sintomas das crianças que morreram com câncer entre 1990 e 1997, no Dana Farber Institute e no Children's Hospital of Boston. Foram entrevistados os pais de 102 crianças que haviam falecido. Destas, quase 80% morreram por progressão da doença, enquanto as demais faleceram com complicações relacionadas ao tratamento. Nesse estudo, de acordo com os pais, 89% das crianças apresentaram sofrimento significativo no último mês de vida, sofrimento esse secundário a pelo menos um sintoma, sendo os mais prevalentes a dor, a fadiga e a dispneia. Entre as crianças que apresentaram

Parte 3 – Controle de Sintomas

tratamento específico para os sintomas, o tratamento foi efetivo em apenas 27% daquelas com dor e 16% das com dispneia.[5]

De todos os sintomas que a criança doente pode experimentar, os mais angustiantes e que causam maior sofrimento para o paciente, pais e cuidadores são a dor e a dispneia.

A dificuldade respiratória está relacionada a um amplo espectro de condições, que incluem tanto doenças oncológicas como não oncológicas, tais como patologias cardíacas, pulmonares e neuromusculares. Fora os problemas físicos e mecânicos, a ansiedade também pode causar sensação de falta de ar.[6]

Não estão claras quais são as habilidades necessárias para que os diferentes profissionais e cuidadores maximizem o conforto desse paciente. Estas devem incluir estratégias psicológicas, posicionamento, suporte ventilatório e medicação. Adicionalmente, a criança requer explicações sobre esse sintoma angustiante e a certeza de que todos estão trabalhando para melhorá-lo. Profissionais como terapeuta ocupacional, assistente social, assistente espiritual e psicólogo provêm conforto a estes pacientes que geralmente têm hospitalizações frequentes e prolongadas. Também são muito importantes os mecanismos de suporte que ajudem a combater o isolamento; como atividades que incluem interações com engajamento (artesanato), conexão entre pacientes, amigos e família, intervenções terapêuticas (distração).[7]

Dispneia
Definição

Segundo a American Thoracic Society, a dispneia é definida como uma experiência subjetiva de desconforto respiratório, que consiste em sensações qualitativamente distintas de intensidade variável. Este sintoma resulta de interações de componente fisiológicos, psicológicos, sociais e ambientais. Pode ser expressa pelo paciente como aperto ou congestão no peito, respiração pesada, abafamento ou sensação sufocante. Está associada à fadiga, depressão, queda do índice de desempenho, diminuição da qualidade de vida e aumento da mortalidade, causando impacto físico, psicológico e social.[8]

É sempre uma sensação expressa pelo paciente e não deve ser confundida com hiperventilação ou taquipneia. O diagnóstico diferencial também deve ser feito com insuficiência respiratória, que é o estado em que o valor de pressão parcial de O_2 no sangue arterial é menor que 60 mmHg e de CO_2 é maior que 50 mmHg. Assim, a sensação de falta de ar não se correlaciona com medidas objetivas como frequência respiratória, saturação de oxigênio, medidas de gás arterial ou espirometria.[9]

Incidência

É um sintoma muito frequente, acometendo 21 a 90% dos pacientes com câncer, com ou sem envolvimento pulmonar. É importante ter em mente que 24% dos pacientes que apresentam dispneia não apresentam nenhuma patologia cardiopulmonar. Isso se explica pela complexidade do sintoma e as diversas possibilidades de etiologias, além do componente emocional, que deve ser cuidadosamente avaliado.[10]

A literatura sugere que 58% das crianças com câncer recebendo cuidados paliativos têm dispneia e que o sintoma contribui para sofrimento em 48% dos casos.[1,10-16] Sugere ainda que 79% dessas crianças recebem tratamento, mas apenas 18% respondem a ele.[11-18]

Para crianças com HIV/AIDS, a falta de ar é um sintoma que afeta só 11%, no entanto em torno de 50% das crianças com câncer, paralisia cerebral, condições metabólicas e anormalidades congênitas são afetadas.[19]

Etiologia

As causas da dispneia podem ser organizadas por localização anatômica:[7]

- Obstrução das vias aéreas, fixa ou intermitente, como anormalidades congênitas, asma, compressão externa e/ou invasão por tumor;
- Anormalidades do parênquima pulmonar intratorácico como pneumonia, tumor, hemorragia pulmonar, fibrose cística;
- Patologias extraparenquimatosas intratorácicas como pneumotórax ou hemotórax. Do ponto de vista fisiopatológico:[20]
- Aumento no esforço respiratório para vencer algum problema mecânico (doença pulmonar obstrutiva ou restritiva, derrame pleural);
- Aumento da proporção de fibras musculares para manter o funcionamento normal (fraqueza neuromuscular, caquexia);
- Aumento na necessidade ventilatória (hipoxemia, hipercapnia, acidose metabólica, anemia).

Avaliação

Como princípio na abordagem de qualquer sintoma, a primeira preocupação deve ser a minuciosa avaliação da situação. Neste contexto, a avaliação da dispneia apresenta uma particularidade: não existe um modo padronizado de se abordar este sintoma em todos os seus aspectos – físico, emocional, comportamental e circunstancial. Desse modo, a avaliação apropriada e, portanto, a conduta a ser tomada, depende de uma percepção acurada da equipe que acompanha o paciente.

Existem 33 escalas diferentes para avaliação de dispneia, mas nenhuma delas é adequada para uso isolado porque avaliam características unidimensionais. Quando se faz avaliação dos sintomas respiratórios, é fundamental que se avalie não só a intensidade, mas também as suas características desencadeantes, disparadores, ritmo de evolução, fatores de melhora e piora, resposta a intervenções, componente emocional, além da doença que leva ao sintoma.[21]

Uma revisão bibliográfica em pediatria evidenciou 15 escalas validadas na língua inglesa e uma em português.[22] Destas, duas autoaplicáveis são muito utilizadas, uma para crianças hospitalizadas com asma e outra para crianças em acompanhamento ambulatorial com fibrose cística ou asma. Porém, ambas não são validadas para menores de 6 anos, nem para a língua portuguesa.[23,24]

Já a escala visual analógica legendada de dispneia foi criada na língua portuguesa (Brasil) e utilizada por Lima e cols. (2010) para determinar o grau de dispneia durante teste de broncoespasmo induzido por exercício em crianças e adolescentes asmáticos. Apresenta escore de 0 a 3, associado a uma sequência de ilustrações do desempenho de um garoto fazendo exercícios com uma bola. Uma extremidade da escala sinaliza ausência de sintomas (0 pontos) e a outra simboliza dispneia grave (3 pontos).[25]

Todavia, em cuidados paliativos, os testes baseados em exercícios geralmente são inapropriados. Escalas para medir a severidade e o impacto funcional não foram validadas, nem para adultos nem para crianças nesta situação. Embora a dispneia seja frequentemente encontrada no ambiente de cuidados paliativos, sua gestão ótima continua incerta. Como já descrito, a abordagem clínica começa com uma avaliação precisa que abrange os aspectos físicos, emocionais, sociais e espirituais deste sintoma complexo. Prioridades realistas devem ser discutidas. Os princípios do cuidado paliativo devem ser considerados:

- **Observação:** do impacto da dispneia na qualidade de vida da criança, identificação de causas reversíveis.
- **Antecipação:** mesmo os problemas tratados com sucesso podem recorrer ou piorar, assim como um novo problema pode aparecer.

Parte 3 – Controle de Sintomas

- **Planejamento:** planejar o manejo do sintoma, assim como de novos problemas.
- **Ética:** o objetivo é a qualidade de vida e não o prolongamento a qualquer custo; avaliar cuidadosamente os riscos e benefícios de qualquer tratamento.
- **Revisão:** os sintomas e problemas mudam rapidamente no fim de vida, portanto é necessária a revisão regular.

Na ausência de instrumentos validados, o método mais utilizado é a escala visual analógica (EVA), onde zero significa sem falta de ar e 10, a pior falta de ar que já sentiu que pode ser entendida por crianças a partir dos 6-8 anos.

Quando o autorrelato não é possível, a avaliação objetiva de uso da musculatura acessória e a retração de fúrcula têm melhor correlação com a falta de ar do que a saturação de oxigênio ou frequência respiratória.[7]

Tratamento

Tratamento medicamentoso

O tratamento medicamentoso tem como agentes principais os opioides e os benzodiazepínicos. Há uma preocupação dos profissionais de saúde e dos familiares de que os opioides possam causar depressão respiratória. Revisão sistemática mostrou que uma dose enteral ou subcutânea de 25 a 50% da dose usual de opioide forte melhora significativamente a sensação de dispneia em adultos com doença avançada.[26]

Na dose apropriada, reduz a frequência e a sensação de falta de ar, sem mudar a saturação de oxigênio.[27] No entanto, as evidências em crianças são limitadas apenas a relatos de caso em pacientes não oncológicos.[28]

Muitos estudos têm avaliado a possibilidade da administração inalatória de opioides, que, em teoria conferiria benefícios por estimular receptores *mu* pulmonares, reduzindo, assim, efeitos sistêmicos como sonolência e constipação, porém metanálise revela que não há evidências que suportem benefício nesse modo de terapia, apesar da existência de reportagens de casos isolados de sucesso.[29]

A correlação com ansiedade sugere que benzodiazepínicos também devem ser efetivos no manejo, embora não haja metanálise que avalie o uso de benzodiazepínicos para alívio da dispneia. Estudos com adultos mostram que a combinação morfina e midazolan diminuem a sensação de falta de ar e é superior a qualquer outra medicação isolada, porém sem significância estatística.[30]

Benzodiazepínicos são bem estabelecidos para tratar desordens de ansiedade em crianças. Dose de 25 a 50% da usada para o *status* epilético é efetivo para reduzir ansiedade aguda, inclusive aquela associada à dispneia, mas não há estudos em crianças. Contudo, a combinação de morfina ou outro opioide com benzodiazepínicos é frequentemente utilizada, apesar da pobreza de evidências.[31]

Algumas evidências apoiam o uso em adultos de opioides orais, furosemida inalada e medicamentos ansiolíticos como adjuvantes associados a intervenções não farmacológicas, como a acupuntura e a reabilitação pulmonar; embora sejam necessárias pesquisas adicionais.[32]

Ocasionalmente, a dispneia pode tornar-se refratária, apesar da combinação de múltiplos tratamentos, gerando grande sofrimento. Nestas situações, alguns pacientes e familiares podem concordar com a sedação como último recurso, embora haja perda do contato consciente no fim da vida.[33] Administração em infusão subcutânea contínua nos últimos dias ou horas, quando a via enteral não está mais disponível, é empregada; contudo, ainda faltam pesquisas formais que suportem essa prática na pediatria.

Tratamento dos Sintomas Respiratórios

Outros medicamentos podem aliviar a falta de ar, conforme a doença de base, como broncodilatadores, esteroides inalatórios e mucolíticos. Tratar a anemia, proporcionar uma analgesia adequada podem contribuir também, assim como posicionamento confortável durante o sono, com inclinação de 30 a 90°, uso de ventiladores e janelas abertas que melhoram a sensação de claustrofobia.

Uso de oxigênio

Fraqueza do diafragma resultante da caquexia no contexto do câncer pode levar à sensação de falta de ar e hipercapnia, que leva a despertar com sonolência e cefaleia. O uso de oxigênio neste contexto é controverso. Uma revisão sistemática de 2008 mostrou que pacientes morrendo com metástases pulmonares recebendo terapia com oxigênio não eram menos dispneicos do que aqueles que recebiam apenas ar ambiente.[34,35]

A evidência do efeito benéfico da suplementação de oxigênio é apenas quando a dispneia é associada à hipóxia.[36] Para crianças com dispneia, o oxigênio é normalmente oferecido, independentemente da causa, porém as evidências também sugerem que ele só alivia a dispneia quando a causa é hipoxemia. Contudo, muitas vezes, essa terapia tem um efeito simbólico para a família, particularmente se a criança usou oxigênio ao longo de sua vida. Com isso, pacientes e familiares sentem que têm controle da situação, e isso pode ser importante do ponto de vista deles, porém não podemos esquecer alguns efeitos, como o ressecamento da mucosa.

Devemos lembrar também que situações em que a hipoxemia é contínua, a melhor terapia é descontinuar a monitorização.

Suporte respiratório

O uso de ventilação não invasiva com pressão positiva também é discutível.[37] Há evidências que reduz o nível de dióxido de carbono, contudo a melhora subjetiva do sintoma não é clara. O desconforto e o impacto psicológico causado por essa intervenção têm de ser avaliados, uma vez que não há mudança na condição de base.[38]

Tratamento não farmacológico

A experiência emocional da falta de ar não pode ser separada da causa física, então várias abordagens não farmacológicas têm sido utilizadas para o manuseio desta. Intervenções como suporte psicológico, estratégias de enfrentamento são oferecidas para pacientes com câncer e DPOC. Ensaios randomizados sugerem que essas intervenções têm impacto positivo na qualidade de vida, reduzindo a severidade da dispneia, melhorando a função, aumentando a capacidade de enfrentamento e levando a maior bem-estar psicológico.[39]

Revisão da Cochrane mostra resultados variados quanto ao uso de terapias não farmacológicas para dispneia.[40] Embora não haja estudos específicos de intervenções não farmacológicas em crianças com falta de ar, os resultados de adultos podem ser extrapolados. Em adultos, há correlação entre falta de ar e algumas disfunções psicológicas, como ansiedade e pânico. É sabido que crianças com doenças crônicas também têm risco aumentado de desenvolver problemas psicológicos, o que reforça a importância do acompanhamento multidisciplinar, principalmente da psicóloga.[41]

Técnicas usadas com sucesso em adultos (manejo da ansiedade, técnicas de relaxamento, treinamento da respiração e espaço para falar e expressar o medo) podem ser aplicadas em crianças, mas com abordagem muito variada, dependendo da idade, do nível de entendimento, do consentimento dos pais e da viabilidade do tipo de suporte. A necessidade de cada caso é única e é necessário planejar um programa de suporte e manejo sob medida para cada um.[42]

Parte 3 – Controle de Sintomas

Posicionamento, técnicas de respiração e relaxamento são utilizadas para quebrar o ciclo vicioso da ansiedade e ataques de pânico. Algumas crianças respondem a práticas como respiração lenta e profunda, cantar, estourar bolinhas de sabão ou soprar cata-vento quando se sentem ansiosos, assim como com o uso de auto-hipnose e de um ambiente calmo com luzes e música. Traz benefício para o paciente e a família. Pode ser suplementado com ansiolítico de ação rápida e opioide administrado enteral ou parenteralmente.[43]

Fisioterapia respiratória

Fisioterapia respiratória engloba muitas técnicas que ajudam a remover a secreção do trato respiratório baixo (posicionamento, percussão, vibração, aparelho com pressão expiratória positiva, espirômetro, máquina de tosse assistida, exercícios) e intervenções com umidade e hidratação adequadas.

Embora a pesquisa em fisioterapia respiratória em pacientes paliativos pediátricos seja pequena, a evidência clínica e a experiência reportada pelos pacientes mostram benefícios. Pacientes com condições neurológicas ou neuromusculares necessitam de fisioterapia respiratória diária, por muito tempo. Já quando a morte se aproxima, a fisioterapia pode causar agitação, angústia e desconforto. A otimização do conforto e qualidade de vida é prioridade.[6,7]

Tosse

Um sintoma muito agravante é a tosse, porque interfere em atividades básicas como comer e dormir, em atividades sociais, leva à fadiga, dor torácica, abdominal e até mesmo ao vômito.

O tratamento medicamentoso é limitado. Pode responder ao antagonista do receptor NMDA, como o dextrometorfano, mas não há estudos controlados em crianças. Alguns pacientes têm alívio com pequenas doses de opioide. A codeína é o melhor antitussígeno conhecido, pois age diretamente no centro da tosse.[44] Inalação de anestésicos tem sido utilizada em adultos, porém sua efetividade em crianças não é clara.[45]

Secreções

Algumas crianças desenvolvem respiração ruidosa próximo à morte. A literatura internacional refere como *death rattle*, que pode ser traduzido como o "som da morte" ou "sororoca". É causada pelo acúmulo de secreções nas vias aéreas superiores durante os últimos dias ou horas de vida. Não é causada pelo aumento no volume de secreção, mas pela falência na manipulação. Acontece normalmente no paciente inconsciente e essa situação pode ser intolerável para pais e cuidadores, mas não há evidências de angústia para o paciente.

Aspiração de secreção provê benefício por curto tempo e exige instrução cuidadosa da equipe de fisioterapia para ser confortável, porém, quando a morte, é iminente deve-se usar medidas não invasivas como medicações anticolinérgicas (gotas sublinguais de colírio de atropina 10%, adesivo de escopolamina aplicado atrás da orelha, medicações sistêmicas como hioscina ou glicopirrolato enteral ou parenteralmente).

Essas medicações devem ser tituladas porque reduzem o volume de secreção e aumentam a viscosidade. Também causam retenção urinária, boca seca e piora da constipação e há algum grau de conflito quando prescritas junto com antibiótico.[46]

Hemorragia pulmonar

Pacientes podem apresentar desde pequenos laivos de sangue no escarro até sangramentos de grande monta com risco de vida. É geralmente um evento terrível para o paciente,

Tratamento dos Sintomas Respiratórios

família e profissionais. As causas incluem uma combinação de desordens pulmonares exacerbadas pela diátese hemorrágica. São causadas por pressão externa nas vias aéreas, comumente tumores. Na população pediátrica, a hemorragia pulmonar comumente aparece em doenças pulmonares avançadas, sepse, estágio final de doença hepática e paciente crítico em ventilação mecânica.

Esteroides e radioterapia podem diminuir a lesão e ácidos tranexâmico e aminocaproico podem diminuir o sintoma. Deve-se considerar também a infusão de plaquetas na presença de trombocitopenia. É rara uma hemorragia maciça, porém é uma emergência paliativa.

Quando é possível prever essa possibilidade, lençóis e toalhas escuras devem ser utilizados para diminuir o impacto visual. Nas situações em que o paciente se encontra angustiado, uma dose de midazolan (subcutâneo, intramuscular ou endovenoso) deve ser administrada para causar uma sedação leve que permita o conforto e diminua a memória do evento. Pode ser dado em bolus, mas se há a possibilidade do sangramento se repetir, o paciente pode se beneficiar de infusão contínua.[6,7]

Derrame pleural, pneumotórax e hemotórax

São assintomáticos quando de pequeno volume, no entanto podem causar dispneia quando grandes. Dependendo da trajetória da doença, tratamento conservador pode ser uma alternativa. Porém, se a criança está bem, algumas opções devem ser consideradas, como cirurgia e radioterapia. No entanto, toda e qualquer intervenção deve ser discutida frente a seu valor terapêutico.

A experiência de uma instituição isolada mostrou que a drenagem de derrame pleural em adultos com cateter tunelizado mostrou-se superior à pleurodese, porém o manuseio de crianças é sempre mais conservador e, com isso, menos mórbido.[47,48]

Fraqueza da musculatura respiratória

Muitas doenças hereditárias causam fraqueza, mas é a fraqueza extrema da musculatura respiratória que leva à dispneia e falência respiratória nas crianças. Em pacientes com distrofia muscular de Duchenne, o grau e o tempo de fraqueza respiratória são variáveis. Em estágios iniciais, há evidência de que a ventilação não invasiva (BiPAP, CPAP) pode aliviar essa condição e prolongar a expectativa de vida.[49]

Dilemas éticos emergem dos casos de bebês com atrofia muscular espinhal tipo I, em que a extensão da duração da vida é vista como um prolongamento do processo de morrer, particularmente em crianças no período pré-verbal, em que não é possível avaliar a qualidade de vida. Uma boa comunicação, com mediação de todos os detalhes, tem de ser considerada.

Em muitas culturas, a prática tem sido a família decidir se o suporte ventilatório deve ou não ser instituído, lembrando sempre que é um procedimento paliativo e que a base deve ser o benefício para a criança.[50]

Soluços

Resultam de espasmo abrupto e involuntário dos músculos do diafragma e intercostais e são seguidos pelo fechamento repentino da glote, gerando um som característico. A contração coordenada da musculatura inspiratória leva a uma rápida entrada de ar, interrompida pelo fechamento da glote em poucos milissegundos.

É um arco reflexo composto por vias aferentes (nervo vago, frênico e cadeia simpática) e eferentes (nervo frênico, intercostal externo e escaleno), sendo o centro do soluço localizado no hipotálamo, na formação reticular, no tronco cerebral perto do centro respiratório. Pouco tempo

Parte 3 – Controle de Sintomas

após a ativação desse arco reflexo, o nervo laríngeo recorrente estimula o fechamento da glote, o que resulta no som "hic".

A classificação baseia-se em sua duração. Agudos duram menos de 48 horas, persistentes mais de 48 horas e intratáveis mais de 1 mês. Estes afetam muito a qualidade de vida e humor do paciente, interferindo na alimentação, na interação social e no sono. Em pacientes paliativos, têm efeito deletério, podendo causar depressão.[7]

A maioria é aguda, autolimitada e cessa em poucos minutos. Tem incidência e prevalência muito variável, sendo em torno de 20% em pacientes com doença de Parkinson, 10% em portadores de refluxo gastresofágico e 4 a 5% em portadores de câncer avançado. Não há estudos em crianças.

As causas podem ser neurológicas, localizadas na cabeça e pescoço, tórax, abdome, metabólicas, infecciosas, psicogênica ou secundária a drogas ou cirurgias.

Em cuidados paliativos, é importante identificar as causas reversíveis. Avaliar antecedentes cirúrgicos, o uso de medicações, presença de infecções, broncoaspiração, distúrbios hidroeletrolíticos (hiponatremia, hipocalcemia, hipocalemia). No câncer, muitas vezes é multifatorial.

Tratamento farmacológico consiste no uso de procinéticos (domperidona ou metoclopramida), inibidores da bomba de prótons, dexametasona, clorpormazina ou levomepromazina, haloperidol, baclofeno, gabapentina, midazolan.

O tratamento não farmacológico pode ser feito com acupuntura, bloqueio do nervo frênico, água gelada ou gelo picado.[51]

Traqueostomia

A literatura trata da realização da traqueostomia em situações distintas como doenças neuromusculares em estágio final até anormalidades de vias aéreas como na síndrome de Pierre Robin, em que, muitas vezes, não há risco de vida, nem necessidade de ventilação artificial.

Um ponto importante a ser discutido antes da realização da traqueostomia, tanto com a família como com o paciente, é a perda da fala, que pode dar a sensação de perda de controle do dia a dia. Isso gera também (junto com a evolução da doença, tratamento ou possíveis complicações) grande sofrimento existencial, medo, desesperança e ansiedade. Psicólogos e terapeutas ocupacionais podem ajudar nesse processo.

Frente a isso, não há um consenso claro, uma vez que os problemas são diversos, raros, muitas decisões são ambíguas e não há certeza de que o tratamento escolhido trará resultados positivos, porém sempre deve se levar em conta os riscos, benefícios e interesses da criança.

Para desospitalização de pacientes crônicos, há necessidade de uma equipe hospitalar que treine os cuidadores e ajude a adequar às condições domiciliares. Esses cuidadores, muitas vezes, terão de assumir essa responsabilidade durante anos, em tempo integral. Esse cuidado pode ser assessorado por um serviço de *home care* ou de um programa de saúde da família, com visita de médico, enfermeira e fisioterapeuta.[52]

Apneia e padrões respiratórios anormais

Doenças como glioma difuso de tronco cerebral ou trissomia do 13 e 18 podem levar à apneia esporádica, o que causa grande angústia aos pais, cuidadores e ocasionalmente a criança. Alguns centros oferecem conforto, outros oferecem terapia de suporte com CPAP ou BiPAP, porque alguns pais acham que a morte ocorre por falta de tratamento e outros porque acreditam que ventilação não invasiva proporciona uma boa qualidade de vida.

Padrões respiratórios erráticos como o de Cheyne Stokes ocorre no fim de vida por inúmeras doenças, como tumores de tronco cerebral ou insuficiência cardíaca congestiva e o mecanismo

226

Tratamento dos Sintomas Respiratórios

não é totalmente elucidado. É importante para a família saber que esse tipo de respiração pode ocorrer e que esse achado antecipa a morte.[6,7]

Particularidades da Fibrose cística conforme Diretrizes Brasileiras 2017

Fisioterapia respiratória

Técnicas de fisioterapia respiratória devem ser realizadas em todos os pacientes com fibrose cística a partir do diagnóstico, com frequência diária. A fisioterapia respiratória apresenta benefícios clínicos comprovados quando comparada à ausência dessa intervenção; porém, sem evidência de superioridade de uma técnica sobre a outra. A preferência do paciente é um fator imprescindível para a adesão ao tratamento, mas o uso de dispositivos, como máscara de pressão expiratória positiva e máscara de pressão oscilatória positiva do tipo Flutter®, Shaker® e Acapella®, é de grande utilidade e confere independência ao paciente. O uso do dispositivo de oscilação de alta frequência de parede torácica, apesar de também conferir independência ao paciente, foi inferior ao uso da máscara de pressão expiratória positiva em um estudo recente. A ventilação não invasiva pode ser utilizada como coadjuvante da terapia de desobstrução brônquica e em pacientes com doença avançada e insuficiência respiratória hipercápnica.

Oxigenoterapia

Em pacientes hipoxêmicos, a suplementação contínua de oxigênio relaciona-se a aumento da tolerância ao exercício e melhora discreta no sono e na frequência a escola/trabalho, porém, sem aumento da sobrevida. A indicação da oxigenoterapia deve ser avaliada individualmente quando a SpO_2 estiver abaixo de 90% para aliviar a dispneia, retardar o *cor pulmonale* e melhorar os desfechos referidos. Pacientes com PaO_2 < 55 mmHg ou SpO_2 < 88% já apresentam indicação de oxigenoterapia, independentemente da sintomatologia. A via preferencial é a cânula nasal com o menor fluxo possível para manter a SpO_2 acima de 90%. O uso intermitente pode ser necessário durante as exacerbações pulmonares agudas.

Manejo da Hemoptise

O manejo da hemoptise depende do seu volume. Sangramentos ≥ 5 mL exigem considerar tratamento com antibióticos para exacerbação pulmonar. Sangramentos ≥ 240 mL/dia ou > 100 mL/dia por vários dias requerem atendimento especializado e, quando evidenciada instabilidade clínica, indica-se tratamento broncoscópico ou por meio de embolização de artérias brônquicas. A intervenção cirúrgica pode ser feita na fase aguda somente em casos refratários

Ventilação invasiva e não invasiva

A indicação de ventilação invasiva no paciente grave é controversa e está associada à baixa sobrevida, especialmente quando indicada por infecção respiratória. Deve ser considerada na insuficiência respiratória ocasionada por um fator precipitante agudo e corrigível (hemoptise massiva, pneumotórax e no pós-operatório). A ventilação não invasiva pode ser usada como adjuvante no tratamento de exacerbações e pode ser indicada em pacientes com hipercapnia diurna e distúrbios do sono. Há relatos de que seu uso está associado à maior tolerância ao exercício, à melhora na qualidade de vida e de sobrevida e a menor declínio da função pulmonar. Seu uso como recurso na fisioterapia traz benefícios na dispneia, fadiga muscular e oxigenação.

Corticosteroides inalatórios e sistêmicos

Não existem evidências científicas que suportem o uso de corticosteroides inalatórios de modo rotineiro na fibrose cística, podendo-se utilizá-los em pacientes com asma associada. Recomenda-se, sempre que possível, realizar espirometria para comprovar o benefício de seu uso. O uso crônico de corticosteroides orais também não é recomendado pelo risco de efeitos adversos significativos, como aumento do risco de diabetes e retardo do crescimento. Os efeitos do uso por curtos períodos e durante as exacerbações pulmonares ainda não foram esclarecidos.

Broncodilatadores

Os broncodilatadores demonstraram benefícios apenas em pacientes com hiperresponsividade brônquica comprovada ou evidência de asma; nesse último caso, devem ser utilizados em associação com um corticosteroide inalatório. Nesse grupo de pacientes, observou-se um aumento da função pulmonar em curto e longo prazo. Os beta-agonistas de longa duração melhoraram a função pulmonar em curto prazo, com resultados duradouros inconsistentes, sendo indicados, portanto, apenas para indivíduos com asma comprovada. Em relação aos anticolinérgicos de longa duração, recentemente o uso de ipatrópio mostrou ser bem tolerado, apesar de o ganho de função pulmonar não ter apresentado uma diferença estatisticamente significativa quando comparado a placebo.

Cuidados paliativos

O diálogo franco e aberto sobre a evolução da doença deve ser promovido desde cedo, e os cuidados paliativos devem ser oferecidos pela equipe que trata o paciente. A equipe deve ser treinada e capacitada nos princípios básicos de analgesia e sedação e ser capaz de tratar sintomas, como dor, náusea, ansiedade e dispneia. Muitas vezes, os cuidados paliativos são instituídos com o restante do tratamento ativo. O desejo do paciente e de seus familiares, não só em termos gerais, mas também quanto ao investimento em situações de emergência e de final de vida, deve ser de conhecimento de toda equipe.[53]

Fila de transplante pulmonar

Quando um paciente se encontra em fila de transplante pulmonar, pode ser difícil abordar questões referentes à terminalidade, uma vez que a dinâmica psíquica do paciente está ancorada na esperança pelo transplante e na melhora da condição clínica, esperando que todas essas medidas devam ser tomadas para que esse momento se concretize. Desse modo, muitos pacientes em lista de transplante podem ter uma transição abrupta e tardia do cuidado com foco curativo para o paliativo.

Em 2009, Bourke e cols., em estudo retrospectivo, analisaram a morte de pacientes portadores de fibrose cística em um centro especializado. Os autores demonstraram que a maioria dos pacientes apresentava piora lenta e progressiva, o que permitiu a inclusão no programa de transplantes, entretanto, alguns pacientes apresentaram intercorrências abruptas (hemoptise ou exacerbação infecciosa), deixando-os agudamente em fase terminal e sem tempo hábil para a elaboração de questões referentes à terminalidade. Nestes pacientes, talvez seja difícil e, de fato, afetivamente inapropriado abordar questões de terminalidade enquanto estiverem na fila de transplante. No entanto, tendo em vista a complexidade e gravidade dos sintomas, esta seria a situação para um modelo de cuidado em que a equipe especializada conduziria primariamente o caso, auxiliada pela equipe de cuidados paliativos numa interação dinâmica entre elas, até o óbito ou êxito do transplante pulmonar.[54]

Tratamento dos Sintomas Respiratórios

Conclusão

Assim como a dor, a dispneia é um sintoma multidimensional e o manejo deve ser baseado na experiência do próprio paciente. A relação entre sinais e sintomas é pobre e as intervenções incluem abordagens farmacológicas, físicas, psicológicas e emocionais.

É um dos sintomas mais difícil de manejar porque a efetividade das intervenções é pequena e não há uma medida de avaliação universal. Embora haja um significativo desenvolvimento de medicações e tecnologias para tratar sintomas do trato respiratório nas crianças, ainda há um relativo déficit em pesquisa de qualidade. Muitos tratamentos são extrapolados dos adultos.

As duas grandes categorias de drogas são os opioides e os benzodiazepínicos, ambos afetando a percepção no sistema nervoso central. Poucas são as drogas que agem diretamente no pulmão, sendo, portanto, uma área ainda a ser explorada pela ciência básica.[6,7]

Referências bibliográficas

1. Piva JP, Garcia PCR, Lago PM. Dilemas e dificuldades envolvendo decisões de final de vida e oferta de cuidados paliativos em pediatria. Rev Bras Ter Int. 2011 Mar;23(1):78-86.
2. Floriani CA. Cuidados paliativos no domicílio: desafios aos cuidados de crianças dependentes de tecnologia. J Pediatr. 2010Jan/Feb;86(1):15-20.
3. Principi T, Morrison GC, Matsui DM, Speechley KN, Seabrook JA, Singh RN, et al. Elective tracheostomy in mechanically ventilated children in Canada. Intensive Care Med. 2008 Aug;34(8):1498-502.
4. Himelstein BP. Palliatve care for infants, children, adolescents, and their families. J Palliat Med. 2006 Feb;9(1):163-81.
5. Wolfe J, Grier HE, Klar N, Levin SB, Ellenbogen JM, Salem-Schatz S et al. Symptoms and suffering at the end of life in children with cancer. N Engl J Med. 2000 Feb;342(5):326-33.
6. Goldman A, Hain R, Liben S (editors). Oxford Textbook of Palliative Care for Children. 2 ed. Londres: Oxford University Press; 2012.
7. Wolfe J, Hinds P, Sourkes B. Textbook of Interdisciplinary Pediatric Palliative Care. Philadelphia: Elsevier Saunders; 2011.
8. Kvale, PA, Selecky PA, Prakash UB, American College of Chest Physicians.. Palliative care in lung cancer: ACCP evidence-based clinical practice guidelines. Chest. 2007 Sep;132(3 Suppl): 368S-403S.
9. Thomas JR, Von Gunten CF. Treatment of dyspnea in cancer patients. Oncology. (Williston Park) 2002 Jun;16(6):745-50.
10. Thomas JR, von Gunten CF. Clinical management of dyspnoea. Lancet Oncol. 2002 Apr; 3(4):223-8.
11. Goldman A, Hewitt M, Collins GS, Childs M, Hain R; United Kingdom Children's Cancer Study Group/Paediatric Oncology Nurses' Forum Palliative Care Working Group. Symptoms in children/young people with progressive malignant disease: United Kingdom children's cancer study group/paediatric oncology nurses forum survey. Pediatrics.2006 Jun;117(6):e1179 86.
12. Hechler T, Blankenburg M, Friedrichsdorf SJ, Garske D, Hübner B, Menke A. Parents' perspective on symptoms, quality of life, characteristics of death and end-of-life decisions for children dying from cancer. Klin Pediatri. 2008 May-Jun,220(3):166-74.
13. Theunissen JM, Hoogerbrugge PM, van Achterberg T, Prins JB, Vernooij-Dassen MJ, van den Ende CH. Symptoms in the palliative phase of children with cancer. Pediatr Blood Cancer. 2007 Aug;49(2):160-5.
14. Jalmsell L, Kreicbergs U, Onelöv E, Steineck G, Henter JI. Symptoms affecting children with malignancies during the last month of life: a nationwide follow-up. Pediatrics 2006 Apr;117(4):1314-20.
15. Hongo T, Watanabe C, Okada S, Inoue N, Yajima S, Fujii Y, Ohzeki T. Analysis of the circumstances at the end of life in children with cancer: symptoms, suffering and acceptance. Pediatr Int. 2003 Feb;45(1):60-4.
16. Wolfe J, Grier HE, Klar N, Levin SB, Ellenbogen JM, Salem-Schatz S, et al. Symptoms and suffering at the end of life in children with cancer. N Engl J Med. 2000 Feb3;342(5):326-33.
17. McCallum DE, Byrne P, Bruera E. How children die in hospital. J Pain Symptom Manage. 2000 Dec;20(6):417-23.
18. Hain RD, Patel N, Crabtree S, Pinkerton R. Respiratory symptoms in children dying from malignant disease. Palliat Med. 1995 Jul;9(3):201-6.
19. Drake R, Frost J, Collins JJ. The symptoms of dying children. J Pain Symptom Manage. 2003 Jul;26(1):594-603.

Parte 3 – Controle de Sintomas

20. Ripamonti C, Fulfaro F, Bruera E. Dyspnoea in patients with advanced cancer: incidence, causes and treatments. Cancer Treat Rev. 1998 Feb;24(1):69-80.

21. Dorman S, Byrne A, Edwards A. Which measurement scales should we use to measure breathlessness in palliative care? A systematic review. Palliat Med. 2007 Apr;21(3):177-91.

22. Martins R, Assumpção MS, Schivinski CIS. Percepção de esforço e dispneia em pediatria: revisão das escalas de avaliação. Medicina (Ribeirão Preto). 2014;47(1):25-35.

23. Khan FI, Reddy RC, Baptist AP. Pediatric Dyspnea Scale for use in hospitalized patients with asthma. J Allergy Clin Immunol. 2009 Mar;123(3):660-4.

24. McGrath PJ, Pianosi PT, Unruh AM, Buckley CP. Dalhousie dyspnea scales: construct and content validity of pictorial scales for measuring dyspnea. BMC. Pediatr 2005 Aug;5:33.

25. Lima PB, Santoro IL, Caetano LB, Cabral ALB, Fernandes ALG. Desempenho de uma escala analógica visual legendada na determinação do grau de dispneia durante teste de broncoespasmo induzido por exercício em crianças e adolescentes asmáticos. J Bras Pneumol. 2010;36(5):532-8.

26. Barnes H, McDonald J, Smallwood N, Manser R. Opioids for the palliation of breathlessness in advanced disease and terminal illness. Cochrane Database Syst Rev. 2016 Mar31;3: CD011008. doi: 10.1002/14651858.CD011008.pub2.

27. Clemens KE, Klaschik E. Symptomatic therapy of dyspnea with strong opioids and its effect on ventilation in palliative care patients. J Pain Symptom Manage. 2007 Apr;33(4):473-81.

28. Cohen SP, Dawson TC. Nebulized morphine as a treatment for dyspnea in a child with cystic fibrosis. Pediatrics. 2002 Sep;110(3): e38.

29. Polosa R, Simidchiev A, Walters EH. Nebulised morphine for severe interstitial lung disease. Cochrane Database Syst Rev. 2002;(3):CD002872.

30. Navigante AH, Cerchietti LC, Castro MA, Lutteral MA, Cabalar ME. Midazolam as adjunct therapy to morphine in the alleviation of severe dyspnea perception in patients with advanced cancer. J Pain Symptom Manage. 2006 Jan;31(1):38-47.

31. Nash LT, Hack S. The pharmacological treatment of anxiety disorders in children and adolescents. Expert Opin Pharmacother. 2002 May;3(5):555-71.

32. Kamal AH, Maguire JM, Wheeler JL, Currow DC, Abernethy AP. Dyspnea review for the palliative care professional: treatment goals and therapeutic options. J Palliative Med. 2012 Jan;15(1):106-14.

33. Krakauer EL, Penson RT, Truog RD, King LA, Chabner BA, Lynch TJ Jr. Sedation for intractable distress of a dying patient: acute palliative care and the principle of double effect. Oncologist. 2000;5(1):53-62.

34. Cranston JM, Crockett A, Currow D. Oxygen therapy for dyspnoea in adults. Cochrane Database Syst Rev. 2008Jul;16(3): CD004769. doi: 10.1002/14651858.CD004769.pub2.

35. Bruera E, Sweeney C, Willey J, Palmer JL, Strasser F, Morice RC, et al. A randomized controlled trial of supplemental oxygen versus air in cancer patients with dyspnea. Palliat Med. 2003 Dec;17(8):659-63.

36. Booth S, Wade R, Johnson M, Kite S, Swannick M, Anderson H, et al. The use of oxygen in the palliation of breathlessness. A report of the expert working group of the Scientific Committee of the Association of Palliative Medicine. Respir Med. 2004 Jan;98(1):66-77.

37. Fauroux B, Lofaso F. Non-invasive mechanical ventilation: when to start for what benefit? Thorax. 2005 Dec;60(12):979-80.

38. Simonds AK, Muntoni F, Heather S, Fielding S. Impact of nasal ventilation on survival in hypercapnic Duchenne muscular dystrophy. Thorax. 1996 Nov;53(11):949-52.

39. Hately J, Laurence V, Scott A, Baker R, Thomas P. Breathlessness clinics within specialist palliative care settings can improve the quality of life and functional capacity of patients with lung cancer. Palliat Med. 2003 Jul;17(5):410-7.

40. Bausewein C, Booth S, Gysels M, Higginson I. Non-pharmacological interventions for breathlessness in advanced stages of malignant and non-malignant diseases. Cochrane Database Syst Rev. 2008 Apr;16(2): CD005623. doi: 10.1002/14651858.CD005623.pub2.

41. Glazebrook C, Hollis C, Heussler H, Goodman R, Coates L. Detecting emotional and behavioural problems in paediatric clinics. Child Care Health Dev. 2003 Mar;29(2):141-9.

42. Henoch I, Bergman B, Gustafsson M, Gaston-Johansson F, Danielson E. Dyspnea experience in patients with lung cancer in palliative care. Eur J Oncol Nurs. 2008 Apr;12(2):86-96.

43. Mize WL. Clinical training in self-regulation and practical pediatric hypnosis: what pediatricians want pediatricians to know. J Dev Behav Pediatr 1996 Oct;17(5):317-22.

44. Morice AH, Menon MS, Mulrennan SA, Everett CF, Wright C, Jackson J, et al. Opiate therapy in chronic cough. Am J Respir Crit Care Med. 2007 Feb 15;175(4):312-5.

Tratamento dos Sintomas Respiratórios

45. Dudgeon DJ. Managing dyspnea and cough. Hematol Oncol Clin North Am. 2002 Jun;16(3):557-77.
46. Wee B, Hillier R. Interventions for noisy breathing in patients near to death. Cochrane Database Syst Rev. 2008 Jan 23;(1):CD005177. doi: 10.1002/14651858.CD005177.pub2.
47. Tremblay A, Michaud G. Single-center experience with 250 tunnelled pleural catheter insertions for malignant pleural effusion. Chest. 2006 Feb;129(2):362-68.
48. Reddy C, Ernst A, Lamb C, Feller-Kopman D. Rapid pleurodesis for malignant pleural effusions: a pilot study. Chest 2011 Jun;139(6):1419-23.
49. Toussaint M, Soudon P, Kinnear W. Effect of non-invasive ventilation on respiratory muscle loading and endurance in patients with Duchenne muscular dystrophy. Thorax. 2008 May;63(5):430-34.
50. Bach JR. The use of mechanical ventilation is appropriate in children with genetically proven spinal muscular atrophy type 1: the motion for. Paediatr Respir Rev. 2008 Mar;9(1):45-50.
51. Calsina-Berna A, García-Gómez G, González-Barboteo J, Porta-Sales J. Treatment of chronic hiccups in cancer patients: a systematic review. J Palliat Med. 2012 Oct;15(10):1142-50.
52. Advance care planning for paediatric patients. Paediatr Child Health. 2008 Nov;13(9):791-805.
53. Athanazio RA, Silva Filho LVRF, Vergara AA, Ribeiro AF, Riedi CA, Procianoy EDFA, et al. Brazilian guidelines for the diagnosis and treatment of cystic fibrosis. J Bras Pneumol. 2017 May-Jun;43(3):219-245.
54. Bourke SJ, Doe SJ, Gascoigne AD, Heslop K, Fields M, Reynolds D et al. An integrated model of provision of palliative care to patients with cystic fibrosis. Palliat Med. 2009 Sep;23(6):512-7.

CAPÍTULO 20

Dispneia

- Silvia Maria de Macedo Barbosa

A vida implica milhares de incursões respiratórias que, na maioria das vezes, ocorrem sem esforço ou sofrimento e de forma imperceptível na grande maioria do tempo. A respiração e o ato de respirar se relacionam com a vida e com a percepção de saúde. A falta de ar em pacientes gravemente enfermos pode ser fonte de um grande sofrimento para o paciente e para sua família.

A American Thoracic Society define a dispneia como "uma experiência subjetiva de desconforto respiratório que consiste em sensações qualitativamente distintas que variam em intensidade".[1] Assim como a dor, a dispneia implica um fenômeno subjetivo, no qual questões psicológicas, sociais e espirituais podem influir na percepção desta falta de ar. Ou seja, a dispneia é uma sensação desconfortável ou a consciência de respirar ou a necessidade de respirar, ou falta de ar.[2]

Muitas são as causas que resultam em dispneia:[2]

1. As etiologias físicas incluem obstrução das vias aéreas, broncoespasmo, hipoxemia, derrame pleural, pneumonia, edema pulmonar, embolia pulmonar, secreções grossas, anemia e distúrbios metabólicos;
2. Questões psicológicas;
3. Questões sociais;
   - Questoes espirituais: como a perda, o sofrimento ou o medo de morrer, podem causar ansiedade.
   - A ansiedade pode causar dispneia.

Em pediatria, as crianças com condições de risco de vida podem desenvolver sintomas respiratórios relacionados à sua doença primária, condições comórbidas ou em resposta a outras terapias que estão recebendo. Compreender as causas do distúrbio respiratório pode facilitar a identificação de terapias apropriadas.

É importante ressaltar que a dispneia não está diretamente correlacionada a observações objetivas, como saturação de oxigênio ou medições de gases sanguíneos alterados. A respiração que parece rápida ou difícil (taquipneia) pode não significar dispneia.

Parte 3 – Controle de Sintomas

A maioria das crianças oncológicas ou não desenvolve dispneia durante as últimas semanas de vida sendo, portanto, um dos sintomas mais comuns e mais angustiantes em cuidados pediátricos de fim de vida.

A maioria das crianças no fim de vida não apresenta disfunção pulmonar, mas a radiografia de tórax pode não ser elucidativa.

A fisiopatologia da dispneia é multifatorial, com origem em muitos distúrbios, incluindo condições cardíacas e pulmonares, exercício extenuante e ansiedade.

O desenvolvimento de dispneia envolve interação complexa de sinais entre o tronco encefálico, córtex motor e receptores na aorta e corpos carotídeos, receptores de estiramento das vias aéreas também presentes nos pulmões e parede torácica. A dispneia pode ocorrer quando há uma incompatibilidade entre o esforço muscular respiratório e o retorno dos receptores sensoriais no sistema respiratório. Finalmente, o córtex cerebral sintetiza reações cognitivas e emocionais a essa entrada.

A fisiopatologia da falta de ar é complexa e há vários mecanismos diferentes:[3,4]

- Hipóxia;
- Ansiedade, pânico;
- Claustrofobia;
- Tosse, hemoptise;
- Compressão das vias aéreas;
- Derrame pleural e pneumotórax;
- Congestão pulmonar;
- Questões da parede do tórax;
- Fraqueza muscular;
- Condições cardíacas;
- Exercício extenuante;
- Infecções.

A sensação da falta de ar decorre de uma complexa interação entre as anormalidades da função respiratória e a percepção do esforço respiratório relacionado à atividade dos mecanorreceptores, quimiorreceptores e a atividade das vias eferentes do centro respiratório por uma estimulação direta das vias ascendentes.[5]

A incidência cumulativa da dispneia em publicações de série de casos das crianças com câncer que recebem cuidados paliativos sugere que 58% das crianças que apresentam dispneia, sendo que este sintoma contribui de modo significativo para o sofrimento em 48% das crianças. As séries de casos também relatam que 79% das crianças com câncer e dispneia que receberam cuidados paliativos, receberam tratamento para a sua dispneia, mas somente 18% das mesmas responderam à terapêutica. A dispneia, assim sendo, é um sintoma comum, porém difícil de tratar, e são necessárias mais pesquisas sobre o assunto.

Nas crianças com HIV/AIDS, a falta de ar aparenta-se como um problema com menos impacto, afetando somente 11% das crianças. Nos estudos de coorte mistos, que incluem crianças oncológicas, paralisia cerebral, condições metabólicas e anormalidades congênitas que estão recebendo cuidados paliativos, a falta de ar é um dos sintomas *top ten* na frequência de relatos, com aproximadamente 50% das crianças sendo afetadas.[6]

Manuseio da dispneia[3,4]

A dispneia é um sintoma multidimensional, complexo com a interação dos aspectos físicos, psíquicos, sociais e espirituais. O efetivo manuseio da dispneia necessita de avaliação não somente da intensidade desta, mas também dos fatores que a precipitam e a aliviam, além do impacto na qualidade de vida e o impacto psíquico da falta de ar.[3]

Uma criança pode relatar o grau do seu sofrimento com a falta de ar usando uma escala similar à escala visual analógica utilizada para a dor. Outros recursos a se utilizar podem ser a escala de dispneia de Dalhousie e o instrumento observacional do estresse respiratório.[7]

A escala de Dalhousie (**Figura 20.1**) é um instrumento visual para a avaliação da falta de ar em crianças maiores de 8 anos de idade que sofrem de asma.[4]

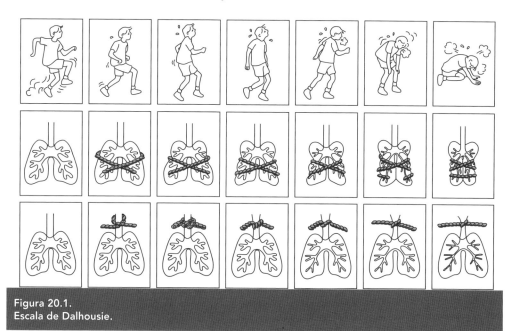

Figura 20.1.
Escala de Dalhousie.

A Escala de observação do esforço respiratório foi desenvolvida para uso em adultos não verbais embora não tenha sido avaliado para uso em crianças não verbais.[4]

Escala de nível ordinário (0, 1 ou 2):
- Frequência cardíaca;
- Frequência respiratória;
- Inquietude: movimentos não intencionais;
- Uso muscular acessório;
- Padrão de respiração paradoxal;
- Ronco final expiratório;
- Batimento da asa nasal;
- Careta.

0 = sem angústia, 16 = dificuldade mais severa

Outros indicadores que podem ser usados para avaliar a dispneia em crianças não verbais incluem expressão e movimentos faciais, como ter um olhar ansioso ou temerário e/ou aparecer incansáveis, especialmente em crianças pequenas.

Devem ser avaliados os aspectos da experiência da dispneia.[3] Fatores desencadeantes: incluem-se fatores físicos, psicossociais e ambientais;

1. **Manifestações sistêmicas:** reações imediatas físicas e seus impactos psicológicos;
2. **Reações de longo prazo:** limitações e aumento a dependência;

Parte 3 – Controle de Sintomas

3. **Impacto existencial:** presença ou não de esperança e pensamentos sobre a morte.

Antes de tudo, deve-se identificar a causa da falta de ar. Tratar a patologia se esta for potencialmente reversível. Podem ser utilizadas terapias farmacológicas e as não farmacológicas.

Abordagens não farmacológicas:

1. Redução e manuseio da ansiedade;
2. Relaxamento e técnicas de respiração;
3. Explicações;
4. Um local adequado para poder expressar os medos e preocupações;
5. Redução da atividade física com o uso de cadeira de rodas e de elevador;
6. Aumentar a sensação de movimento do ar com uso de ventiladores, janelas abertas.

Abordagem farmacológica[3,4]:

1. Em caso de broncoespasmo: usar broncodilatadores;
2. Excesso de secreção: reduzir oferta de fluidos e considerar anticolinérgicos;
3. Efusões: considerar toracocentese se apropriado;
4. Anemia: considerar transfusão;
5. Uso, se necessário, de opioides fortes enteral até 25 a 50% da dose analgésica;
6. Uso regular de opioides fortes na dose de 25 a 50% da dose analgésica;
7. Se necessário, uso de benzodiazepínicos como o midazolam;
8. Suplementação de oxigênio se o paciente estiver hipoxêmico.

O oxigênio é frequentemente ofertado para a criança como uma intervenção para a dispneia, independentemente da causa de base. Há evidências, no entanto, que sugerem que o oxigênio alivia a dispneia somente quando há hipoxemia.[8,9]

Na presença de hipoxemia sintomática, o oxigênio é sempre uma intervenção efetiva. De fato, o uso de oxigênio para a dispneia é controverso e depende da causa do desconforto respiratório. Não há correlação entre o grau da dispneia e a saturação do oxigênio e dos gases sanguíneos ou função pulmonar.[10]

Os pacientes com doenças graves que cursam com hipoxemia devido a uma doença pulmonar crônica, apresentam sintomas angustiantes como tonturas, dor de cabeça, náuseas ou distúrbios do sono que são efetivamente aliviados pela administração de oxigênio.[4]

No entanto, não devemos subestimar a relevância de "fazer algo": a terapia com oxigênio pode ter um valor simbólico para alguns pacientes e famílias, particularmente se a criança estiver recebendo oxigênio durante toda a doença. Para que um pai perceba seu próprio filho "ofegante pelo ar" é altamente angustiante e compreensivelmente é importante "fazer algo". Nessas situações, a administração de oxigênio pode ser benéfica para diminuir o estresse e a ansiedade na família. Como já mencionado, o uso de ar fresco ventilado para aumentar o movimento do ar na sala é altamente recomendado.[4]

Dispneia no final da vida

Em situação extremamente rara, o sofrimento da dispneia no final da vida torna-se intratável apesar de todos os esforços combinados. Nesses momentos, a sedação paliativa é considerada.[4]

O objetivo do tratamento da dispneia é controlar o sintoma, permitindo que o paciente durma, possa ter os sintomas controlados em algumas horas do dia e durante os movimentos e/ou atividades.[3]

Assim como a dor, a dispneia exemplifica de maneira perfeita a necessidade de uma abordagem multidimensional para o manuseio do sintoma, sendo necessário que o paciente consiga reportar a sua experiência. A relação entre os sinais objetivos e os sintomas subjetivos frequen-

Dispneia

temente é pobre e uma abordagem que inclui abordagens farmacológicas, físicas, psicológicas e emocionais pode ser necessária para um adequado manuseio efetivo.[3]

O controle da dispneia é mais difícil que o controle da dor, porém a dispneia é experimentada por crianças com doenças limitantes de vida, apresentando um impacto significativo na qualidade de vida.[3]

Independentemente dessas dificuldades, quase sempre é possível melhorar o sintoma da dispneia nas crianças, contribuindo para uma melhor qualidade de vida.

Referências bibliográficas

1. Parshall MB, Schwartzstein RM, Adams L, Banzett RB, Manning HL, Bourbeau J et al. An official American Thoracic Society statement: Update on the mechanisms, assessment, and management of dyspnea. Am J Respir Crit Care Med 2012 Feb;185(4):435-52.
2. EPEC®-Pediatrics, 2015. Módule 3: Family Centered Care.
3. Goldman A, Hain R, Liben S. Oxford Textbook of Palliative Care for Children. 2 ed. Oxford: Oxford University Press; 2012.
4. EPEC®-Pediatrics, 2015. Modulo 16: Management of Respiratory Symptons.
5. Ripamonte C, Bruera E. Dyspnea: pathophysiology and assessment. J Pain Symptom Manage 1997 Apr;13(4):220-32.
6. McCallum DE, Byrne P, Bruera E. How children die in hospital. J Pain Symptom Manage 2000 Dec;20(6):417-23.
7. McGrath PJ, Pianose PT, Unruh AM, Buckley B. Dalhousie dypnea scales: construct and content validty of scales for measuring dyspnea. BMC Pediatrics [Periódico na internet]. 2005 [acesso em 27 Jan 2018];5:33 Disponível em: http://www.biomedcentral.com/content/pdf/1471-2431-5-33.pdf.
8. Bruera E, Stoutz N, Velasco-Leiva A, Schoeller T, Hanson J. Effects of oxygen on dyspnea in hipoxemic terminal cancer patients. Lancet 1993 Jul;342(8862):13-4.
9. Bruera E, Sweeney C, Willey J, Palmer JL, Strasser F, Morice RC et al. A randomized controlled trial of supplemntal oxygen versus air in cancer patients with dyspnea. Palliat Med 2003 Dec;17(8):659-63.

CAPÍTULO 21

Controle de Sintomas Digestivos

- Simone Brasil de Oliveira Iglesias
- Carlota Vitória Blassioli Moraes

Introdução

Sintomas digestivos são comuns em pacientes pediátricos com doenças ameaçadoras de vida e, em especial, naqueles em fase de final de vida. O diagnóstico precoce e o prudente manejo desses sintomas, considerando a fase da doença e as expectativas do paciente e família, exige uma avaliação sensível e individualizada de cada criança/adolescente e suas famílias. Importante ainda considerar a estreita correlação entre os sintomas físicos e as manifestações psicossociais e espirituais das crianças e suas famílias, o que determina a necessidade de acompanhamento e suporte interdisciplinar, favorecendo a melhora da qualidade de vida de nossos pacientes.

Este capítulo tem como objetivo pontuar e refletir sobre os principais sintomas digestivos que acometem as crianças/adolescentes em cuidados paliativos, suas possíveis causas e tratamentos disponíveis.

Sintomas Digestivos

Náuseas e vômitos

Náuseas e vômitos estão entre os sintomas mais comuns e angustiantes que afetam de maneira importante a qualidade de vida de pessoas que necessitam de cuidados paliativos. A rotina desses pacientes é profundamente afetada por esses sintomas, o que justifica a necessidade de seu manejo eficaz.[1]

No estágio inicial das doenças, a incidência de náuseas e vômitos varia com o diagnóstico e o tratamento de cada situação clínica.

Nos pacientes com diagnóstico de câncer, as náuseas e vômitos são principalmente associados à quimioterapia e radioterapia, mas geralmente são autolimitadas aos ciclos de tratamento e esses sintomas podem ser muito bem controlados com os antieméticos existentes.[1]

Crianças vomitam muito facilmente e nem sempre pelas mesmas razões que os adultos, sobretudo as crianças pequenas têm grande sensibilidade e podem apresentar vômitos por estímulos, mesmos que não intensos, na porção posterior da garganta.

Muito comumente, náuseas e vômitos podem ser causados por medicações prescritas pelos profissionais de saúde.

Quando não são tratados corretamente, as náuseas e vômitos interferem de forma negativa na qualidade de vida desses pacientes, alteram seu estado nutricional e mental.

Náusea é a sensação desagradável da necessidade de vomitar, habitualmente acompanhada de sintomas autonômicos como sudorese fria, sialorreia, hipotonia gástrica, refluxo do conteúdo intestinal para o estômago, entre outros. A náusea é um sintoma subjetivo e como a dor, sua intensidade é influenciada por fatores emocionais (ansiedade, medo) e fatores cognitivos.

Vômito é a expulsão rápida e forçada do conteúdo gástrico através da boca, causada por uma contração forte e sustentada da musculatura da parede torácica e abdominal.[2]

Fisiopatologia

A fisiopatologia da náusea e vômito é complexa (**Figura 21.1**). O entendimento da fisiopatologia permite a adequada escolha dos antieméticos que atuem em receptores específicos presentes na zona de gatilho no assoalho do quarto ventrículo e no centro do vômito na região postrema na medula espinhal.

Na **Tabela 21.1** estão os mecanismos de ação central das náuseas e vômitos.

Os receptores tipo 2 da dopamina (D2) da área postrema são estimulados por altas concentrações plasmáticas de substâncias emetogênicas, tais como íons de cálcio, morfina, ureia e digoxina. A área postrema também pode ser ativada por estímulos aferentes do nervo vago e do aparelho vestibular. Fibras vagais também têm receptores 5-hidroxitriptamina (5-HT3), receptores da serotonina.

O trato gastrintestinal dispõe de receptores promotores de estímulos aferentes abdominais via vagal, capazes de desencadear o reflexo de vômitos após exposição à quimioterapia, radioterapia, distensão abdominal e outras substâncias. Os principais receptores intestinais envolvidos no processo são 5-HT3, neurocinina, dopamina localizados nas terminações dos aferentes vagais. Tais receptores situam-se próximos às células enterocromafins da mucosa gastrintestinal, configurando uma rica fonte de 5-HT3, que é lançado massivamente a partir dessas células em resposta aos diversos estímulos e sensibiliza os aferentes vagais.

A etiologia de náuseas e vômitos é multifatorial. A obstrução intestinal é uma causa comum de náuseas e vômitos em pacientes com câncer avançado, principalmente nos casos de tumores de células germinativas, sarcomas de partes moles ou crianças com histórias prévias de várias cirurgias abdominais. A manifestação clínica típica são náuseas e vômitos sem movimentos peristálticos, muitos pacientes apresentam abdome dolorido e distendido.[1,2]

A hipertensão intracraniana pode causar náuseas e vômitos acompanhados de cefaleia, pode estar associada ainda a edema de papilas e sinais neurológicos.

A constipação também pode estar presente e associada a náuseas e vômitos, sendo comum em pacientes com doenças avançadas e pacientes com neuropatia e imobilidade.

O uso de diversas medicações no paciente em cuidados paliativos, principalmente na fase final de vida, pode ser a causa de náuseas e vômitos. Os anticonvulsivantes e a digoxina podem levar a náuseas e vômitos. Os pacientes que fazem uso de anti-inflamatórios não esteroides podem ter irritação gástrica que pode causar náuseas e vômitos e pode ser controlada com uso de antiácidos e agentes citoprotetores.

Os opioides também podem causar náuseas e vômitos. O mecanismo de vômitos causados pelo opioide é o estimulo da zona de gatilho dos quimiorreceptores existentes no assoalho do quarto ventrículo. Em geral, depois de duas semanas do uso do opioide, as náuseas e vômitos melhoram. O aumento lento das doses também evita o sintoma.

Controle de Sintomas Digestivos

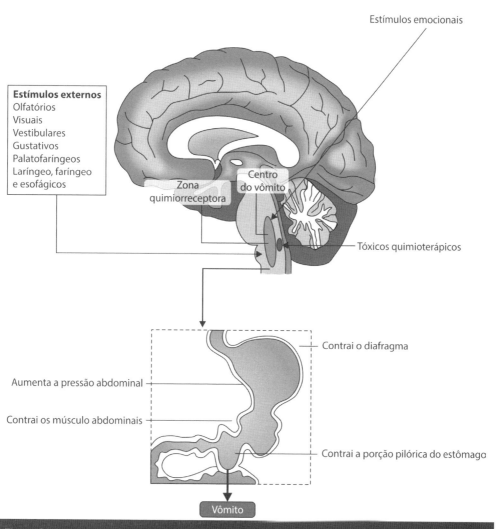

Figura 21.1.
Fisiopatologia de náuseas e vômitos.

Tabela 21.1. Mecanismo de ação central das náuseas e vômitos

Mecanismo	Ação central
Medo, ansiedade, dor HIC, hiponatremia	Córtex cerebral Gaba 5-HT3
Movimento	Vestibular
Distensão ou estase gástrica, constipação ou obstrução intestinal, compressão extrínseca, drogas	Receptores da parede intestinal (5-HT3) Aferentes vagal e simpático
Uremia, hipercalcemia, drogas	Zona de gatilho quimiorreceptora (5-HT3; D2)

Parte 3 – Controle de Sintomas

Se necessário pode se administrar um anti-5HT3, para melhora das náuseas e vômitos induzidos pelo opioide ou antagonista da dopamina como o haloperidol ou a metoclopramida.

Tratamento

O mais importante para o tratamento de náuseas e vômitos é a prevenção, quando ela é possível. Pacientes recebendo medicamentos que possam causar vômitos devem ser medicados previamente.

Para náuseas e vômitos causados por estimulação da zona de gatilho quimiorreceptor como ocorre nos pacientes tratados por opioides, deve-se considerar o uso de um antagonista de dopamina, como a domperidona, haloperidol ou a metoclopramida ou antagonista de serotonina (anti-5HT3).

Quando a estase gástrica parece ser o componente principal, o agente preferido para controle de náuseas e vômitos poderá ser uma droga procinética.

Para as náuseas causadas pelo movimento ou toxicidade ou alteração vestibular, pode se usar um antagonista de acetilcolina como a escopolamina ou bloqueador de histamina.

Os corticosteroides são a 1ª escolha quando a náusea ou vômitos são causados por hipertensão intracraniana.

Vômitos causados por hipercalcemia devem ser tratados com hidratação, bifosfonatos e diuréticos.

Vômitos causados por infecção devem ter a causa da infecção tratada.

Apesar dos grandes avanços nos últimos 30 anos, vômitos e náuseas continuam a ser um dos efeitos colaterais da quimioterapia e da radioterapia que mais causam sofrimento e perda da qualidade de vida nos pacientes com diagnóstico de câncer.

O tratamento de náuseas e vômitos induzidos pela quimioterapia e/ou radioterapia é baseado no grau de emetogenecidade das drogas. As drogas são classificadas em quatro grupos de risco para causar vômitos (**Tabela 21.2**).[3]

É recomendado que pacientes pediátricos recebendo quimioterapia de alto ou moderado grau emetogênico recebam profilaxia com combinação de 5-HT3 e dexametasona.

Recentemente dois estudos avaliaram o benefício da introdução de aprepitanto e ondansetrona na profilaxia de náuseas e vômitos induzidos pela quimioterapia. Ambos os estudos mostraram que o uso do aprepitanto – antagonista da neurocinina – associado à ondansetrona e dexametasona apresentaram benefício muito maior no controle de náuseas e vômitos induzidos pela quimioterapia e radioterapia.[4,5]

Segundo a European Society for Medical Oncology (ESMO) e a Multinational Association of Supportive Care in Cancer (MASCC), pacientes pediátricos recebendo quimioterapia de alto potencial emetogênico devem receber um antagonista do receptor 5-HT3, antagonista de NK1 e dexametasona.[3] Crianças recebendo quimioterapia de moderado potencial emetogêncio devem receber antagonista de 5-HT3 e dexametasona. Aquelas que recebem quimioterapia e/ou radioterapia com baixo potencial emetogêncio devem receber antagonista de 5-HT3 isolado.

Tabela 21.2. Grau de quimioterapia e grupos de risco para causar vômitos (MASCC/ESMO 2016)[3]

Alto grau	90% dos pacientes podem ter vômitos
Moderado grau	Risco entre 30 e 90% dos pacientes apresentarem vômitos
Baixo grau	Risco de 10 a 30% dos pacientes apresentarem vômitos
Mínimo grau	< de 10% dos pacientes têm risco para apresentarem vômitos

Controle de Sintomas Digestivos

Lembrando sempre que os *guidelines* orientam o tratamento, mas esse deve ser individualizado de acordo com a resposta de cada paciente ao tratamento. Quando a ansiedade ou agitação estão associadas a náuseas ou vômitos, o haloperidol pode ser uma alternativa.

Na **Tabela 21.3,** estão descritas as doses recomendadas dos antagonistas do receptor de serotonina (5-HT3) em pacientes pediátricos e adolescentes.

Na **Tabela 21.4**, são mostradas as doses recomendadas do antagonista de neurocinina-1 (NK1) em crianças acima de 6 meses e peso maior que 6 kg.

Na **Tabela 21.5,** podemos observar as principais características dos agentes utilizados no controle de náuseas e vômitos.

Conclusão

Conhecer a fisiopatologia da náusea e vômitos é essencial para a escolha dos antieméticos, portanto a anamnese e avaliação da intensidade desses sintomas são fundamentais. O tratamento deve ser individualizado, avaliando sempre as causas possíveis de náuseas e vômitos, e intervindo sempre que possível.

Anorexia e caquexia

Perda de peso, falta de apetite, deterioração do estado nutricional causam angústia e sofrimento para a criança e, principalmente, para a família. A anorexia e a caquexia são sintomas muito comuns e de difícil controle. Essas características tornam esses sintomas uma das prioridades das equipes de cuidados paliativos.

Tabela 21.3. Doses recomendadas dos antagonistas do receptor de serotonina (5-HT3) em crianças

Agente	Via de administração	Dose de antieméticos
Ondansetrona	EV	0,15 mg/kg/dose Dose máxima: 16 mg
	VO	0,15 mg/kg/dose a cada 8 horas
Granisetrona	EV	0,01 mg/kg/dose (dose única) Dose máxima: 1 mg
	VO	0,04 mg/kg/dose a cada 12 h Dose máxima: 1 mg
Dolasetrona	Oral	1,8 mg/kg (dose única) Dose máxima: 100 mg
Palonosetrona	EV	0,02 mg/kg (dose única) Dose máxima: 1,5 mg/dose Adolescentes 0,25 mg EV

Tabela 21.4. Doses recomendadas do antagonista de neurocinina-1 (NK1) em crianças acima de 6 meses e peso maior que 6 kg

Aprepitanto	3 mg/kg (dose máxima: 125 mg) 1º dia da QT – 1 hora antes da QT – VO 2 mg/kg (dose máxima: 80 mg) uma vez nos D2 e D3 da quimioterapia
Fosaprepitanto	Apenas no 1º dia (D1): 3 mg/kg (dose máxima: 150 mg) – EV (dose única)

VO: via oral; EV: via endovenosa.

Parte 3 – Controle de Sintomas

Tabela 21.5. Características dos agentes utilizados no controle de náuseas e vômitos

Classe	Mecanismos	Exemplos	Indicações
Antieméticos	Anti-histamínico	Meclizina	Doença do movimento, doenças do ouvido interno
	Anticolinérgico	Escopolamina	Doença do movimento, doenças do ouvido interno
	Antagonista 5-HT3	Ondansetrona, Granisetrona, Dolasetrona, Tropisetrona, Palonosetrona	Êmese induzida por quimioterapia ou radioterapia, êmese pós-operatória
	Antagonista NK1	Aprepitanto Fosaprepitanto	Êmese induzida por quimioterapia
Procinéticos	Agonista 5-HT4	Cisaprida	Gastroparesia, pseudo-obstrução intestinal
	Agonista 5-HT4 e antidopaminérgico	Metoclopramida	Gastroparesia
	Antidopaminérgico periférico	Domperidona	Gastroparesia
Outras situações	Glicocorticoides	Dexametasona metilprednisolona	Hipertensão intracraniana Pós-quimioterapia

A anorexia significa a perda de apetite com ingesta alimentar abaixo do normal. A anorexia pode ser primária, por mecanismos inflamatórios relacionados à doença, ou secundária a situações que atuam como barreiras ao ato de se alimentar.

A caquexia nos adultos é definida como uma perda involuntária de 5% do seu peso em seis meses após o diagnóstico da doença de base.

Os principais estudos sobre caquexia e anorexia são realizados nos adultos e principalmente nos pacientes com câncer, mas essa síndrome também está presente nas crianças e adolescentes com câncer e com outras patologias como AIDS, insuficiência cardíaca (ICC) grave, doenças pulmonares avançadas, doenças hepáticas e insuficiência renal avançada entre outras patologias avançadas.

A anorexia primária ocorre como causa da própria doença de base (câncer, AIDS, ICC avançada) e desencadeia uma resposta inflamatória no organismo. A anorexia secundária é geralmente consequência de alterações do olfato e gustação, estomatite, disfagia, constipação, dispneia, depressão, entre outros.

Fisiopatologia

Na anorexia primária ocorre um aumento na expressão das citoquinas (IL-1 e TNF-α) no hipotálamo, o que causa inibição da resposta hipotalâmica aos sinais de jejum, inibição dos neurônios orexigênicos, enquanto estimula os neurônios anorexigênicos. Ocorre ainda aumento no consumo energético, na síntese de proteína de fase aguda, no *turnover* da glicose, nos níveis de cortisol e na diminuição de corpos cetônicos, ao contrário do que acontece na anorexia secundária.[6]

Tanto na anorexia/caquexia primária como secundária ocorrerão proteólise, lipólise e diminuição da lipogênese.

244

Controle de Sintomas Digestivos

O apetite normal é um processo multifatorial complexo, que envolve um equilíbrio entre sinais centrais e periféricos, envolve hormônios e substâncias como a serotonina. Existe um equilíbrio que coordena o apetite com a mobilidade gastrintestinal e esse processo pode estar interrompido na criança e no adolescente em fase final de vida.

Avaliação

Anamnese detalhada, testes antropométricos (peso, espessura da prega cutânea e circunferência média do braço e estatura), exames laboratoriais (dosagem de albumina, creatinina urinária, hemograma, potássio, magnésio e ácido lático), e, se necessário, exames de imagens. Importante ainda a avaliação do apetite, do paladar e avaliação da ingesta calórica.

Tratamento

O tratamento deve ser individualizado e multidimensional e iniciado o mais precocemente possível para prolongar a vida com melhora da qualidade.

Ao iniciar o tratamento, é necessário deixar claros os objetivos pretendidos para a família e para o paciente e conscientizar que os resultados, muitas vezes, podem não ser os desejados e isso se tornar frustrante para a família, pois o ganho de peso e de massa muscular é muito difícil na doença avançada. É muito comum observarmos pais ansiosos e com grande sofrimento em relação à anorexia e perda de peso importante das crianças e adolescentes em fase avançada da doença. Normalmente, os pais insistem na ingestão alimentar forçada, podendo gerar desconforto físico e psíquico ao paciente. A equipe que assiste ao paciente tem papel fundamental na conscientização da provável irreversibilidade da síndrome anorexia e caquexia.[7]

As causas secundárias reversíveis e associadas à anorexia e caquexia devem ser prontamente corrigidas.

As decisões sobre tratar ou não e o tipo de tratamento que será instituído depende do prognóstico do paciente, do sofrimento causado pela anorexia e caquexia e pelo próprio tratamento. Muitas vezes, a passagem da sonda nasoenteral pode causar um sofrimento imenso na criança e no adolescente com pouco resultado positivo no resultado final do tratamento da anorexia e da caquexia.

Dietas hipercalóricas

Há poucos estudos sobre o tratamento da anorexia e da caquexia na criança e no adolescente, e estes são, muitas vezes, conflitantes e inconclusivos

Sempre que possível deverá ser mantida a dieta por via oral (VO), por ser mais fisiológica, e ser a única via capaz de manter o paladar dos alimentos.

A boa apresentação dos alimentos é essencial. Estes devem ser oferecidos em pequenas porções e com maior frequência, a escolha dos alimentos deve ser feita com base nas preferências do paciente, favorecendo um ambiente calmo, e mantendo junto da criança e do adolescente sempre a companhia do cuidador que ele mais aprecia e se sinta mais confortável.

A alimentação enteral pode ser realizada para minimizar a perda de peso, se for o desejo do paciente e da família e, principalmente, se o paciente ainda não está em processo de morte.

Na terminalidade, a maioria dos pacientes requer pequenas quantidades de alimentos e líquidos para manter a hidratação, evitando a desidratação e estados de confusão mental. A possibilidade de manter alimentação VO na fase de terminalidade, quando possível, é de grande importância para a criança e família. Neste momento, normalmente, são realizados simples desejos e vontades dos pequenos pacientes, o que pode ser feito pela própria família.

Parte 3 – Controle de Sintomas

Nutrição enteral

A terapia nutricional enteral deve ser encarada como um tratamento e, portanto, pode ser suspensa ou introduzida como qualquer outro tratamento. Importante lembrar que, na fase final de vida, a terapia nutricional enteral tem pouco impacto na sobrevida e normalmente produz resultados insatisfatórios, mas, em alguns casos, pode melhorar a qualidade de vida, trazendo satisfação para o paciente e para a família. Devemos lembrar, mais uma vez, a dieta deve ser individualizada e bem planejada junto com o paciente e a família levando em consideração suas preferências e a expectativa de vida.

Nutrição parenteral

Via de alimentação muito cara, de difícil manutenção e com grandes chances de complicações, infecciosas e de colestase. Em cuidados paliativos, é pouco utilizada. Há poucos estudos na literatura e nenhum mostrou real benefício em pacientes com doenças avançadas.

Terapia farmacológica

Acetato de megestrol: atua diminuindo náuseas e fadiga e aumenta o apetite.

Existem poucos estudos na literatura sobre o uso de megestrol em pacientes com doença avançada em pediatria. Geoff e cols.[8] publicaram, em 2014, um estudo randomizado duplo-cego em que avaliaram 26 crianças com câncer e diagnóstico de caquexia e anorexia. Treze crianças receberam megestrol e outras treze crianças receberam placebo. O estudo mostrou que todas as 13 crianças que receberam o megestrol tiveram ganho de peso, massa corporal e gordura corpórea em comparação com as crianças que receberam placebo, porém evoluíram com insuficiência adrenal assintomática, com nível de cortisol < 25 e necessitaram de reposição de cortisol.

Para a indicação ampla do megestrol em cuidados paliativos são necessários mais estudos em pediatria.

A metoclopramida, um agente procinético, ajuda a melhorar as náuseas e diminui a saciedade precoce, mas os estudos não mostram melhora da ingesta calórica e nem do apetite.

Entre os corticosteroides, os mais utilizados são a dexametasona e a prednisona. A terapia com corticoides tem rápido início de ação, em 2 a 3 dias, pode melhorar o apetite e proporcionar uma sensação de bem-estar. O mecanismo de ação é pouco conhecido. Apresenta ainda efeito metabólico sobre as prostanglandinas e inibição da liberação das citocinas. Não há na literatura médica publicações que indiquem seu uso para tratamento da caquexia e anorexia. O seu uso prolongado tem muitos efeitos colaterais e que superam os benefícios. Corticosteroides não aumentam a massa magra do corpo (**Tabela 21.6**).

Tabela 21.6. Medicamentos utilizados na caquexia

Medicamento	Indicação	Dose
Metoclopramida	Procinético	< 10 kg: 0,01 mg/kg, 2 vezes/dia. Dose máxima: 1 mg/dose 10 a 14 kg: 1 mg/dose de 2 a 3 vezes/dia 15 a 20 kg: 1 mg a 2 mg/dose de 2 a 3 vezes/dia 20 a 60 kg: 2,5 mg a 5 mg/dose, 3 vezes/dia Acima de 60 kg: 10 mg/dose, 3 vezes/dia
Acetato de megestrol	Aumento do apetite	7,5 a 10 mg/kg/dia de 1 a 4 vezes/dia. Dose máxima: 800 mg/dia Adolescente e adultos: 800 mg/dia de 1 a 4 vezes/dia

Conclusões

A fisiopatologia da anorexia e caquexia é complexa e muito pouco estudada na pediatria. A atuação deve ser individualizada, e o mais precoce possível, para melhores resultados e melhora da qualidade de vida.

A excelente avaliação é fundamental para uma boa abordagem. Os objetivos a serem alcançados estarão associados com o prognóstico, intensidade de sintomas e desejos do paciente e da família. É importante deixar claro o objetivo da abordagem para o paciente e para a família, evitando expectativas irreais e frustrações.

Sempre que possível, as causas secundárias devem ser corrigidas.

Em estágios finais da doença, tratamentos agressivos de nutrição geralmente não levam a resultados positivos e podem ainda piorar a qualidade de vida da criança.

Constipação

A constipação é um sintoma frequente em crianças no final de vida, ocorrendo em 27 a 59% destas. Constipação é definida como a demora da passagem de material fecal, com fezes pequenas e endurecidas com dificuldade. Ocorre em doenças avançadas e tem causas multifatoriais, como baixa ingesta de líquidos, uso de medicamentos (particularmente opioides), diminuição da motilidade intestinal e redução da atividade física.[9]

A constipação pode ser assintomática ou estar associada a outros sintomas, como anorexia, náuseas, vômitos, distensão abdominal, flatulência, dor abdominal, dor retal (constante ou espasmódica), encoprese, desconforto, obstrução intestinal, perda fecal, disfunção urinária (retenção, hesitação). A imobilidade ao leito e o reduzido tônus do cólon também contribuem para a constipação crônica em crianças com doenças neurológicas.

O manejo clínico da constipação exige uma história clínica detalhada, já que pode ser um sintoma pouco relatado até que esteja em estágio avançado, em especial em crianças com limitação cognitiva. Deve-se conhecer a doença de base, avaliar a alimentação de criança, ganho ou perda recente de peso, o padrão de evacuação, qualidade, consistência e volume das fezes, hábitos intestinais, presença de sangue ou muco nas fezes, alterações no controle dos esfíncteres, perdas fecais involuntárias, dor retal associada com a evacuação, dor abdominal, náuseas, vômitos, anorexia, diarreia, sinais de comprometimento neurológico (retenção urinária, fraqueza e parestesia), se há mudanças nas atitudes pessoais, familiares ou ambientais, bem como histórico de medicações utilizadas.

No exame físico, avaliar se há movimentos posturais de retenção; se há repouso prolongado; grau de atividade física; se elimina flatos e com que frequência; se há fezes palpáveis no abdome, e se há fezes na ampola retal e sua consistência, bem como o tônus retal, presença de fissuras e hemorroidas. Avaliar se há obstrução intestinal por meio de exame radiológico ou ultrassonográfico abdominal (**Tabela 21.7**).[10,11]

Tratamento[11-14]

O tratamento da constipação é essencial, pois a cronicidade deste sintoma pode causar perda da dignidade, especialmente em crianças mais velhas e em adolescentes. Assim, o primeiro objetivo deve ser a implementação de medidas preventivas, em especial quando há associação do uso de medicações opioides.

1º. Passo: Não farmacológico e medidas de suporte

- Explicar o funcionamento normal do intestino à criança e aos seus pais para que compreendam a fisiopatologia e possam aliviar as tensões associadas com a culpa e a vergonha.

Parte 3 – Controle de Sintomas

Tabela 21.7. Causas de constipação no fim de vida[11]

Causas de constipação no fim de vida
■ Ingesta inadequada de líquidos
■ Diminuição da ingesta alimentar (deficiência de alimentos com fibras não absorvíveis).
■ Problemas sociais (vergonha ou nervoso para defecar na cama ou em fralda).
■ Medo da defecação (histórico de dor à defecação).
■ Atividade reduzida ou inatividade (desordens neurodegenerativas progressivas ou genéticas que afetam nervos e músculos relacionados à evacuação ou com debilidades que confinem ao leito).
■ Déficit neurológico: neuropatia (neuropatia autonômica ou relacionada à medicação); miopatia; compressão medular espinhal ou radicular (tumor ou outra lesão de medula).
■ Distúrbios metabólicos e endócrinos: desidratação por pouca ingestão ou perdas – íleo meconial; hipercalcemia e hipocalemia em crianças oncológicas; hipotireoidismo, acidose renal, diabete insípido, uremia.
■ Farmacológicas: opioides, anticolinérgicos, antieméticos, anticonvulsivantes, antidepressivos tricíclicos, antiácidos, anti-hipertensivos, antimuscarínicos, neurolépticos, vincristina, antiácidos com alumínio, diuréticos e medicamentos contendo codeína.
■ Obstrução intestinal (doença neoplásica)
■ Condições agravantes: hemorroida, fissura anal, estenose anal, acesso limitado ao banheiro.

- Criar o hábito de defecação, com a ida das crianças ao banheiro após as refeições (aproveitando o reflexo gastrocólico). Promover a autonomia e tranquilidade ao paciente no horário de defecação.
- Criar esquema de compensações simples, valorizando os êxitos, ignorando os fracassos e criando confiança no tratamento.
- Aumentar a ingestão de líquidos e fibras alimentares (exceto se houver suboclusão intestinal).
- Aumentar a mobilização ativa, incluindo fisioterapia fora do leito.
- Estimular exercícios regulares, inclusive abdominais. Considerar massagem abdominal em sentido horário.
- Encontrar uma posição de defecação a mais fisiológica possível, preservando a privacidade do paciente.
- Em crianças com constipação de origem neurogênica, terapias como hipnose, *biofeedback* e terapia cognitivo-comportamental podem ser efetivas.

2º. Passo: Farmacológico (Tabela 21.8)

- O manejo farmacológico da constipação deve ser precedido da avaliação das possíveis causas e da urgência do tratamento.
- Revisar as medicações em uso e efeitos colaterais constipantes.
- Emolientes fecais:
  □ Laxativo surfactante: Eficácia limitada quando usado isoladamente em pacientes com constipação intensa. Útil quando a passagem das fezes causa dor. Exemplo: Dioctilsulfosuccinato – Docusato de sódio (Colace®): surfactante aniônico que permite a incorporação de água e gorduras no bolo fecal, promovendo amolecimento e deslizamento das fezes. Efeitos colaterais: diarreia, náuseas e dor abdominal.
  □ Laxantes osmóticos: Agentes osmóticos que drenam água para dentro do lúmen intestinal. Exemplos:
    • Lactulose (Enulose® - 15 g/mL): dissacarídeo não absorvível no intestino delgado fermentado por bactérias no cólon e cujos produtos exercem efeito osmótico local. Os efeitos adversos são principalmente secundários à fermentação intraluminal e à produção de gás (flatulência, distensão abdominal e cólicas), podendo ainda ocorrer desidratação devido ao efeito osmótico.

Controle de Sintomas Digestivos

Tabela 21.8. Medicações utilizadas no tratamento da constipação[14]

DROGA	Mecanismo principal de ação	Dose habitual	Forma de apresentação comercial
Lubrificantes fecais			
Docusato (dioctilsulfosuccinato)	Facilitam o deslizamento das fezes (surfactantes)	5 mg/kg, VO, 1 a 3 vezes/dia. Até 200 mg (> 6 meses). Adultos: 50-500 mg/dia, divididos em até 4 doses.	Cápsula: 100 mg Xarope: 15 mL= 60 mg
Lactulose	Osmóticos - aumentam volume das fezes	1 mL/kg – 1 a 3 vezes/dia, VO, até 60 mL	667 mg/mL
Polietilenglicol (Movicol)	Laxante iso-osmótico	1-1,5 g/kg/dia VO durante 3-4 dias (desimpactação), 1 vez/dia. Dose de manutenção: 0,26-0,8 g/kg/dia	Muvinlax® Embalagens com 20 sachês de 14 g de pó para preparação extemporânea.
Picossulfato de sódio	Osmóticos – aumentam volume das fezes	2,5-5 mg, 1 vez à noite, VO (> 2 anos)	7,5 mg/mL
Estimulantes fecais			
Bisacodilo	Estimula a mucosa colônica	6 a 11 anos: 5 mg > 12 anos: 5 a 15 mg VO ou retal, 1 vez à noite.	Drágeas: embalagem com 20 drágeas de 5 mg. Uso em adultos e crianças acima de 4 anos.
Senna	Estimula mucosa colônica	2 a 6 anos: 2,5 a 4,5 mL/dia 2 vezes/dia 6 a 12 anos: 5 a 10 mL/dia 2 vezes/dia. > 12 anos: 10 a 15 mL 2 vezes/dia	Apresentação: solução oral 8,8 mg/5 mL.
Antagonistas de opioides			
Metilnatrexona	Antagonista dos receptores μ periféricos para os opioides.	0,15 mg/kg; ou 8 mg (de 38 a 61,9 kg) e 12 mg (de 62 a 114 kg), por via SC, 1 vez/dia.	Solução injetável: 20 mg/mL Apresentação: Cartucho com 1 frasco-ampola. SOMENTE PARA USO SUBCUTÂNEO

VO: via oral, SC. via subcutânea.

- Polietilenoglicol (PEG - Miralax®) – grande tamanho molecular com efeito osmótico local. Efeitos colaterais: diarreia, náuseas e dor abdominal.
- Sulfato de magnésio e sorbitol.
  □ Laxantes estimulantes: agem mediante estimulação do plexo mioentérico, aumentando a motilidade intestinal. O efeito adverso mais comum são cólicas abdominais. Não devem ser usados em situações de obstrução ou impactação intestinal. Exemplos: senna (líquido, comprimido e chá); bisacodilo (comprimidos e retal), dioctilsulfosucinato de sódio e picossulfato de sódio. O bisacodilo é um estimulante de ação local direta sobre mucosa colônica, age sobre plexos intestinais estimulando o peristaltismo. Inibe absorção e aumenta secreção de água e eletrólitos, assim reduz a consistência e aumenta o volume fecal. Pode causar náuseas, dor abdominal e cólicas.

249

Parte 3 – Controle de Sintomas

□ Lubrificantes:
  • Óleo mineral: Efeito adverso é o risco de pneumonia lipoide secundária à aspiração.

Em situações de impactação ou constipação grave, agentes retais como supositórios (glicerina e bisacodilo) e enemas, podem ser necessários.

Os enemas devem ser evitados nas seguintes situações: risco de perfuração da parede intestinal ou retal com hemorragia grave, em especial em pacientes com doença inflamatória intestinal; tumores no reto ou cólon e hemorroidas internas; risco de desequilíbrios de eletrólitos; translocação das bactérias intestinais com consequente bacteremia e septicemia; redução da flora intestinal quando utilizado cronicamente; constrangimentos e desconforto emocional em pacientes conscientes, em especial em adolescentes e crianças maiores; pacientes com câncer, neutropenia e/ou trombocitopenia com grande risco de sangramento e infecção.

A constipação induzida por opioides é um sintoma caracterizado por evacuações dolorosas ou difíceis, fezes endurecidas e/ou em menor frequência, associado ao uso de medicações analgésicas fortes (morfina, metadona) que provocam diminuição dos movimentos intestinais.[15,16]

Agentes profiláticos devem ser prescritos no momento da introdução da terapêutica com opioides. Combinações eficazes podem ser um agente osmótico ou emoliente (polietilenoglicol, lactulose ou docusato) com agente estimulante (senna).[11]

• Novos antagonistas opioides:
  □ Metilnaltrexona (Relistor®): antagonista do receptor que atua a nível dos receptores opioides intestinais e tem habilidade limitada em transpor a barreira hematoencefálica, portanto não antagoniza os efeitos centrais da morfina ou precipita a síndrome de abstinência. Atua na reversão da constipação induzida por opioides, sendo eficaz em 50% dos casos de pacientes com constipação refratária aos agentes habituais.[17] Dose em adultos: 0,15 mg/kg SC em dias alternados
  □ Alvimopam (Entereg®): antagonista seletivo do receptor opioide μ que não sofre absorção gastrintestinal ou cruza a barreira hematoencefálica. Uso indicado para recuperação gastrintestinal após ressecção intestinal. Sua disponibilidade é restrita devido ao aumento de infartos do miocárdio em estudo de longo prazo envolvendo pacientes em terapia crônica com opioides. Dose em adultos: 0,5 mg, VO.

Diarreia

No período de final de vida, a diarreia ocorre em 21 a 40% das crianças e pode trazer grande desconforto emocional para crianças e adolescentes já autônomos em seu autocuidado.

Diarreia é definida como aumento da frequência das evacuações e/ou da liquidez das fezes. Pode ser definida ainda como passagem de mais de três fezes não formadas em 24 horas. A diarreia está geralmente associada com aumento da água fecal e da excreção eletrolítica e, algumas vezes pode haver sangue e pus. Em situações de maior gravidade, pode haver incontinência fecal.[13,18]

Embora quadros de diarreia aguda infecciosa possam ser comuns na infância, em crianças com gastrostomia esta ocorre com menor frequência. Nestes pacientes é prudente verificar a velocidade de infusão da dieta e o tempo de exposição da bolsa de alimentação antes da administração. Outras causas frequentes de diarreia em pacientes em cuidados paliativos, pode ser o uso de altas doses de laxativos, má absorção, impactação fecal com transbordamento, obstrução intestinal parcial, gastrenterite viral, enterite por radiação, colite, drogas e esteatorreia (**Tabela 21.9**).[12,18]

Antes de iniciar o tratamento da diarreia, são importantes minucioso exame físico, avaliação da dieta e medicações em uso, história recente de radiação abdominal ou desmame de opioide, investigar suspeita de infecção, impactação fecal ou história de diarreia crônica, e se há dor e cólica abdominal. Fundamental ainda avaliar o grau de hidratação do paciente antes de estabelecer a terapêutica.

Controle de Sintomas Digestivos

CAPÍTULO 21

Tabela 21.9. Causas de Diarreia ("LOOSED")[18]

Comprimento intestinal (encurtamento)
- Ressecção intestinal, colostomia
- Ileostomia, fístula ileocólica

Incontinência fecal (transbordamento)
- Impactação fecal
- Obstrução

Osmótica
- Açúcares não absorvíveis (lactulose, soluções com sorbitol)
- Alimentação enteral
- Sais de magnésio

Secretória
- Infecciosa (gastrenterite, diarreia por *C. difficile*, cólera e sobrecrescimento bacteriano)
- Lesão (radioterapia, quimioterapia, colite ulcerativa)
- Colinérgica

Aumento da Motilidade
- Dieta
- Constitucional
- Ansiedade
- Síndrome do cólon irritável
- Hipertireoidismo
- Esteatorreia
- Síndrome carcinoide
- Tumor de Ilhota de Langerhans (VIPoma)
- Neuropatia visceral (diabética, paraneoplásica)
- Bloqueio do plexo celíaco
- Simpatectomia lombar

Drogas
- Antiácidos (sais de magnésio)
- Antibióticos
- Procinéticos
- Quimioterapia (5-fluoro-uracil)
- Ferro
- Laxativos
- Inibidor seletivo da recaptação da serotonina

Inicialmente, devem-se abordar as causas tratáveis de diarreia, entre elas, a impactação fecal, dietas enterais, intolerância à dieta, alterações emocionais, doenças inflamatórias intestinais, excesso de laxantes, dano secundário por radioterapia, infecções virais, bacterianas ou por protozoários, síndrome carcinoide etc.

Tratamento:[19]

1º. Passo: Não farmacológico e medidas de suporte

- Favorecer reidratação oral com soluções ricas em eletrólitos. Quando houver náuseas ou vômitos, considerar hidratação endovenosa.
- Rever a dieta evitando alimentos laxantes (lentilha, feijão, frutas cruas), com muito resíduo e farinhas. Suspender suplementos hiperosmolares e álcool.
- Rever e modificar medicações, inclusive laxantes. Observar se há overdose de laxantes e reduzi-los, mas não prescrever medicações constipantes.
- Monitorar uso e doses de opioides.
- Prevenção de lesão perineal com higiene frequente e uso de cremes protetores com zinco.
- Fornecer suporte psicológico e avaliar estratégias sensíveis que possam minimizar o desconforto emocional da criança e da família.
- Medicações que promovem alentecimento do trânsito intestinal devem ser usadas como última opção com monitoração cuidadosa para evitar constipação.

2º. Passo: Avaliação

- Estabelecer causas prováveis e tratá-las quando possível.
- Avaliação de possível infecção bacteriana e pesquisar sangue oculto nas fezes. Considerar tratamento antibacteriano em caso de infecção ou sobrecrescimento bacteriano. Se houver diarreia por *Clostridium difficile*, tratá-la.

Parte 3 – Controle de Sintomas

- Rever os objetivos e decisões da criança/família para direcionar tratamento.

3º. Passo: Farmacológico

Medicações

- Subsalicilato de bismuto (Kaopectate®):
  - Dose: 3 a 6 anos: 15 a 30 mL/dose VO; 6 a 12 anos: 30 a 60 mL/dose VO; >12 anos: 60 a 120 mL/dose VO. Após cada perda fecal por 48 horas.
  - ou
- Loperamida (Inodium®): potente agonista opioide do receptor µ. É absorvida pelo trato gastrintestinal e não penetra a barreira hematoencefálica. Atua localmente reduzindo a atividade propulsiva intestinal e tem efeito antissecretório. Efeitos colaterais são raros, mas pode ocorrer sonolência, constipação e distensão abdominal. Não está indicada em diarreias infecciosas.
  - Nas primeiras 24 horas, após cada evacuação oferecer:
    - Dose: 0,03 a 0,27 mg/kg; 3 vezes/dia.
    - 2 a 5 anos: 1 mg VO até 3 vezes/dia;
    - 6 a 8 anos: 2 mg VO até 2 vezes/dia;
    - 9 a 12 anos: 2 mg VO até 3 vezes/dia;
    - Adultos: 4 mg VO, uma vez e depois 2 mg após cada perda fecal.
  - Após 24 horas:
    - < 12 anos: 1 mg/10 kg após cada perda fecal;
    - > 12 anos: 2 mg após cada perda fecal (máximo 16 mg/dia).

Se houver melhora, progredir a dieta de acordo com tolerância, evitar alimentos gordurosos, condimentos e estimulantes (cafeína ou nicotina).

4º. Passo:

- Suspender subsalicilato de bismuto ou loperamida.
- Tentar cloridrato de difenoxilato com atropina (Lomotil®)
  - Dose: 2 a 5 anos: 2 mg VO, 3 vezes/dia;
  - 5 a 8 anos: 2 mg VO, 4 vezes/dia;
  - 8 a 12 anos: 2 mg VO, 5 vezes/dia;
  - > 12 anos: 15 a 20 mg VO/dia.
- Após 24 horas (ou antes):
- < 12 anos: reduzir para 25% na dose das primeiras 24 hs;
- > 12 anos: 5 a 15 mg/dia dividido em 2 a 3 doses.
  Retirar o mais breve possível.
  Se houver melhora, progredir a dieta de acordo com tolerância, evitar alimentos gordurosos, condimentos e estimulantes (cafeína ou nicotina).

Observações:

- Salicilato de bismuto (Pepto-bismol® ou Kaopectate®): é pouco estudado em pediatria. Efeitos colaterais: Síndrome de Reye; fezes com coloração escurecida. Dose: 15 a 25 mg/kg, 5 a 6 vezes/dia.
- Octreotide: pode ser usado em diarreias secretórias associada a tumores VIP (peptídeo intestinal vasoativo), carcinoides ou AIDS, entretanto há poucas evidências pediátricas. Efeitos colaterais: náusea, colelitíase e hipercontratilidade da vesícula biliar.
- Colestiramina (Questran®): age sequestrando os ácidos biliares no trato gastrintestinal, evitando sua reabsorção. Está indicada no tratamento da hipercolesterolemia, prurido secundário à falência hepática e diarreia crônica.

Controle de Sintomas Digestivos

- Pancrease: considerar seu uso na insuficiência pancreática ou fibrose cística.

Situações de falência intestinal são raras, mas podem ocorrer como consequência a infarto da artéria mesentérica, gastrosquise, volvos, falências orgânicas como cardíaca (edema), respiratória (hipoxemia) ou renal (desequilíbrio metabólico), obstrução intestinal maligna ou dismotilidade (pseudo-obstrução).

Em pacientes em cuidados paliativos, a falência intestinal pode ser sinal de morte iminente, portanto se deve avaliar cuidadosamente o uso de suporte nutricional parenteral e seus riscos (lesão hepática e infecção). Uma vez que a alimentação é um instinto humano básico, muitas vezes os familiares podem ser resistentes à sua suspensão. A discussão com a família sobre os objetivos do tratamento, explicitando os riscos de prolongar sofrimento sem significante melhora da qualidade de vida é essencial para a condução de um processo sereno de fim de vida.[12]

Sialorreia

A sialorreia pode ser causada por excesso de produção de saliva, dificuldade de deglutição ou de manter a saliva dentro da boca. A secreção que progride para a hipofaringe pode causar aspiração, disfagia, pneumonia, atelectasia e dificuldades respiratórias. O principal mecanismo fisiopatológico é a limitação da criança na deglutição, e não a salivação isoladamente.

A inervação das glândulas salivares se dá através do sistema nervoso parassimpático e sua estimulação causa hipersalivação. A ação do sistema nervoso simpático quando estimulado ocorre mediante contração da musculatura lisa dos ductos salivares.

Algumas condições neurológicas podem estar associadas à sialorreia, tais como paralisia cerebral, paralisia dos nervos VII, IX e XII, acidente vascular encefálico, esclerose lateral amiotrófica, desordem global do desenvolvimento, síndrome de Down, doença de Parkinson, doença do neurônio motor, paralisia suprabulbar congênita, entre outras. Outras causas são alterações anatômicas da orofaringe, uso de medicamentos (benzodiazepínicos e neurolépticos) e fatores emocionais.[12,19]

O suporte terapêutico deve ser individualizado, de acordo com as necessidades e recursos da criança e sua família. Importante ouvir e compreender as percepções dos pais sobre o sintoma e seu manejo diário. Considerar ainda a gravidade da lesão neurológica, abordagens prévias e a intensidade da sialorreia. A redução da produção salivar geralmente é eficaz com a associação de medidas não farmacológicas e farmacológicas, entretanto devemos considerar a necessidade de uso em longo prazo e seus efeitos colaterais. Abordagens cirúrgicas definitivas devem ser postergadas para o momento em que houver dentição permanente, pois o problema pode ser minimizado.[12,19]

Tratamento[10,12,13,19]

Não farmacológico

- Higiene oral adequada.
- Posicionamento de cabeceira e da criança.
- Aspiração de boca, faringe e vias aéreas superiores em crianças pequenas, quando indicado.
- Avaliar se a presença de sonda nasogástrica ou alguma medicação (Ketamina) que possam estar contribuindo para o aumento das secreções e modificar, quando possível.
- Adequar a consistência e textura da dieta e líquidos ingeridos.

Farmacológico

O tratamento farmacológico visa a redução da produção salivar e/ou a alteração de sua consistência. Os principais agentes utilizados são os anticolinérgicos de ação direta que atuam nos receptores muscarínicos de modo reversível, reduzindo a produção salivar.

Parte 3 – Controle de Sintomas

Exemplos:

- Escopolamina: via inalatória, oral ou patch transdérmico. A via transdérmica é prática, porém perde efetividade com o uso prolongado. Efeitos colaterais da suspensão abrupta: náuseas, vômitos, cefaleia, vertigem e tontura.
  Doses:
  - \> 6 anos: ½ patch; trocar a cada 3 dias;
  - \> 12 anos: 1 patch; trocar a cada 3 dias.
- Glicoperrolato:
  - VO: 20 a 100 mcg/kg/dose a cada 4 a 6 horas
  - Via endovenosa ou subcutânea: 2,5 a 10 mcg/kg/dose a cada 3 a 4 horas (máximo de 0,2 mg por dose ou 0,8 mg/dia)
  - Via inalatória: dose medida de 240 a 480 mcg/dose
- Atropina: 0,01 mg/kg/dose SC ou VO
- Hioscinamida: 0,06125-0,250 mg oral a cada 4 horas
- Brometo de ipratropium inalatório
  Outras alternativas:
- Toxina botulínica tipo A: a injeção nas glândulas salivares (parótida e submandibular) é efetiva e bem tolerada. A toxina proveniente da bactéria *Clostridium botulinum* age nos nervos bloqueando a liberação de acetilcolina. Complicações possíveis são disartria, disfagia e deslocamento de mandíbula.
- Antidepressivos tricíclicos (amitriptilina, imipramina): o efeito colateral de secura da boca pode reduzir a sialorreia.
- Agentes simpaticomiméticos efedrina e pseudoefedrina: mediante vasoconstricção dos vasos das membranas mucoides. Podem induzir isquemia e são pouco eficazes.
- Drogas experimentais: metoprolol e clonidina. Agem mediante bloqueio de receptores beta-adrenérgicos e consequente redução da produção de muco.

A abordagem cirúrgica é reservada para crianças com doença neurológica não progressiva que não apresenta boa resposta às medidas clínicas. As cirurgias possíveis têm como objetivo redução da quantidade de saliva produzida e/ou o desvio posterior da saliva produzida para facilitar a deglutição. São elas: remoção das glândulas salivares; ligação dos ductos salivares; e secção dos nervos envolvidos na produção de saliva. Estudos em longo prazo mostram que as fibras regeneram e os sintomas são recorrentes (**Tabela 21.10**).

Obstrução intestinal

A frequência de obstrução intestinal em crianças em fase final de vida não é conhecida, mas a obstrução intestinal maligna (OIM) é comumente observada em pacientes com câncer abdominal avançado.[13,21]

O manejo conservador de casos inoperáveis envolve uma tentativa de resolução de sintomas obstrutivos e gerenciamento de complicações. A média de sobrevivência dos pacientes com obstrução maligna não tratada gira em torno de 4-5 semanas.[22]

Na população pediátrica, a OIM apresenta-se com dor persistente, irritabilidade, vômitos e distensão abdominal. Quando não diagnosticada ou manejada indevidamente, a obstrução pode avançar para a alteração do fluxo sanguíneo esplâncnico, levando à isquemia da parede intestinal, necrose, perfuração, sepse e morte.[21]

A obstrução pode ocorrer em quatro níveis:

- Esôfago (junção gastroesofágica);
- Estômago e intestino delgado proximal;

Controle de Sintomas Digestivos

Tabela 21.10. Opções de tratamento da sialorreia

Opções de tratamento da Sialorreia
Eliminação de fatores ambientais precipitantes
▪ Adequação postural
▪ Tratamento de cáries, gengivites e má oclusão
Terapias alternativas
▪ Terapia Oral-motora
▪ Modificações ambientais
▪ *Biofeedback*
▪ Hipnoterapia
Tratamento farmacológico
▪ Drogas anticolinérgicas
▪ Drogas simpatomiméticas
▪ Antidepressivos tricíclicos
▪ Outras terapias experimentais
Cirurgia
▪ Relocação do ducto de Wharton, retirada de glândulas sublinguais.
▪ Retirada de glândulas submandibulares, ligação ducto parotídeo
Miscelânia
▪ Toxina botulínica A
▪ Próteses dentárias
▪ Radiação

- Intestino delgado distal;
- Intestino grosso.

Tumores intra-abdominais disseminados (cólon ou ovário) podem causar obstrução em vários locais e esta pode ser mecânica (orgânica) ou funcional (falência da peristalse). Podem ainda ser parcial ou completa; aguda (transitória) ou crônica (persistente).

As principais causas de obstrução intestinal em câncer avançado são: o próprio tumor (obstrução mecânica ou funcional); tratamentos anteriores (aderências, fibrose isquêmica pós-radioterapia); medicamentos (opioides, antimuscarínicos); debilidade (impactação fecal e distúrbios eletrolíticos); condições benignas (hérnia estrangulada).

Vários mecanismos fisiopatológicos têm sido propostos, entre eles: obstrução mecânica; oclusão extrínseca do lumen; oclusão intraluminal do lúmen; oclusão intramural do lúmen; obstrução funcional ou íleo adinâmico; desordens da motilidade intestinal por infiltração tumoral mesentérica ou de músculos, nervos ou plexo celíaco; ou desordens da motilidade consequente à neuropatia paraneoplásica.

Os sintomas obstrutivos predominantes dependerão do nível de obstrução do trato gastrintestinal:

- Obstrução esofágica: disfagia para sólidos primeiro e, depois, líquidos.
- Obstrução gástrica ou de intestino delgado proximal: vômitos, desconforto gástrico ou retroesternal por refluxo gastresofágico e distensão gástrica.
- Obstrução de intestino delgado proximal ou intestino grosso: vômitos menos frequentes, porém podem ser fecaloides; cólica; dor e distensão abdominal. O hábito intestinal pode variar de constipação a diarreia secundária à liquefação bacteriana das fezes retidas. A peristalse pode estar ausente nas obstruções funcionais ou aumentada nas obstruções mecânicas. É possível encontrar ainda sinais de peritonite, sepse e compressão medular.

Parte 3 – Controle de Sintomas

A adequada história clínica, o exame abdominal e exames radiológicos complementares (radiografias em posição supina e tomografia de abdome) podem fornecer informações importantes para identificar o nível de obstrução. Exames contrastados com bário devem ser evitados devido ao risco de impactação. Contrastes hiperosmolares solúveis em água são mais seguros e podem ser terapêuticos em casos de obstrução de intestino delgado por aderências.

Tratamento

O tratamento de obstruções intestinais

1º. Passo: Manejo inicial na obstrução intestinal: tratamento conservador

- Restringir dieta VO, manter apenas pequenos goles de água para manter o conforto da mucosa oral e hidratação endovenosa ou subcutânea 10 a 20 mL/kg nas 24 horas. O uso da sonda nasogástrica deve ser reservado para pacientes apresentando mais de dois a três episódios de vômitos por dia.
- Corrigir distúrbios hidreletrolíticos como hipocalemia e hipomagnesemia que podem contribuir para a falência do peristaltismo.
- Medicar:
  - Analgésicos, antieméticos, drogas antissecretoras devem ser administradas para manejar os sintomas.

Pode-se adicionar a dexametasona para diminuir edema e processo inflamatório associado com a ranitidina.

Entre o 4º e 5º dias, se a obstrução intestinal não se resolver com essas medidas iniciais, manter o controle dos sintomas dor, náusea ou vômitos. Permitir líquidos orais para manter a hidratação.

2º Passo: Farmacológico: manejo dos sintomas

O manejo não cirúrgico, farmacológico, da obstrução intestinal em pacientes com carcinomatose peritoneal secundária a tumores, inclui agentes como:
- Analgesia para controle da dor. A analgesia deve ser realizada conforme a escada analgésica da OMS e administrada em intervalos regulares. Um antiespamódico deve ser considerado para reduzir os espamos (cólicas), como a hioscina (escopolamina). Se não houver espamos, a metoclopramida pode ser benéfica.
- Antieméticos para controle de náusea e vômitos. Em casos de vômitos persistentes, considerar o uso de octeotride para reduzir secreções e aspiração nasogástrica ou pela gastrostomia.
- Considerar uso de esteroides para reduzir edema e processo inflamatório.
- Corrigir qualquer desequilíbrio hidreletrolítico que pode contribuir para a falência peristáltica, como hipocalemia e hipomagnesemia.
- Na obstrução parcial, quando há passagem de flatos e fezes, administrar laxativos, de preferência laxantes osmóticos, que não distendem o intestino.

Estas medidas, em geral, evitam o uso de sondas de drenagem nasogástricas, possibilitam a resolução da obstrução e têm como principal objetivo a qualidade de vida e alívio se sintomas.
- Nutrição:

Em pediatria, a família normalmente se mostra muito preocupada e ansiosa com uma ingestão calórica oral restrita e precisam de aconselhamento e acompanhamento próximo para aceitar as restrições necessárias para melhorar a qualidade de vida da criança e adolescente.

Algumas crianças e adolescentes podem manejar pequena quantidade de suplemento alimentar oral livre de fibras.

Algumas famílias e pacientes podem optar pela sonda nasogástrica (SNG) ou considerar aspiração pela gastrostomia para permitir a livre alimentação.

O suporte nutricional parenteral pode ser indicado em fases precoces da doença para substituir a nutrição oral, mas não na doença avançada, podendo causar ascite e náuseas, sem melhora funcional significativa.[17]

3º. Passo: Cirúrgico

A intervenção cirúrgica pode ser uma opção, porém cada caso deve ser discutido individualmente. Podem ser considerados procedimentos como a realização de um *bypass* ou uma colostomia quando estes favorecerem melhora da qualidade de vida e alívio de sinais e sintomas. Considerar ainda o prognóstico da doença de base e a vontade do paciente e da família.

A cirurgia pode ser indicada quando a obstrução é causada por adesões pós-operatórias localizadas, ou tumores isolados causando obstrução e passíveis de ressecção. Sempre deve se levar em consideração a condição clínica do paciente e estágio da doença.

Sempre discutir os benefícios e riscos da intervenção cirúrgica com o paciente e a família. O paciente e a família precisam estar dispostos a realizar a intervenção cirúrgica.

Conclusão

O aparelho digestivo é um grande e complexo órgão, frequentemente fonte de inúmeros sintomas de doenças oncológicas ou não oncológicas, ameaçadoras da vida de crianças e adolescentes em cuidados paliativos. Esses sintomas devem ser cuidadosamente avaliados e dimensionados para que sejam feitas escolhas terapêuticas adequadas, considerando o maior benefício da criança e sua família e evitando riscos e agravos das intervenções propostas.

Bibliografia

1. Friedrichsdorf SJ, Drake R, Webster ML. Gastrointestinal symptoms. In: Wolfe J, Hinds PS, Sourkes BM (eds.). Textbook of interdisciplinary pediatric palliative care. Philadelphia: Elsevier Saunders; 2011. p. 311-34.
2. Miller M, Karwacki M. Management of the gastrointestinal tract in Paediatric Palliative Medicine. In: Goldman A, Hain R, Liben S (eds.). Oxford Textbook of Palliative Care for Children. 2 ed. New York: Oxford University Press, 2012. p. 271-83.
3. Twycross R, Wilcock A. Symptom management: alimentary. In: Twycross R, Wilcock A (eds.). Introducing palliative Care. 5 ed. Nottingham: Palliativedrugs.com Ltd; 2016. p. 101-44.
4. Wrede-Seaman L (ed.). Pediatric pain and symptom management algorithms for palliative care. Washington: Intellicard, 2005.
5. Santucci G, Mack JW. Common gastrointestinal symptoms in pediatric palliative care: nausea, vomiting, constipation, anorexia, cachexia. Pediatr Clin North Am. 2007 Oct;54(5):673-89.
6. Rapoport A, Sublingual atropine drops for the treatment of pediatric sialorrhea. J Pain Symptom Manage. 2010 Nov;40(5):783-8.
7. National Institute for Health and Clinical Excellence. Constipation in children and young people: diagnosis and management. Clinical Guideline 99. London: National Institute for Health and Clinical Excellence; 2010. [Acesso em 3 Jan 2018]. Disponível em: https://www.nice.org.uk/guidance/cg99/resources/constipation-in-children-and-young--people-diagnosis-and-management-pdf-975757753285.
8. Flerlage JE, Baker JN. Methylnaltrexone for Opioid-Induced Constipation in Children and Adolescents and Young Adults with Progressive Incurable Cancer at the End of Life. J Palliat Med. 2015 Jul;18(7):631-3.
9. Stewart G, McNeilly P. Opioid-induced constipation in children's palliative care. Nurs Child Young People. 2011 Oct;23(8):31-4.
10. Roila F, Molassiotis A, Herrsted J, Aapro M, Gralla RJ, Bruera E, et al. 2016 MASCC and ESMO guideline update for the prevetion of chemotherapy and radiotherapy induced nausea e vomiting. Ann Oncol. 2016 Sep;27(suppl 5):v119-v133.

Parte 3 – Controle de Sintomas

11. Bakhshi S, Batra A, Biswas B, Dhawan D, Paul R, Sreenivas V. Aprepitant as an add-on therapy in children receiving highly emetogenic chemotherapy: a randomized, bouble-blind, placebo-controlled trial. Support Care Cancer. 2015 Nov;23(11):3229-37.

12. Kang HJ, Loftus S, Taylor A, DiCristina C, Green S, Zwaan CM. Aprepitant for the prevetion of chemotherapy induced nausea and vomiting in children: a randomised, double-blind, phase 3 trial. Lancet Oncol 2015 Apr;16(4);385-94.

13. Rhodes VA, McDaniel RW. Nausea, vomiting, and retching: complex problems in palliative care. CA Cancer J Clin. 2001 Jul-Aug;51(4):232-48.

14. Morrow GR, Rosenthal SN. Models, mechanisms and management of anticipatory nausea and emesis. Oncology. 1996 Jun;53 Suppl 1:4-7.

15. Cuvelier GD, Baker TJ, Peddie EF, Casey LM, Lambert PJ, Distefano DS, et al. A randomized, double-blind, placebo--controlled clinical trial of megestrol acetate as an appetite stimulant in children with weight loss due to cancer and/or cancer therapy. Pediatr Blood Cancer 2014 Apr;61(4):672–9.

16. Suzuki H,Asakawa A, Amitani H, Nakamura K,Inui A. Cancer cachexia-pathophysiology and management. J Gastroenterol. 2013 May;48(5):574–94.

17. Gillespie L, Raftery AM. Nutrition in palliative and end-of-life care. Br J Community Nurs.2014 Jul;Suppl:S15-20.

18. Tuca A, Guell E, Martinez-Losada E, Codorniu N. Malignant bowel obstruction in advanced cancer patients: epidemiology, management, and factors influencing spontaneous resolution. Cancer Manag Res. 2012;4:159–69.

19. Ghoshal A, Salins N, Damani A, Deodhar J, Muckaden MA. Medical management of pediatric malignant bowel obstruction in a patient with burkitt's lymphoma and ataxia telangiectasia using continuous ambulatory drug delivery system. J Pain Palliat Care Pharmacother.2016;30(1):44-8.

CAPÍTULO 22

Hidratação

- Katia Jarandilha dos Santos

Introdução

A hidratação e a nutrição são essenciais para a manutenção da vida sendo bem reconhecido o seu significado emocional, psicológico e simbólico intimamente ligado aos atos e cuidados mais básicos relacionados às crianças.[1,2]

O ato de cuidar, e seu significado em relação à hidratação, sempre estiveram mais relacionados aos cuidados oferecidos pelos pais no dia a dia com a oferta de líquidos por via oral (VO). Porém, recentemente, após a hospitalização ter se tornado uma realidade para os pacientes pediátricos enfermos, esse termo tem sido traduzido e ampliado em seu significado para a provisão de líquidos em diferentes circunstâncias e com o uso da tecnologia e dos dispositivos disponíveis.[2,3]

Assim, passaremos a usar a terminologia de hidratação medicamente assistida ou hidratação artificial ao fornecimento de água e eletrólitos ofertados por meio de dispositivos através de qualquer via que não seja a boca – via intravenosa ou subcutânea, sondas (nasogástrica, nasojejunal e gastrostomia) e via retal – para diferenciar da hidratação demandada pelas crianças capazes de realizar a ingestão de líquidos por via oral.[2,4]

A discussão da hidratação no contexto do cuidado paliativo pediátrico, nas suas diferentes fases, pode não ser tão simples, especialmente na fase final da vida, pois os pais consideram a nutrição e a hidratação muito associadas ao conforto de seus filhos e, muitas vezes, é difícil aceitarem que a hidratação medicamente assistida possa ser desnecessária ou até mesmo prejudicial ao seu filho nessa circunstância.[4]

Assim, a hidratação medicamente assistida deve ser considerada uma intervenção mais do que apenas uma medida de conforto básico.[4]

O objetivo desse capítulo será o de inserir o papel da hidratação e da desidratação no contexto do cuidado paliativo pediátrico em suas diferentes fases e também discutir, minimamente, alguns aspectos relacionados à hidratação medicamente assistida no contexto do final da vida em pediatria.

Parte 3 – Controle de Sintomas

A hidratação e o objetivo do cuidado paliativo em pediatria

O objetivo do cuidado paliativo é aliviar o sofrimento em todas as etapas da doença e não está limitado à fase final da vida.[4]

Assim, a Academia Americana de Pediatria, em 2000, estabelece que componentes do cuidado paliativo possam ser iniciados ao diagnóstico de uma doença que ameaça a vida em crianças e adolescentes e que esses devem ser continuados durante todo o curso da doença que poderá terminar na cura ou na morte.[5]

Em pediatria, o cuidado paliativo poderá se estender por uma ampla faixa de vida da criança e nos vários e diferentes momentos do curso da doença.

A hidratação, dentro desse amplo contexto da doença e em seus diferentes momentos da evolução, poderá ser oferecida de diferentes maneiras (por VO ou medicamente assistida), mas sempre o foco principal deverá ser o bem-estar da criança.[4]

Assim, é imperativo promover uma discussão precoce com os pais sobre a meta do cuidado e o tratamento de escolha para aquela determinada situação, incluindo o risco × benefício da hidratação medicamente assistida baseada nas melhores evidências disponíveis, sempre buscando o conforto e a qualidade de vida do paciente pediátrico em cuidado paliativo.[4]

Tipos de desidratação em pediatria

Com frequência, o déficit de fluidos no paciente em final de vida é multifatorial na sua etiologia, mas, independentemente da causa, o resultado final será depleção de água e diminuição da função renal.[4,6]

O déficit de fluidos pode ser devido a duas amplas categorias:

A. **Desidratação:** depleção de água corporal total;
B. **Hipovolemia:** depleção de sódio e água principalmente do espaço intravascular.

E os tipos de desidratação mais comuns em pediatria são:

A. **Desidratação hiponatrêmica:** quando há rápida perda de sódio e água;
B. **Desidratação hipernatrêmica:** quando há perda de água por evaporação e em grandes queimaduras;
C. **Desidratação isonatrêmica:** também chamada desidratação terminal – em que a perda de água e sódio ocorre de maneira gradual e concomitante. Nesse tipo de desidratação, o paciente torna-se desidratado, mas, como ocorre diminuição da ingestão de alimentos e líquidos, não haverá nem hipo nem hipernatremia. Esse tipo de desidratação acomete pacientes em fase final da vida.

Sintomas

Estudos realizados na população adulta referem como principais sintomas da desidratação na fase final de vida sede, boca seca, náusea, vômitos, fadiga e prejuízo cognitivo, podendo esses estar relacionados à baixa ingestão de líquidos que ocorre na fase final da vida.[3]

Os benefícios esperados da hidratação medicamente assistida por profissionais de medicina , em termos de alívio dos sintomas, são frequentemente superestimados e os seus efeitos positivos são limitados ao controle de sintomas como sede, boca seca e fadiga.[7]

Há, porém, relatos de efeitos positivos da hidratação em sintomas como alucinação ou mioclonia e também para reduzir a quantidade de medicação analgésica naqueles pacientes que recebem hidratação medicamente assistida comparativamente àqueles pacientes que não recebem hidratação.[8]

Hidratação

A hidratação artificial pode contribuir para uma variedade de efeitos colaterais não desejados e relacionados à retenção de líquidos incluindo edema periférico, aumento da ascite, derrame pleural e aumento da secreção respiratória (resultando em outros sintomas como náuseas e vômitos). Não é infrequente, também, a ocorrência de hipoalbuminemia secundária à hiper-hidratação intravenosa.[8]

Assim, se for necessário o uso da hidratação medicamente assistida na fase final da vida, a equipe multidisciplinar deverá sempre ponderar a quantidade de líquidos a ser ofertada tendo em mente que o volume deverá ser menor do que aquele ofertado aos pacientes pediátricos clínicos ou cirúrgicos em geral.

Formas de hidratação em pediatria

Os pacientes que estão em fase terminal, anteriormente, morriam em casa e não existia essa discussão em relação à hidratação artificial. Porém, com a hospitalização sendo cada vez mais frequente em nossa sociedade, nas várias fases do cuidado paliativo em pediatria, a hidratação medicamente assistida, por meio de algum dispositivo, ocorre mais frequentemente e várias técnicas foram desenvolvidas para esse fim. As vias mais utilizadas para a oferta de líquidos em crianças são:[3,7]

A. **Cateteres intravenosos:** via amplamente utilizada em pediatria;
B. **Sondas nasogástrica ou nasojejunal:** quando possível de ser utilizada, apresenta efetividade semelhante à via intravenosa;
C. **Gastrostomia:** muito utilizada quando o paciente já apresenta esse dispositivo instalado;
D. **Cateteres subcutâneos (hipodermóclise):** via alternativa que vem sendo mais utilizada nos pacientes pediátricos em cuidado paliativo;
E. **Sonda retal:** menos utilizada em pediatria.

Volume para hidratação em pediatria

No manejo hídrico do paciente pediátrico em cuidado paliativo e quando a criança é capaz da ingestão de líquidos por via oral, essa via deverá ser sempre recomendada, oferecendo-se, assim, líquidos por boca em pequenas quantidades e com maior frequência e estimulando o seio materno nas crianças menores, quando possível.[4,9]

Como já ressaltamos anteriormente, a hidratação artificial ou medicamente assistida é aquela oferecida por meio de um dispositivo.[9]

Na fase final da vida, poderá ser considerado, por solicitação da família e por um tempo limitado no manejo dos sintomas, o uso da hidratação artificial, porém a oferta hídrica deverá ser reduzida no sentido de minimizar alguns efeitos colaterais da hidratação, utilizando-se em torno de 25 a 50% das necessidades basais.[9]

A equipe multiprofissional e os pais devem ter em mente que a hidratação medicamente assistida poderá não trazer qualquer benefício no manejo dos sintomas, podendo, inclusive, estar relacionada a uma piora do paciente pelo risco aumentado dos efeitos colaterais já mencionados.

Considerações éticas

A nutrição e a hidratação são celebrações da vida fortemente associadas ao cuidado e emoções positivas em diferentes culturas.[10]

Para discutirmos minimamente algumas questões éticas, devemos, então, considerar a diferenciação da hidratação na qual o paciente tem capacidade e desejo de se alimentar e ingerir

Parte 3 – Controle de Sintomas

líquidos, da hidratação artificial ou medicamente assistida, realizada por meio de algum dispositivo na fase final da vida.

Os próprios termos – "hidratação artificial" ou "medicamente assistida" – por si só, já enfatizam esse recurso como um procedimento e, como tal, não se difere de qualquer outro tratamento médico para suporte da vida.[10,11]

Inclusive do ponto de vista legal ou ético, vale ressaltar que não há distinção entre não iniciar a hidratação artificial ou retirá-la.[10,12] Essa decisão deve estar baseada no benefício que trará para o paciente e sempre em comum acordo com os familiares.[11-12]

No entanto, a maioria das evidências envolvendo a retirada da hidratação está baseada em trabalhos com pacientes adultos em fase final da vida.[13]

A Academia Americana de Pediatria enfatiza que, nos pacientes pediátricos, é eticamente permitido não introduzir ou retirar a hidratação artificial em circunstâncias selecionadas, em situações sobre as quais haja consenso de que a hidratação artificial não trará nenhum benefício, como nos casos de crianças em persistente estado vegetativo ou com anencefalia, ou em crianças em fase final da vida em que a hidratação artificial somente prolongará e adicionará morbidade ao processo de morrer.[11]

O envolvimento dos pais, conjuntamente com a equipe multidisciplinar, é de vital importância em relação às decisões éticas envolvendo hidratação artificial em cuidado paliativo pediátrico.[12,13] Considerar também obter uma segunda opinião de médicos que não estejam envolvidos no cuidado da criança ou que pertençam ao comitê de bioética da instituição.[9]

Referências bibliográficas

1. Carter BS, Howenstein M, Gilmer MJ, Throop P, France D, Whitlock JA. Circumstances Surrounding the deaths of hospitalized children: opportunities for pediatric palliative care. Pediatrics 2004;114(3):361-5.
2. Roni D, Dalal S, Bruera E. Is there a role for parenteral nutrition or hydration at the end of life. Curr Opin Support Palliat Care. 2012;6(3):365-70.
3. Burge F. Dehydration and provision of fluids in palliative care. Whats is the evidence? Can Fam Physician 1996 Dec;42:2383-8.
4. Danis M, Arnold R, Savarese D. Hydration in pediatric palliative care. UpToDate2016. [acesso em 02 nov 2016]. Disponível em: https://www.uptodate.com/contents/pediatric-palliative-care.
5. Garcia GCW. Pediatric Palliative Care: comprehensive support for children. Acta Med Int. 2016;3(2):165-170.
6. Steiner N, Bruera E. Methods of hydration in palliative care patients. J Palliat Care 1998;14(2):6-13.
7. Caccialanza R, Constans T, Cotogni P, Zaloga GP, Pontes-Arruda A. Subcutaneous infusion of fluids for hydration or nutrition: a review. JPEN J Parenter Enteral Nutr 2016;11(2):1-11.
8. Keller A. Artificial hydration in pediatric end-of-life. Virtual Mentor. [periódicos na Internet]. 2010 [acesso em 24 Jan 2018]. Disponível em: http://journalofethics.ama-assn.org/2010/07/cprl1-1007.html.
9. Starship Child Health [homepage na internet] Pediatric Palliative Care in New Zealand. Guidelines for End-of-Life Care. Nutrition and Hydration- management in the palliative patient [acesso em: 24 Jan 2018]. Disponível em: https://www.starship.org.nz/for-health-professionals/national-paediatric-palliative-care-clinical-guidelines/n/nutrition--and-hydration-management-in-the-palliative-patient/.
10. Tsai E. Withholding and withdrawing artificial nutrition and hydration. Paediatr Child Health 2011;16(4):241-2.
11. Diekema D, Botkin J. Clinical Report - Forgoing medically provided nutrition and hydration in children. Pediatrics 2009;124(2):813-22.
12. Del Río MI, Shand B, Bonati P, Palma A, Maldonado A, Taboada P, Nervi F. Hydration and nutrition at the end of life: a systematic review of emotional impact, perceptions, and decision-making among patients, family, and health care staff. Psychooncology. 2012;21(9):913-21.
13. Rapoport A, Shaheed J, Newman C, Rugg M, Steele R. Parenteral perceptions of forgoing artificial nutrition and hydration during end-of-life care. Pediatrics 2013;131(5):861-9.

CAPÍTULO 23

Cuidados com a Pele

- Carlota Vitória Blassioli Moraes
- Carolina Paula Jesus Kasa

A pele é o nosso maior tecido e tem muitas funções, como proteção, controle de temperatura, evitar a perda de líquidos e sal; e, em cuidados paliativos, a pele pode estar envolvida como a condição principal do agravo como na epidermólise bolhosa ou sintomas e sinais na pele podem ser complicações de outras doenças que limitam a vida. São muitos os sintomas e sinais que podem se manifestar na pele no paciente que tenha uma doença que limite a vida.

São vários os fatores que influem na deterioração da pele:
- A própria doença de base, como o HIV e o câncer, epidermólise bolhosa entre outras;
- O tratamento, como a quimioterapia que podem causar dermatite medicamentosa, a radioterapia que pode causar radiodermite, os opioides que podem causar prurido;
- A desidratação que pode levar à pele seca, facilitando úlceras de decúbito e prurido;
- A caquexia – a desnutrição;
- A imobilização – facilitando a estase venosa e úlceras de decúbito.

As afecções da pele podem influenciar de maneira muito negativa a qualidade de vida do paciente, como o prurido, as úlceras de pressão ou tumorais, que podem gerar além da alteração física, alterações psicológicas e de isolamento social se não tratadas adequadamente.

Avaliação e planejamento do cuidado da pele devem ser feitos em conjunto entre profissional envolvido no cuidado, paciente e família.

Deve-se avaliar:
- O conhecimento prévio do paciente e sua família sobre o cuidado com a pele;
- Nível e capacidade de atividade do paciente, mobilidade e habilidade;
- Presença de áreas de ruptura da pele – anote localização, dimensão, aparência da lesão, estágio da úlcera e se há presença de odor ou não;
- Sinais de infecção da pele;
- Sinais de ulceração, dermatite, exsudação;
- Medicações em uso. Verificar se há a possibilidade de reações alérgicas;
- Capacidade de o paciente perceber sintomas e sinais desagradáveis, como dor, prurido, formigamento;
- Perfusão: qualidade de pulso, retorno venoso, temperatura local e coloração da pele;
- Estado nutricional;

Parte 3 – Controle de Sintomas

- Estado de hidratação. Parâmetros úteis: balanço hídrico – ingesta hídrica e perdas de líquidos; sinais vitais; peso; turgor da pele; presença ou ausência de umidade nas mucosas; presença de lágrimas; débito urinário;
- Possibilidade de trombose venosa – lembrando que pode mimetizar dermatite ou celulite com sinais de edema e vermelhidão.
  Com o objetivo de melhorar o cuidado, podemos considerar ainda:
- Posicionamento e a utilização de almofadas;
- Uso de produtos tópicos;
- Transferência do paciente de ambiente e mudanças de decúbito;
- Manter as unhas curtas e limpas; no paciente que gosta de unhas longas, manter a higiene e cuidado, mas respeitar suas preferências.

Intervenções gerais de cuidados com a pele

- Manter o conforto do paciente – ambiente limpo, ventilado;
- Orientar o paciente e seu cuidador sobre o posicionamento, transferência de cômodos e mudanças de decúbitos;
- Realizar um planejamento de cuidados da pele junto com o paciente e seu cuidador;
- Mudança de decúbito a cada 2 horas;
- Uso de travesseiros, almofadas ou espumas apropriadas, para diminuir a pressão sobre as proeminências ósseas;
- Sempre que possível, utilizar os aparelhos de elevação, em vez de mover paciente por arrasto;
- Redução da pressão do colchão – espuma, ar estático, alternando ar, gel ou colchão de água;
- Encorajar o paciente a deslocar o peso sempre, com frequência;
- Evitar massagens sobre a proeminência óssea;
- Usar hidratantes para reduzir lesões de fricção;
- Manter a higiene intima e trocas de fraldas se necessário, cuidado para não deixar umidade em excesso;
- Evitar loções contendo álcool;
- Vestuário de tamanho adequado, meias e sapatos.

Prurido

É definido como sensação desagradável que promova a escoriação e melhore com o coçar.

Na criança, é relativamente incomum, mas quando ocorre seu manejo é um grande desafio, o prurido pode interferir com o sono, atividades diárias e desenvolvimento cognitivo das crianças.

A intensidade do prurido varia de leve a severo. Prurido moderado a severo pode levar a desconforto, tensão e ansiedade nos pacientes e suas famílias e, se não for controlado e aliviado, pode levar a escoriações importantes da pele e a infecções secundárias.

Fisiopatologia do prurido

O prurido surge das camadas superficiais da pele, membranas mucosas e conjuntivas; as terminações nervosas responsáveis pela coceira ficam situadas próximo da junção dermoepidermal, os impulsos são conduzidos aos gânglios da raiz dorsal ipsilateral e sinapses com neurônios secundários; eferentes desses neurônios atravessam para o trato espinotalâmico anterolateral oposto, seguem para o núcleo talâmico ventral posterolateral e atravessam a cápsula interna até o córtex, onde se percebe o prurido, e este pode ser aumentado ou reduzido por ansiedade, medo, distração mental ou sensações cutâneas competitivas.

Muitas substâncias, como a histamina, serotonina e opioides endógenos têm sido descritas como mediadoras periféricas do prurido. Dor e coceiras estão relacionadas, dor moderada induzida por escoriação suprime a coceira.

A coceira estimula fibras grandes, de rápida condução do tipo A, que realizam a sinapse com interneurônios inibitórios que afetam as fibra C e tentam reduzir a sensação de prurido.

Possíveis causas do prurido

- Colestase;
- Dermatoses de pele;
- Doenças linfoproliferativas;
- Policitemia vera;
- Linfoma de Hodgkin;
- Mieloma múltiplo;
- Deficiência de ferro;
- Mastocitose;
- Drogas: opioides, furosemida;
- Uremia;
- Câncer – síndromes paraneoplásicas, tumor de sistema nervoso central (SNC), carcinomas;
- Psicogênico.

Opioide

Prurido relacionado ao opioide é mais comum na criança do que no adulto e é frequentemente manifestado na criança por esta esfregar repetidamente a ponta do nariz.

Acredita-se que o prurido ocorre primariamente pela estimulação do receptor µ no corno dorsal da medula, e os antagonistas dos receptores µ têm sido mais efetivos em melhorar o prurido pelo opioide do que os anti-histamínicos. Baixas doses intravenosas de naloxone 0,25-2 mcg/kg/h, administradas junto com morfina intravenosa, reduzem a presença do prurido sem afetar a analgesia.

O prurido é mais frequente quando o opioide é administrado via espinal, mas esta não é uma via comum em pediatria.

A ação do opioide pode incluir o prurido mediado pela serotonina através da liberação da histamina nos mastócitos das células.

Tratamento

Antagonistas da serotonina, como a ondansetrona, diminuem a incidência e severidade do prurido.

Outros agentes farmacológicos usados no tratamento e na prevenção do prurido relacionado ao opioide são propofol, antagonistas dos receptores da dopamina-2 (D2) e rifampicina.

Linfoma de Hodgkin

Prurido é relativamente comum no paciente com doença de Hodgkin em fase final de vida e comumente um sintoma que indica a recidiva do linfoma de Hodgkin.

Tratamento

Corticosteroides e quimioterápicos de baixa intensidade, como a vimblastina, em doses baixas têm sido relatados como efetivos no controle do prurido.

Uremia

Prurido é comum em pacientes com insuficiência renal crônica, ocorrendo em 15 a 49% dos pacientes pré-diálise e em 50 a 90% dos pacientes em hemodiálise ou diálise peritoneal. Prurido associado com a uremia não é totalmente entendido. Possíveis fatores incluem pele seca, citocinas, hiperparatiroidismo secundário, acúmulo de toxinas urêmicas, aumento dos níveis plasmáticos da histamina, proliferação de mastócitos na pele, deficiência de ferro e neuropatias.

O prurido urêmico pode ser generalizado ou localizado, especialmente nas costas, abdome, cabeça e braços. Durante o dia o paciente apresenta crises de coceira que pioram à noite. É frequente a presença de escoriações na pele, impetigo e infecções secundárias na pele.

Tratamento

A alta eficácia da diálise com bom estado nutricional pode reduzir a prevalência e o grau de severidade do prurido.

- Ácido gamalinoleico 2,2% creme: 2 vezes ao dia;
- Gabapentina: 100 a 300 mg por VO (titular a dose) a cada diálise;
- Fototerapia UVB;
- Acupuntura.

Colestase

O prurido resultante de colestase é uma forma rara de coceira na criança. Porém, pode ser o sintoma mais incapacitante do paciente com doença hepática crônica.

O prurido poder ser intermitente ou persistente, generalizado ou localizado em áreas específicas. O prurido da colestase é causado pelo depósito de ácidos biliares na pele.

Tratamento

Fenobarbital pode melhorar o prurido por induzir enzimas hepáticas a aumentar a excreção e conjugação das bilirrubinas e pode também reduzir a concentração sérica dos sais biliares pelo aumento da excreção fecal.

Rifampicina reduz a circulação entero-hepática dos ácidos biliares por inibir a recaptação dos ácidos biliares pelo hepatócito. Estudos têm mostrado a eficácia da rifampicina, com dose 10 mg/kg/dia a cada 12 horas, reduzindo o prurido em 90% dos pacientes.

Colestiramina é um ânion insolúvel em água, resina de troca que se liga aos ácidos biliares, inibindo sua absorção pela circulação entero-hepática. Dose: 240 mg/kg/dia dividida em três tomadas (dose máxima = 4 g/dia em crianças abaixo de 10 anos e 8 g/dia para aquelas acima de 10 anos).

Feridas

Neoplásicas

São o resultado da infiltração e a proliferação de células tumorais na pele, tanto de um tumor primário de pele como a invasão por contiguidade ou por metástases à distância.

A invasão de células cancerosas na pele pode comprometer vasos sanguíneos e linfáticos e compromete a vitalidade da pele. Crescimento das células tumorais pode ser rápido e produzir lesões em couve-flor ou ulceração, e sua coloração pode variar muito.

A circulação inadequada do tecido tumoral leva a necrose. Tecidos necróticos são excelentes condições para bactérias aeróbicas e anaeróbicas proliferarem e causa secreção purulenta e mau odor. Os tumores secretam citoquinas, que tornam a vascularização mais permeável ao fibrino-

Cuidados com a Pele

gênio e outros produtos sanguíneos, resultando em exsudato. A lesão da microcirculação pelo tumor, a presença de capilares tumorais e alteração da coagulação predispõem a sangramento local.

As úlceras neoplásicas tendem a progredir e causam um efeito devastador tanto física quanto emocionalmente no paciente.

O manejo é principalmente focado no controle e/ou eliminação dos sintomas relacionados à ferida como dor, exsudato, odor, sangramento e aparência da ferida e nos efeitos emocionais que possam estar presentes como medo, ansiedade, depressão, tristeza, raiva, culpa e vergonha.

O objetivo ideal seria a cura total da ferida, mas, infelizmente, muitas vezes isso não é possível, a menos que tenha uma boa resposta a terapia antineoplásica – quimioterapia, radioterapia e ressecção cirúrgica.

O objetivo geral é promover conforto e bem estar ao paciente.

Úlceras de pressão

A pele é facilmente comprometida em pacientes com doença avançada.

As úlceras de pressão se desenvolvem quando o fluxo sanguíneo é comprometido por pressão aplicada sobre a pele excedendo a pressão capilar (20 a 40 mmHg).

A úlcera de pressão é definida como "área localizada de tecido necrótico que se desenvolve quando tecido é comprimido entre proeminência óssea e uma superfície externa por um período de tempo prolongado".

A severidade da úlcera de pressão pode ser classificada (**Tabela 23.1**).

Os locais mais comuns de úlceras de pressão são o sacro, tuberosidade isquiática, grande trocanter e calcanhar.

Tabela 23.1. Estadiamento de severidade das úlceras de pressão

Estadio	Definição
1	Eritema não empalidecido na pele intacta. Descoloração da pele, calor, edema, tumor ou endurecimento podem ser indicadores, alteração da sensibilidade (dor ou prurido). Particularmente em indivíduos com pele escura pode ser mais difícil identificar essas alterações iniciais.
2	Perda parcial do tecido cutâneo, envolvendo epiderme, derme ou ambos. A úlcera é superficial e apresenta-se clinicamente como uma abrasão ou bolha.
3	Perda total da espessura do tecido cutâneo (gordura visível) envolvendo dano ou necrose do tecido subcutâneo que pode se estender mais profundamente, mas sem atingir a fáscia muscular.
4	Destruição extensa, com necrose tissular ou dano aos ossos, músculos e estruturas de suporte, com ou sem perda total de espessura do tecido cutâneo.

Modificado de NPUAP Pressure Injury Stages In: http://www.npuap.org/resources/educational-and-clinical-resources/npuap-pressure-injury-stages/.

Manejo de sintomas específicos

Cuidados com a ferida

Exsudato

O uso de curativo nas feridas permite que estas se curem mais rapidamente, mantendo a umidade e, desse modo, evitando a formação de crostas e reduzindo as infecções. Muitos curativos usados atualmente permitem poucas trocas e diminuem a dor.

Parte 3 – Controle de Sintomas

O principal objetivo do curativo é absorver os fluidos e permitir sua evaporação.

As diferentes opções de curativos para feridas estão na **Tabela 23.2**.

Quando a exsudação da ferida é baixa, devemos escolher um curativo que tenha baixo poder de absorção para prevenir que a ferida fique muito seca.

As feridas tumorais podem ser muito secretivas, assim como quando há associação de infecção. É importante escolher um curativo que absorva o excesso de exsudato e minimize a maceração e a escoriação, mas mantendo a umidade. A pele ao redor da ferida deve ser protegida com barreiras de filme ou creme.

É importante otimizar a qualidade de vida usando curativos que são efetivos em controlar o odor, exsudato e sangramento.

Tabela 23.2. Opções disponíveis de curativos para feridas

Ferida	Curativo
Estadio 1 ou 2 Úlcera de pressão superficial, seca ou mínimo exsudato	Filme transparente ou outra cobertura colocada diretamente sobre a ferida. Age como uma segunda pele protegendo de contato, irritação e deterioração. Mantém a umidade, não é absorvente. Permite a visualização da ferida. Trocar a cada 3 a 5 dias.
Estadio 1 a 2 Úlcera de pressão com granulação ou epitelização, moderado exsudato, superfícies maiores, dolorosa e presença de inflamação	Curativo hidrocoloide. Hidrofílico e hidrofóbico. Cria um ambiente úmido e facilita debridamento químico e reepitelização. Cria um ambiente com pH 5 que inibe crescimento de patógenos. Deve ser mudado a cada 3 a 7 dias. Curativo Hidrogel – cria um ambiente úmido permitindo alta taxa de evaporação. Permite debridamento químico e promove granulação do tecido. Mudar a cada 1 a 3 dias
Estadio 3 a 4 Úlcera de pressão com áreas necróticas, grandes superfícies	Alginato de cálcio. Alto poder de absorção de exsudato. Tem propriedades hemostáticas e bacterostáticas. Mudar a cada 12 a 48 horas.
Estadio 4 Feridas muito secretivas e profundas	Curativos de hidrofibra. Alto poder de absorção (2 a 3 vezes maior do que os alginatos). Alginatos podem ser combinados com hidrofibras. Hidrofibras podem conter prata que reduz a proliferação bacteriana. Curativos podem permanecer até 7 dias, dependendo da quantidade de secreção. Foam – espuma que cria um ambiente ideal para a cicatrização da ferida. Os curativos são ideais para a exsudação de feridas traumáticas agudas e crônicas, incluindo dermoabrasões e incisões cirúrgicas. Podem conter surfactante ou agentes antibacterianos. Não deve ser cortado.

Dor

A dor associada à ferida pode ter várias causas associadas, variando de feridas infectadas a mudanças de curativos. Mesmos as feridas mais superficiais podem ser muito dolorosas.

A dor causada pela úlcera de pressão é aguda, intensa e bem localizada. Normalmente, a dor responde bem a analgesia simples e uso de opioides. Devemos tratar a dor conforme orientação da Organização Mundial de Saúde (OMS) para o tratamento da dor.

Cuidados com a Pele

Infecção

Sinais de infecção na ferida incluem eritema, edema, enduração, exsudato, tecido de granulação friável que sangra facilmente, dor, odor anormal e presença de abscesso.

Esses sinais clínicos podem estar presentes com ou sem sinais sistêmicos de febre e ou sepse.

Com o diagnóstico clínico da infecção, deve ser iniciada, tão logo quanto possível, a antibioticoterapia empírica, lembrando que nas primeiras semanas são mais comuns *Staphylococcus aureus* e *Streptococcus* beta-hemolítico e, após as primeiras 4 semanas, podem estar presentes *Enterococcus*, pseudomonas e anaeróbios. As culturas das feridas não conseguem diferenciar entre colonização e infecção, mas podem guiar a escolha do antibiótico.

Sangramento

Se o sangramento for pequeno, pode-se tentar hemostasia com curativo com alginato de cálcio ou ácido tranexâmico tópico, ou sulcrafato sob o curativo não aderente.

Curativos com adrenalina também podem ser feitos. Curativos com adrenalina 1:1000 agem somente por 10 a 15 minutos e, após esse tempo, são absorvidos e precisam ser usados com cuidado, pois podem causar isquemia e necrose.

Baixas doses de tromboplastina (100 U/mL) podem ser aplicadas diretamente na ferida.

Agentes fibrinolíticos orais como o ácido tranexâmico podem ser usados.

Odor

A presença de mau odor pode levar ao isolamento social, tristeza, depressão e vergonha. O odor pode causar náuseas e vômitos não só no paciente, mas também no seu cuidador.

Feridas são naturalmente colonizadas por bactérias. Tecido desvitalizado e necrótico é um ambiente adequado para aeróbios e anaeróbios. Quando há o predomínio de agentes anaeróbios, ocorre o mau odor. A fonte de energia para as bactérias anaeróbias são os lipídeos, o mau odor é causado pela produção de ácidos graxos voláteis durante o catabolismo lipídico.

As principais bactérias anaeróbias que causam o odor são Clostridium e cocos anaeróbios.

O debridamento cirúrgico é o manejo usual para feridas necróticas, mas pode não ser apropriado em cuidados paliativos.

Hipoclorito 25% pode melhorar o odor, apesar de alguns trabalhos mostrarem que ele atrasa a cura da ferida.

Carvão ativado reduz imediatamente o odor da ferida. Pode ser usado curativo de carvão sobre curativos com outras substâncias para diminuir o odor. Uma vez que o curativo esteja saturado, todos os curativos devem ser trocados para evitar o odor.

Estudos mostram que o metronidazol reduz o mau odor. Preparações tópicas de 0,75% gel ou creme 1% pode ser aplicado diretamente sobre a ferida. Se aplicado semanalmente, pode controlar a colonização anaeróbia e melhorar o odor, pode ser dado via sistêmica, mas sua ação pode não ser efetiva pela diminuição da circulação na ferida e, dessa maneira, o antibiótico por via sistêmica não chega na ferida.

Para odor causado por agentes anaeróbios podem ser usadas pomadas com polimixina B, bacitracina e neomicina. São efetivas se usadas frequente e abundantemente.

Referências bibliográficas

1. Hansra NK, Berger TG, O'Sullivan P, Chittenden EH. Skin findings in palliative care patients. J Palliat Med. 2008 Jul;11(6):834-7.

Parte 3 – Controle de Sintomas

2. Yerushalmi B, Sokol RJ, Narkewicz MR, Smith D, Karrer FM. Use of rifampin for severe pruritus in children with chronic cholestasis. J Pediatr Gastroenterol Nutr. 1999 Oct;29(4):442-7.

3. National Pressure Ulcer advisory Panel (NPUAP). Pressure Injury Stages. [Acesso em 29 dez 2017]. Disponível em: http://www.npuap.org/resources/educational-and-clinical-resources/npuap-pressure-injury-stages/.

4. Seaman LW. Skin care assessment. In: Seaman LW. Pediatric Pain and Symptom Management Algorithms for Palliative Care. Singapore: Intellicard; 2005. p 66.

5. Wolfe J, Grier HE, Klar N, Levin SB, Ellenbogen JM, Salem-Schatz S, et al. Symptoms and suffering at the end of life in children with cancer. N Engl J Med. 2000 Feb 3;342(5):326-33.

6. World Health Organization. Guidelines on the pharmacological treatment of persisting pain in children with medical illnesses. Geneva: World Health Organization; 2012.

7. Harrop JE. Management of pain in childhood. Arch Dis Child 2007 [Acesso em 2 jan 2018];92(4):ep101-8.. Disponível em: http://ep.bmj.com/content/92/4/ep101.

CAPÍTULO 24

Cuidados com a Cavidade Oral

- Carlota Vitória Blassioli Moraes

Cuidados com a Cavidade Oral[1]

Os pacientes em cuidados paliativos sofrem alterações da cavidade oral podendo ser devido à própria doença de base ou resultados dos efeitos colaterais dos tratamentos.[2]

A boca é um órgão complexo, constituído por múltiplas estruturas com funções específicas, tais como a alimentação e a comunicação, inclusive o prazer da alimentação pode estar comprometido se não forem prestados cuidados adequados à cavidade oral e, dessa maneira, diminuindo a qualidade de vida, a autoestima, a comunicação verbal, a expressão de sentimentos e o conforto poderão estar igualmente comprometidos.[1,3]

Outro aspecto importante é a administração de terapêutica por via oral (VO). Quando esta se mantém disponível é considerada uma das principais vias de administração, é útil, eficaz, barata, segura e confortável para o doente.

Crianças com lesão na boca podem apresentar dificuldade para deglutir, vômitos e náuseas, diminuição na ingestão de alimentos, excessiva salivação, dor e choro durante a alimentação.[2]

Na avaliação da cavidade oral, devemos observar a presença de.
- Adelgaçamento da mucosa oral;
- Dificuldade de deglutição;
- Boca seca;
- Quimioterapia recente;
- Irradiação de cabeça e pescoço;
- Avaliação da dentição – os dentes devem ser escovados e limpos;
- Avaliação da gengiva – presença de gengivite;
- Avaliação de sinais de infecção associada, gengivite necrotizante, papilite;
- Avaliação dos lábios: lábios secos ou rachados, fissuras e úlceras;
- Avaliação do estado de hidratação;
- Se ulceração presente – infecção viral ou agente anaeróbio deve ser considerado;
- Avaliação de presença de placas esbranquiçadas de difícil remoção – candidíase.[2]

Alterações da Mucosa Oral

Alterações da mucosa oral podem ser:

- **Xerostomia:** pode ser causada por lesões na cavidade oral:
  - Hipercalcemia levando à desidratação;
  - Medicamentos como os antimuscarínicos, diuréticos, opioides, oxigênio;
  - Desidratação;
  - Deficiência de zinco;
  - Hipotireoidismo;
  - Infecções em cavidade oral.
- **Mucosite:** estomatite que pode ser causada por quimioterapia e/ou radioterapia.
- **Estomatite:** É uma doença inflamatória que pode ser causada por agentes infecciosos – vírus, bactéria e fungos.
- **Candidíase orofaríngea**
- **Trauma e medicamentos** (fenitoína)

As principais alterações que podem ser encontradas:

Estomatite

Inflamação difusa da cavidade oral, erosiva e ulcerativa afetando a membrana mucosa da boca.[2]

Mucosites[4]

Mucosite oral é a inflamação da mucosa oral e da garganta. É um efeito colateral potencialmente sério da quimioterapia e radioterapia.[2]

A mucosite pode ser classificada em grau 1 a 4, conforme a gravidade da lesão.

As duas principais classificações da mucosite utilizadas são:

National Cancer Institute (NCI)

Exame clínico:[2]

- Grau 1 = eritema da mucosa;
- Grau 2 = ulcerações ou pseudomembranas;
- Grau 3 = ulcerações confluentes ou pseudomembranas sangramento com traumas leves;
- Grau 4 = necrose tecidual; sangramento espontâneo; risco de vida;
- Grau 5 = morte.

Avaliação de funcionalidade e sintomáticos:[5]

- Grau 1 = assintomático ou sintomas leves; intervenção não indicada;
- Grau 2 = dor moderada; não interferindo na ingestão oral: dieta modificada está indicada;
- Grau 3 = dor forte; interferindo com a ingestão oral;
- Grau 4 = consequências que ameaçam a vida; intervenção urgente está indicada;
- Grau 5 = morte.

Organização Mundial da Saúde (OMS):[2]

- Grau 0 = sem mucosite;
- Grau 1 = eritema e dor;
- Grau 2 = úlceras, mas é capaz de comer sólidos;
- Grau 3 = úlceras, requer dieta líquida;
- Grau 4 = úlceras, alimentação não é possível.

Modificado de Lalla RV, Sonis ST, Peterson DE. Management of Oral Mucositis in Patients with Cancer. Dental clinics of North America. 2008;52(1):61-viii.

Cuidados com a Cavidade Oral

TRATAMENTOS[6]

Intervenções não farmacológicas

- Aumentar ingesta hídrica;
- Manter a boca sempre úmida;
- Higiene bucal com solução bicarbonatada a 1%;
- Solução de xilocaína viscosa a 2% diluída em água. Não ultrapassar 3 mg/kg/dose e não repetir antes de 2 horas;
- Higiene bucal com escovação de dentes e língua, com escova bem macia;
- Usar colutório frequentemente;
- Evitar alimentos ácidos;
- Evitar jejum prolongado;
- Boca seca – uso de saliva artificial.

Tratamento farmacológico

Mucosite

- **Laserterapia:** pode ser utilizada tanto na prevenção como no tratamento da mucosite.
- **Antiviral** (se mucosite com aftas sugestivas de lesões herpéticas).
  - Herpes simples labial
    - Aciclovir: 200 mg – 5 vezes/dia ou 750 mg/m²/dia
  - Herpes zóster
    - Aciclovir: 1.500 mg/m²/dia por 7 a 14 dias
- **Controle da dor:** as lesões em cavidade oral podem causar dor intensa, tratar a dor conforme protocolo de manejo da dor.

Candidíase oral

Lesões esbranquiçadas de difícil remoção, causadas pela infecção fúngica.
- Nistatina suspensão (100.000 U/mL): aplicação tópica 4 a 5 vezes/dia
  - Crianças menores de 1 ano de idade – 2 mL em cada lado da boca
  - Crianças maiores de 1 ano de idade – 5 mL em cada lado da boca
    Se houver melhora com a nistatina após 48 horas, continuar com a nistatina por 7 a 10 dias.
    Se não houver melhora da candidíase oral com tratamento tópico:
- Fluconazol suspensão (50 mg/5 mL): 6 a 12 mg/kg/dia (dose máxima = 400 mg/dia) – 1 vez/dia por 14 dias.

Sangramento em cavidade oral

Se o sangramento for pequeno, pode tentar hemostasia com curativo com ácido tranexâmico tópico ou lavar a cavidade oral com agentes homeostáticos tais como Gelfoam® ou Gelfilm®.

Sangramento de origem tumoral pode requerer transfusão de plaquetas.

Curativos com adrenalina também podem ser feitos com adrenalina 1:1.000 mas agem somente por 10 a 15 minutos. Após esse período, são absorvidos e precisam ser usados com cuidado, pois podem causar isquemia.

Boca seca – xerostomia[3,7]

A xerostomia é a sensação subjetiva de boca seca, consequência ou não da diminuição da função das glândulas salivares, com alterações quer na quantidade, quer na qualidade da saliva.[1]

Parte 3 – Controle de Sintomas

É um sintoma frequente em doentes em cuidados paliativos e a sua prevalência é referida como de 60 a 88% nos adultos com doença oncológica progressiva e avançada. A xerostomia tem consequências físicas, mas também psicológicas e sociais. A saliva desempenha um papel importante na manutenção das condições fisiológicas normais dos tecidos da boca. Umidifica os tecidos da cavidade oral, auxilia a formação e deglutição do bolo alimentar, facilita a fonética e previne danos dos tecidos causados quer por agentes mecânicos, quer por microrganismos nocivos.[1]

Causas de boca seca

A. Associadas ao câncer:
  - Lesões infiltrativas na mucosa oral;
  - Lesão infiltrativa na glândula salivar;
  - Hipercalcemia.
B. Associadas ao tratamento/medicamentos:
  - Antimuscarínicos;
  - Diuréticos;
  - Opioides;
  - Oxigenoterapia sem umidificação;
  - Radioterapia.
C. Debilidade:
  - Ansiedade;
  - Desidratação;
  - Respiração bucal;
  - Depressão;
  - Deficiência de zinco.
D. Outras causas:
  - Doenças autoimune;
  - Diabetes melito;
  - Neuropatias;
  - Hipotireoidismo.

Prevenção[8]

Avaliação odontológica e manter cuidados e higiene da cavidade oral e dentes. Revisar as drogas e, se possível, suspender ou reduzir a dose destas drogas antimuscarínicas.

Tratamento não medicamentoso

- Alivio de curta duração pode ser obtido com pedras de gelo;
- Hidratação oral local e tópico mediante ingestão de grandes quantidades de água e de outros líquidos, por VO;
- Tentar aumentar a produção de saliva:
  - Saliva artificial é um pobre substituto da saliva natural, com resultados de alivio muito limitados.
  - Estimulante de saliva: gomas de mascar livres de açúcar são mais efetivas nas crianças maiores e adolescentes e adultos jovens. Em trabalho feito com pacientes adultos com câncer, comparando o uso de saliva artificial e o uso de goma de mascar, este último foi preferido pelos pacientes.[9]
- A acupuntura tem sido também usada com melhoria na secreção de saliva. Em um estudo feito com doentes submetidos à radioterapia, 70% referiram melhora.[10]

Cuidados com a Cavidade Oral

Tratamento medicamentoso

- **Vitamina C:** estimula a produção e reduz a viscosidade da saliva, por romper ligações entre as mucinas. Mas sua característica ácida tem também um caráter erosivo sobre os dentes e o seu uso permanente não é recomendado.[1,11]
- **Pilocarpina (comprimidos 5 mg):** parassimpatomimético, agonista muscarínico não seletivo, que estimula a salivação.[12]

A terapêutica deve iniciar-se com 5 mg, 3 vezes/dia, sendo dado com as refeições. O efeito dura de 2 a 3 horas.

Os efeitos secundários mais frequentes são hipersudorese, náuseas, rinite, tonturas, cólicas intestinais.

Também pode-se usar um colírio a 4% de pilocarpina, duas a três gotas 3 vezes/dia por VO.

- **Substitutos da saliva:** quando a função salivar não existe, ou seja, não poderá ser estimulada. Nestes casos, devem ser usados substitutos da saliva para umedecer a boca. Líquidos simples como soluções de bicarbonato, soro fisiológico ou contendo peróxido de hidrogênio podem ajudar.[2,3,11]

Referências Bibliográficas

1. Serrano M. Cuidar a boca em cuidados paliativos: contributo para a promoção da dignidade humana. Lisboa. Tese [Dissertação de mestrado] – Faculdade de Medicina da Universidade de Lisboa; 2009.
2. Lalla RV, Sonis ST, Peterson DE. Management of Oral Mucositis in Patients with Cancer. Dent Clin North Am. 2008 Jan; 52(1):61-VIII.
3. Cooke C, Ahmedzai S, Mayberry J. Xerostomia – a review. Palliat Med. 1996 Oct;10(4):284-92.
4. El Bousaadani A, Eljahd L, Abada R, Rouadi S, Roubal M, Mahtar M. [Prevention and treatment of mucositis in children with oral cancers: practical recommendations]. Cancer Radiother. 2016 May;20(3):226-30.
5. U.S. Department of Health and Human Services [https://www.hhs.gov]. Common Terminology Criteria for Adverse Events (CTCAE) Version 4.0 [Acesso em 02 jan 2018]. Disponível em: https://evs.nci.nih.gov/ftp1/CTCAE/CTCAE_4.03_2010-06-14_QuickReference_5x7.pdf.
6. Miller MM, Donald DV, Hagemann TM. Prevention and treatment of oral mucositis in children with cancer. J Pediatr Pharmacol Ther. 2012 Oct;17(4):340-50.
7. Mercadante V, Al Hamad A, Lodi G, Porter S, Fedele S. Interventions for the management of radiotherapy-induced xerostomia and hyposalivation: A systematic review and meta-analysis. Oral Oncol. 2017 Mar; 66:64-74.
8. Davidovich E, Peretz B, Aframian DJ. Prevention of oral and salivary gland impairment in irradiated adolescent patients with head and neck cancer: a suggested protocol. Quintessence Int. 2007 Mar;38(3):235-9.
9. Davies AN. A comparison of artificial saliva and chewing gum in the management of xerostomia in patients with advanced cancer. Palliat Med. 2000 May;14(3):197-203.
10. Johnstone PA, Niemtzow RC, Riffenburgh RII. Acupuncture for xerostomia: clinical update. Cancer. 2002 Feb 15;94(4):1151-6.
11. Niew Amerongen AV, Veerman EC. Current therapies for xerostomia and salivary gland hypofunction associated with cancer therapies. Support Care Cancer. 2003 Apr;11(4):226-31.
12. Deutsch M. The use of pilocarpine hydrochloride to prevent xerostomia in a child treated with high dose radiotherapy for nasopharynx carcinoma. Oral Oncol. 1998 Sep;34(5):381-2.

CAPÍTULO 25

Controle de Sintomas Psiquiátricos

- Eloisa Helena Rubello Valler Celeri

O cuidado paliativo em pediatria inclui uma ampla gama de intervenções terapêuticas, psicológicas, sociais e espirituais/existenciais que tem por objetivo prevenir e aliviar o sofrimento causado pelos inúmeros desafios que a criança ou adolescente doente, seus familiares e cuidadores (incluído a equipe médica) vivenciam ao enfrentar uma doença aguda ou crônica em fase terminal.

Diferentemente dos tratamentos que visam curar ou reverter o processo de uma doença, o cuidado paliativo enfoca a preservação da qualidade de vida frente a uma condição terminal, por meio do alívio de sintomas (dor, dispneia, náusea, ansiedade, depressão, medo) e o cuidado com condições como solidão e isolamento que causam sofrimento e dor desnecessários e, às vezes, evitáveis. Além disso, o cuidado paliativo inclui a atenção à família e à equipe médica responsável que estão vivenciando uma situação de grande sofrimento, ajudando-os a se manter funcionais e íntegros.

Os limites entre terapia curativa e terapia paliativa não são nítidos e tentar colocar esses dois modos de cuidado como opostas pode produzir uma série de mal-entendidos e gerar reações preconceituosas, como confundir cuidado paliativo com "desistência ou aceleramento da morte", produzindo sofrimentos e sentimento de culpa ou intervenções desnecessárias.

As crianças acometidas por uma doença terminal e seus familiares começam por ter de lidar com um diagnóstico potencialmente devastador. Depois, necessitam se adaptar a múltiplas mudanças no caso de uma doença aguda ou a viver com os inúmeros desafios impostos por uma condição crônica. Mudanças e desafios que podem durar dias, meses ou mesmo anos, impondo vivências angustiantes e assustadoras que acabam por terminar com a morte.

Esta experiência e as tensões e sofrimento que ela desperta afetarão cada pessoa (paciente, pais, irmãos, avós, cuidadores, profissionais), no seu bem-estar físico e psíquico, no seu senso de segurança, amor e autoestima. Se estas questões e as consequências delas não forem adequadamente avaliadas e cuidadas, poderão surgir efeitos negativos sobre a qualidade de vida de cada uma das pessoas envolvidas, com consequências que podem se prolongar até mesmo após a morte do paciente.

Apesar da escassez de estudos epidemiológicos que avaliem a prevalência de transtornos psiquiátricos em crianças em cuidados paliativos,[1,2] as evidências sugerem que além de transtornos

Parte 3 – Controle de Sintomas

psiquiátricos, estas crianças vivenciam sofrimento, nervosismo, preocupações, tristeza, medo de ficar sozinho, perda de perspectiva, dificuldades de falar sobre seus sentimentos e perda de independência,[3] além de sintomas de fadiga, perda de peso, problemas de sono, náusea, vômito e agitação.[4]

A compreensão sobre a doença certamente influencia o modo com a qual a criança enfrentará este período. Acredita-se que crianças mais novas tendem a sofrer menos estresse, especialmente se os pais conseguirem, na medida do possível, enfrentar e tamponar a intensidade do impacto que tal condição exerce sobre eles, enquanto crianças mais velhas e adolescentes tendem a sofrer mais e se preocuparem com alterações na imagem corporal e perda da independência; continuando os pais a terem papel primordial como cuidadores e tomadores de decisão, dando apoio e suporte.[5]

Avaliar o quanto este sofrimento ou estes sintomas são respostas normais ou patológicas requer uma avaliação compreensiva e atenta, sendo o funcionamento psicossocial pré-mórbido um indicador muito útil durante esta avaliação. A presença de transtornos psiquiátricos prévios, dificuldades familiares ou transtornos psiquiátricos dos pais (depressão, transtornos de humor, transtornos de personalidade, uso de substâncias psicoativas) podem impor importantes desafios ao cuidado médico, perturbando a comunicação paciente-pais-equipe, a tomada de decisões e o próprio cuidado.

Uma avaliação psiquiátrica cuidadosa deve incluir além da história psiquiátrica prévia (da criança e dos pais), com especial atenção em relação ao uso anterior de medicação psiquiátrica, a avaliação do estado mental.

O papel do psiquiatra da infância e adolescência

Questões psicossociais e psiquiátricas em pacientes com condições terminais, apesar de prevalentes, passam na grande maioria das vezes despercebidas, não avaliadas, subdiagnosticadas e não tratadas, sendo compreendidas e explicadas como sintomas causados pela doença de base, ou respostas normais à antecipação da morte.[6]

Causas de sofrimento da criança e/ou de seus familiares que podem ser objeto de avaliação psiquiátrica:
1. Sentimentos de abandono, solidão, aflição, raiva, negação, medo, desesperança, apatia, ansiedade, depressão.
2. Insônia
3. Ideação suicida
4. *Delirium*

Uma equipe sensível e treinada é capaz de avaliar, diagnosticar, manejar e tratar as condições psiquiátricas mais comuns, às vezes solicitando apoio psicoterápico ou introduzindo algum psicofármaco para tratamento de sintomas ansiosos, depressivos ou para o tratamento de insônia, mas existem condições mais complexas que impõe maiores desafios, tais como transtornos do humor e ansiedade; transtornos de personalidade; expressões emocionais mais intensas e problemáticas; psicoses; *delirium* e manejo psicofarmacológico de situações mais complexas.

Algumas condições específicas:

Delirium

O *delirium* pode ser definido como uma disfunção transitória e geralmente reversível da atividade cerebral com início agudo ou subagudo, consequente a uma doença somática ou seu

Controle de Sintomas Psiquiátricos

tratamento, manifestando-se por uma ampla variedade de anormalidades neuropsiquiátricas que incluem prejuízos no nível de consciência ou cognição e causando um "estado confusional". Muitos dos seus sintomas se sobrepõem a outras condições (dor, estresse, uso de opioides, benzodiazepínicos) e muito frequentemente suas formas mais leves são interpretadas como comportamento regredido ou provocador. Sendo uma condição subdiagnosticada, especialmente em crianças pequenas.[7-9]

Os dados epidemiológicos são raros, existindo estudos que sugerem que em torno de 10% das crianças e adolescentes avaliados em serviços de interconsulta psiquiátrica apresentavam este diagnóstico,[8] podendo chegar a 20 a 30% entre crianças severamente doentes[7,10] e até 66% em crianças em unidade de terapia intensiva (UTI).[8]

A ocorrência aguda de um distúrbio da cognição (déficits de memória), de emoções (labilidade emocional, irritabilidade) ou de um distúrbio comportamental (regressões transitórias, redução do contato visual com os pais, mudanças sutis nas características das interações, agitação) com características flutuantes, numa criança criticamente doente, deve levantar a suspeita de um *delirium* e justificar uma avaliação detalhada.

Clínica do *delirium*[8,9]
1. Sintomas precoces são sutis: não lembra o que acabou de falar ou ouvir, não se concentra, não sabe onde está, apresenta latência para responder ou interagir.
2. Alterações ciclo sono-vigília.
3. Alterações da sensopercepção: ilusões, alucinações visuais.
4. Delírios.
5. Humor – assustado, irritado.
6. Agitação, inquietação ou apatia.
7. Os pais referem "não é meu filho", "está se comportando de um modo muito diferente".

Fatores predisponentes devem ser investigados, sendo os mais frequentes: medicação (anticolinérgicos), deficiência de tiamina, hipoalbuminemia, episódio de *delirium* prévio, presença de prejuízo cognitivo pré-existente e de comprometimentos do sistema nervoso central. Bem como os riscos ambientais como privação de sono, isolamento social, déficits sensoriais ou hiperestimulação sensorial e imobilidade.[8,10]

Classifica-se o *delirium* como hiperativo (predomínio de comportamento agitado e humor irritado e com mudanças bruscas); hipoativo (predomínio de apatia e desinteresse pelo entorno) e misto. O primeiro (hiperativo) é mais fácil de ser diagnosticado, em função de sua sintomatologia mais exuberante, podendo vir acompanhado de uma série de riscos, como: arrancar acesso venoso e cateteres, autoextubação, queda do leito etc. Além de experiências alucinatorias e delirantes às vezes terroríficas, nem sempre esquecidas após a melhora do quadro.[11]

O tipo hipoativo impõe mais dificuldades diagnósticas e necessidade de se considerarem diagnósticos diferenciais como intoxicação por psicotrópicos ou síndrome induzida por neurolépticos, transtorno depressivo maior e inibição catatônica, muitas vezes tornando necessária a solicitação de exames complementares e eletroencefalograma (EEG) para auxiliar no esclarecimento diagnóstico, sendo um padrão desorganizado de EEG, que aparece e desaparece de acordo com a flutuação dos sintomas clínicos, o achado de exame mais sugestivo.[9]

Existe uma série de ferramentas que pode servir para *screening* e guiar o tratamento:
- **PAED:** Pediatric Anesthesia Emergence Delirium Scale (1-17 anos);[12]
- **PCAM-ICU:** Pediatric Confusion Assessment Method for ICU (> 5 anos);[13]
- **CAP-D:** Cornell Assessment of Pediatric Delirium tool (0-21 anos);[14,15]

Parte 3 – Controle de Sintomas

- **SOS-PD:** Sophia Observation Withdrawn Symptons Pediatric Delirium Scale (0-16 anos).[16,17]

  IMPORTANTE: Três questões devem ser respondidas de modo **negativo** para que o diagnóstico seja realizado:[18]

  1. Os sintomas são resultado de complicações somáticas?
  2. Houve alguma mudança na medicação?
  3. Há algum desconforto físico (constipação intestinal, retenção urinária, distensão abdominal, fome, sede, coceira, dor etc.)?

O tratamento do *delirium* inclui medidas farmacológicas e medidas não farmacológias, sendo estas últimas importantes também na prevenção do quadro. As intervenções não farmacológicas têm por objetivo minimizar fatores de risco para o desenvolvimento do quadro e têm, em vários estudos, demonstrado sua efetividade em pacientes adultos.[19] Os fatores de risco podem ser classificados como:

- Relacionados às condições do paciente (infecções, distúrbios metabólicos, dor, abstinência de alguma medicação);
- Iatrogênicos (ventilação mecânica, restrição física, distúrbios do sono, cateteres, acesso venoso);
- Ambientais (desorientação, barulho excessivo, excesso de luminosidade).

  São preconizadas as seguintes intervenções:[20]

- Presença constante dos pais e estimulação branda dos cinco sentidos (música, som, vozes, cheiros familiares);
- Otimizar nível de estimulação (hiperativo – diminuir os estímulos/hipoativo – aumentar os estímulos, especialmente estímulos provindos de interação com pais e familiares);
- Estabelecimento de rotina dia-noite;
- Mobilização precoce;
- Acesso a brinquedos favoritos, fotos, desenhos, mensagens;
- Psicoeducação da equipe e dos pais (pois a condição pode ser assustadora e estressante para eles);
- Se apresentarem alucinações, evitar se estender sobre o assunto, não argumentar, mas deixar claro que se trata de uma percepção diferente e mudar o foco da atenção para eventos atuais e pessoas e coisas reais;
- Tratar condição de base.

Os pais têm papel central na prevenção, detecção e tratamento do *delirium*, sendo fundamental um trabalho para os manter diretamente envolvidos no cuidado da criança, em especial durante as manifestações do *delirium*. Entretanto, é também de essencial importância reconhecer que cuidar de uma criança gravemente doente impõe exigências físicas e psíquicas, que podem levar à exaustão, com potencial irritabilidade, brigas entre familiares ou com membros da equipe de cuidado, que necessitam de intervenção cuidadosa, empática e compreensiva.

Com relação à intervenção farmacológica, os estudos são raros e a medicação é utilizada com a finalidade de diminuir ou controlar os sintomas de ansiedade, agitação, alucinações, delírio e transtornos do sono. Deve-se iniciar com doses baixas e aumentar vagarosamente. Uma resposta adequada pode demorar de 24 a 48 horas para ser observada e a medicação deve ser continuada até que desapareçam os sintomas e os fatores de risco sejam adequadamente acessados. São recomendadas:[8,10,21]

- Doses baixas de antipsicóticos – risperidona (por via oral, com dose inicial de 0,02 mg/kg, seguido de dose de manutenção de 0,01 a 0,08 mg/kg/dia, dividido em 2-4 doses e dose máxima de 4 mg/dia) ou haloperidol (endovenoso, com doses iniciais de 0,05 a 0,5 mg em 30 minutos, de acordo com a idade da criança; e dose de manutenção entre 0,01 e 0,05 mg/kg/dia dividido em 2-4 vezes/dia) – podem ser muito efetivas no tratamento do *delirium*, até que as condições etiológicas subjacentes sejam investigadas e adequadamente tratadas. Na maioria dos casos, a resposta é rapidamente observada, sobretudo nos casos de *delirium* hiperativo.[8]

280

Controle de Sintomas Psiquiátricos

- Benzodiazepínicos apresentam risco de efeito paradoxal, podendo causar exacerbação do quadro de agitação e confusão.
- Atentar para o risco de efeitos extrapiramidais, reações distônicas, parkinsonismo e acatisia especialmente com os antipsicóticos convencionais (haloperidol).
- Os antipsicóticos podem causar prolongamento do intervalo QT, tendo a risperidona também a propriedade de bloquear os canais de cálcio.
- Mais efeitos adversos foram reportados com o uso do haloperidol, deste modo, o uso de risperidona deve ser considerado, sempre que a administração por VO for possível.
- **Não há consenso em relação ao tratamento farmacológico do *Delirium* Hipoativo.**[10]

Tabela 25.1. Doses recomendadas de haloperidol endovenoso para tratamento do delirium hiperativo[8,10,21]

Idade/Peso	Dose inicial	Dose máxima	Dose de manutenção
0-12 meses 3,5-10 kg	0,05 mg em 30 minutos	Desconhecida	0,01-0,05 mg/kg/dia divididos 2-4 vezes/dia
1-3 anos 10-15 kg	0,15 mg em 30 minutos	Desconhecida	0,025 mg/kg/dia divididos em 2-4 vezes/dia
3-18 anos > 15 kg	0,3-0,5 mg em 30 minutos	Desconhecida para < 16 anos. Para > 16, 5 mg/dia divididos em 2-4 vezes/dia	0.05 mg/kg/dia divididos em 2-4 vezes/dia

Tabela 25.2. Doses recomendadas de risperidona ou haloperidol por via oral para tratamento do delirium hiperativo:[8,10,21]

Peso	Dose inicial	Dose de manutenção	Dose máxima
< 45 kg	0,02 mg/kg	0,01-0,08 mg/kg/dia	4 mg/dia
> 45 kg	0,5-1 mg Máximo 2 mg	0,01-0,08 mg/kg/dia	6 mg/dia

Depressão

Os transtornos depressivos na infância e adolescência caracterizam-se pela presença de sintomas persistentes e invasivos de tristeza e infelicidade, perda de prazer nas atividades antes prazerosas, irritabilidade, pensamentos negativos, pensamentos recorrentes de morte e suicídio, falta de energia, dificuldades de concentração, queixas somáticas (especialmente cefaleias e dores abdominais), distúrbios do sono (insônia ou hipersonia) e do apetite (mudança significativa no peso e no apetite). Essas manifestações podem variar de acordo com a idade, estágio do desenvolvimento, sexo, nível educacional e cultural.

Para que o diagnóstico de uma depressão clínica seja realizado, exige-se que os sintomas estejam presentes todos os dias, na maior parte do dia, por pelo menos duas semanas, mas nos quadros mais leves e moderados o afeto pode manter-se reativo (a criança demonstra ter prazer e desfrutar de uma situação agradável quando esta se apresenta) e a criança ou adolescente podem, com algum esforço, esconder seus sintomas.[11]

Na população infantil e na adolescente, a depressão deve ser compreendida como o resultado de interações complexas entre vulnerabilidades biológicas (genéticas, fatores pré-natais, doenças crônicas) e fatores ambientais (relacionamentos familiares, negligência, estilo cogniti-

Parte 3 – Controle de Sintomas

vo negativo, eventos estressantes e características da escola e vizinhança), podendo uma doença grave ser também compreendida tanto como um fator biológico quanto como um evento estressante importante.[22]

Depressão é uma ocorrência frequente entre crianças com doenças crônicas, impactando de modo considerável sua qualidade de vida.[1] Avaliar a presença e a significância de sintomas depressivos em criança e adolescentes seriamente doentes pode ser um desafio, pois os sintomas depressivos tais como falta de energia, anorexia, dificuldade de concentração e distúrbios do sono também são manifestações comuns de doenças médicas em estado avançado.[6] Além disso, certas medicações utilizadas para o tratamento de estados terminais tais como opioides, benzodiazepínicos e corticosteroides podem mimetizar sintomas depressivos. Outra dificuldade surge do fato de muitos profissionais de saúde e os próprios pacientes e seus familiares tenderem a acreditar que a depressão é uma resposta apropriada ao processo de adoecimento grave e morte, evitando explorar melhor esses sentimentos e impossibilitando um diagnóstico e tratamento adequados.[6] Sem dúvida, sentimentos de tristeza e depressão podem corresponder a uma resposta esperada e adequada, mas também podem corresponder a um processo patológico, com consequências médicas, psicológicas e sociais adversas.

Sinais e sintomas que devem ser pesquisados e que auxiliam no diagnóstico:
- Choro fácil, aparência triste, facilmente irritável.
- Evita interação, fala menos.
- Menos reativo, mais lento e parado, não se envolve com atividades que antes davam prazer ou mais inquieto (não consegue ficar parado).
- Insônia.

Os algoritmos de tratamento dos transtornos depressivos têm por objetivo a completa remissão dos sintomas e um retorno ao nível de funcionamento pré-mórbido (remissão), já que a persistência de sintomas depressivos favorece um pior funcionamento psicossocial, o risco de suicídio e o aparecimento de outros transtornos psiquiátricos, além de recaídas.[23,24] Geralmente isso não é alcançado em pacientes em cuidado paliativo, passando a ser objetivo do tratamento a redução dos sintomas, do sofrimento e do prejuízo social. Na maioria dos casos, uma intervenção psicológica ou comportamental pode se mostrar eficaz. Favorecer a comunicação, ouvir a criança e seus familiares sobre suas preocupações, ajudar a criança a expressar seus pensamentos, sentimentos e medos e oferecer apoio espiritual ou religioso pode ser suficiente.[1] Entretanto, em algumas situações uma intervenção farmacológica deve ser considerada. Os antidepressivos inibidores seletivos da recaptação de serotonina (ISRS) são a medicação de escolha para o tratamento farmacológico da depressão em crianças e adolescentes.[6,21,25,26] Porém, os antidepressivos usualmente utilizados demoram em torno de duas semanas para trazer os efeitos desejados, apresentam risco de interações medicamentosas e efeitos colaterais adversos, especialmente sintomas de ativação (inquietação, nervosismo, agitação, irritabilidade e instabilidade de humor, emergência e exacerbação de pensamentos suicidas). Esses sintomas aparecem logo após o início do uso ou logo após um aumento de dose (2º ou 3º dia), desaparecendo apenas com a interrupção de sua administração.

Outros efeitos colaterais dos ISRS incluem pesadelos, distúrbios do sono, problemas gastrintestinais (náusea, diarreia), ganho de peso, aumento do risco de sangramento especialmente em combinação com anti-inflamatórios não esteroides. A maioria desses sintomas é dose-dependente e pode ser controlada com sua diminuição.

Ocorrência rara, mas grave, a síndrome serotoninérgica é um efeito tóxico sério observado em casos de overdose de um único agente (geralmente ISRS), em pacientes de uso simultâneo de duas drogas que aumenta os níveis de serotonina ou a transmissão serotoninérgica (p. ex.:, uso

Controle de Sintomas Psiquiátricos

conjunto de dois ISRS ou de um ISRS e alguns fitoterápicos como erva-de-são-joão ou outras substância utilizadas em medicina alternativa) ou em casos de falha em se observar um período adequado de *wash-out* durante a troca de antidepressivos. As características clínicas da síndrome serotoninérgica incluem sintomas mentais (confusão, hipomania, agitação, hiperatividade, inquietação); sintomas neuromusculares (mioclonia, hipertonia, ataxia, tremor) e sintomas autonômicos (hipertermia, sudorese, rubor, tremores, taquicardia, hipertensão, midríase).[23]

A resposta ao ISRS costuma ocorrer em torno de 15 dias, sendo uma resposta positiva rápida um bom preditor da remissão dos sintomas. Se não tiver havido resposta, com uso de doses adequadas, em 12 semanas, outra medicação ou outro tipo de intervenção clínica deverá ser realizada.[24]

Inibidores seletivos da recaptação de serotonina (ISRS)

- Citalopram;
- Escitalopram;
- Fluoxetina;
- Fluvoxamina;
- Sertralina;
- Paroxetina.

Como grupo, os ISRS são mais efetivos que placebo, especialmente em adolescentes com depressão severa.

- Os efeitos colaterais não são graves, mas podem aumentar a suicidabilidade.[27]
- Fluoxetina: melhor estudado e com maior evidência de eficácia. Aprovado pela agência norte-americana Food and Drug Administration (FDA) para uso em crianças > 8 anos;
- Sertralina, citalopram e escitalopram: evidências menos robustas que a fluoxetina. Citalopram – pode causar disfunção plaquetária;
- Paroxetina apresenta meia-vida menor e maior risco de sintomas colaterais.

*Metanálise realizada por Bridge e cols. demonstrou que os benefícios do uso de antidepressivos é muito maior que o risco de ideação suicida/tentativas de suicídio.[27]

ANSIEDADE

Apesar de receberem pouca atenção, os sintomas de ansiedade são extremamente frequentes em crianças e adolescentes, sobretudo naquelas cronicamente doentes.[1] A grande maioria delas tem preocupações e medos que resultam em sintomas ansiosos, que nem sempre caracterizam um transtorno de ansiedade mas, mesmo assim, podem produzir sofrimento. A literatura traz extensas evidências demonstrando que a preparação da criança e de seus pais em relação a intervenções e procedimentos médicos reduz a dor e a ansiedade associadas a tais procedimentos, entretanto, há situações nas quais a ansiedade persiste e as intervenções psicoeducativas não se mostram suficientes, justificando uma avaliação e intervenção psicoterápica ou mesmo medicamentosa.[5]

Os transtornos de ansiedade mais frequentemente encontrados em cuidado paliativo incluem transtorno de ansiedade de separação, reação aguda ao estresse, transtorno de estresse pós-traumático, fobias e transtorno de ansiedade generalizada.[1]

A característica central dos transtornos de ansiedade é a evitação, seja ela evidente como no caso da evitação de uma situação específica (p. ex.: medo de escuro, medo de trovão, medo de agulha), seja sob a forma mais sutil de hesitação, incerteza, isolamento ou ações ritualizadas. Essas emoções e comportamentos são geralmente acompanhados de reações afetivas de medo, sofrimento, vergo-

Parte 3 – Controle de Sintomas

nha, ansiedade e uma sensação de que algo perigoso ou negativo poderá ocorrer. Essa antecipação de um "perigo" que aparece sob a forma de preocupação, ruminação ou pensamentos negativos nem sempre é verbalizada, especialmente por crianças muito pequenas, e, quando verbalizadas por uma criança muito doente, podem ser interpretadas como naturais e esperadas.[28]

Sinais e sintomas que devem ser investigados:
- Queixas físicas – dor de cabeça, dor de estômago, apresentações exageradas de dores.
- Dificuldades para pegar no sono e acordar no meio da noite.
- Problemas alimentares (excesso ou falta de apetite).
- Evitações.
- Necessidade excessiva de reasseguramento.
- Desatenção.
- Crises de birra.

Assim como acontece com a depressão, fazer um diagnóstico de um transtorno ansioso no contexto de uma condição médica avançada suscita uma série de desafios.[5,6] Sintomas leves ou menos evidentes tendem a ser subestimados e sintomas exuberantes especialmente quando acompanhados de sintomas físicos de taquicardia, taquipneia, respiração curta, sintomas gastrintestinais (náusea e diarreia), podem ter origem em doenças médicas comórbidas e poder fazer um diagnóstico diferencial em relação à etiologia é fundamental, pois é isso que orientará o tratamento. Por exemplo: os sintomas físicos descritos tanto poderiam ocorrer num ataque de pânico como num quadro de embolia pulmonar secundária a uma condição médica.

Várias intervenções cognitivo-comportamentais podem ser utilizadas para auxiliar a criança a lidar com os sintomas ansiosos, assim como técnicas de relaxamento e controle do estresse. O tratamento farmacológico deve levar em consideração a severidade dos sintomas, duração e estado clínico do paciente e pode incluir o uso de benzodiazepínicos, ISRS e, menos frequentemente, o uso de antipsicóticos (haloperidol ou risperidona), sendo estes últimos indicados apenas em situações pontuais de agitação e insônia. Opioides eventualmente podem ser utilizados, quando a dor for considerada a causa da ansiedade.[21] Entre os benzodiazepínicos, o midazolam e lorazepam são os mais indicados por apresentarem meia-vida curta e dosagem facilmente ajustável, podendo auxiliar brevemente na redução de sintomas ansiosos. Cuidados devem ser tomados para prevenir parada respiratória (no caso de administração endovenosa do midazolam) e abstinência.[21] Apesar de úteis, estas drogas podem produzir reações paradoxais (criança torna-se mais agitada, inquieta e desinibida).

A dose inicial de Lorazepam é de 0,25 mg a 0,5 mg a cada 4-6 horas e em fase terminal doses maiores podem ser prescritas.

Em outras situações menos pontuais, o manejo farmacológico de sintomas ansiosos deve ser realizado com a utilização de inibidores seletivos da recaptação de serotonina (ISRS). Muitos estudos têm demonstrado a eficácia de ISRS tais como fluoxetina, sertralina, escitalopram e paroxetina no manejo dos sintomas ansiosos. Pouca diferença tem sido demonstrada entre agentes específicos. Efeitos colaterais costumam ocorrer, devendo-se atentar especialmente para os sintomas de ativação (assemelham-se aos efeitos colaterais de alguns anti-histamínicos) que podem ser confundidos com sintomas de ansiedade. Outra dificuldade diz respeito ao tempo requerido para que seus efeitos sejam observados, preocupação com as interações medicamentosas, além da possibilidade de ocorrência de efeitos adversos. Importante ressaltar que benzodiazepínicos e agentes anticolinérgicos podem precipitar quadro de *delirium* em pacientes cronicamente doentes.

Comportamento disruptivo

O termo comportamento disruptivo e agressividade em crianças e adolescentes engloba uma ampla gama de apresentações clínicas que vão desde falta de cooperação, perda do controle, desafio, desobediência até hostilidade e auto e heteroagressividade. Os transtornos psiquiátricos mais comumente associados a estes comportamentos incluem: transtorno de déficit de atenção e hiperatividade, transtorno desafiador de oposição, transtornos de conduta, transtornos de humor (irritabilidade na depressão e na mania) e uso de substâncias psicoativas. Outras possibilidades incluem deficiência intelectual, transtornos do espectro do autismo, psicoses e *delirium*.

A avaliação de uma situação emergencial de agitação deve visar:
- Se paciente tem risco de se machucar ou machucar alguém;
- Estabelecer a causa da agitação (transtorno psiquiátrico, *delirium*, medicação ou uso de substância psicoativa, reação emocional à situação traumática/estressante);
- Determinar fatores que podem ter causado ou contribuído com a agitação;
- Avaliar o nível de funcionamento normal da criança para determinar foco da intervenção.

O manejo emergencial deve iniciar-se com uma abordagem comportamental.

Recomendações:
- Evite chegar muito perto, dê espaço para a criança;
- Evite movimentos bruscos;
- Fale de modo lento, calmo, mas firme;
- Tente ouvir;
- Evite confrontações, críticas ou discussões;
- Ofereça opções, mas coloque limites (p. ex.: diga "estou aqui para ajudar, mas não posso deixar você comportar-se assim...");
- Não tome como pessoal.

Se a criança ou adolescente não se acalmar, o uso de psicofármaco está indicado e eventual contenção física com o objetivo de proteger o paciente pode se tornar necessária (pelo tempo mínimo necessário para acalmar o paciente). Se possível, deve-se tentar medicação por VO. Três classes de medicação são usadas: antipsicóticos típicos (haloperidol) e atípicos (risperidona); e benzodiazepínicos. As doses podem ser as mesmas recomendadas para o tratamento do *delirium*.

Conclusão

A avaliação, diagnóstico e tratamento dos sintomas psiquiátricos em cuidado paliativo de crianças e adolescentes requerem um olhar compreensivo, empático e cuidadoso sobre toda a história do paciente e de sua família. Apesar de as evidências ainda serem limitadas e da necessidade de mais pesquisas neste *setting*, o uso de intervenções psicológicas e de tratamentos psicofarmacológicos têm se tornado mais frequentes, com um maior conhecimento sobre riscos e benefícios e efetividade de intervenções. O conforto, a qualidade de vida e a segurança do paciente devem ser os norteadores da prática, que tem se mostrado eficaz na redução de sintomas depressivos e ansiosos; nas reações agudas ao estresse, no tratamento de quadros de agitação e quadros de *delirium*.

Referências bibliográficas

1. Kersun L, Shemesh E. Depression and anxiety in children at the end of life. Pediatr Transplant 2005; 9(5):673-9.
2. Buxton, D. Child and adolescent psychiatry and palliative care JAACAP 2015 54(10) 791-792.

Parte 3 – Controle de Sintomas

3. Drake R, Frost J, Collins J. The symptoms of dying children. J Pain Sympton Manage 2003; 26(1):594-603.
4. Wolfe J, Grier HE, Klar N et al. Symptoms and suffering at the end of life in children with câncer. New Engl J Med 2000; 342(5):326-33.
5. Knapp C, Madden V, Button D, Brown R, Hastie B. Partnership between pediatric palliative care and psychiatry. Child Adolesc Psychiatric Clin N Am 2011; 58:1025-1039.
6. Moody K, Siegel L, Scharbach K, Cunningham L, Cantor RM. Pediatric Palliative Care, Prim Care Clin Office Pract 2011; 38 327-361.
7. Schieveld JN, Jansen NJ. Delirium in the pediatric patient. On the growing awareness of its clinical interdisciplinar importance. JAMA Pediatrics, 2014; 168:595-596.
8. Hatherill, S, Fliher, AJ Delirium in children and adolescentes: A systematic review of the literature. Journal of Psychosomatic Research 2010; 337-344.
9. Grover, S; Kate, N et al. Symptom profile of delirium in children and adolescents: does it differ from adults and elderly? General Hospital Psychiatry, 2012, 34, 626-632.
10. Schieveld JNM, Ista E, Knoester H & Molag ML Pediatric delirium: a practical approach. In Rey JM (ed), IACAPAP e-Textbook of Child and Adolescent Mental Health. Geneva: International Association for Child and Adolescent Psychiatry and Allied Professions 2015.
11. American Psychiatric Association (2013). Diagnostic and Statistical Manual of Mental Disorders – DSM-5, first edition. Arlington, VA; American Psychiatric Association.
12. Sikich N, Lerman J. Development and psychometric evaluation of the pediatric anestesia emergence delirium scale. Anesthesiology, 2004;100:1138-1145.
13. Smith HA, Boyd J, Fuchs DC et al. Diagnosing delirium in critically ill children: validity and reliability of the pediatric confusion assessment method for the intensive care unit. Critical care Medicine 2011; 39:150-157.
14. Silver G, Traube C, Kearney J et al. Detecting pediatric delirium: development of a rapid observational assessment tool. Intensive Care Medicine, 2012; 38: 1025-1031.
15. Traube C, Silver G, Kearney J et al. Cornell Assessment od Pediatric Delirium: A valid, rapid, observational tool for screening delirium in the PICU. Critical Care Medicine, 2013; 42: 656-663.
16. van Dijk M, Knoester H, van Beusekom BS et al. Screening pediatric delirium with an adapted version of the Sophia Observation Withdrawal Symptoms Scale (SOS). Intensive Care, 2012; 16: R73.
17. Isla E, de Beest H, de Hoog M et al. A preliminar validation of a screening tool for pediatric delirium. Archives of Disease in Childhood, 2014; 99 (supl2) A84-85.
18. Esseveld MM, Leroy PL, Leue C et al. Catatonia and refratary agitation in an update flow chart for the evaluation of emotional-behavior disturbances in severely ill children. Intensive care Medicine 2013; 39:528-529.
19. Tabet N, Howard R. Non-pharmacological interventions in the prevention of delirium. Age and Aging, 2009; 38:374-379.
20. Schieveld JN, Leroy PL, Van Os J et al (2007) Pediatric delirium in critical illness: phenomenology, clinical correlates and treatment response in 40 cases in the pediatric intensive care unit. Intensive Care Medicine, 2007; 33: 1033-1040.
21. Stoddard FJ, Usher CT, Abrams AN. Psychopharmacology in pediatric critical care, Child Adolesc Psychiatric Clin N Am 2006; 15: 611-655.
22. Krishnan V, Nestler EJ. Linking molecules to mood: new insight into the biology of depression. American Journal of Psychiatry, 2010; 167: 1305-1320.
23. Rey JM, Bella-Awusah T, Liu J Depression in children and adolescents In Rey JM(ed). IACAPAP e-Textbook of Child and Adolescent Mental Health. Geneva: International Association for Child and Adolescent Psychiatry and Allied Professions 2015.
24. Emslie GT et al. Treatment of rresistant depression in adolescents (TORDIA): week 24 outcomes. Am J Psychiatry, 2010; 167:782-791.
25. Ortiz-Aguayo R, Campo JV. Treating depression in children and adolescentes with chronic physical illness. In Rey JM, Birmaher B (eds.). Treating child and adolescent depression. Philaphelphia: Lippincott Williams & Wilkins 2009:295-309.
26. Muriel, AC, Wolfe, J, Block, SD. Pediatric palliative care and child psychiatry: a model for enhancing practice and collaboration. Journal of Palliative Medicine, 2016; 19 (10) 1032-38.
27. Bridge JA, Iyengar S, Salary CB et al. Clinical response and risk for reported suicidal ideation and suicide attempts in pediatric antidepressant treatment. A meta-analisys of randomized controlled trials. JAMA, 2007; 297:1683-1996.
28. Rapee RM. Anxiety disorders in children and adolescentes nature, development, treatment and prevention in Rey JM(ed). IACAPAP e-Textbook of Child and Adolescent Mental Health. Geneva: International Association for Child and Adolescent Psychiatry and Allied Professions 2015.

PARTE 4

Cuidados em Condições Específicas

CAPÍTULO 26

Cuidados Paliativos no Período Pré-Natal

- Fernanda Figueiredo de Oliveira
- Nathália Bertolassi Oliveira do Nascimento
- Gláucia Rosana Guerra Benute
- Tercilia Virginia Aparecida Barbosa
- Renata Bolibio
- Ana Lucia Henriques Gomes

- Maria Silvia Vellutini Setubal
- Roberta Carolina de Almeida Jesus
- Raquel Santos Ferreira
- Maria Augusta B. Cicaroni Gibelli
- Rossana Pulcineli Vieira Francisco
- Lisandra Stein Bernardes Ciampi de Andrade

Introdução

Com o desenvolvimento tecnológico e os avanços diagnósticos associados à avaliação eficaz realizada por especialistas, tornou-se possível detectar anomalias fetais nos primeiros trimestres da gestação. É estimada no Brasil, atualmente, uma taxa de detecção de malformações fetais em torno de 3% dos nascidos vivos, sendo 1,2% destas, malformações maiores, ou seja, aquelas que levarão a sérias consequências à saúde, funcionais ou estéticas àquela criança e, em alguns casos, à incompatibilidade com a vida extrauterina.[1-3]

Após a detecção de uma malformação fetal, é de suma importância realizar exame detalhado das características da doença, a fim de avaliar o prognóstico fetal e planejar o seguimento da gestação.

Algumas alterações fetais apresentam menor gravidade como a pieloectasia isolada, sendo indicado seguimento ultrassonográfico, sem necessidade de intervenções intrauterinas, podendo até desaparecer nesse período.[4] Na extremidade oposta, existem algumas malformações, de aparecimento mais raro, nas quais não há possibilidade de tratamento e que cursarão com a morte do feto ainda durante a gestação ou pouco tempo após o parto, como no caso de fetos com anencefalia.[5] Intermediando essas situações, existem ainda casos em que a doença fetal cursa com alta morbimortalidade e que podem se beneficiar de procedimento intraútero, como a hérnia diafragmática, cuja taxa de mortalidade sem a realização de oclusão endotraqueal por fetoscopia pode chegar a 90%, passando a 50% quando o procedimento é realizado.[6]

Assim, considerando a infinidade de possíveis desfechos e tratamento fetal, é papel do obstetra e do especialista em medicina fetal avaliar cada caso e discutir com as demais especialidades pós-natais que se façam necessárias, além da família em questão, qual será o melhor seguimento.[7,8]

O anúncio de uma malformação fetal, independentemente de sua gravidade, traz ansiedade e preocupação às gestantes e seus familiares.[9-12] Desse modo, o acompanhamento das famílias,

Parte 4 – Cuidados em Condições Específicas

desde o diagnóstico até o desfecho neonatal, deve proporcionar suporte adequado, além de possibilitar a organização em relação à tomada de decisões.[13-15]

Dadas a gravidade do diagnóstico médico e toda a mobilização familiar decorrente dele, surgem diversos desafios (físico, psicológico, social, espiritual, familiar) e para os enfrentar é imprescindível a organização da equipe de maneira transdisciplinar para que seja oferecido o suporte integral àquela família que sofre.[16]

Cuidados paliativos em medicina fetal

As primeiras ideias conceituais de atendimento utilizando conceitos de cuidados paliativos, em medicina fetal e pré-natal, surgiram em 1990 quando, nos Estados Unidos, a técnica de "aborto em nascido parcialmente" era realizada em pacientes cuja decisão do abortamento era feita após a viabilidade.[17-19] Como uma alternativa ao cenário supracitado, médicos do Departamento de Obstetrícia e Ginecologia da Universidade de Illinois (EUA), em 1997, começam a discutir a possibilidade de seguimento à família e planejamento em conjunto do cuidado a ser oferecido ao feto com malformação letal no período pré e pós-natal, atendendo, da melhor maneira, os valores específicos daquela família.[17] A partir de então, passou-se a discorrer sobre a possibilidade de introduzir os conceitos dos cuidados paliativos na população específica de gestantes com fetos com doenças diagnosticadas no pré-natal.

Os modelos iniciais de atendimento datam do ano 2000 e basearam-se nos conhecimentos sobre manejo de luto perinatal e no conceito de *Hospice*, descrito nos moldes dos cuidados paliativos de adultos, criando a possibilidade de seguimento integrado centrado no doente e sua família. A seleção de casos incluiria as gestantes cujos fetos seriam também candidatos à realização de aborto terapêutico. Assim, a possibilidade de manutenção da gestação seria uma opção ativa da gestante, bem como seu seguimento, propiciando a discussão e a tomada de decisão em conjunto com a família, permitindo e possibilitando a construção e manutenção do vínculo com o concepto, mesmo que por curto período de sobrevivência.[20]

Nos anos subsequentes, alguns outros modelos passam a ser introduzidos e avaliados na esfera do período pré-natal e sala de parto. Incluiu-se nessa argumentação conceptos com doença que possa ameaçar a continuidade da vida, mas para a qual deve ser realizado algum tratamento inicial e avaliação da resposta neonatal, o que abrangeria diversas outras doenças na classificação de possíveis candidatos ao atendimento paliativo.[21]

É consenso entre os autores que o atendimento centrado na família, a comunicação empática entre equipe multidisciplinar e demais envolvidos e o seguimento de modo integrado e individual de cada caso proporcionariam melhor assistência durante o pré-natal, parto e pós-parto.[22]

Em 2007, são descritos Programas de Cuidados Paliativos Pré-Natais em três hospitais dos Estados Unidos, com intuito de cuidar das gestantes e recém-nascidos (RN) em uma mesma unidade, além de propiciar a comunicação entre os profissionais de saúde e a gestante, possibilitando escolhas conjuntas, em relação ao plano de cuidado com o RN e a construção de plano de parto.[14]

Paralelamente, em 2006, no Brasil, a introdução de cuidados paliativos perinatais aparece em concomitância com os cuidados paliativos em adultos e em crianças. No ano seguinte, é lançado o livro *Cuidado Paliativo* do Conselho Regional de Medicina, contendo um capítulo de cuidados paliativos neonatais que cita o período gestacional como uma oportunidade de planejamento para o período pós-natal quando o diagnóstico é feito precocemente.[23] Apesar de 38% dos óbitos em pediatria ocorrerem no período neonatal e de a possibilidade de diagnóstico de doença fetal grave e/ou letal acontecerem no período gestacional, a implementação de modelos de atendimen-

Cuidados Paliativos no Período Pré-Natal

to em medicina fetal seguindo conceitos de cuidado paliativo, a despeito da neonatologia, ainda é pouco discutida.[24]

O diagnóstico de doença fetal grave, de alta mortalidade ou letal, ainda intraútero, apresenta diversas peculiaridades. As esperanças e sofrimentos vividos no período pré e pós-natal são divergentes, uma vez que naquela situação o feto encontra-se psicologicamente idealizado.[25,26] Desse modo, o acompanhamento deve ser diferenciado daquele oferecido ao nascimento. Além disso, diferentemente de outros países, o Brasil apresenta legislação restritiva quanto à interrupção da gravidez, o que torna necessário o desenvolvimento de programas de seguimento e do cuidado de fetos que apresentem malformações com alta taxa de mortalidade, assim como o cuidado às gestantes e suas famílias.[27]

Fetos candidatos ao cuidado paliativo em medicina fetal

Atualmente os fetos candidatos ao cuidado paliativo após diagnóstico de malformação fetal são aqueles com diagnóstico de doenças com alta morbidade ou alta mortalidade, ou mesmo aqueles portadores de doença letal.[21]

O **Quadro 26.1**, a seguir, demonstra proposta de fetos candidatos ao seguimento em cuidados paliativos após diagnóstico pré-natal de doenças fetais.[21]

Vale ressaltar que o diagnóstico, a mortalidade estimada, as chances de sequelas e tipo de tratamento para cada caso, devem ser discutidos, de forma clara e coerente pela equipe de saúde com a família, de forma a possibilitar que a tomada de decisão seja guiada pelo interesse do feto, em conjunto com seus familiares.[28-34]

Quadro 26.1. Classificação da doença fetal de acordo com a certeza do diagnóstico e prognóstico[21]

Classificação	Diagnóstico fetal	
	Grupo	**Patologia**
Certeza do diagnóstico e prognóstico	Doenças genéticas	▪ Trissomia do 13, 15 ou 18 ▪ Triploidia
	Malformações do sistema nervoso central	▪ Anencefalia/acrania ▪ Holoprosencefalia ▪ Grandes encefaloceles
	Malformações cardíacas	▪ Acardia ▪ Malformações cardíacas inoperáveis ▪ Síndrome de Potter
	Malformações renais	▪ Agenesia renal ▪ Rins multicísticos ou displásicos bilateralmente ▪ Doença renal policística de manifestação precoce
Diagnóstico incerto, mas prognóstico certo	Doenças genéticas	▪ Nanismo tanatofórico ▪ Formas letais de osteogênese imperfeita
	Anâmnio de início precoce (hipoplasia pulmonar)	▪ Síndrome de Potter com etiologia desconhecida
	Malformações do sistema nervoso central	▪ Hidranencefalia
	Prematuridade	▪ Prematuridade abaixo de 22 semanas

Continua

Parte 4 – Cuidados em Condições Específicas

Continuação

Classificação	Diagnóstico fetal	
	Grupo	Patologia
Diagnóstico e prognóstico incertos	Doenças Genéticas	■ Erros de metabolismo que podem ser letais mesmo com terapia disponível
	Oligoâmnio e anâmnio de início no terceiro trimestre	■ Insuficiência renal dialítica
	Malformações do sistema nervoso central	■ Casos complexos ou graves de meningomielocele ■ Doenças neurodegenerativas, como atrofia muscular espinhal ■ Hidrocefalia grave congênita com crescimento cerebral mínimo
	Malformações cardíacas	■ Alguns casos de síndrome de hipoplasia do coração esquerdo ■ Pentalogia de Cantrell (ectopia cordis)
	Outras anormalidades estruturais	■ Alguns casos de onfalocele gigante ■ Hérnia diafragmática congênita grave com pulmões hipoplásicos ■ Hidropisia não-imune idiopática ■ Gêmeos unidos inoperáveis ■ Múltiplas anomalias graves
	Prematuridade	■ Limite de viabilidade (23-24 semanas)

Estruturação de centros

As principais intervenções práticas descritas no seguimento pré-natal das gestantes candidatas ao acompanhamento são: comunicação clara e consistente de forma empática; decisão compartilhada; suporte físico e emocional na hora da morte; e apoio psicológico no seguimento após a morte.[35]

A primeira descrição de formação de grupo de cuidados paliativos data de 2011, baseado em modelo de atendimento ao luto. Nos anos subsequentes, outras descrições e modelos são publicados.[36] É consenso entre os autores a construção de equipe multidisciplinar (enfermeiro, obstetra, pediatra, assistente social), realização de conferências familiares e construção conjunta de plano de parto e cuidado.[37]

Após os passos iniciais de inclusão do atendimento aos moldes dos cuidados paliativos em perinatologia, em 2013, na Escócia, uma rede clínica de serviços neonatais, publica guia de instruções sobre o tema, incluindo o cuidado pré-natal, em que são estabelecidos padrões e metas para realização da assistência, sugerindo nove passos a serem seguidos para o cuidado adequado, são eles:[38]
1. Identificação dos fetos/neonatos;
2. Concordância entre a equipe de que o feto/neonato é candidato;
3. Informação para a família sobre o prognóstico;
4. Avaliação dos desejos iniciais da família;
5. Construção conjunta de plano inicial para o feto/neonato;
6. Avalição multidisciplinar das possibilidades e dos desejos da família;

Cuidados Paliativos no Período Pré-Natal

7. Construção de plano de cuidado para o feto e RN;
8. Planejamento do momento de fim de vida;
9. Seguimento após o óbito.

Levantamentos posteriores ainda descrevem que os diversos aspectos de cuidado (físico, social, espiritual e psicológico) devem ser acessados de maneira contínua durante todo o processo.[39,40]

A existência de equipe treinada para o atendimento, com profissionais capacitados na realização de cuidados paliativos, padronização do atendimento, existência de espaço físico adequado, tempo suficiente e interação entre todas as equipes envolvidas no processo de cuidado, desde atendimento inicial aos cuidados neonatais, é essencial na construção desse tipo de serviço.[28,41]

Em 2017, Andrade propõe modelo factível de atendimento transdisciplinar e integral em medicina fetal, em hospital terciário.[16] Este modelo levou em consideração o atendimento de forma integrada proposto pelos autores precedentes, adaptando-o à realidade de nosso país. Até o momento, é o segundo maior estudo descrevendo gestantes atendidas em cuidados paliativos no período pré-natal e o primeiro estudo que avaliou a população brasileira.

Modelo de atendimento

Partindo-se do princípio de que as escolhas em relação ao seguimento da gestante com feto diagnosticado com alguma malformação maior sejam feitas, é necessário preparo, tanto da família como da equipe, e o tempo habitual de consulta pré-natal não o permite. Assim, propõe-se modelo de atendimento específico de assistência descrito a seguir.

Conforme relatado anteriormente, para a realização do atendimento na forma de conferências familiares é necessário uma equipe multidisciplinar treinada, com tempo disponível e ambiente apropriado, cujos profissionais possam interagir com a gestante ao longo desse processo.

Definição de prognóstico

A definição de prognóstico é de grande importância e passo inicial para a definição da conduta.[42-44] Assim, após a seleção da gestante para acompanhamento no programa, segundo a malformação fetal diagnosticada, deve-se realizar reunião transdisciplinar para discussão do prognóstico fetal. A avaliação de prognóstico deve ser baseada na experiência do centro e em levantamento da evidência existente no acompanhamento de fetos com doenças semelhantes. É importante salientarmos que, por ser área de intersecção de conhecimentos, podem ser necessários profissionais de diferentes especialidades para avaliação global do caso.

Uma vez definido o prognóstico fetal e as possibilidades ou não de tratamento médico da doença, deve-se avaliar em equipe outras características da doença que podem impactar o desfecho e a resposta familiar, como os riscos de sequela neurológica, o tempo estimado de permanência em UTI neonatal, bem como a chance de sobrevida após internação (alta para casa).

Ao realizar o aconselhamento aos pais sobre o diagnóstico, é importante aprofundar-se em algumas questões importantes para a tomada de decisões, que estão demonstradas no quadro **Quadro 26.2** a seguir.

Desse modo, é possível não apenas definir o prognóstico, mas também todas as consequências e tratamentos possíveis daquela patologia, permitindo que a tomada de decisões seja feita de maneira consciente, e valores da família sejam considerados de forma individual e específica.[45]

Parte 4 – Cuidados em Condições Específicas

Quadro 26.2. Questões propostas para aconselhamento dos pais e tomadas de decisão em casos de fetos com doença limitadora da vida[46]

1. Qual é o diagnóstico provável e qual a certeza do diagnóstico pré-natal?
2. Qual é a probabilidade de sobrevida além do período neonatal caso sejam tomadas medidas de suporte artificial de vida (p. ex.: ventilação mecânica e cirurgia)?
3. Qual é a sobrevida global caso sejam dadas medidas de suporte artificial de vida?
4. Qual o déficit físico e cognitivo esperado caso o recém-nascido sobreviva?
5. Qual é o fardo do tratamento necessário para manter o recém-nascido vivo?

*Quadro cedido por Prof. Dra Lisandra Stein Bernardes Ciampi de Andrade[16]

Conferências familiares

Conferência familiar é um encontro entre profissionais de saúde, o paciente e a família, que tem por objetivo discutir informações essenciais sobre necessidades médicas, educacionais e psicossociais do paciente e da família.[46] O atendimento em conferências familiares assegura que o processo decisional e o planejamento do cuidado sejam realizados incluindo os valores da família.[46]

Todo o seguimento em cuidados paliativos perinatais é realizado considerando-se o modelo de conferência familiar.

No modelo proposto por Bernardes, as conferências familiares são guiadas por objetivos que a equipe predefiniu e também pelas demandas que cada família traz.[16] Assim, elas devem ser adaptadas ao contexto psicossocial, físico e espiritual que a gestante possa estar enfrentando naquele momento. Identificar as causas de sofrimento é, por vezes, uma difícil tarefa, sendo mandatório o trabalho em conjunto, a fim de permitir uma visão mais abrangente da situação.

Plano de Cuidado

A elaboração de plano de cuidado depende não só da compreensão da doença e suas implicações pela família, mas também do entendimento do contexto familiar e pessoal do indivíduo. Neste processo, é importante que os profissionais de saúde, reconheçam a formação de vínculo entre os pais e seu filho, assegurando seu acompanhamento em todo o percurso e possibilitando o contato com o concepto, quando desejado, além da construção de memórias da gestação e do feto.

Um dos principais objetivos do preparo do cuidado é a confecção do plano de parto. As anotações do planejamento para o parto servem de referência ao atendimento àquela gestante durante processo de parto, bem como para o recém-nascido. Assim, são avaliados e discutidos o seguimento médico em relação à via de parto, à monitorização fetal durante o trabalho de parto, ao suporte artificial de vida para o recém-nascido, além do contato desejado com o filho.[15,17,18,20-22,35,47-49]

Frente a uma situação de malformação fetal, particularmente as de prognóstico letal, o momento do parto é o instante em que a vida que ali existe se encontra com a possibilidade da morte. A construção do plano de parto, nesse contexto, pode diminuir a angústia e ansiedade dos pais, proporcionando-lhes que o preparo do cuidado com o filho seja realizado de forma ativa e acolhedora.[18,20-22,35,36,44,47-49]

Os pontos cruciais do desenvolvimento do plano de parto são as escolhas junto aos pais, sobre a via de parto, tipo de monitorização fetal e cuidados com o recém-nascido.[47,50] O acordo sobre o seguimento depende diretamente dos objetivos de cuidado ajustados com os familiares e deve ser baseado nos valores e objetivos da família.[47]

Cuidados Paliativos no Período Pré-Natal

Durante o processo de preparo é relevante que sejam discutidos todos os possíveis desfechos da patologia.[47,49] Ao receber o diagnóstico de letalidade, muitos pais imaginam que a morte do filho acontecerá imediatamente após o nascimento. No entanto, em algumas situações, pode haver sobrevida por algum tempo, mesmo sem uso de suporte artificial de vida.[49] Nessa situação, é importante que a equipe assegure à família que, caso o recém-nascido nasça com vida, será cuidado e avaliado constantemente em caso de dor ou desconforto respiratório.

Além do estabelecimento de condutas realizadas para atingir os objetivos dos cuidados supracitados, é importante realizar o planejamento do contato entre a família e o recém-nascido após o parto.[25]

Discutir as possibilidades de recordações do parto, contato com o filho e de realização de rituais permite que o casal reflita antecipadamente sobre o assunto uma vez que o momento que antecede o parto é de extrema intensidade emocional, o que pode dificultar a tomada de decisões naquele instante.[25]

Apesar de pouco estabelecido em literatura, o contato pós-parto da gestante com seu filho pode diminuir o risco de depressão subsequente, além de permitir a despedida, momento valorizado pelas famílias.[25,51]

A realização de rituais também pode ser considerada importante para algumas famílias. Nessa situação, é papel da equipe oferecer suporte religioso adequado a cada gestante, visto que a possibilidade da expressão religiosa também pode auxiliar no processo de luto em longo prazo.[52]

Parto e sala de parto

O parto representa, para a maior parte destas famílias, o momento de encontro com a morte do filho ou com as consequências drásticas da doença diagnosticada, em que os sentimentos de alegria e esperança de possível vida se deparam com a angústia e desespero do óbito.[14,25] Desse modo, os momentos que precedem o trabalho de parto e parto, além das horas que se sucedem, são carregadas de emoções por todos que participam daquela situação.[48]

O plano de parto, construído durante o processo de atendimento, deve servir como guia para a equipe que assistirá à gestante durante o trabalho de parto e pós-parto . Atender a paciente de forma empática nesse momento ímpar e assegurar àquela família que o melhor cuidado, levando-se em conta seus valores e desejos, será dado, auxilia na passagem desse delicado momento.[14,53]

A coerência da equipe obstétrica e neonatal, além dos demais profissionais de saúde que estarão em contato com a gestante naquele momento, é extremamente importante para o atendimento. É também importante ressaltar que, apesar da existência do plano de parto e do preparo do percurso até aquele instante, não existe um caminho obrigatório a ser tomado ao nascimento. Algumas vezes, os rumos podem mudar e cabe à equipe ser sensível à forma de acessar a gestante após o parto e respeitar as escolhas das pessoas ali presentes, possibilitando que o objetivo de cuidado construído seja atingido, e o melhor cuidado seja dado.[54]

O tipo de contato planejado também pode sofrer alterações após o parto. Por muitas vezes, gestantes que anteriormente não desejavam ver e/ou segurar o recém-nascido ao nascimento, podem expressar essa vontade. Nesse momento, o apoio da equipe é extremamente válido e reconhecido pela paciente e auxilia na tomada de decisão.[55,56] Valorizar características positivas do recém-nascido e descrever as malformações externas encontradas pode ser estimulador para o contato mãe e filho, ato que tem demonstrado influência positiva no processo de luto e na qualidade de vida das mulheres em longo prazo.[57]

A realização de rituais neste momento pode fazer parte do cuidado espiritual dado às famílias frente à perda.[58] Quando presentes, a espiritualidade e religiosidade, devem ser acolhidas e estimuladas.[59]

A obtenção de lembranças no momento do parto, desde que a família deseje, permite a construção de memórias sobre aquele filho, o filho real que existiu, teve uma doença e morreu. Desse modo, a família tem a possibilidade de consubstanciar a gestação e dar identidade ao filho.[60-63] Além disso, permite que as famílias possam compartilhar, com quem desejar, o nascimento e a existência daquele filho.[60,64,65]

Seguimento pós-parto

Fazem parte do cuidado paliativo perinatal orientações de realização de rituais pós-óbito, caso seja uma demanda da família. Sua realização, quando desejada, é relatada como tendo associação a menores valores em escala de luto perinatal.[66] Dificuldades nos procedimentos pós-óbito podem tornar o processo de despedida ainda mais doloroso e traumático.

A resposta emocional ao luto não é linear e oscila entre a "orientação para a perda" quando predominam a tristeza, saudade e a dor do ente querido e "orientação para a restauração" quando a luta para se reorientar e dar algum significado para a perda são predominantes, sendo a primeira situação de aparecimento precoce e a segunda mais tardia.[66-68]

As reações após o óbito perinatal são muito variáveis, o que pode estar relacionado às diferenças de tempo entre parto, o óbito e as consultas pós-natal.[69,70]

O maior objetivo da manutenção do acompanhamento é identificar sinais de luto patológico e necessidades da paciente às quais a equipe de saúde poderá auxiliar.

Em resumo, às etapas descritas, Andrade, em 2017, propõe modelo teórico para atendimento em medicina fetal utilizando conceitos de cuidados paliativos perinatais. Neste modelo, cada etapa é uma base que deve ser solidificada antes da progressão ao próximo nível, exceto se existir alguma demanda da família. Vale ressaltar que todas as consultas, mesmo tendo um objetivo predefinido, como descrito anteriormente, devem ser adaptadas conforme necessidade individual.

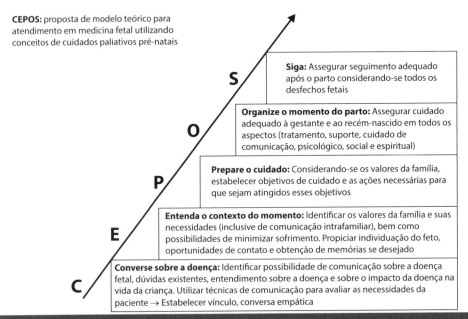

Figura 26.1.
Proposta de modelo teórico para atendimento em medicina fetal utilizando conceitos de cuidados paliativos pré-natais[16]

Considerações finais

No Brasil, poucos são os estudos que descrevem o acolhimento de gestantes utilizando modelo de atendimento em cuidados paliativos no período pré-natal. Entretanto, considerando-se a prevalência de malformações maiores ou letais que podem ser detectadas no período pré-natal, é de extrema importância a oferta de atendimento integral após diagnóstico de malformação fetal a essas famílias, de forma a suprir suas necessidades nesse momento.

A migração dos conceitos em cuidado paliativo neonatal, anteriormente existentes para a obstetrícia e medicina fetal mostra, além da interação entre as equipes, uma janela de oportunidade ao seguimento do recém-nascido com doença congênita e sua família.

A implementação de centros estruturados, seguindo o modelo proposto pode ser de grande valia no atendimento dessa parcela da população, melhorando, dessa forma, o tipo de atendimento, acolhimento e assistência.

Referências bibliográficas

1. EUROCAT - European Surveillance of Congenital Anomalies. EUROCAT Guide 1.4: Instruction for the registration of congenital anomalies. EUROCAT Central Registry, University of Ulster, 2013. [Acesso em 31 Jan 2018]. Disponível em: http://www.eurocat-network.eu/content/Full%20Guide%201%204%20v5%2020_Dec2016.pdf.
2. Farraposo S, Montenegro N, Matias A. Evaluation of the role of first-trimester obstetric ultrasound in the detection of major anomalies: a systematic review. J Perinat Med. 2014; 42(2):141-9.
3. Datasus. Indicadores de cobertura. 2012. [Acesso em 31 Jan 2018]. Disponível em: http://tabnet.datasus.gov.br/cgi/tabcgi.exe?idb2012/f07.def.
4. Liu DB, Armstrong WR 3rd, Maizels M. Hydronephrosis: prenatal and postnatal evaluation and management. Clin Perinatol. 2014; 41(3):661-78.
5. Jaquier M, Klein A, Boltshauser E. Spontaneous pregnancy outcome after prenatal diagnosis of anencephaly. BJOG. 2006; 113(8):951-3.
6. Shan W, Wu Y, Huang G, Zeng L, Miao, Yuan, et al. Foetal endoscopic tracheal occlusion for severe congenital diaphragmatic hernia – a systemic review and meta-analysis of randomized controlled trials. J Pak Med Assoc. 2014; 64(6):686-9.
7. Porter KB, Wagner PC, Cabaniss ML. Fetal Board: a multidisciplinary approach to management of the abnormal fetus. Obstet Gynecol. 1988; 72(2):275-8.
8. Kim PC, Walker M, Beduz MA; Fetal Alert Network of Ontario. The fetal alert network: an innovative program of access to care, surveillance, and education for birth defects in Ontario. Obstet Gynaecol Can. 2006; 28(12):1099-102.
9. Shulth W, Karck U, Wilhelm C, Reisch S. Parents' needs after ultrasound diagnosis of a fetal malformation: an empirical deficit analysis. Ultrasound Obstet Gynecol. 1994; 4:124-9.
10. Leithner K, Maar A, Fischer-Kern M, Hilger E, Löffler-Stastka H, Ponocny-Seliger F. Affective state of women following a prenatal diagnosis: predictors of a negative psychological outcome. Ultrasound Obstet Gynecol. 2004; 23(3):240-6.
11. Debost-Legrand A, Laurichesse-Delmas H, Francannet C, Perthus I, Lémery D, Gallot D, Vendittelli F. False positive morphologic diagnoses at the anomaly scan: marginal or real problem, a population-based cohort study. BMC Pregnancy Childbirth. 2014; 14:112.
12. Titapant V, Chuenwattana P. Psychological effects of fetal diagnoses of non-lethal congenital anomalies on the experience of pregnant women during the remainder of their pregnancy. J Obstet Gynaecol Res. 2015; 41(1):77-83.
13. Benute GR, Nomura RM, Liao AW, Bizot ML, Lucia MCS, Zugaib M. Feelings of women regarding end-of-life decision making after ultrasound diagnosis of a lethal fetal malformation. Midwifery. 2012; 28(4):472-5.
14. Leuthner S, Jones EL. Fetal Concerns Program: a model for perinatal palliative care. MCN Am J Matern Child Nurs. 2007; 32(5):272-8.
15. Balaguer A, Martín-Ancel A, Ortigoza-Escobar D, Escribano J, Argemi J. The model of palliative care in the perinatal setting: a review of the literature. BMC Pediatr. 2012; 12:25.
16. Andrade LSBC. Grupo de apoio integral às gestantes e familiares de fetos com malformação: utilização de conceitos de cuidados paliativos no atendimento em medicina fetal. São Paulo. Tese (Livre-Docência em Obstetrícia) – Faculdade de Medicina da Universidade de São Paulo. Departamento de Obstetrícia e Ginecologia; 2017.

Parte 4 – Cuidados em Condições Específicas

17. Calhoun BC, Reitman JS, Hoeldtke NJ. Perinatal hospice: a response to partial birth abortion for infants with congenital defects. Issues Law Med. 1997b Fall; 13(2):125-43.
18. Calhoun BC, Napolitano P, Terry M, Bussey C, Hoeldtke NJ. Perinatal hospice. Comprehensive care for the family of the fetus with a lethal condition. J Reprod Med. 2003; 48(5):343-8.
19. Haddad L, Yanow S, Delli-Bovi L, Cosby K, Weitz TA. Changes in abortion provider practices in response to the Partial-Birth Abortion Ban Act of 2003. Contraception. 2009; 79(5):379-84.
20. Hoeldtke NJ, Calhoun BC. Perinatal hospice. Am J Obstet Gynecol. 2001; 185(3):525-9.
21. Leuthner SR. Palliative care of the infant with lethal anomalies. Pediatr Clin North Am. 2004; 51(3):747-59.
22. Howard ED. Family-centered care in the context of fetal abnormality. J Perinat Neonatal Nurs. 2006; 20(3):237-242.
23. Bueno M, Bussotti EA, Sakita NK, Barbosa SMM. Reflexões sobre cuidados paliativos no período neonatal. Prática Hospitalar. 2007; 50:87-90.
24. Barbosa SMM. Cuidado paliativo em pediatria. In: Carvalho RT, Parsons HA (Orgs.). Manual de cuidados paliativos ANCP. Ampliado e atualizado. 2 ed. São Paulo: ANCP, 2012. p. 461-473. [Acesso em 31 Jan 2018]. Disponível em: http://www.paliativo.org.br/noticias/tag/manual-de-cuidados-paliativos-ancp/
25. Lathrop A, Vandevusse L. Affirming motherhood: validation and invalidation in women's perinatal hospice narratives. Birth. 2011; 38(3):256-65.
26. Wool C. Systematic review of the literature: parental outcomes after diagnosis of fetal anomaly. Adv Neonatal Care. 2011; 11(3):182-92.
27. Center for Reproductive Rights. The World's Abortion Laws 2015. [Acesso em 17 set 2017]. Disponível em: <http://worldabortionlaws.com/index.html>.
28. Wool C. Clinician perspectives of barriers in perinatal palliative care. MCN Am J Matern Child Nurs. 2015; 40(1):44-50.
29. Tosello B, Dany L, Gire C, Bétrémieux P, Vriet-Ndour ME, Le Coz P, et al. Perceptions of lethal fetal abnormality among perinatal professionals and the challenges of neonatal palliative care. J Palliat Med. 2014; 17(8):924-30.
30. Janvier A, Okah F, Farlow B, Lantos JD. An infant with trisomy 18 and a ventricular septal defect. Pediatrics. 2011; 127(4):754-9.
31. Kumar P. Care of an infant with lethal malformation: where do we draw the line? Pediatrics. 2011; 128:1642.
32. Janvier A, Farlow B, Barrington KJ. Parental hopes, interventions, and survival of neonates with trisomy 13 and trisomy 18. Am J Med Genet Part C Semin Med Genet. 2016; 172C:279-8.
33. Lantos JD. Trisomy 13 and 18 – treatment decisions in a stable gray zone. JAMA.2016; 316(4):396-8.
34. Nelson KE, Rosella LC, Mahant S, Guttmann A. Survival and Surgical interventions for children with trisomy 13 and 18. JAMA. 2016; 316(4):420-8.
35. Leuthner SR. Review. Fetal palliative care. Clin Perinatol. 2004 Sep;31(3):649-65.
36. Williams C, Munson D, Zupancic J, Kirpalani H. Supporting bereaved parents: practical steps in providing compassionate perinatal and neonatal end-of-life care. A North American perspective. Semin Fetal Neonatal Med. 2008; 13(5):335-40.
37. Kobler K, Limbo R. Making a case: creating a perinatal palliative care service using a perinatal bereavement program model. J Perinat Neonatal Nurs. 2011; 25(1):32- 41.
38. Wool C. State of the science on perinatal palliative care. J Obstet Gynecol Neonatal Nurs. 2013; 42(3):372-82.
39. Regional Managed Clinical Network for Neonatal Services. Perinatal palliative care framework. Goals and standards for perinatal palliative care. South East Scotland and Tayside, 2013. [Acesso em 31 jan 2018]. Disponível em:http://www.cen.scot.nhs.uk/wp-content/uploads/sites/24/2017/01/Perinatal_Framework.pdf.
40. Stenekes SJ, Ens CD, Harlos M, Chochinov HM, Mytopher K. A descriptive study evaluating perinatal healthcare providers' perspectives of palliative programming in 3 Canadian institutions. J Perinat Neonatal Nurs. 2014; 28(4):280-9.
41. Saporetti LA, Andrade L, Sachs MFA, Guimarães TVV. Diagnóstico e abordagem do sofrimento humano. In: Carvalho RT, Parsons HA (orgs.). Manual de cuidados paliativos ANCP. Ampliado e Atualizado. 2 ed. São Paulo: ANCP, 2012. [Acesso em: 31 Jan 2018]. Disponível em: http://www.paliativo.org.br/noticias/tag/manual-de-cuidados-paliativos-ancp/.
42. Tosello B, Dany L, Bétrémieux P, Le Coz P, Auquier P, Gire C, et al. Barriers in referring neonatal patients to perinatal palliative care: a French multicenter survey. PLoS One. 2015; 10(5):e0126861.
43. Zier LS1, Burack JH, Micco G et al. Doubt and belief in physicians' ability to prognosticate during critical illness: the perspective of surrogate decision makers. Crit Care Med. 2008; 36(8):2341-7.
44. Fisher M, Ridley S. Uncertainty in end-of-life care and shared decision making. Crit Care Resusc. 2012; 14(1):81-7.

Cuidados Paliativos no Período Pré-Natal

45. Wool C, Perry Black B, Denney-Koelsch E, Kim S, Kavanaugh K. Provision of services in perinatal palliative care: a multicenter survey in the United States. J Palliat Med. 2016; 19(3):279-85.
46. Wilkinson D, Thiele P, Watkins A, De Crespigny L. Fatally flawed? A review and ethical analysis of lethal congenital malformations. BJOG. 2012; 119:1302-8.
47. Powazki RD. The family conference in oncology: benefits for the patient, family, and physician. Semin Oncol. 2011;38(3):407-12.
48. English NK1, Hessler KL. Prenatal birth planning for families of the imperiled newborn. J Obstet Gynecol Neonatal Nurs. 2013;42(3):390-9.
49. Tosello B, Le Coz P, Payot A, Gire C, Einaudi MA. [Palliative care birth plan: a field of perinatal medicine to build]. Gynecol Obstet Fertil. 2013;41(4):251-4.
50. Kukora S, Gollehon N, Laventhal N. Antenatal palliative care consultation: implications for decision-making and perinatal outcomes in a single-centre experience. Arch Dis Child Fetal Neonatal Ed. 2017;102(1):F12-F16.
51. Surkan PJ, Rådestad I, Cnattingius S, et al. Events after stillbirth in relation to maternal depressive symptoms: a brief report. Birth. 2008; 35(2):153-7.
52. Cope H, Garrett ME, Gregory S, Ashley-Koch A. Pregnancy continuation and organizational religious activity following prenatal diagnosis of a lethal fetal defect are associated with improved psychological outcome. Prenat Diagn. 2015; 35(8):761-8.
53. Engelder S, Davies K, Zeilinger T, Rutledge D. A model program for perinatal palliative services. Adv Neonatal Care. 2012; 12(1):28-36.
54. Hughes P, Turton P, Hopper E, Evans CD. Assessment of guidelines for good practice in psychosocial care of mothers after stillbirth: a cohort study. Lancet. 2002; 360(9327):114-8.
55. Erlandsson K, Warland J, Cacciatore J, Rådestad I. Seeing and holding a stillborn baby: mothers' feelings in relation to how their babies were presented to them after birth--findings from an online questionnaire. Midwifery. 2013; 29(3):246-50.
56. Rådestad I, Surkan PJ, Steineck G et al. Long- term outcomes for mothers who have or have not held their stillborn baby. Midwifery. 2009; 25(4):422-9.
57. Limbo R, Warland J, Davis DL. Caring for families experiencing stillbirth: A unified position statement on contact with the baby. Illn Crises Loss. 2012; 20(3):295-8.
58. Pace JC, Mobley TS. Rituals at End-of-Life. Nurs Clin North Am. 2016; 51(3):471- 87.
59. Hawthorne DM, Youngblut JM, Brooten D. Parent spirituality, grief, and mental health at 1 and 3 months after their infant's/Child's Death in an Intensive Care Unit. J Pediatr Nurs. 2016; 31(1):73-80.
60. Côté-Arsenault D, Denney-Koelsch E. "My baby is a person": parents' experiences with life-threatening fetal diagnosis. J Palliat Med. 2011; 14(12):1302-8.
61. Guon J, Wilfond BS, Farlow B, Brazg T, Janvier A. Our children are not a diagnosis: the experience of parents who continue their pregnancy after a prenatal diagnosis of trisomy 13 or 18. Am J Med Genet A. 2014; 164A(2):308-18.
62. Wool C, Repke JT, Woods AB. Parent reported outcomes of quality care and satisfaction in the context of a life--limiting fetal diagnosis. J Matern Fetal Neonatal Med. 2017;30(8):894-9.
63. Callister LC. Perinatal loss: a family perspective. J Perinat Neonatal Nurs. 2006; 20(3):227-34.
64. Riches G, Dawson P. Lost children, living memories. the role of photographs in processes of grief and adjustment among bereaved parent. Death Stud. 1998; 22(2):121-40.
65. Cacciatore J. The unique experiences of women and their families after the death of a baby. Soc Work in Health Care. 2010, 49(2).134-48.
66. Wijngaards-de Meij L, Stroebe M, Stroebe W, Schut H, Van den Bout J, Van Der Heijden PG, et al. The impact of circumstances surrounding the death of a child on parents' grief. Death Stud. 2008b; 32(3):237-52.
67. Stroebe M, Schut H. The dual process model of coping with bereavement: a decade on. Omega (Westport). 2010; 61(4):273-89.
68. Robinson GE. Pregnancy loss. Best Pract Res Clin Obstet Gynaecol. 2014; 28(1):169-78.
69. Scott J. Stillbirths: breaking the silence of a hidden grief. Lancet. 2011; 377(9775):1386-8.
70. St John A, Cooke M, Goopy S. Shrouds of silence: three women's stories of prenatal loss. Aust J Adv Nurs. 2006; 23(3):8-12.

CAPÍTULO 27

Cuidado Paliativo em Neonatologia

- Jussara de Lima e Souza

Introdução

Os avanços tecnológicos têm permitido o aumento nas taxas de sobrevivência de recém-nascidos prematuros extremos e/ou portadores de patologias graves. As unidades de terapia intensiva (UTI) são ambientes onde os profissionais trabalham para evitar a morte destes recém-nascidos, o que, muitas vezes, não será possível. Os cuidados intensivos a estes pacientes têm aumentado a sobrevida, mas não têm diminuído a incidência de sequelas graves, bem como as deficiências físicas e mentais, além de dificultar o morrer.[1,2]

É necessário que a equipe esteja vigilante para que o tratamento respeite os princípios bioéticos da beneficência, justiça e autonomia, de modo a proporcionar o melhor tratamento em "benefício do paciente". Neste sentido, têm sido cada vez mais prementes discussões éticas sobre tratamentos de pacientes com doenças ameaçadoras da vida, cuidados em final de vida e adequação de tratamento.

Definição de Cuidados Paliativos Pediátricos

Segundo a Organização Mundial da Saúde (OMS), **cuidados paliativos para crianças** são o cuidado ativo total do corpo, mente e espírito da criança, e envolvem também dar apoio à família. Eles começam quando a doença é diagnosticada e continua independentemente de haver ou não tratamento dirigido à doença. Os profissionais de saúde devem avaliar e aliviar o sofrimento físico, psicológico e social da criança.[3] Segundo este conceito, os cuidados, curativo e paliativo, não são excludentes e incompatíveis, mas complementares.[2]

Com a evolução tecnológica, muitos diagnósticos de doenças ameaçadoras da vida já são feitos durante a gestação. Portanto, o cuidado com estas crianças e seus familiares deverá ser iniciado durante o pré-natal.

Princípios Norteadores do Tratamento Paliativo na UTI Neonatal[4]

Os cuidados prestados aos recém-nascidos deverão ser planejados de acordo com o seu quadro clínico e perspectivas de sobrevida. Algumas crianças terão tempo de vida tão curto que não

Parte 4 – Cuidados em Condições Específicas

permitirá planejamento para a alta hospitalar, outros se tornarão pacientes cronicamente enfermos. O cuidado paliativo nos mostra que toda nossa atenção deve estar voltada para o indivíduo, e não para a doença e, desse modo, as condutas sempre deverão ser individualizadas.

De modo geral, as crianças deverão receber:

Tratamento sintomático diante de desconforto aparente, de acordo com a necessidade

Analgesia

Recém-nascidos internados em unidades de terapia intensiva neonatal (UTIN) estão expostos diariamente a numerosos procedimentos invasivos e dolorosos.[5,6]

Além disso, estas crianças também podem desenvolver patologias com componentes dolorosos, como enterocolite necrosante ou pneumotórax.

Escalas

Para avaliação da necessidade de tratamento da dor e eficácia do tratamento instituído, é necessária a utilização sistemática das escalas de avaliação de dor (ver Capítulo 18).

Tratamentos

Existem controvérsias quanto às complicações relacionadas ao efeito que os opioides têm no desenvolvimento neurológico, mas também existem evidências do quanto o estresse pode comprometê-lo.

A combinação de vários tratamentos pode torná-los mais efetivos, diminuindo, assim, a necessidade de aumento de dose das medicações e, consequentemente, diminuindo também os efeitos colaterais e toxicidade.[5]

Não medicamentoso

Sacarose

É eficaz para reduzir a dor de eventos únicos tais como punção de calcanhar, punção venosa e injeção intramuscular em recém-nascidos prematuros e a termo.

Dose sugerida: 0,2 a 0,5 mL/kg de sacarose a 25%, 2 minutos antes do procedimento doloroso.[7,8]

Contato pele a pele

O contato pele a pele também parece ser seguro e eficaz na melhora dos indicadores fisiológicos e comportamentais relacionados à dor, mas ainda não existem critérios que avaliem qual a melhor duração do contato para obtenção do resultado, avaliação por grupos de diferentes idades gestacionais e consequência do uso repetitivo e efeitos em longo prazo.[9,10]

Massagem terapêutica

Em estudo que avaliou 13 crianças recebendo punção de calcâneo precedida por uma massagem de 2 minutos na perna ipsilateral, observou-se diminuição dos valores na escala de dor NIPS.[11]

Sucção ao seio

Em estudo sistemático que analisou pesquisas randomizadas sobre o tema, no período de 1966 a 2011, observou-se que a sucção ao seio foi tão efetiva no controle da dor em procedimentos únicos em neonatos quanto o uso de sacarose.[12]

Cuidado Paliativo em Neonatologia

Medicamentoso

Dipirona

- Dose: 10 a 15 mg/kg a cada 6 horas;
- Apresentação: ampola 500 mg/mL;
  gotas 500 mg/mL (20 gotas) = 25 mg/gota

EMLA

- Dose: 1 aplicação – 30 a 60 minutos antes do procedimento, 1 vez ao dia.

Fentanil

- Dose:
  - Intermitente: 1 a 4 mcg/kg por via endovenosa (EV) a cada 2 a 4 horas (infusão lenta – 30 minutos)
  - Infusão contínua, com a seguinte posologia:
    - RN a termo: 0,5 a 1,0 mcg/kg/hora
    - Prematuros: 0,5 mcg/kg/hora
- Apresentação: ampola 50 mcg/mL

Lidocaína

- Dose: 5 mg/kg em infiltração local;
- Tempo de ação: 30 a 60 minutos;
- Apresentação: lidocaína a 0,5% sem vasoconstritor.

Morfina

- Dose:
  - Intermitente endovenosa: 0,05 a 0,20 mg/kg cada 4 a 6 horas (infusão lenta – 30 minutos)
  - Intermitente por via oral: 0,30 a 0,60 mg/kg
  - Infusão endovenosa (EV), com a seguinte posologia:
    - RN a termo: 0,005 a 0,010 mg/kg/hora
    - Prematuros: 0,002 a 0,005 mg/kg/hora
- Apresentação: ampola 2 mg/2 mL e 10 mg/mL;
  comprimido 10 mg

Paracetamol

- Dose:
  - RN a termo: 10 a 15 mg/kg a cada 6 horas
  - Prematuros: 10 mg/kg a cada 6 horas
- Apresentação: gotas 200 mg/mL (15 gotas) = 13,3 mg/gota

Tramadol

- Dose: 0,1 a 1 mg/kg endovenoso (EV) ou via oral (VO) a cada 4 a 6 horas, em infusão lenta
- Apresentação: solução oral (gotas) 50 mg/mL = 30 gotas
  solução oral (gotas) 100 mg/mL = 40 gotas
  cápsula: 50 mg
  ampola: 50 mg/mL

Sedação

Para controle de sintomas que não respondem a outros tratamentos sintomáticos, como dispneia em pacientes com hipoplasia pulmonar.

Parte 4 – Cuidados em Condições Específicas

Midazolam
- Dose: 0,03 a 0,1 mg/kg/h, endovenoso (EV) contínuo
- Apresentação: ampola 5 mg/mL

Cuidados básicos de enfermagem
- Aquecimento do modo mais natural possível (com roupa no berço comum);
- Alimentação enteral, quando possível. Se a condição clínica da criança permitir, por via oral, mas em alguns casos, pode estar indicada a alimentação por sonda gástrica ou gastrostomia;
- Hidratação endovenosa: soro de manutenção (via umbilical ou venóclise periférica), quando não for possível a alimentação enteral. Em pacientes com perspectivas de impossibilidade de alimentação por via digestiva e sobrevida em longo prazo, podemos discutir o uso da nutrição parenteral (NPP);

Acompanhamento com a equipe de habilitação, fisioterapia e fonoaudiologia, com o objetivo de conforto
- Fisioterapia: para diminuição de secreção pulmonar e contraturas musculares (ver Capítulo 14)
- Fonoaudiologia: se não houver possibilidade de alimentação por via oral, esta via poderá ser utilizada como fonte de prazer para o recém-nascido, na medida que seu estado clínico permitir (ver Capítulo 15)

Adequação Terapêutica

Muito se tem discutido sobre a futilidade de alguns procedimentos e a necessidade de criação de parâmetros adequados para a limitação dos tratamentos de sustentação de vida.

Com o aumento das taxas de prematuridade extrema e dos diagnósticos pré-natais de condições que limitam a vida, é preciso que se esteja atendo às discussões de limitação de tratamento intensivo e a adoção dos cuidados paliativos plenos.[1]

As discussões de final de vida devem ser éticas e compassivas.[13]

Tomada de decisão

O processo deve ser dividido em três estágios:[14]

Decisão médica

Deliberações que precedem uma possível decisão para planejamento terapêutico, que pode contemplar alguma limitação de medidas invasivas devem envolver os profissionais de saúde.

Recomenda-se que esta abordagem colegiada seja organizada em dois níveis:[1]
- O médico responsável pelo paciente deve iniciar e formalizar o diálogo com a equipe, em uma reunião em que cada membro possa expressar seus pontos de vista. No caso de discordância, devem ser reconsiderados os pontos de divergência.
- O médico responsável deve também discutir sua opinião com pelo menos outro médico consultor, com quem ele não tenha vínculo hierárquico.

Deliberação

É fundamental o respeito ao direito de autonomia do paciente que, no caso de neonatos, é delegado aos pais, embora alguns levantamentos considerem que permanece obscuro se a decisão dos pais é baseada em seus próprios desejos ou no melhor interesse da criança.[15]

Na abordagem com os pais, a informação deve ser coerente entre todos os envolvidos.

As discussões de fim de vida com os pais devem ser individualizadas e personalizadas. Os pais não estão preparados para lidar com as situações difíceis e cada um reagirá de uma maneira. Alguns querendo muitas informações concretas e outros não. As decisões serão tomadas com base nas informações e também nos sentimentos envolvidos no processo.

Com o objetivo de individualizar esta comunicação, foi criado um modelo com critérios a serem valorizados pela equipe: SOBPIE.[16]

- **Situação:** a criança está em morte iminente ou há chance de sobrevida?
- **Opiniões e opções:** quais os preconceitos dos profissionais e as opções potenciais que podem ser oferecidas aos pais?
- **Interações Básicas:** onde, quando, como e com quem será a reunião?
- **Pais:** quais suas histórias, preocupações, necessidades e metas?
- **Informações:** equilíbrio para fornecer as informações de que os pais necessitam?
- **Emoções:** sensibilidade aos aspectos emocional e relacional da tomada de decisão, apoio social aos pais, sua capacidade de lidar com a incerteza, sua adaptação ao inevitável e sua resiliência.

Efetivação da decisão

Esta fase do processo também deve ter o envolvimento dos pais.

Algumas condições podem oferecer barreiras para um processo adequado: as expectativas e esperanças dos pais, o reconhecimento e/ou aceitação da morte por parte dos profissionais, falta de educação em cuidados paliativos entre profissionais e familiares, falta de consistência nas práticas da UTIN, crenças dos profissionais e "esperança em milagres". A partir destas constatações, algumas atitudes podem ser tomadas no sentido de melhorar a tomada de decisão: maior educação de profissionais e familiares sobre o processo do cuidado paliativo (CP); melhora no suporte aos profissionais; melhora na comunicação na UTIN; adoção de um protocolo de CP; e envolvimento do Comitê de Ética.

Quanto à esperança dos pais, a equipe pode trabalhar na sua reformulação, passando da esperança de cura para a esperança de que a criança e a família terão seu sofrimento aliviado.[17]

O Comitê do Feto e Recém-Nascido da Academia Americana de Pediatria recomenda que o tratamento de suporte de vida seja considerado inapropriado quando a condição da criança é incompatível com a vida ou quando o tratamento é julgado prejudicial ou fútil.[18]

Os elementos da deliberação (opinião dos pais, resultado de diálogos com equipe e consultoria médica externa), os termos da decisão e as razões nas quais foram baseadas devem ser documentados no prontuário médico.[14]

A maioria dos pais de crianças com transtornos graves do desenvolvimento deseja participar ativamente no processo de tomada de decisão de fim de vida.[19]

Papel dos pais no processo

Os profissionais têm a obrigação moral de respeitar a autonomia dos pais e permitir que exerçam seu papel.

Para que os pais sejam capazes de contribuir para a tomada de decisão, é necessário que os profissionais estejam atentos às suas expectativas e desejos e que forneçam informações baseadas em estudos de morbimortalidade e estatísticas de seguimento.[1]

Os pais devem ser envolvidos na deliberação e, junto com a equipe, devem determinar o melhor interesse de sua criança, construindo um projeto de vida e de final de vida para ela.

As visões dos pais podem variar amplamente a partir de experiências gestacionais anteriores: mães com filhos anteriores saudáveis podem considerar o risco de deficiência após a reanimação de uma criança de 24 semanas, diferentemente de uma mãe com múltiplas perdas.[1]

Parte 4 – Cuidados em Condições Específicas

Etnia e religião também influenciam a aceitação de retirada do tratamento intensivo. No Reino Unido, a aceitação é mais provável quando os pais são brancos, afro-caribenhos ou indianos, mais do que entre os africanos e judeus.

Em situações de conflito, quando os pais insistem em intervenções que os profissionais consideram inadequadas, a equipe deve:[21]

- Identificar para a família os danos corporais e sofrimento infligidos ao paciente;
- Promover suporte emocional intenso;
- Manter um bom relacionamento com a família a despeito da discordância de opiniões.

Critérios para a adequação de tratamento

Foram feitos alguns levantamentos para avaliar a limitação de suporte de vida em recém-nascidos. O EPICure mostrou que o cuidado intensivo foi ativamente retirado em 55% dos prematuros que morreram no Reino Unido; no Epipage, na França, foram 45% e, em avaliação feita na Holanda, foram 55%.[1]

Nos Estados Unidos, uma análise constatou que profissionais da área da saúde são mais propensos a aceitar a limitação de tratamento frente a alguns diagnósticos como trissomias, anencefalia, prematuridade extrema (23 a 24 semanas), hipoplasia de ventrículo, hipoplasia pulmonar, hemorragia de sistema nervoso central (SNC) grau IV, desordens genéticas e falência múltipla de órgãos. Ou seja, quando crianças criticamente doentes têm condições de limite de vida ou os esforços curativos não são mais eficazes, estes profissionais têm a compreensão de que é mais adequado proporcionar apenas tratamentos para conforto e alívio de sintomas.[17]

Levantamento realizado na Suíça mostrou que os neonatos foram considerados em processo de morte irreversível, principalmente nos casos de falência múltipla de órgãos ou quando apresentavam lesões cerebrais severas (principalmente hemorragia parenquimatosa), com prognóstico sombrio do desenvolvimento neurológico e futuras capacidades relacionais. Neste estudo, observou-se que a suspensão do tratamento de suporte de vida foi mais frequente do que não o iniciar (com exceção dos pacientes malformados).[21]

Na Espanha observou-se que os óbitos neonatais eram precedidos de decisão de limitação de tratamento em 51,8% dos casos e os critérios predominantes foram: mau prognóstico do ponto de vista de sobrevivência e qualidade de vida (atual e futura), malformações congênitas, patologias neurológicas secundárias a asfixia perinatal e hemorragia intracraniana e/ou leucomalácia periventricular. Não se iniciou o tratamento em 24,2% dos casos e retirou-se o suporte vital em 27,6%; sendo a ventilação mecânica o suporte mais frequentemente retirado.[22]

Em levantamento realizado no Canadá, observou-se que a maioria dos médicos oferecia a retirada dos tratamentos de sustentação da vida com a finalidade de evitar a dor e o sofrimento em casos de morte iminente ou sobrevivência com previsão de qualidade de vida ruim. Foram levantadas como principais causa de morte em recém-nascidos prematuros: prematuridade extrema, hemorragia intraventricular e causas pulmonares; em recém-nascidos a termo: asfixia, anomalias cromossômicas e malformações sindrômicas.[23]

Qualidade de vida

Muitas das discussões de limitação de tratamento consideram o critério de qualidade de vida (QV). A maioria dos levantamentos atesta que a QV futura desempenha um papel na decisão de tratar.

É importante salientar que a qualidade de vida do neonato é significativamente afetada pela habilidade dos pais em prover um ambiente dentro do qual ele possa desenvolver seu potencial.

O Comitê de Ética da Academia Americana de Pediatria tentou esclarecer o significado da expressão QV, definindo duas regras para a sua avaliação:[24]

- Deve ser baseada na experiência do ponto de vista do paciente, e não dos outros;
- Não deve levar em conta o valor social desta vida.

O Conselho de Bioética de Nuffield (Londres) também sugeriu critérios úteis para julgar a QV previsível:[1]

- Será a criança capaz de sobreviver fora do hospital?
- Será a criança capaz de estabelecer relações com outros?
- Será capaz de ter prazer?

Também se considerou pobre a QV em condições de sofrimento e perspectiva de incapacidade de comunicação verbal e não verbal,[25] em complicações neurológicas em longo prazo, ou na impossibilidade de autoconsciência, capacidade de relacionamento e de obter algum prazer da existência.[26]

Pacientes elegíveis

Algumas diretrizes consideram a limitação do tratamento adequada, seja por não iniciar ou por retirar o suporte de vida, nas seguintes situações:[1,14]

- Estado vegetativo permanente: quando existe lesão cerebral profunda. P. ex.: asfixia neonatal grave;
- Situações "sem chance": quando a criança apresenta uma doença tão grave que o tratamento não promove alívio do sofrimento, mas apenas retarda a morte. P. ex.: anencefalia;
- Situações "sem propósito": quando a sobrevida da criança implica deficiência física ou mental tão grave que seria irracional fazê-la suportar esta situação. P. ex.: prematuridade extrema (≤ 23 semanas);
- Situações "insuportáveis": quando a família sente que, em face da doença progressiva e irreversível, tratamentos adicionais não são mais suportados. P. ex.: síndrome de Zelwegger.

As situações patológicas mais frequentes da UTI neonatal referem-se a uma das seguintes situações:

- Malformação (ver Capítulo 29);
- Prematuridade extrema.

A tecnologia tem aumentado a sobrevida de recém-nascidos cada vez mais prematuros, mas em algumas condições esta sobrevida ocorre com um aumento das sequelas.

A Associação Mundial de Medicina Perinatal considera que, no caso de nascimentos no limite da viabilidade, tratamentos de suporte de vida não devam ser iniciados ou continuados se o médico não pode esperar a prevenção da morte iminente ou minimização de morbidade e maximização do estado funcional.[14]

A Associação Britânica de Medicina Perinatal criou um guia para orientação das decisões médicas no manejo de crianças com menos de 26 semanas:[1,28]

- < 23 semanas: normalmente não reanimar;
- 23 a 24 semanas: avaliar o desejo dos pais;
- 24 a 25 semanas: reanimar e reavaliar;
- > 25 semanas: reanimar e encaminhar para cuidado intensivo.

Apesar do desenvolvimento tecnológico, os limites de viabilidade entre 22 e 23 semanas têm se mantido estáveis entre os países desenvolvidos.[29]

Contudo, discute-se que os recursos limitados nos países em desenvolvimento possam indicar um ponto de corte diferente, que pode ser de 26 semanas ou até 28 semanas; e é reforçada a necessidade de que tanto países desenvolvidos como aqueles em desenvolvimento precisam de-

Parte 4 – Cuidados em Condições Específicas

senvolver políticas adequadas para iniciar e retirar terapia intensiva, de acordo com seus fatores culturais, sociais e econômicos.[30]

Cuidados com os familiares após a perda

Os pais continuam necessitando de cuidados após o óbito, seja quanto às orientações (p. ex.: funeral, registro) ou quanto às recordações (fotos e caixas de memórias).[4]

Levantamentos da opinião dos pais têm enfatizado a importância de um encontro para discutir a morte com o neonatologista. Isso usualmente ocorre algumas semanas ou meses mais tarde.[4] No caso de realização de necropsias, os resultados podem ser informados neste momento. Nestas reuniões, os pais podem querer abordar as implicações para futuras gestações.[1]

Referências bibliográficas

1. Warrick C, Perera L, Murdoch E, Nicholl RM. Guidance for withdrawal and withholding of intensive care as part of neonatal end-of-life care. Br Med Bull. 2011;98:99-113.
2. Feudtner C. Collaborative communication in pediatric palliative care: A foundation for problem-solving and decision-making. Pediatr Clin North Am. 2007 Oct;54(5):583-607.
3. WHO Definition of Palliative Care for Children. [Acesso em 29 Abr 2018]. Disponível em: http://www.who.int/cancer/palliative/definition/en/.
4. Marba STM, Costa SMM, Souza JL, Bianchi MO. [Cuidado Paliativo em Neonatologia]. In: Marba STM, Mezzacappa Filho F. Manual de Neonatologia Unicamp. 2 ed. Rio de Janeiro: Revinter. 2009. Pag 425-9.
5. Anand KJ, Aranda JV, Berde CB, Buckman S, Capparelli EV, Carlo W, et al. Summary proceedings from the neonatal pain-control group. Pediatrics. 2006 Mar;117(3 Pt 2):S9-S22.
6. Carbajal R, Rousset A, Danan C, Coquery S, Nolent P, Ducrocq S, et al. Epidemiology and treatment of painful procedures in neonates in intensive care units. JAMA. 2008;300(1):60-70.
7. AAP Committee on Fetus and Newborn and Section on Anesthesiology and Pain Medicine. Prevention and Management of Procedural Pain in the Neonate: An Update. Pediatrics. 2016 Feb;137(2):e20154271.
8. Harrison D, Beggs S, Stevens B. Sucrose for procedural pain management in infants. Pediatrics. 2012 Nov;130(5):918-25.
9. Johnston C, Campbell-Yeo M, Fernandes A, Inglis D, Streiner D, Zee R.Skin-to-skin care for procedural pain in neonates. Cochrane Database Syst Rev. 2014 Jan 23;(1):CD008435.
10. Olsson E, Ahlsén G, Eriksson M. Skin-to-skin contact reduces near-infrared spectroscopy pain responses in premature infants during blood sampling. Acta Paediatr. 2016 Apr;105(4):376-80.
11. Jain S, Kumar P, McMillan DD. Prior leg massage decreases pain responses to heel stick in preterm babies. J Paediatr Child Health. 2006 Sep;42(9):505-8.
12. Shah PS, Herbozo C, Aliwalas LL, Shah VS. Breastfeeding or breast milk for procedural pain in neonates. Cochrane Database Syst Rev. 2012 Dec 12;12:CD004950.
13. Carter BS. End of life decisions for newborns: an ethical and compassionate process? Arch Dis Child Fetal Neonatal Ed. 2016 Mar;101(2):F92-3.
14. Dageville C, Bétrémieux P, Gold F, Simeoni U. The French Society of Neonatology's proposals for neonatal end-of-life decision-making. Neonatology. 2011;100(2):206-14.
15. Bellieni CV, Buonocore G. Flaws in the assessment of the best interest of the newborn. Acta Paediatr 2009 Apr;98(4):613-7.
16. Janvier A, Barrington K, Farlow B. Communication with parents concerning withholding or withdrawing of life-sustaining interventions in neonatology. Semin Perinatol. 2014 Feb;38(1):38-46.
17. Catlin A. Transition from curative efforts to purely palliative care for neonates. Adv Neonatal Care. 2011 Jun;11(3):216-22.
18. American Academy of Pediatrics Committee on Fetus and Newborn, Bell EF. Noninitation or withdrawal of intensive care for high-risk newborns. Pediatrics 2007 Feb;119(2):401-3.
19. Zaal-Schuller IH, de Vos MA, Ewals FV, van Goudoever JB, Willems DL. End-of-life decision-making for children with severe developmental disabilities: The parental perspective. Res Dev Disabil. 2016 Feb-Mar;49-50:235-46.

Cuidado Paliativo em Neonatologia

20. Workman S, McKeever P, Harvey W, Singer PA. Intensive care nurses' and physicians' experiences with demands for treatment: some implications for clinical practice. J Crit Care. 2003 Mar;18(1):17-21.
21. Berner ME, Rimensberger PC, Hüppi PS, Pfister RE. National ethical directives and practical aspects of forgoing life-sustaining treatment in newborn infants in a Swiss intensive care unit. Swiss Med Wkly. 2006 Sep;136(37-38):597-602.
22. Grupo de Trabajo de la Sociedad Española de Neonatología sobre Limitación del Esfuerzo Terapéutico y Cuidados Paliativos en recién nacidos. [Decisions on limiting treatment in critically-ill neonates: a multicenter study].[Article in Spanish] An Esp Pediatr. 2002 Dec;57(6):547-553.
23. Hellmann J, Knighton R, Lee SK, Shah PS; Canadian Neonatal Network End of Life Study Group. Neonatal deaths-prospective exploration of the causes and process of end-of-life decisions. Arch Dis Child Fetal Neonatal Ed. 2016 Mar;101(2):F102-7.
24. American Academy of Pediatrics Committee on Bioethics: Guidelines on forgoing life-sustaining medical treatment. Pediatrics 1994 Mar;93(3):532-6.
25. Verhagen AAE, Mark JD, van der Hoeven AH, van Meerveld RC, Sauer PJJ. Physician Medical Decision-making at the End of Life in Newborns: Insight into Implementation at 2 Dutch Centers. Pediatrics.
26. Kaempf JW, Tomlinson MW, Campbell B, Ferguson L, Stewart VT. Counseling pregnant women who may deliver extremely premature infants: medical care guidelines, family choices, and neonatal outcomes. Pediatrics. 2009 Jun;123(6):1509-1515.
27. Berger TM. Guidelines for the management of extremely preterm deliveries in the grey zone of viability between 23 and 24 weeks' gestation vary widely in developed countries. Evid Based Med. 2015 Dec;20(6):227.
28. Yu VY. Is neonatal intensive care justified in all preterm infants? Croat Med J. 2005 Oct;46(5):744-50.

CAPÍTULO 28

Recém-Nascido com Lesão Cerebral Grave

- Mônica Aparecida Pessoto

Muitas vezes, o profissional de saúde que atua na neonatologia se depara com crianças com lesão cerebral grave que pode cursar com severo comprometimento do desenvolvimento neurológico. Não há razão para que, diante de uma criança com graves limitações, a família ou o profissional da saúde ignore suas necessidades e desista de prestar o melhor atendimento possível. Sempre haverá um cuidado diferenciado que pode proporcionar maior conforto, que pode fazer a criança maximizar o seu potencial e que assegure a melhor qualidade de vida possível.

Para o reconhecimento dos recém-nascidos com lesão neurológica grave, é fundamental a avaliação da história materna e gestacional, das condições de nascimento, da evolução clínica, da realização do exame neurológico cuidadoso e dos exames de neuroimagem.[1]

Entre os principais quadros clínicos que podem se associar às sequelas neurológicas, destacam-se a prematuridade, malformações cerebrais, cromossomopatias, infecções graves do sistema nervoso central (SNC), infecções congênitas, encefalopatia hipóxico isquêmica, hemorragias cerebrais, leucoencefalomalácia, acidente vascular encefálico (AVE) perinatal, erros inatos do metabolismo, distúrbios metabólicos graves e encefalopatia bilirrubínica.[2,3]

Determinado o diagnóstico neurológico, é importante o planejamento das estratégias para a alta hospitalar e para o seguimento ambulatorial da criança incluindo os cuidados com a família.

Um adequado planejamento da alta hospitalar é fundamental para a família e para o recém-nascido, pois contribui para a diminuição do estresse dos pais nos cuidados com a criança, na melhora da compreensão das limitações e riscos de sequela do bebê, no desenvolvimento da habilidade para a alimentação, para a administração das medicações, nos cuidados específicos e na redução do risco de reinternações.[4]

O início do planejamento da alta deve ser o mais precoce possível, quando a expectativa da recuperação é evidente, mesmo que a data exata da alta ainda não seja previsível.[5]

O objetivo do plano de alta é garantir uma transição adequada para os cuidados no domicílio. Os critérios para a alta devem incluir a estabilidade clínica da criança, uma família capacitada para fornecer os cuidados necessários, adequados serviços de apoio na comunidade e um pediatra da atenção primária preparado para assumir a responsabilidade nos cuidados da criança com o suporte da equipe neonatal e de outros profissionais quando necessário.[6]

Parte 4 – Cuidados em Condições Específicas

Idealmente, a equipe que planeja a alta deveria ser composta pela equipe de neonatologistas, de neuropediatras, de enfermagem, do serviço social, da fisioterapia, da fonoaudiologia e demais especialistas que se fizerem necessários, assim como pelos pais e pediatra da atenção primária.[6,7]

O cuidado de cada recém-nascido com lesão neurológica grave após a alta deve ser coordenado cuidadosamente para fornecer suporte multidisciplinar permanente à família.

Nesse contexto devem ser incluídos no planejamento para a alta hospitalar:

1. Suporte familiar:
   a. Suporte emocional;
   b. Capacitação dos pais nos cuidados com a criança;
2. Cuidados gerais e relatório de alta;
3. Cuidados neurológicos;
4. Cuidados com a nutrição;
5. Cuidados respiratórios;
6. Medicações;
7. Planejamento do atendimento multidisciplinar das equipes de reabilitação;
8. Identificação e envolvimento dos serviços de apoio;
9. Benefício de prestação continuada.

Suporte familiar

Frente ao diagnóstico da lesão cerebral grave no recém-nascido, cabe à equipe neonatal transmitir a notícia à família. É um momento difícil que exige do profissional uma postura humana e ética, que garanta acolhida e informação adequada à família.[8] É recomendável levar algumas diretrizes em conta para a comunicação do diagnóstico à família, tais como:[8,9]

- A notícia à mãe deve ser dada preferencialmente na presença do pai ou, na falta deste, de outro membro da família que represente um relacionamento significativo, e sempre em local reservado e protegido de interrupções.
- Informar com clareza e delicadeza, sendo sincero com as informações prestadas.
- Evitar termos técnicos e usar uma linguagem próxima à capacidade de compreensão daqueles que recebem a notícia.
- Transmitir a notícia com segurança, evitando detalhes desnecessários.
- Evitar transmitir ansiedade para a família sem que isso signifique frieza.
- Favorecer a expressão dos familiares sobre o impacto da má notícia, dando voz a seus sentimentos.
- Acolher a legítima expressão de sentimentos de ansiedade, raiva, tristeza ou inconformismo da família. Dar tempo para a família se acalmar e informa-la sobre as possibilidades de acompanhamento.
- Suportar o incômodo da situação, tolerando momentos de silêncio e esperando a recuperação do impacto da notícia.

Suporte emocional

Os pais experimentam naturalmente muitos tipos de estresse após o nascimento do filho. O estresse pode ser amplificado por muitos fatores encontrados durante a hospitalização da criança na unidade de terapia intensiva neonatal (UTIN), tais como a aparência e o comportamento do bebê, a difícil linguagem médica, os equipamentos, os procedimentos invasivos e o risco de seu filho morrer.[10] Esse estresse leva a uma variedade de reações, incluindo tristeza, medo, raiva, ansiedade, tristeza, depressão e impotência.[10]

Recém-Nascido com Lesão Cerebral Grave

As equipes da UTIN precisam de pessoal especializado dedicado a lidar com as necessidades médicas, emocionais e sociais da família para que haja um adequado desenvolvimento das relações entre pais e filhos antes da alta.[11] As equipes devem incentivar o envolvimento da família para prevenir ou minimizar a separação dos pais que interrompe a ligação com a criança durante um período crítico da organização do cérebro.[10]

Os pais e as famílias se preocupam constantemente enquanto tentam manter o otimismo e esperança. As equipes que atendem na UTIN tentam evitar a síndrome de *burnout* enquanto incentivam os pais a reconhecerem e enfrentarem os momentos de pior prognóstico. Angústia é o companheiro de todos.[12]

Essas famílias podem necessitar de apoio para conseguir falar sobre suas dificuldades. É importante deixar espaço para que esses pais mostrem suas reais necessidades, utilizando gestos e expressões que os incentive a expressar como se sentem, evitando condutas que possam sugerir crítica ou julgamento.[12]

Muitas vezes, é difícil para o profissional aceitar, sem julgamento, o que a família verbaliza. Cada família constrói ideias sobre suas competências, capacidades e relacionamento afetivo, sobre as terapêuticas que a criança recebeu, sobre a equipe e sobre o próprio filho. Assim, também é importante apontar para a família seus progressos, em suas tentativas de lidar com novos desafios.[13]

Angústia psicológica nos pais da UTIN está associada a um ciclo de deterioração que perturba a relação pais-bebê, levando a prejuízos subsequentes no desenvolvimento da criança e os efeitos negativos recíprocos sobre os pais.[12] Muitas famílias relatam que os enfermeiros e os médicos da UTIN não entendem sua situação emocional.[14] Evidências sugerem que muitos pais são submetidos à alta tensão emocional em razão de problemas de comunicação com a equipe, o que contribui para os pais se sentirem sós, abandonados e uma presença indesejada.[14] Pais de recém-nascidos prematuros experimentam altos níveis de estresse e, principalmente, as mães dessas crianças desenvolvem maiores taxas de depressão do que as mães de crianças nascidas a termo, o que pode afetar negativamente as suas habilidades parentais.[14] Alguns autores sugerem que os serviços educacionais precoces podem reduzir os efeitos adversos do sofrimento materno e até mesmo as repercussões sobre a criança.[14]

Muitas crianças com lesão cerebral grave poderão evoluir com quadro de paralisia cerebral. A definição de paralisia cerebral foi ampliada e descreve um grupo de doenças permanentes do desenvolvimento do movimento e da postura, causando limitação nas atividades, que são atribuídas a distúrbios não progressivos que ocorreram no cérebro fetal ou infantil em desenvolvimento.[15] Os distúrbios motores da paralisia cerebral são frequentemente acompanhados por alterações da sensação, percepção, cognição, comunicação e comportamento, por epilepsia e por problemas musculoesqueléticos secundários.[15] Os distúrbios sensoriais, perceptivos e cognitivos associados podem envolver a visão, a audição, o tato, e a capacidade de interpretar as informações sensoriais e/ou cognitivas e podem ser consequência de distúrbios primários, atribuídos à própria paralisia cerebral ou a distúrbios secundários, como consequência das limitações de atividades que restringem o aprendizado e o desenvolvimento de experiências sensório-perceptuais e cognitivas.[15] Entre as alterações comportamentais e mentais, podem ocorrer distúrbios do sono, transtornos do humor e da ansiedade. Os problemas musculoesqueléticos secundários, contraturas musculares e tendíneas, rigidez articular, deslocamento de quadril, deformidade na coluna podem se desenvolver ao longo da vida e estão relacionados ao crescimento físico, à espasticidade muscular, entre outros.[15]

Informações definitivas sobre a real extensão do comprometimento neurológico, das limitações funcionais da criança com paralisia cerebral é essencial para que os pais possam escolher

Parte 4 – Cuidados em Condições Específicas

serviços de reabilitação e de alocação de recursos.[16] Os pais de crianças com comprometimento cerebral, muitas vezes, perguntam aos pediatras e a outros profissionais de saúde, "o meu filho vai andar?", "o meu filho vai falar?", "vai viver de modo independente?", mas essencialmente eles querem saber quão ruim é o quadro e como será o futuro de seus filhos.[16] A resposta a essas perguntas depende da gravidade da deficiência física, do tipo de deficiência motora, e da presença de outras morbidades associadas. No entanto, os pais relatam que raramente são dadas informações de prognóstico e acreditam que os profissionais não as fornecem como uma tentativa de protegê-los de más notícias.[16]

A paralisia cerebral é a deficiência física mais comum na infância. Nos países desenvolvidos, a prevalência encontrada varia de 1,5 a 5,9/1.000 nascidos vivos; nos países em desenvolvimento a estimativa é de 7 por 1.000 nascidos vivos.[8] Pediatras e outros profissionais de saúde, portanto, precisam ter informações atualizadas de prognóstico prontamente disponíveis para se comunicar com as famílias no momento do diagnóstico e durante toda a vida da criança, para desenvolver intervenções.[16]

O diagnóstico de paralisia cerebral é, geralmente, feito na evolução neurológica da criança, depois de descartadas as doenças metabólicas e degenerativas, o que leva os pais a experimentarem grande angústia durante o período de espera para a definição diagnóstica.[16] Além disso, a paralisia cerebral é um termo genérico para muitas lesões cerebrais diferentes (como tipo e tamanho da lesão responsável para as diferentes deficiências motoras e evolutivas), o que explica por que os profissionais encontram tantas dificuldades em dar um prognóstico preciso para os pais.[16] Em uma revisão sistemática Novak et al.[16] avaliaram as evidências disponíveis sobre as taxas de deficiências, doenças e limitações funcionais em crianças ou adultos com paralisia cerebral e encontraram alta evidência de que 1 em cada 3 crianças não pode andar; 1 em cada 4 não pode falar; 1 em cada 4 tinha epilepsia; e 1 em cada 25 tinha hipoacusia. Encontraram, também, evidências de qualidade moderada que 3 em cada 4 crianças sentiam dor; 1 em cada 2 tinha deficiência intelectual, 1 em cada 3 apresentava deslocamento do quadril; 1 em cada 4 tinha um distúrbio de comportamento; 1 em cada 4 apresentava problemas de controle da bexiga; 1 em cada 5 evoluía com salivação; 1 em cada 10 era cega; 1 em cada 15 era alimentada com sonda. Mostraram ainda evidências de baixa qualidade que 1 em cada 5 tinha um distúrbio do sono.[16]

Pesquisas envolvendo pais de crianças com paralisia cerebral mostram que eles enfrentam uma série de problemas representativos de todos os pais de crianças deficientes.[17] Pais de crianças com paralisia cerebral têm um maior risco de distúrbios psicológicos e físicos do que os pais da população em geral. Os pais devem responder às necessidades das crianças como quaisquer outros pais, mas com cuidados adicionais no aspecto físico, psicológico, financeiro e social.[17] Eles acabam gastando mais tempo com a criança em sua vida diária em detrimento do próprio bem-estar.[17] Podem enfrentar limitações profissionais, ter dificuldade de retornar ao trabalho.[17] As relações sociais tendem a ser comprometidas por falta de tempo ou em consequência de um possível constrangimento social.[17] As relações familiares também podem deteriorar, com desajustes nos relacionamentos conjugais, dificuldade de adaptação da família ao estado da criança. Comprometimento das saúdes psicológica e física também são relatadas.[17] Estresse experimentado pelos familiares pode ser responsável pela ocorrência de doenças crônicas, como úlceras ou enxaqueca.[17]

Capacitação dos pais nos cuidados

A criança com comprometimento neurológico pode necessitar de cuidados especiais e é fundamental capacitar os pais nesses cuidados, garantindo que estejam seguros para atender suas necessidades e suas limitações.

Recém-Nascido com Lesão Cerebral Grave

A capacitação deve abranger desde os cuidados mais básicos como alimentação, cuidados de higiene, troca de fraldas, banho, administração de medicações até cuidados mais complexos como cuidados com ostomias, sondas, frascos e equipo de dieta, inalações, oxigenoterapia, estimulação, manipulação, postura, reconhecimento de sinais de alerta ou de convulsões.

Para alguns cuidadores, a capacitação não é uma dificuldade maior mas, para outros, pode ser necessário mais tempo ou o auxílio de outro membro da família para ajudar, aprender e executar os cuidados.

Cuidados gerais e relatório de alta

Antes da alta hospitalar, é necessário realizar ou adequar a vacinação, a avaliação auditiva, fundoscopia, exames de neuroimagem, avaliação do estado hematológico, triagem para avaliação nutricional, metabólica e dos problemas clínicos não resolvidos.[6]

No planejamento da alta, também é fundamental a elaboração de relatório de alta detalhado com informações imprescindíveis para os profissionais de saúde que realizarão o seguimento ambulatorial da criança, como história materna e gestacional, condições de nascimento, evolução clínica, diagnósticos, tratamentos, procedimentos e exames realizados durante a internação, avaliação neurológica, assim como a programação para o acompanhamento ambulatorial como cuidados nutricionais, terapêutica medicamentosa, cuidados posturais, necessidade de seguimento e interconsultas com especialistas, encaminhamento para equipe multiprofissional de reabilitação e programação de retornos.

Avaliação neurológica

Antes da alta é importante que o neuropediatra faça uma avaliação da condição neurológica da criança, verifique quais exames estão pendentes como eletroencefalograma, dosagens laboratoriais do uso de anticonvulsivantes, ajustes de medicações e orientação dos pais sobre o prognóstico neurológico e planejamento de consultas e de necessidade de reabilitação.

Nos casos neurocirúrgicos, os mesmos cuidados serão necessários. O neurocirurgião também fará a orientação para a família como prognóstico, programação de retornos, necessidade de realização de exames de neuroimagem para controle de pós-operatório ou para acompanhamento de condições que necessitem de intervenção cirúrgica no decorrer da evolução.

Cuidados com a Nutrição

As crianças com lesão cerebral grave são de risco para desnutrição proteico-calórica, pois muitas não têm capacidade para a alimentação oral plena devido à dificuldade na sucção-deglutição-respiração, síndrome aspirativa, pneumonias de repetição, doença do refluxo gastresofágico etc.[8] Desse modo, antes da alta hospitalar, há a necessidade de uma adequada avaliação clínica e nutricional e de uma cuidadosa avaliação fonoaudiológica para determinar a capacidade da sucção/deglutição da criança.

Muitas delas necessitarão de alimentação por sonda gástrica por períodos variados de tempo. Naquelas crianças em que o suporte nutricional por sonda gástrica for considerado de curto prazo (6 a 8 semanas), é preferível o uso de sonda nasogástrica, porém naquelas em que o comprometimento neurológico é mais grave e que a perspectiva é de uso mais prolongado da nutrição por sonda, um meio mais permanente de fornecimento de suplementação nutricional, como a gastrostomia, é desejável.[8,18-20]

Quando a programação da alta for com sonda nasogástrica ou por gastrostomia, é necessário estabelecer o volume de leite necessário para o aporte hídrico e calórico adequado, capacitar a

Parte 4 – Cuidados em Condições Específicas

família para a administração da alimentação por sonda, como cuidados com a sonda, troca da fixação, tempo de administração da dieta, cuidados com o frasco e equipo de dieta e como proceder quando a sonda obstruir ou for sacada acidentalmente.

Nessa programação também é importante estabelecer um planejamento para a troca de sonda. Para as sondas nasogástricas optar por uma sonda de silicone ou de poliuretano para longa permanência que permitem a troca em período mais prolongado.

Tipo de leite: Sempre que possível, estimular e apoiar o aleitamento materno.[8] Auxiliar a mãe a manter a lactação durante toda a internação e, assim que as condições clínicas da criança permitirem, iniciar a sucção ao seio. Para aquelas com incapacidade de sucção, incentivar a mãe a realizar a extração periódica do leite para oferecer o leite materno ordenhado pela sonda. Caso a mãe não tenha uma lactação que supra 100% do volume de leite necessário para o aporte hídrico-calórico, será necessária a complementação com uma fórmula láctea infantil e a mãe deverá ser orientada a como prepará-la com os devidos cuidados de higiene.

Cuidados respiratórios

Muitas vezes, a criança acometida de lesão cerebral grave evolui com complicação respiratória[8] em que é necessária a realização de traqueostomia e/ou suplementação de oxigênio inalatório em baixas concentrações.[21] Nesses casos, a família/cuidador também necessitará de capacitação para os cuidados com a traqueostomia e com os equipamentos para o uso do oxigênio no domicílio: aspiração traqueal; troca do cordão de fixação da cânula traqueal ou do cateter nasal de oxigênio; inalação; manipulação do concentrador de oxigênio ou do cilindro de oxigênio (para o transporte da criança ou em situações de interrupção da energia elétrica); como proceder nas situações de agravo ou alerta como mudança de coloração da pele (cianose, pele marmórea, palidez intensa); pausas respiratórias; apneia; desconforto respiratório; obstrução da cânula com secreções; perda da cânula de traqueostomia; hipoatividade; irritação intensa; diminuição ou recusa alimentar etc.

Outra preocupação para o planejamento de alta é como conseguir, na Secretaria da Saúde do município, para os casos indicados, os equipamentos como concentrador de oxigênio, cilindro de oxigênio para emergências e transporte, inalador, aspirador de secreções, materiais de insumo como sonda de aspiração traqueal, cateter nasal e também como a família conseguirá suprir os gastos com o aumento do consumo de energia elétrica.

Em algumas cidades, a Secretaria de Saúde dispõe de serviço de atendimento domiciliar que pode ser acionado em casos específicos em que o cuidado pode ser compartilhado com a unidade de internação e facilitar a transição do hospital para o domicílio.

Medicações

Para aquelas crianças que necessitam de administração de medicações, como anticonvulsivantes, relaxantes musculares, hipnóticos ou outras medicações para controle de outras complicações clínicas, as equipes médica e de enfermagem devem programar a capacitação do cuidador em como administrar e diluir os medicamentos, quais os horários e a via de administração e onde adquirir os medicamentos. Uma boa estratégia é entregar, previamente à alta hospitalar, a receita dos remédios para a família, para que ela tenha tempo hábil de adquiri-los e que eles estejam disponíveis no domicílio por ocasião da alta.

Planejamento do atendimento multidisciplinar das equipes de reabilitação

Mesmo que o prognóstico do neurodesenvolvimento do neonato com comprometimento neurológico grave possa ser reservado, o auxílio da equipe multiprofissional, de reabilitação coordenada por especialistas médicos, fisioterapeutas, terapeutas ocupacionais, fonoaudiólogos, psicólogos, assistentes sociais, entre outros, pode atuar para a criança alcançar o melhor padrão funcional dentro do seu potencial, melhorar sua qualidade de vida ou ajudar a família nos cuidados rotineiros com o recém-nascido.

Essas crianças necessitam de uma rede de cuidados devidamente articulada, com compartilhamento do cuidado entre as equipes de saúde e a família, e nas melhores estratégias para o desenvolvimento de um projeto terapêutico de qualidade envolvendo todos os aspetos de sua saúde, não centrado apenas nas condições atreladas à condição neurológica.[8] Como a maioria desses recém-nascidos apresenta lesão neurológica persistente e não progressiva, cujas deficiências e habilidades mudam com o tempo, pode-se observar melhora consequente à maturação de regiões do sistema nervoso que permaneceram intactas, além do fenômeno da neuroplasticidade associado à estimulação e ao trabalho terapêutico da fisioterapia, da fonoaudiologia e da terapia ocupacional.[8] Quanto menor o tempo para iniciar a estimulação, maior será o aproveitamento da plasticidade cerebral e menor o atraso do desenvolvimento. Porém, pode haver piora do quadro devido a manifestações convulsivas, às vezes de difícil controle, assim como a degeneração osteoarticular decorrente de posturas anômalas.[22] Assim, um dos objetivos da estimulação precoce é prevenir deformidades ósseas e contraturas musculares que se traduzam em perda de função motora, dores musculares, restrições respiratórias, cardíacas e alimentares, particularmente nas crianças espásticas.[8]

Algumas crianças apresentam alterações tonicoposturais que podem se beneficiar de manuseio especializado e individualizado para normalizar o tônus, inibir respostas anormais e facilitar movimento normal. Este manuseio utiliza as técnicas do neurodesenvolvimento (Bobath) e depende das experiências do movimento ativo e de seu registro.[13] Também podem ser úteis as técnicas de integração sensorial, na qual a integração dos *inputs* sensoriais (especialmente proprioceptivos, táteis e vestibulares) pode ser melhorada por meio da oferta controlada destes estímulos para o encéfalo.[13]

Assim, o trabalho de estimulação desses recém-nascidos deve ser iniciado durante a internação neonatal e fazer parte do planejamento de alta de como será operacionalizado no domicílio.

Identificação e envolvimento das redes e serviços de apoio

Durante o período de internação do RN de risco, é importante que a equipe juntamente com os pais identifique entre as pessoas significativas para eles quais as que compõem a rede social de apoio e que podem auxiliar esse núcleo familiar nas diversas situações de estresse e angústia, durante a internação e após a alta hospitalar, e que podem subsidiar a família em diferentes aspectos como financeiro, psicológico, conhecimento, entre outros.[23,24]

Do mesmo modo, é fundamental auxiliar as famílias a encontrarem a rede institucional em saúde da comunidade que poderá fornecer serviços médicos, de reabilitação e de educação, para apoio técnico e integral aos bebês e suas famílias de modo a satisfazer as suas necessidades individuais de saúde, protegê-los dos riscos e promover o seu desenvolvimento.[24]

Parte 4 – Cuidados em Condições Específicas

Avaliação do serviço social é igualmente essencial em função das necessidades específicas para devidas articulações intersetoriais no território e para esclarecimentos dos direitos sociais da criança com deficiência.[8]

Benefício de Prestação Continuada (BPC)

Para as famílias de baixa renda, é possível incluir a criança com deficiência no plano de Benefício de Prestação Continuada da Assistência Social (BPC).[25] Trata-se de um benefício individual, não vitalício e intransferível, instituído pela Constituição Federal de 1988, e que garante a transferência de um salário mínimo à pessoa com deficiência de qualquer idade, que comprove não ter meios de se sustentar ou de ser sustentado pela família.[25]

Para ter direito ao benefício, o solicitante precisa comprovar que a renda mensal por pessoa da família é inferior a um quarto do salário mínimo. As pessoas com deficiência também precisam passar por avaliação médica e social realizadas por profissionais do Instituto Nacional do Seguro Social (INSS).[25]

O BPC é um benefício da política de assistência social, que integra a Proteção Social Básica do Sistema Único de Assistência Social (SUAS). Para acessá-lo, não é necessário ter contribuído com a Previdência Social.[25]

Para as famílias requererem esse direito, elas devem procurar informações nas Secretarias de Assistência Social do seu município, os Centros de Referência de Assistência Social (CRAS) (Casa das Famílias) ou a agência do INSS mais próxima da sua casa.

Conclusão

É importante assegurar que, independentemente do grau de comprometimento evolutivo da criança com lesão neurológica grave, ela sempre deve ser tratada com respeito e possa ter a melhor qualidade de vida possível no campo da saúde física, mental e afetiva e que possa desenvolver o máximo de sua potencialidade. Do mesmo modo, as famílias devem ser acolhidas para que possam conseguir ser adaptar à mudança de hábitos e rotinas que uma criança com necessidades especiais necessitará por toda a vida.

Referências bibliográficas

1. Ferriero DM. Neonatal brain injury. N Engl J Med. 2004 Nov 4;351(19):1985-95.
2. Rees S, Inder T. Fetal and neonatal origins of altered brain development. Early Hum Dev. 2005 Sep;81(9):753-61.
3. Doyle LW, Anderson PJ, Battin M, Bowen JR, Brown N, Callanan C, et al. Long term follow up of high risk children: who, why and how? BMC Pediatr. 2014 Nov 17;14:279.
4. Smith VC, Hwang SS, Dukhovny D, Young S, Pursley DM. Neonatal intensive care unit discharge preparation, family readiness and infant outcomes: connecting the dots. J Perinatol. 2013 Jun;33(6):415-21.
5. American Academy of Pediatrics. Committee on Fetus and Newborn. Hospital discharge of the high-risk neonate – proposed guidelines. Pediatrics. 1998 Aug;102(2Pt 1):411-7.
6. American Academy of Pediatrics Committee on Fetus and Newborn. Hospital discharge of the high-risk neonate. Pediatrics. 2008 Nov;122(5):1119-26.
7. Vohr BR, O'Shea M, Wright LL. Longitudinal multicenter follow-up of high-risk infants: why, who, when, and what to assess. Semin Perinatol. 2003 Aug;27(4):333-42.
8. Brasil. Ministério da Saúde. Secretaria de Atenção à Saúde. Departamento de Ações Programáticas Estratégicas. Diretrizes de Atenção à Pessoa com Paralisia Cerebral/Ministério da Saúde, Secretaria de Atenção à Saúde, Departamento de Ações Programáticas Estratégicas. Brasília: Ministério da Saúde, 2013. 80 p.
9. Instituto Nacional de Câncer (Brasil). Coordenação Geral de Gestão Assistencial. Coordenação de Educação. Comunicação de notícias difíceis: Compartilhando Desafios na Atenção à Saúde/Instituto Nacional de Câncer. Coordenação Geral de Gestão Assistencial. Coordenação de Educação. Rio de Janeiro: INCA, 2010. 206p.

Recém-Nascido com Lesão Cerebral Grave

10. Purdy IB, Craig JW, Zeanah P. NICU discharge planning and beyond: recommendations for parent psychosocial support. J Perinatol. 2015 Dec;35 Suppl1:S24-8.

11. Ohlinger J, Brown MS, Laudert S, Swanson S, Fofah O; CARE Group. Development of potentially better practices for the neonatal intensive care unit as a culture of collaboration: communication, accountability, respect, and empowerment. Pediatrics. 2003 Apr;111(4 Pt 2):e471-81.

12. Hynan MT, Mounts KO, Vanderbilt DL. Screening parents of high-risk infants for emotional distress: rationale and recommendations. J Perinatol. 2013 Oct;33(10):748-53.

13. Brasil. Ministério da Saúde. Secretaria de Atenção à Saúde. Departamento de Ações Programáticas Estratégicas. Atenção humanizada ao recém-nascido de baixo peso: método canguru: manual técnico/Ministério da Saúde, Secretaria de Atenção à Saúde, Departamento de Ações Programáticas Estratégicas. 2. ed., 1. reimpr. Brasília: Editora do Ministério da Saúde, 2013. 204p.

14. Zuckerman BS, Beardslee WR. Maternal depression: a concern for pediatricians. Pediatrics. 1987 Jan;79(1):110-7.

15. Rosenbaum P, Paneth N, Leviton A, Goldstein M, Bax M, Damiano D, Dan B, Jacobsson B. A report: the definition and classification of cerebral palsy April 2006. Dev Med Child Neurol Suppl. 2007 Feb;109:8-14.

16. Novak I, Hines M, Goldsmith S, Barclay R. Clinical prognostic messages from a systematic review on cerebral palsy. Pediatrics. 2012 Nov;130(5):e1285-312.

17. Guyard A, Fauconnier J, Mermet MA, Cans C. [Impact on parents of cerebral palsy in children: a literature review]. Arch Pediatr. 2011 Feb;18(2):204-14.

18. Nijs EL, Cahill AM. Pediatric enteric feeding techniques: insertion, maintenance, and management of problems. Cardiovasc Intervent Radiol. 2010Dec;33(6):1101-10.

19. SENPE's standardization group, Pedrón Giner C, Martínez-Costa C, Navas-López VM, Gómez-López L, Redecillas--Ferrero S, Moreno-Villares JM, et al. A. Consensus on paediatric enteral nutrition access: a document approved by SENPE/SEGHNP/ANECIPN/SECP. Nutr Hosp. 2011 Jan-Feb;26(1):1-15.

20. Vermilyea S, Goh VL. Enteral Feedings in Children: Sorting Out Tubes, Buttons, and Formulas. Nutr Clin Pract. 2016 Feb;31(1):59-67.

21. Garcia EAL, Mezzacappa MA, Pessoto MA. Programa de oxigenoterapia domiciliar para crianças egressas de uma unidade neonatal: relato da experiência de dez anos. Rev Paul Pediatr. 2010 Sep;28(3):276-82.

22. Hernandez Muela S, Mulas F, Mattos L. Plasticidad neuronal funcional. Rev Neurol. 2004 Feb;38 Suppl 1:S58-68.

23. Custódio ZAO, Crepaldi MA, Linhares MBM. Redes sociais de apoio no contexto da prematuridade: perspectiva do modelo bioecológico do desenvolvimento humano. Estud Psicol (Campinas). 2014 Apr/Jun;31(2):247-55.

24. Dezoti AP, Alexandre AMC, Freire MHS, Mercês NNA, Mazza VA. Apoio social a famílias de crianças com paralisia cerebral. Acta Paul Enferm. 2015; 28(2):172-6.

25. Brasil. Ministério do Desenvolvimento Social e Combate à Fome. Benefício de Prestação Continuada [Internet]. Brasília; 2015. [acesso em 3 abr 2018]. Disponível em: http://mds.gov.br/assuntos/assistencia-social/beneficios--assistenciais/bpc.

CAPÍTULO 29

Cuidados em Condições Específicas: Recém-Nascido Malformado

- Maria Augusta B. Cicaroni Gibelli
- Raquel Santos Ferreira
- Ana Lucia Henriques Gomes
- Fernanda Figueiredo de Oliveira
- Nathália Bertolassi Oliveira do Nascimento
- Gláucia Rosana Guerra Benutte

- Tercilia Virginia Aparecida Barbosa
- Renata Bolibio
- Maria Silvia Vellutini Setubal
- Roberta Carolina de Almeida Jesus
- Lisandra Stein Bernardes Ciampi de Andrade

Para abordagem de cuidados paliativos em recém-nascidos (RN) portadores de malformações, é preciso compreender:
- Quem é este paciente?
- Qual a epidemiologia desta condição?
- Quais as repercussões do diagnóstico na vida do RN e de seus familiares?
- Quais as intervenções possíveis para prevenção e tratamento destas condições?
- Conhecer como essas intervenções se inserem nos serviços de saúde.

Introdução

Considerando-se a 10ª revisão da Classificação Internacional de Doenças (CID 10), as malformações estão descritas no capítulo XVII· Malformações Congênitas, Deformidades e Anomalias Cromossômicas. Trata-se de um capítulo bastante abrangente no qual estão inseridos diagnósticos muito diferentes quanto ao conhecimento sobre as doenças e propostas de cuidados frente ao diagnóstico. Definem-se como malformações congênitas as anomalias estruturais presentes ao nascimento.[1] Inúmeras dessas doenças podem evoluir com abortamento espontâneo ou natimortos e compõem um grupo subdiagnosticado de mortalidade e deficiência entre lactentes e crianças abaixo de 5 anos de idade. São doenças ameaçadoras de vida levando a deficiências a longo prazo e comprometem a qualidade de vida dos indivíduos acometidos e suas famílias.

Segundo dados da Organização Mundial de Saúde (OMS), estima-se que, no ano de 2004, as malformações congênitas tenham sido responsáveis por 260.000 mortes em todo o mundo (cerca de 7% de todas as mortes no período neonatal).[2] Em países da Europa, por exemplo, onde as taxas de mortalidade neonatal são baixas, podem corresponder a cerca de 25% das mortes neonatais.[3]

Parte 4 – Cuidados em Condições Específicas

No Brasil, segundo o DATASUS, no ano de 2011, a taxa de mortalidade infantil foi de 15,3/1.000 nascidos vivos (NV); a taxa de mortalidade neonatal foi de 10,6/1.000 NV, sendo que 8,1/1.000 NV faleceram até o 7º dia de vida. Os óbitos em menores de 1 ano, provocados por afecções adquiridas no período neonatal, foi de 9/1.000 NV. Em 2014, no município de São Paulo, foram registrados 175.840 NV, dos quais 2.047 eram portadores de alguma malformação congênita maior ou alguma anomalia cromossômica. Isso corresponde a 11,6/1.000 NV.[4]

Diante desse cenário, torna-se importante refletir sobre os cuidados a serem oferecidos a essa população de pacientes e suas famílias. As hipóteses diagnósticas são variadas e se distribuem entre doenças de sistema nervoso central (SNC), cardiopatias congênitas complexas, a associação destas condições, ou síndromes genéticas como as trissomias do 13 e do 18, citando apenas as mais conhecidas. O que elas têm em comum é que todas comprometem e ameaçam a vida e estão associadas a um grau de morbidade elevado e com mortalidade variável.

Segundo a Organização Mundial de Saúde (OMS), cuidado paliativo é uma abordagem quem melhora a qualidade de vida (adultos e crianças) e de suas famílias que estejam enfrentando problemas relacionados a condições ameaçadoras da vida. Previne e alivia o sofrimento por meio da identificação precoce, avaliação correta e tratamento da dor e outros problemas físicos, psicossociais ou espirituais.[5]

Aplica-se este conceito às particularidades da pediatria e da neonatologia e ao fato que toda a infância se caracteriza pelo contínuo desenvolvimento físico, emocional e intelectual/cognitivo do indivíduo. Os profissionais de saúde que prestam cuidados paliativos em pediatria devem estar atentos e prontos para responder a mudanças de cada criança nas diferentes fases de aquisição de habilidades de comunicação e de compreensão de sua doença, tratamento e perspectivas. Dentro de uma unidade de terapia intensiva neonatal (UTIN), ocorrem mudanças menos perceptíveis, porém contínuas e determinantes quanto ao cuidado necessário em cada etapa. Crianças portadoras de situações limitadoras ou ameaçadoras da vida enfrentam inúmeros períodos de transição nos objetivos de cuidado durante sua vida. Esses cuidados envolvem aspectos físicos, emocionais, sociais e espirituais e têm por objetivo promover qualidade de vida ao paciente e dar suporte à sua família. Deve-se considerar como doenças limitantes de vida aquelas para as quais não há esperança de cura e que levarão o paciente ao óbito. As doenças ameaçadoras de vida são aquelas para as quais existe uma possibilidade de cura, mas esta pode falhar. Por outro lado, muitas delas são raras e há poucos dados de literatura disponíveis sobre evolução e previsão de prognóstico. Ou seja, o cuidado paliativo pode durar algumas horas ou dias, mas pode estender-se por vários meses e, às vezes, por anos. Trata-se de um grupo de pacientes cuja família fica vulnerável e, durante seu acompanhamento, deve-se estar atento a mudanças de suas necessidades.[5]

Para a abordagem deste paciente, é necessário considerá-lo em relação às propostas terapêuticas de cada fase de sua doença. Há uma relação entre os cuidados que visam a cura ou o prolongamento da sobrevida e os cuidados paliativos com foco maior nos cuidados de fim de vida. O paciente portador de malformações deve ser avaliado neste contexto. O cuidado paliativo pode ser considerado exclusivo ou em conjunto com os tratamentos de cura ou para prolongar a vida. Diante dos diferentes contextos e evoluções possíveis, o paciente pode ser portador de uma doença para a qual existe um tratamento de cura inicial, mas cuja evolução consiste em deterioração progressiva e inevitável da doença de base. Ou seja, os objetivos de cuidado do paciente migrarão gradativamente para objetivos de prolongamento da vida para cuidados paliativos de fim de vida.

Esses pacientes podem ser classificados do seguinte modo:

- **Categoria 1:** diagnóstico pré-natal ou pós-natal de uma doença que não é compatível com a vida. P. ex.: agenesia renal bilateral; anencefalia.

322

Cuidados em Condições Específicas: Recém-Nascido Malformado

- **Categoria 2:** diagnóstico pré-natal ou pós-natal de uma doença que apresente risco considerável de morte ou elevada morbidade. P. ex.: malformações graves associadas ou não como síndrome do coração esquerdo hipoplásico, meningomielocele extensa com hidrocefalia.
- **Categoria 3:** RN nascidos no limite de viabilidade para os quais os cuidados intensivos neonatais são considerados inapropriados. P. ex.: prematuros extremos.
- **Categoria 4:** condições pós-natais com risco elevado de comprometimento de qualidade de vida e que esteja recebendo suporte artificial de vida ou pode precisar dele em algum momento. P. ex.: encefalopatia hipóxico-isquêmica.
- **Categoria 5:** condições pós-natais em que o recém-nascido esteja passando por um sofrimento insuportável na progressão de sua doença ou de seu tratamento. P. ex.: gastrosquise evoluindo para síndrome do intestino curto.

Cuidados paliativos perinatais

O período perinatal é o período entre 20 semanas de idade gestacional e 28 dias de vida após o nascimento.

O cuidado paliativo perinatal é a abordagem dos cuidados de suporte e fim de vida para fetos ou recém-nascidos e suas famílias. Trata-se de um cuidado centrado no paciente e sua família e pode ser planejado desde o momento do diagnóstico antes do nascimento. Segundo modelo proposto por Andrade, um ambulatório de atendimento das gestantes portadoras de fetos com malformações é desejável e é de extrema importância. Durante os atendimentos, pode-se discutir mais detalhadamente a doença diagnosticada no feto, alinhar as expectativas da família com o que é possível oferecer de cuidados ao feto e ao recém-nascido, programar suporte psicológico e espiritual para as famílias, além de promover uma escuta ativa das angústias e sofrimentos desta família. Nestes encontros, aspectos relacionados ao parto, via de parto, rituais religiosos de maior importância para a família também são abordados. Este modelo permite que o cuidado paliativo se inicie no momento do diagnóstico da doença fetal.[6]

Objetivos de cuidado

O recém-nascido portador de uma malformação congênita maior deve ter sua abordagem avaliada passo a passo frente aos objetivos de cuidado de cada etapa. Isso significa que o paciente e sua família devem:
- Receber o melhor cuidado paliativo perinatal de acordo com suas necessidades desde o diagnóstico.
- Participar das tomadas de decisão ao longo de sua trajetória sempre com foco nos "melhores interesses para o paciente".
- Ter acesso facilitado a serviços de cuidados paliativos.
- Ter acesso a cuidados paliativos no lugar de escolha para os cuidados.
- Suporte no luto.

Cuidado paliativo desde o diagnóstico até o nascimento

Após o diagnóstico de uma malformação fetal grave, a gestante é encaminhada a uma unidade referenciada de atendimento. Em algumas situações, a família pode decidir legalmente pela interrupção. Quando esta não é possível ou não é o desejo da família fazê-lo, é necessário que um fluxo de decisões seja delineado para a gestação.

Alguns fetos são portadores de doenças que evoluem para óbito em alguns minutos ou horas após o nascimento, outros podem sobreviver por dias, semanas ou meses. Nas reuniões com a família realizadas antes do parto, deve-se abordar aspectos como monitorização do trabalho de

Parte 4 – Cuidados em Condições Específicas

parto, via de parto, intervenções que podem ou não ser realizadas após o nascimento de um feto sem vida ou um nascido vivo. No contexto de morte iminente em sala de parto, é possível que se ofereça suporte religioso.[6]

Nas diretrizes da Sociedade Brasileira de Pediatria de 2016, são previstas situações em que é possível não se iniciar manobras de reanimação em sala de parto diante de malformações congênitas letais ou potencialmente letais. É necessária a comprovação diagnóstica antenatal e considerar a vontade dos pais e os avanços terapêuticos possíveis para decisões de conduta em sala de parto. A possibilidade de reanimação deve ser discutida preferencialmente antes do parto, mas, diante das incertezas, as decisões podem mudar no momento do nascimento. Se não houver certeza quanto à decisão de não reanimar o RN, todos os procedimentos necessários devem ser feitos de acordo com o fluxograma da reanimação neonatal.[7] No entanto, cuidados paliativos podem ser oferecidos em sala de parto como o contato dos familiares com o RN, realização de rituais religiosos como batismo em sala de parto, monitorizar sintomas sugestivos de dor e oferecer as medidas necessárias (*cuddling*, sucção não nutritiva, solução de glicose).

Quando o RN é portador de malformação congênita letal nas primeiras horas de vida, deve-se autorizar a permanência do RN com os pais pelo tempo que eles desejarem. Se o RN falecer no ambiente de sala de parto, é importante treinar e educar a equipe assistencial para garantir os cuidados necessários ao RN e aos familiares. O registro dos cuidados oferecidos é fundamental: deve-se registrar e/ou prescrever, quando pertinente, todos os procedimentos realizados.

Cuidado paliativo ao RN malformado admitido na UTI neonatal

Esse grupo de RN precisa receber os mesmos princípios de cuidados previstos para o RN que falece na sala de parto. O que muda neste contexto é que estão incluídos neste grupo pacientes cuja sobrevida pode ser de horas, dias, semanas ou até meses e pacientes portadores de doenças que podem ter uma proposta terapêutica inicial que seja de cura, porém sua evolução ou resposta ao tratamento foi desfavorável. Ou, ainda, doenças que evoluem com deterioração progressiva de seu quadro clínico com ameaça à sobrevida mais iminente.[8]

Independentemente do contexto destes pacientes, deve-se delinear o cuidado sempre dando prioridade às intervenções que visam o melhor interesse do paciente e de sua família, sem provocar nenhum malefício ao doente decorrente de intervenções de resultado questionável.

Assim, a primeira etapa é estabelecer uma via de comunicação entre os pais e a equipe honesta e disponível e educar a equipe multiprofissional envolvida na assistência para:
- Reconhecer o paciente candidato a cuidado paliativo;
- Diferenciar o cuidado paliativo do cuidado de fim de vida;
- Reconhecer a indicação do cuidado de fim de vida.

Didaticamente, podem-se estabelecer algumas metas iniciais nos cuidados destes pacientes e suas famílias: abordagem da família; manejo dos sintomas; monitorização, dieta e suporte ventilatório.

Princípios na abordagem da família
- Conversar com os pais honestamente sobre as condições do paciente em um ambiente fora da UTIN.
- Usar um vocabulário que a família entenda, do modo mais claro possível e não fugir do tema. Usar termos que não deem espaço para dúvidas como "nosso objetivo é ajudar seu filho a morrer sem sofrimento" ou "não há mais uma cura possível para ele, mas nos preocupamos com ele"; "queremos dar todo o suporte possível neste momento tão difícil".

324

Cuidados em Condições Específicas: Recém-Nascido Malformado

- Assegurar que os pais tenham privacidade e oportunidade para esclarecer suas dúvidas e expor seus sentimentos.
- Encorajar a participação do médico residente e da enfermeira responsável pelo paciente nestas discussões.
- Realizar todos os esforços para elucidação diagnóstica e esclarecer os pais (p. ex.: encaminhamento do corpo ao Serviço de Verificação de Óbitos; coleta de exames específicos).
- Permitir a presença dos pais pelo máximo de tempo possível e deixar de fácil acesso todos os meios de localização se o paciente evoluir para seu óbito na ausência deles. Encorajar a visita de outros familiares importantes como irmãos e avós, por exemplo.
- Permitir que os pais peguem seu filho no colo se assim o desejarem.
- Permitir que eles tirem fotos ou tenham algum registro deste momento se desejarem. Oferecer as memórias possíveis (identificação na UTIN; touca da sala de parto; carimbo dos pés).
- Permitir que os pais permaneçam algum tempo com seu filho antes e após a morte e, se houver alguém importante para a família neste momento, autorizar a presença.[8]
  O tratamento dos sintomas como dor e convulsões, entre outros, deve ser rigoroso:
- A equipe responsável pelo paciente deve garantir o alívio da dor com aplicação de escalas de dor e seu tratamento conforme protocolo institucional (se o paciente tem uma via de acesso intravenosa assegurada, esta deve ser a via preferencial de administração da droga de escolha).
- Quando o paciente for incluído em cuidados paliativos de fim de vida, as medicações analgésicas devem ser mantidas.
- Não deixar de oferecer as medidas não farmacológicas de tratamento da dor no período neonatal como: contenção (*swaddle* ou o ninho) ou colo dos pais; sucção não nutritiva; uso de solução oral de glicose; ambiente calmo; redução de luz (p. ex.: incubadora coberta).
- Suporte aos pais para segurarem seu filho.
- Quando possível, permitir que a mãe ofereça a sucção do seio materno.
  Outros sintomas como convulsões e secreções devem ser controlados conforme os protocolos de cada unidade.
  Há situações de exceção que podem não estar contempladas neste capítulo, mas merecem uma consideração: os recursos disponíveis que diminuam o sofrimento do paciente devem ser utilizados (p. ex.: diálise em hipervolemia refratária, derivação ventrículo-peritoneal para hidrocefalias graves).
  Em relação à monitorização de sinais vitais, sugere-se:
- Não utilizar medidas invasivas para controle de qualquer sinal vital (p. ex.: não realizar medida de pressão arterial invasiva).
- Aplicar escala de dor a cada evolução: diante de sinais de desconforto ou dor, iniciar o tratamento indicado.
- Não realizar coletas de sangue (considerar coleta de exames apenas no contexto de elucidação diagnóstica na suspeita de síndromes genéticas com o intuito de orientar a família em relação a gestações futuras).
- Retirada de oxímetro de pulso e de monitor cardíaco*.
  (*) Obs.: Cada equipe tem um ponto de maturidade para a retirada de monitorização. Às vezes, não é possível fazê-lo pelo contexto cultural da unidade.[8]
  Em relação à dieta:
- Sempre que possível, priorizar o aleitamento materno ou, ao menos, a sucção ao seio materno.
- Lembrar que o objetivo do tratamento é o conforto, e não a nutrição em si.
- Aos pacientes que toleram a dieta, oferecer a dieta recomendada respeitando as condições clínicas do neonato.

Parte 4 – Cuidados em Condições Específicas

- A dieta só deve ser suspensa se ela for a causa de sofrimento.
- Se o objetivo do cuidado nesta fase for a desospitalização, não o cuidado de fim de vida, e o paciente receber alta para sua casa ou hospital de retaguarda, deve-se providenciar os recursos necessários para que a família a faça.
- Treinar os pais para os cuidados referentes à gastrostomia, jejunostomia e sonda nasogástrica antes da alta.
- Considerar o quanto a intervenção poderá causar mais sofrimento ou poderá provocar um prolongamento do processo de morte.

A via de administração da dieta é uma questão que pode levantar discussões dentro da equipe e em relação aos pais. O primeiro passo é:

- Considerar se o RN é capaz de sugar.
- Considerar se o RN é capaz de digerir.
- Iminência da morte.
- Conferência com os pais para discussão das possibilidades.
- Para onde o RN irá quando receber alta.
- Retaguarda de saúde disponível após a alta.

Se o acesso a serviços de saúde da família for possível, pode-se discutir a alta com sonda nasogástrica. No entanto, nem sempre isso é viável e, então, realiza-se uma gastrostomia com objetivo de facilitar os cuidados após a alta. Dependendo do diagnóstico de base do paciente, é possível que ele já tenha gastrostomia ou jejunostomia.

Quanto à indicação de traqueostomia, deve-se indicar se o paciente for dependente de ventilação mecânica ou em programação de alta pelo tempo que ele viver, de acordo com as diretrizes da Sociedade Brasileira de Pediatria.[9]

Os pacientes que recebem alta da UTIN devem continuar a receber acompanhamento ambulatorial e é necessário monitorizar as reinternações e o momento do óbito deste paciente.

Em qualquer etapa da evolução do paciente, ele deve receber orientações quanto a procedimentos diante do óbito.

O suporte psicológico à família após a alta é desejável e é importante que exista um ambulatório de luto para o acompanhamento destas famílias.

Considerações finais

A equipe envolvida na assistência deste paciente e de sua família deve ter consciência de que os objetivos de cuidado a serem oferecidos devem envolver o não sofrimento do paciente e avaliar as chances do paciente ser desosopitalizado e receber o melhor tratamento possível no contexto de seu lar. Diversos dilemas éticos podem surgir enquanto este paciente sobreviver. As descobertas científicas mudam nosso pensamento: todo o progresso tecnológico leva a novos limites de possibilidades de intervenções terapêuticas. Elaborar um consenso moral na sociedade moderna tão pluricultural é bastante confuso. Entretanto, qualquer que seja a intervenção realizada, este paciente é portador de uma condição ameaçadora da vida e necessita de um olhar paliativo e, principalmente, um suporte humanizado durante sua trajetória. Por mais breve que ela seja.

Referências bibliográficas

1. Nelson K, Holmes LB. Malformations due to presumed spontaneous mutations in newborn infants. N Engl J Med. 1989 Jan;320(1):19-23.
2. World Health Organization [homepage na internet]. Congenital anomalies [acesso em 09 março 2018]. Disponível em: http://www.who.int/mediacentre/factsheets/fs370/en/.

Cuidados em Condições Específicas: Recém-Nascido Malformado

3. European Surveillance of Congenital Anomalies. EUROCAT Guide 1.4: Instruction for the Registration of Congenital Anomalies. EUROCAT Central Registry, University of Ulster; 2013. [Acesso em 09 março 2018]. Disponível em: http://eurocat-network.eu/content/Full%20Guide%201%20v%5%2020_Dec2016.pdf.

4. Ministério da Saúde. Estatísticas Vitais – Mortalidade e Nascidos Vivos – DATASUS. [Acesso em 14 mar 2018]. Disponível em: http://tabnet.datasus.gov.br/cgi/deftohtm.exe?sim/cnv/ext10uf.def.

5. Mancini A, Uthaya S, Beardsley C, Wood D, Modi N. The ACT approach to children's palliative care. In: McNamara--Goodger K. A Neonatal Pathway for Babies with Palliative Care Needs.England: ACT;2009.p.13-20.

6. Andrade LSBC. Grupo de apoio integral às gestantes e familiares de fetos com malformação: utilização de conceitos de cuidados paliativos em medicina fetal. São Paulo. Tese [Livre-docência]. Faculdade de Medicina da Universidade de São Paulo; 2017.

7. Guinsburg R, Almeida MFB. Reanimação do recém-nascido ≥ 34 semanas em sala de parto: Diretrizes 2016 da Sociedade Brasileira de Pediatria. São Paulo. Sociedade Brasileira de Pediatria; 2016. [Acesso em 14 mar 2018]. Disponível em http://wwws.sbp.com.br/reanimacao/wp-content/uploads/2016/01/DiretrizesSBPReanimacaoRN-Maior34semanas26jan2016.pdf.

8. Mancini A, Uthaya S, Beardsley C, Wood D, Modi N. Practical Guidance for the Management of Palliative Care on Neonatal Units. Royal College of Pediatrics and child Health. Chelsea and Westminster Hospital; 2010.p.4-7.

9. Avelino MAG, Maunsell R, Valera FCP, Lubianca Neto JF, Schweiger C, Miura CS, et al. First Clinical Consensus and National Recommendations on Tracheostomized Children of the Brazilian Academy of Pediatric Otorhinolaryngology (ABOPe) and Brazilian Society of Pediatrics (SBP). Braz J Otorhinolaryngol. 2017 Sep-Oct;83(5):498-506.

CAPÍTULO 30

Criança e Adolescente com Câncer

- Carlota Vitória Blassioli Moraes

Diferentemente do que muitos acreditam, a oncologia nos dias atuais é um campo extremamente gratificante. E isso ocorre porque 70% das crianças e adolescentes com diagnóstico de câncer serão curados, o que proporciona ao profissional de saúde envolvido no cuidado um longo relacionamento com essa criança e sua família.[1]

Esses dois aspectos são muitos importantes e influenciam no cuidado e planejamento da criança ou adolescente com diagnóstico de uma doença que ameaça sua vida. Mas ainda se cerca de 70% das crianças e adolescentes com câncer serão curados, teremos 30% que não atingirão a cura e estes, provavelmente, necessitarão ainda mais da equipe de cuidados paliativos pediátricos.

Independentemente de esse paciente ficar ou não curado, o diagnóstico de câncer e seu tratamento causam grande sofrimento ao paciente e à sua família. O oncologista pediátrico está comprometido com a cura do câncer e a equipe de cuidados paliativos está comprometida com a qualidade de vida, independentemente do potencial de cura. A oncologia pediátrica e os cuidados paliativos caminham juntos procurando oferecer o que há de melhor para o paciente e sua família. Segundo duas abordagens – a cura da doença e o alívio do sofrimento –, existem objetivos específicos para cada paciente.[2]

O cuidado paliativo procura aliviar o sofrimento físico, emocional, social e espiritual que é produzido pela presença de uma doença complexa que limita a vida. A equipe auxilia nas tomadas de decisão junto com a equipe da oncologia pediátrica, no planejamento dos objetivos importantes para a criança e/ou adolescentes e suas famílias e melhora a qualidade de vida.[3] E essa equipe deve estar preparada para o cuidado do final de vida dessa criança. Além do conhecimento técnico-científico apurado, há necessidade de preparo emocional para auxiliar as famílias no período final de vida.[2,3]

Parte 4 – Cuidados em Condições Específicas

Caso clínico

Amanda é uma menina de 15 anos de idade, previamente hígida, diagnosticada com sarcoma de Ewing metastático ao diagnóstico, com infiltração em medula óssea. Foi inicialmente tratada com quimioterapia e radioterapia. Durante o tratamento para o câncer, a paciente foi extremamente positiva, alegre, cooperativa e desenvolveu boas relações com os profissionais da equipe. Participou das suas consultas e sempre foi incentivada a se envolver no seu tratamento.

Sua mãe sempre esteve presente e, principalmente, a família estava presente nas decisões importantes do tratamento.

Após 1 ano de tratamento, Amanda foi considerada livre da doença.

Foi retomando sua vida aos poucos após o termino do tratamento e, em poucos meses, já estava de volta à escola.

Porém, 11 meses após o término do tratamento, durante uma consulta, Amanda e sua família receberam a notícia de que o tumor havia voltado. Nesta consulta, estavam presentes sua oncologista e a enfermeira com quem ela mais tinha vínculo. Com compaixão e empatia, a oncologista explicou para a Amanda e sua família a sua doença atual e as possibilidades terapêuticas. Amanda desejava muito ficar bem e curada, mas não estava disposta a passar pelo tratamento quimioterápico novamente. A equipe deixou claro para Amanda que ela não estaria sozinha para enfrentar esse novo tratamento.

A família de Amanda expressou raiva, muitas vezes direcionada à oncologista, por ela não oferecer um tratamento curativo. Todas as terapias oferecidas não levariam à cura da doença. Amanda e sua família decidiram por quimioterapia paliativa de baixa intensidade, mas a paciente, após o primeiro ciclo, apresentou progressão da doença, piora da dor, cansaço e falta de ar. A família, junto com a equipe, optou por interromper o tratamento direcionado ao câncer e manter o tratamento paliativo.

A equipe de cuidados paliativos estabeleceu um bom vínculo com Amanda.

A paciente procurou manter o máximo possível sua vida normal e deixou claro para a equipe e para a família que queria continuar vivendo normalmente. Nos dias seguintes, ela saiu com o namorado, foi a restaurantes com a família e recebeu amigas em casa.

Amanda ainda voltou ao hospital para radioterapia para controle de dor, mas não voltou a passar uma noite sequer internada durante esse período, como era seu desejo.

Durante os 4 meses seguintes, recebeu algumas transfusões sanguíneas para aumentar sua energia e poder participar das suas atividades habituais, com melhora na qualidade de vida.

No final do 7º mês, após o início dos cuidados paliativos exclusivos, Amanda foi internada para seu final de vida. Seus amigos e todos que cuidaram dela, inclusive a sua oncologista, visitaram-na.

Ela faleceu com adequado controle da dor, ao lado da sua família.

Nesse caso clínico, a paciente teve um bom controle de sintomas e a família ficou satisfeita com o atendimento da equipe de cuidados paliativos e com a possibilidade de a equipe da oncologia manter também o cuidado com a Amanda. Atualmente, existem alguns programas de residência médica, nos quais os oncologistas pediátricos têm formação ampla em cuidados paliativos e isso permite que os próprios oncologistas possam realizá-los do diagnóstico até o cuidado do final de vida.[4,5] Muitos trabalhos mostram que, nesses casos, os pacientes se sentem mais acolhidos, e não abandonados pela equipe da oncologia.[6]

Porém muitas crianças e adolescentes que morrem de câncer experimentam muito sofrimento e não têm seus sintomas controlados de maneira adequada[7,8] e muitas famílias referem comunicação inadequada da equipe e falta de informação sobre as reais condições de seus filhos, sem possibilidade de participação nas decisões sobre o tratamento justamente por tal falta de conhecimento.[2]

A prática da oncologia exige conhecimento no tratamento da doença e cuidados de suporte a esses pacientes e suas famílias. O manejo do câncer é altamente complexo, requer conhecimento da biologia do câncer, excelente conhecimento das terapêuticas atuais com seus riscos e benefícios, capacidade de realizar recomendações personalizadas a cada paciente e sua família levando em conta comorbidades e preferências que são únicas de cada paciente, ao mesmo tempo, o cuidado ótimo das necessidades do paciente e da sua família, incluindo avaliação dos sintomas que causem sofrimento e tratamento destes de maneira impecável, aconselhamento e comunicação sobre a doença e seu prognóstico e planejamento do cuidado durante todo o tratamento até a cura ou o final de vida, além de manter o cuidado espiritual, social e emocional. Todos esses cuidados devem ser realizados pelo médico oncologista e pela equipe multidisciplinar de cuidados paliativos.

Em oncologia pediátrica, a integração do cuidado paliativo pediátrico ao diagnóstico tem como objetivo:[5]
- Promover a continuidade do cuidado;
- Planejar junto com o paciente e sua família seu cuidado durante todo o tratamento do câncer;
- Manter um excelente controle de sintomas;
- Apoiar e auxiliar os irmãos e avós da criança e ou adolescente com câncer;
- Ajudar os pais nas tomadas de decisões para e com suas crianças no caminho que minimize o sofrimento para todos.

Tomada de decisão

A tomada de decisão e a definição dos objetivos na oncologia pediátrica têm algumas considerações que são desafios no cuidado.

Provavelmente, o melhor caminho para promover a qualidade de vida durante o tratamento com câncer é a introdução dos cuidados paliativos proporcionando conforto físico e psicossocial, com atuação de uma equipe interdisciplinar, assistência nas decisões conforme forem acontecendo as mudanças nas condições clínicas da criança, e tudo isto deve acontecer o mais próximo possível do diagnóstico.[9]

Ao mostrarmos que o objetivo do tratamento é a procura da cura simultaneamente ao oferecimento dos cuidados paliativos pela equipe para alívio dos sinais e sintomas, a criança e a família poderão perceber esse cuidado integral como parte do tratamento do câncer e não somente no final, quando o tratamento direcionado para o câncer não é mais possível. Quando o cuidado paliativo é iniciado tardiamente, acaba sendo um indicador de que não há mais esperança.[10]

Parte 4 – Cuidados em Condições Específicas

Na oncologia, a disponibilidade de estudos de fase I e II e protocolos de tratamento de 2ª e 3ª linhas para doenças refratárias ou recidivadas oferecem a continuidade do tratamento do câncer, mas com somente uma pequena chance de resgate e cura ou prolongamento da vida com benefícios a pacientes específicos. Para tomar a melhor decisão possível, a criança e o adolescente, bem como suas famílias, precisarão de informações detalhadas sobre essas terapias, incluindo os benefícios, a esperança que esse tratamento realmente pode proporcionar, os efeitos colaterais e o tempo possível de internação e hospitalização. Nesse momento, é a equipe da oncologia que mais frequentemente poderá ajudar a família a tomar essas decisões, dando informações honestas e claras sobre o prognóstico e benefícios da terapia proposta.

Informações que devem ser divididas com as famílias e pacientes com câncer avançado:[9,10]

- Todas as opções de tratamento possíveis e objetivos claros desses tratamentos, inclusive os cuidados paliativos;
- Diagnóstico e prognóstico;
- Provável trajetória da doença e seus efeitos na criança;
- Efeitos dos tratamentos propostos, efeitos colaterais, tempo de hospitalização, visitas ao hospital e procedimentos invasivos;
- Impacto do tratamento na qualidade de vida da criança;
- Impacto do tratamento escolhido na vida da família, inclusive dos irmãos;
- Impacto financeiro e social.

Quimioterapia e radioterapia paliativas[11]

Como já mencionado anteriormente, estudos fases I ou II e os tratamentos de 2ª e 3ª linhas para o câncer e modificadores de resposta biológica estão disponíveis para crianças e adolescentes com doença neoplásica avançada. Pacientes e suas famílias devem receber toda informação possível sobre esses possíveis tratamentos que, normalmente, trazem-lhes esperança de benefícios em um cenário, muitas vezes, de pobre prognóstico.

Nas discussões sobre essas terapias, devemos incluir os cuidados paliativos e a qualidade de vida. Conversar com o paciente e sua família sobre o que é mais importante para eles, seus valores e do que eles não abrem mão e, a partir daí, realizar o planejamento avançado de vida.

A quimioterapia oral, que é oferecida por muitos oncologistas, na maioria das vezes é *off label* e é uma opção quando se procuram poucos efeitos colaterais e se quer manter a autonomia dos pacientes. Muitas vezes, a escolha preferida dos pacientes adultos.[12]

A radioterapia paliativa é frequentemente usada na paliação da dor[13] e na doença metastática[14]. Outros radioterápicos também se mostram útil nessa fase do tratamento como o Sumarium®, para metástases ósseas, e o IMBG® para neuroblastoma, melhorando a dor, porém muitas vezes com necessidade de suporte, principalmente hemocomponentes pela mielossupressão que se desenvolve.

O cuidado no final de vida

Preparar a família para sinais e sintomas de morte iminente é importante. Em alguns casos, com uma boa preparação da família, nenhuma intervenção médica específica poderá ser necessária no final de vida.

As alterações que podem acontecer no final de vida, como mudanças no estado mental ou do nível de consciência, modificações do padrão respiratório, o ronco do final de vida ("sororoca"), alterações de coloração da pele, alterações de temperatura ou liberação de esfíncter, podem assustar a família. Explicações honestas e claras podem ajudar e prevenir mais sofrimento do que

Criança e Adolescente com Câncer

já existe. O médico deve entender que uma única explicação dessa fase de vida provavelmente não será suficiente. Serão necessárias várias conversas sobre o planejamento de final de vida e o que se esperar dessa fase. Pais que enfrentam o estresse, a dor e o trauma da perda de um filho podem necessitar de repetidas consultas e explicações, bem como de discussões sobre o suporte psicossocial e espiritual.

A busca contínua do significado e da esperança deve ser sempre parte do cuidado do fim de vida e a equipe médica precisa estar disposta a oferecer o tempo necessário de que cada família necessitará.[9]

Referências bibliográficas

1. Silva AF, Issi HB, Botene DZA, Motta MGC. Cuidados paliativos em oncologia pediátrica: percepções, saberes e práticas na perspectiva da equipe multiprofissional. Rev Gaúcha Enferm. 2015 Jun;36(2):56-62.
2. Goldman A, Hain R, Liben S. Oxford Textbook of Palliative Care for children. 2 ed. New York: Oxford University Press; 2012.
3. Field MJ, Berhman RR, editors. When Children die: Improving Palliative and End-of-Life care for Children and their Families.Washington, DC: National Acadamies Press; 2003.
4. Hui D, Finlay E, Mary KB, Prommer EE, Bruera E. Palliative oncologists: specialists in the science and art of palliative care. J Clin Oncol. 2015 jul;33(20); 2314-8.
5. Snaman JM, Kaye EC, Levine DR, Chesney PJ, Jackson WC, Cunningham MJ. Pediatric palliative oncology: a new training model for an emerging field. J Clin Oncol. 2016 Jan; 34(3);288-90.
6. Weaver MS, Heinze KE, Kelly KP, Wiene L, Casey RL, Bell Cj, et al. Palliative care as a standard of care in pediatric oncology. Pediatr Blood Cancer. 2015 Dec;62(suppl 5):S829-33.
7. Collins JJ, Byrnes ME, Dunkel IJ, Lapin J, Nadel T, Thaler HT, et al. The measurement of symptoms in children with cancer. J pain Symptom Manage. 2000 May;19(5):363-77.
8. Wolfe J, Griver HE, Klar N, Levin SB, Ellenbogen JM, Salem-Schatz S, et al. Symptons and suffering at the end of life in children with cancer. N Engl J Med. 2000 Feb 3;342(5):326-33.
9. Whitney SN, Ethier AM, Frugé E, Berg S, McCullough LB, Hockenberry M. Decision making in pediatric oncology: who should take the lead? The decisional priority in pediatric oncology model. J Clin Oncol. 2006 Jan 1;24(1):160-5.
10. McConnell Y, Frager G. Ian Anderson Program in End-of-Life Care. Decision-making in pediatric palliative care. Toronto: University of Toronto 2004[acesso em 3 jan 2018]. Disponível em: https://www.cpd.utoronto.ca/endoflife/Modules/PEDIATRIC%20EOL%20DECISION-MAKING%20MODULE.pdf.
11. Ali AM, El-Sayed MI. Metronomic chemotherapy and radiotherapy as salvage treatment in refractory or relapsed pediatric solid tumours. Curr Oncol. 2016 Jun;23(3):e253-9.
12. Liu G, Fransen E, Fitch MI; Warner E. Patient preferences for oral versus intravenous palliative chemotherapy. J Clin Oncol. 1997 Jan;15(1):110-5.
13. Varma S, Friedman DL, Stavas MJ. The role of radiation therapy in palliative care of children with advanced cancer: clinical outcomes and patterns of care. Pediatr Blood Cancer. 2017 May;64(5):e26359.
14. Westhoff PG, Verdam MGE, Oort FJ, Jobsen JJ, van Vulpen M, Leer JWH, et al. Course of quality of life after radiation therapy for painful bone metastases: a detailed analysis from the Dutch bone metastasis study. Int J Radiat Oncol Biol Phys. 2016 Aug 1;95(5):1391-8.

CAPÍTULO 31

Cuidados Paliativos e de Fim de Vida em Unidade de Terapia Intensiva Pediátrica

- Daniel Garros
- Cintia Tavares Cruz

Introdução

Nas últimas décadas, com o progresso na tecnologia médica, tornou-se possível prolongar a vida de uma série de pacientes portadores de doenças irreversíveis e de prognóstico reservado. Nesse contexto, muitas vezes, esse prolongamento da vida ocorre apesar da falta de perspectiva de melhora e apesar da ausência de qualidade de vida do doente, gerando sofrimento para o paciente e seus familiares. O final de vida de pacientes internados em unidade de terapia intensiva (UTI) deixou de ser um momento íntimo, compartilhado apenas com a família e os amigos, para se tornar um evento solitário, cercado de tecnologia e, frequentemente, de dor.[1]

O mesmo acontece no ambiente da terapia intensiva pediátrica (UTIP). De fato, cerca de 55% de todas as internações em UTIP incluem crianças com condições crônicas complexas, uma população com risco aumentado de mortalidade e morbidade.[2] Essas crianças, muitas vezes, requerem múltiplas internações na UTIP durante o curso de sua doença e podem ser os possíveis candidatos a um modelo de terapia baseada em princípios dos cuidados paliativos pediátricos (CPP).[3]

Os CPP são uma subespecialidade pediátrica em rápida evolução que presta cuidados às crianças com doenças com risco de vida, a longo e curto prazo, com inúmeras aplicações em várias disciplinas de cuidados de saúde, incluindo terapia intensiva pediátrica, oncologia, neurologia e genética etc.[4-7] Por definição, os CPP procuram aliviar a dor, o sofrimento e outros sintomas físicos dos pacientes, atendendo também às necessidades psicossociais, emocionais e espirituais do paciente, de toda a família e da equipe de saúde diante de uma trajetória que engloba a morte a curto ou médio prazo, por meio de uma abordagem multidimensional e multiprofissional de atendimento, como veremos neste capítulo.[4,5,8] Promovendo uma comunicação efetiva entre os provedores e os familiares, os CPP facilitam o planejamento avançado de cuidados e tomada de decisão (diretivas avançadas de cuidado), fornecendo clareza nos objetivos do atendimento. Contrário ao que se pensa, o principal objetivo é maximizar a qualidade de vida e não a qualidade da morte, enfatizando o conforto, o bem-estar geral das crianças e suas famílias que vivenciam situações que ameacem e/ou limitem a vida, mediante uma abordagem abrangente e holística.[8]

Parte 4 – Cuidados em Condições Específicas

As decisões a serem tomadas ao final da vida com os pais e, quando apropriado, com as próprias crianças, são hoje característica inerente e uma constante no ambiente da UTIP. Nesse contexto, o conjunto único de habilidades, conhecimento e especialização permite que a equipe de CPP, junto à equipe da UTIP, lide efetivamente com os problemas de fim de vida, informe e esclareça dúvidas ao longo do processo de morte, gerencie dilemas éticos complexos e forneça apoio emocional durante o período de luto subsequente.

Até o momento, porém, tais decisões ocorrem no ambiente frenético e intenso da UTIP, sob a direção e orientação dos próprios intensivistas pediátricos. A grande dúvida é como atender essas necessidades quando não existe na instituição hospitalar uma equipe treinada em cuidados paliativos, e tudo cai sobre os ombros da equipe de intensivistas ou pediatras interessados nessa área. É possível prestar um bom atendimento dentro dos princípios de cuidados paliativos mesmo assim? Abordaremos nesse capítulo esse tópico, tentando responder a essa necessidade premente de nossas instituições.

Neste capítulo, discutiremos as opções que o intensivista tem disponível para abordar um paciente potencialmente qualificado para receber cuidados paliativos, ou de forma integrada com os cuidados gerais de terapia intensiva ou consultando um serviço especializado de CPP. Porém, nem sempre nossas UTIP podem contar com uma equipe de CPP. Objetivamos demonstrar que sempre é indicado e possível tratar o paciente com uma doença com limitação de vida com compaixão, respeito e dignidade para que a qualidade da sua vida, mesmo que curta, seja maximizada. Por fim, discutiremos as possíveis repercussões na equipe multidisciplinar da UTIP ao se envolver com pacientes cujas trajetórias nos envolvem emocionalmente.

O que são cuidados paliativos pediátricos (CPP)?

Segundo a definição da Organização Mundial de Saúde (OMS), revista em 2002 e reafirmada em 2017:[8]

"Cuidado paliativo é uma abordagem que promove a qualidade de vida de pacientes e seus familiares, que enfrentam doenças que ameacem a continuidade da vida, através da prevenção e alívio do sofrimento, da identificação precoce, avaliação e tratamento impecável da dor e outros problemas de natureza física, psicossocial e espiritual".

O documento da OMS informa que:

- Os CPP abordam o cuidado ativo total do corpo, mente e espírito da criança, seus familiares e da equipe de saúde envolvida no caso.
- Tem início no diagnóstico da doença e continua independentemente de uma criança receber ou não tratamento dirigido à doença.
- Os provedores de saúde devem avaliar e aliviar o sofrimento físico, psicológico e social da criança.
- Os cuidados paliativos eficazes requerem uma ampla abordagem multidisciplinar que inclua a família e faça uso dos recursos comunitários disponíveis; ele pode ser implementado com sucesso, mesmo que os recursos sejam limitados.
- Pode ser fornecido em instalações de cuidados terciários, em centros de saúde comunitários e até mesmo no domicílio das crianças.

Para quais pacientes os CPP estão indicados?

Crianças de todas as idades podem necessitar de CPP, que está indicado para pacientes pediátricos com doenças crônicas complexas (com uma duração de pelo menos 1 ano), doenças limitantes ou ameaçadoras da vida.

Cuidados Paliativos e de Fim de Vida em Unidade de Terapia Intensiva Pediátrica

As situações mais frequentes que o terapeuta encontrará em cuidado paliativo em um hospital pediátrico são as seguintes, conforme um estudo de 2011 envolvendo seis hospitais pediátricos nos Estados Unidos e Canadá: doenças genéticas/congênitas (40,8%); neuromusculares (39,2%); neoplasias (19,8%); doenças respiratórias (12,8%); e gastrintestinais (10,7%). A maioria dos pacientes teve uso crônico de alguma forma de tecnologia médica, sendo os tubos de gastrostomia (48,5%) os mais comuns. No momento da consulta, 47,2% dos pacientes apresentavam comprometimento cognitivo; 30,9% do grupo estudado experimentaram dor no período do estudo e os pacientes estavam em uso de polifármacos – em média 9,1 medicamentos.[9]

As doenças pediátricas com necessidade de cuidados paliativos podem, então, dividir-se em quatro grupos diferentes, segundo o curso provável da doença conforme ilustrado na **Tabela 31.1** e explicados na **Figura 31.1** de forma esquemática.

Tabela 31.1. Condições elegíveis para Cuidados Paliativos em Pediatria[11]

	Condições elegíveis para cuidados paliativos em crianças
1. Condições para as quais a cura é possível, mas pode falhar	Câncer avançado, progressivo ou de mau prognóstico
	Cardiopatias congênitas ou adquiridas complexas
	Anormalidades complexas e severas das vias aéreas
	Falência de órgãos com potencial indicação para transplante
2. Condições que requerem tratamento complexo e prolongado (durante os quais a morte prematura pode ocorrer). Obs.: A sobrevida neste grupo tem aumentado de maneira paulatina, decorrente dos progressos na ciência médica e maior *expertise* nos cuidados, ocorrendo um deslocamento da morte, que antes ocorria na primeira infância, para a adolescência e fase adulta jovem.	HIV/AIDS
	Fibrose cística
	Anemia falciforme
	Malformações graves do trato digestivo (p. ex.: gastrosquise)
	Epidermólise bolhosa grave
	Imunodeficiências congênitas graves
	Insuficiência renal crônica
	Insuficiência respiratória crônica ou grave
	Doenças neuromusculares
	Transplante de órgaos sólidos ou de medula óssea
3. Condições em que o tratamento é puramente paliativo desde o diagnóstico (e pode se estender por muitos anos)	Doenças metabólicas progressivas
	Algumas anormalidades progressivas como trissomias do 13 e do 18
	Formas graves de osteogênese imperfeita
4. Condições incapacitantes graves e não progressivas (que resultam em alta susceptibilidade às complicações e em morte prematura).	Paralisia cerebral grave
	Prematuridade extrema
	Sequelas neurológicas graves de infecções
	Anóxia grave
	Trauma grave de sistema nervoso central
	Malformações cerebrospinais graves

Adaptado de PRONAP: Módulos de Reciclagem, Sociedade Brasileira de Pediatria, 2016; 19(4).

Parte 4 – Cuidados em Condições Específicas

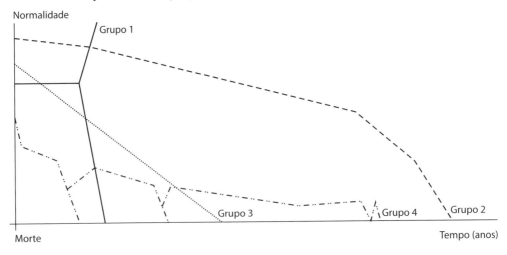

Grupo 1——
Doenças que são curáveis mas podem causar morte

Grupo 2- - -
Doenças que causam uma morte precoce (antes da idade adulta) mas podem ter sobrevivências longas

Grupo 3·······
Doenças de agravamento progressivo, sem cura possível

Grupo 4-··-
Doenças irreversíveis não progressivas, com muitos agravamentos e complicações e com probabilidade de morte precoce

Figura 31.1.
Gráfico explicativo da abordagem conforme os quatro Quadrantes, da *Association for Children with Life Threatening or Terminal Conditions and Their Families (ACT)* baseado no Reino Unido.[11]

Quando indicar cuidados paliativos?

Os CP devem ser instituídos junto ou em paralelo com os cuidados curativos, porém inicialmente em uma proporção menor, e devem ser otimizados à medida que os cuidados curativos se tornam limitados e seguem até o período após a morte, caracterizando o cuidado da família no período do luto, como demonstra a **Figura 31.2**.

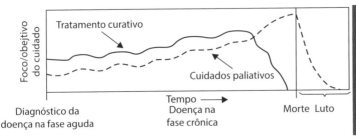

Figura 31.2. Curso dos cuidados paliativos ao longo da evolução da doença. Fonte: Ministério da Saúde. Política norteadora para fortalecimento e desenvolvimento dos Cuidados Paliativos no âmbito do Sistema Único de Saúde.

Cuidados Paliativos e de Fim de Vida em Unidade de Terapia Intensiva Pediátrica

A oferta de cuidados paliativos focados na pessoa, e não na doença, planejada de forma conjunta desde o diagnóstico, surgem como alternativa de modo a melhorar a qualidade de vida dos usuários e sua capacidade de lidar com a situação de maneira eficaz. Quando a prática da atenção paliativa focada nas necessidades do cuidado com o paciente é ofertada desde o diagnóstico de uma doença grave, pode-se investir para melhorar sua qualidade de vida e sua capacidade de lidar com a situação de maneira mais adaptativa.[8]

Uma abordagem mista para o cuidado, que inclui tratamentos direcionados à cura da doença juntamente com cuidados paliativos, como ilustrado na **Figura 31.2**, seria o ideal. Essa abordagem é a preferida com frequência pelas famílias que, geralmente, esperam que a vida do seu filho seja prolongada, ao mesmo tempo em que querem que o seu filho tenha o maior conforto, a menor dor e sofrimento possível. *A priori*, os pacientes não devem ter de escolher entre os tratamentos que prolongam a vida (como a quimioterapia para o câncer) e os cuidados paliativos. A conduta adequada será proporcionar as duas avenidas em paralelo e, ao se definir que não há mais possibilidade de cura, as medidas paliativas já identificadas serão apenas intensificadas e merecerão o maior foco.

O nome "paliativo" e a resistência das equipes médicas

A palavra "paliativo", se buscada no dicionário, significa: remédio que não cura, mas mitiga a doença, recurso para atenuar um mal ou adiar uma crise, disfarce. Esse termo, muitas vezes, gera resistência nos familiares e até mesmo nas equipes médicas em indicar e aceitar CPP para os pacientes, pois sugere a falsa ideia de terminalidade, e, como vimos, os cuidados terminais e cuidados de fim de vida estão dentro do grupo dos CPP, porém CPP abrange muito mais do que isso, incluindo pacientes com doenças com possibilidade de cura que necessitam de medidas para melhora da qualidade de vida. Esse falso conceito gera uma resistência da equipe médica em relação a consultar o time de CPP, resultando em um encaminhamento tardio ou não encaminhamento dos pacientes.

Um estudo multicêntrico canadense informou que apenas 5 a 12% das crianças hospitalizadas que poderiam se beneficiar de CPP acabam recebendo um serviço dedicado de CPP. Não há estudo prospectivo para determinar com maior precisão as necessidades de CPP em qualquer ambiente específico de UTIP[12]. Até em oncologia e hematologia a resistência pode ser grande. Em um estudo com oncologistas, os médicos citaram que a terapia dirigida para a doença foi a razão mais comum para não fazer um encaminhamento para CPP, especialmente quando o hospital não admitia crianças recebendo quimioterapia no *hospice*, a entidade dedicada para os cuidados paliativos.[13]

A resistência para consultar o serviço de CP se deve, em parte, ao próprio nome deste tipo de serviço. Existe uma nuvem preta, um ar sinistro, por assim dizer, uma incompreensão e um estigma que envolve o nome dos cuidados paliativos em si.

Outra barreira é a dificuldade emocional das equipes médicas em conversar abertamente sobre prognóstico e objetivos de cuidado com os pacientes/familiares, nos casos em que o risco de morte é iminente. Frequentemente, os médicos optam por diálogos otimistas e preferem evitar esses assuntos, por acreditarem que os pacientes/familiares não estão preparados ou não aceitam falar sobre a possibilidade da morte. Graves e Aranda relatam que a incerteza prognóstica da maioria das condições clínicas que ameaçam a vida e a esperança contínua de sobrevivência tornam as decisões para mudar da trajetória da cura para a da paliação difícil e angustiante para pediatras, enfermeiros e assistentes sociais.[14] Em outras palavras, a equipe confunde o envolvimento do cuidado paliativo com a ideia de se "perder a esperança", desistir, e o que é pior, admitir sua impotência em curar o doente.[14]

Parte 4 – Cuidados em Condições Específicas

Em uma pesquisa nos Estados Unidos, 266 profissionais (107 médicos e 159 enfermeiros) reportaram as maiores barreiras para estabelecer *diretivas antecipadas* com as famílias de seus pacientes.[15] As três principais barreiras foram: percepção de expectativas irrealistas dos pais em relação à doença dos filhos, diferenças entre o entendimento do médico e do paciente/pais em relação ao prognóstico e o fato de "os pais não estarem ainda prontos ou preparados para discutir o assunto". Enfermeiros identificaram a falta de importância dada pelos médicos às considerações éticas como impedimento frequente. Por outro lado, os médicos reportaram mais comumente "não saber a coisa certa a dizer" (falta de preparo para uma comunicação adequada). Profissionais de UTI cardíacas foram mais propensos a relatar expectativas irrealistas, e relataram as diferenças entre o entendimento sobre o prognóstico clínico entre a equipe e as famílias como a barreira mais comum para fazer um plano de diretivas antecipadas. Ao mesmo tempo, 71% de todos os médicos acreditavam que esse diálogo acontecia tarde demais no curso clínico do paciente. Conclui-se que educação destinada a melhorar o conhecimento, atitudes e habilidades do médico na abordagem dessas barreiras podem ajudar os profissionais de saúde a superar essa dificuldade de dialogar com as famílias para estabelecer diretivas de cuidado para seus filhos enfermos.[15]

Visando reduzir essa resistência das equipes médicas, o serviço de CPP do nosso hospital, o Stollery Children's Hospital em Edmonton, Canadá, mudou de *Palliative Care* para *ASSIST* com base num acrônimo que expressa o seu trabalho (*aid for symptoms & serious illness support team*, ou seja, time de apoio para os sintomas e graves doenças) e houve um aumento significativo em seu número de consultas, com necessidade de contratar mais profissionais (comunicação pessoal, DG). Da mesma forma, no MD Anderson Cancer Center, no Texas, um líder global em oncologia e cuidados paliativos, houve uma pesquisa com médicos para perguntar se eles achavam que uma mudança de nome para o tratamento de apoio poderia impactar os encaminhamentos. No geral, os médicos preferiram o nome de cuidados de suporte e expressaram que seriam mais propensos a encaminhar os pacientes para um serviço com esse nome. E isso realmente aconteceu. Após a troca de nome de CP para "Cuidado de Apoio/Suporte", houve um aumento de 41 % no número de consultas internas e as consultas ambulatoriais foram mais precoces (em média, 9,2 *versus* 13,2 meses).[16]

Na nossa própria experiência clínica, os serviços de CP são mais benéficos quando integrados no início da doença. Então, como podemos melhorar o encaminhamento para os serviços de CP enquanto os pacientes ainda estão recebendo terapia modificadora da doença?

Uma estratégia é introduzir serviços de CP "como uma camada extra de apoio" no momento do diagnóstico inicial de câncer avançado, cardiopatia congênita complexa, por exemplo, ou noutra condição que limita a vida como doença pulmonar crônica, ao se listar o paciente para transplante. Outra estratégia é identificar um conjunto de critérios ou "gatilhos" para alertar o clínico principal de que os serviços de CP devem ser oferecidos como uma questão de melhor prática médica quando se descobre que o paciente e/ou a família exibe muitos sintomas ou dificuldades de lidar com o diagnóstico, prognóstico ou plano de tratamento.

Oportunidades perdidas se não consultarmos o CPP

O CPP sendo administrado apenas no final da vida ou por pacientes que quase certamente morrerão,[17] quando todas as outras opções médicas ou cirúrgicas foram esgotadas é um equívoco comum.[18-21] É frequente que pacientes em estágio avançado da doença sejam internados em estado grave e com risco de morte na UTIP sem terem recebido nenhuma abordagem paliativa antes, o que acaba tornando o processo de programação terapêutica e tomada de decisões mais

Cuidados Paliativos e de Fim de Vida em Unidade de Terapia Intensiva Pediátrica

difíceis e angustiantes para a equipe, ficando a cargo dos intensivistas pediátricos iniciarem essa conversa com a família. A experiência de o intensivista ser o primeiro a propor cuidado paliativo para os pais de uma criança com doença crônica severa levando à morte está claramente documentada na literatura.[22]

Chama a atenção que haja evidências convincentes mostrando que os CPP devem ser iniciados precocemente no curso da doença para maximizar o benefício.[5,6,19,23] De fato, a Associação Americana de Pediatria recomenda que *"no diagnóstico de uma condição terminal ou com risco de vida, é importante oferecer um modelo integrado de cuidados paliativos que continue ao longo do curso da doença, independentemente do resultado"*.[23] Apesar disso, os encaminhamentos para CPP são frequentemente adiados para a fase terminal tardia da doença de uma criança ou nunca ocorrem. Quando essa consulta é atrasada ou não é procurada, é uma oportunidade perdida para a criança, família e para a equipe da UTIP.[24,25]

Quando o cuidado paliativo se faz ausente, muitas consequências negativas podem ser observadas:[26]

a. Sofrimento existe até final da vida;
b. A comunicação é tardia e fragmentada entre os provedores e as famílias;
c. Quando se reúnem, não há tempo para expressar valores, objetivos e preocupações;
d. Intensivistas perdem a chance de mostrar empatia, levando a angústia da família;
e. Planejamento de final de vida é feito de maneira inadequada dentro da correria da UTI;
f. Profissionais desenvolvem *burnout*, sofrimento moral, etc. pois não têm suporte emocional adequado.

Evidências que apoiam a integração de princípios de CPP na prática diária da UTIP

Na literatura se evidencia cada vez mais o uso de serviços de CP em terapia intensiva e as sociedades de classe endossam cada vez mais o seu papel.[23-32] Entre outros benefícios, estudos em adultos indicam que a integração de CP com terapia intensiva pode estar associada à melhoria da qualidade de vida e até mesmo aumento de sobrevida dos pacientes, bem como à diminuição do uso de tratamentos não benéficos para pacientes críticos próximos à morte[32] e diminuição do tempo de permanência de pacientes em UTI médica, além de redução dos custos hospitalares.[32-34] Crianças encaminhadas para serviços de CPP na alta da UTIP têm até oito vezes maior probabilidade de morrer na comunidade (casa ou *hospice*) do que crianças não encaminhadas.[32,35] Também existe maior e melhor controle dos sintomas na terminalidade e diminuição no sofrimento de crianças e adultos que morrem com câncer quando CPP está presente.[17,36]

Um estudo recente analisou a prática de consultar uma equipe de CPP para pacientes que estão morrendo, comparado com nenhuma consulta com esta equipe. Foram estudadas as circunstâncias antes da morte de 114 crianças entre 0 e 18 anos de idade, que foram hospitalizadas por pelo menos 24 horas antes de sua morte. Crianças que receberam uma consulta do CP (25% da amostra) experimentaram:

1. uma taxa maior de avaliações de dor;
2. melhor documentação sobre ações específicas para controlar a dor;
3. maior probabilidade de receber serviços de medicina integrativa;
4. menos procedimentos de monitoramento (p. ex.: coletas de gasometrias, coleta de sangue, colocação de linhas intravenosas) nas últimas 48 horas de vida; e
5. probabilidade quase oito vezes maior de haver uma ordem de não ressuscitar no momento da morte.

Parte 4 – Cuidados em Condições Específicas

A maioria das crianças morreu na UTI neonatal (54%), seguida pela UTIP (30%), UTI cardiovascular (11%) e unidades médico-cirúrgicas (5%). Os pacientes que receberam serviços de CP eram mais velhos, tiveram maior tempo de internação e foram mais propensos a ter um diagnóstico de cardiopatia ou hematologia/oncologia do que aqueles que não receberam uma consulta de CP. Quase todos os pacientes (98%) receberam terapia de sustentação da vida, como ventilação mecânica, e 82% receberam suporte nutricional, sem diferenças notáveis entre os grupos CP e não CP nessas terapias.[37]

Outra questão importante neste estudo foi o manejo da dor. As chances ajustadas de crianças no grupo de CP receberem tratamento direcionado à sua dor documentada foram 3 a 6,5 vezes maiores do que aquelas do grupo que não recebeu serviços de CP durante as últimas 72 horas de vida.[37]

Como se aplicam princípios de CP ao presente modelo de cuidado na UTIP

"Não há mais nada que possamos fazer" é uma frase que ouvimos frequentemente quando todos os recursos terapêuticos falharam em trazer o paciente de volta à saúde, ou seja, na impossibilidade da cura.

Esta frase simples transmite duas mensagens não intencionais aos pacientes e suas famílias.
- Primeiro, implica que ações de "compaixão" voltadas para a cura não têm o mesmo valor que o tratamento médico.
- Segundo, sugere que os profissionais de saúde podem abandonar o paciente e a família se as tecnologias e terapias médicas não puderem mais ser usadas.

Como afirma Rushton, "ao extinguir conscientemente esta declaração de nosso discurso, podemos enviar uma mensagem poderosa de compromisso e apoio aos pacientes e familiares".[38]

Sempre há algo a ser feito. Como médicos, muitas vezes não alcançaremos a "cura da doença", porém conseguiremos, por medidas simples, proporcionar o alívio do sofrimento humano. Essas medidas se baseiam em uma comunicação adequada, empática, abordando o ser como um todo, promovendo alívio emocional e espiritual e um bom manejo do controle de sintomas e dor.

Para maior parte dos casos, não é necessária uma equipe especializada em CPP para promover esses cuidados aos pacientes, já que comunicação empática, escuta ativa e um bom manejo de sintomas fazem parte do que é considerado uma boa prática médica, e todos da equipe de saúde deveriam estar capacitados a atuar deste modo. O intensivista pediátrico ainda tem a vantagem de ter uma maior proximidade com o paciente e família e a possibilidade de estabelecer maior vínculo.

A especialidade de CPP será acionada, então, nos casos mais complexos, os quais necessitam de um conhecimento e técnica a mais que ajudem a resolver casos de sintomas de difícil controle e conflitos de difícil resolução. Assim, o médico intensivista deve ter conhecimento básico dos princípios e técnicas utilizados pelos CPP para exercer um melhor cuidado na UTIP.

Uma revisão recente de CP em UTIP elaborou uma análise importante do papel do médico intensivista a esse respeito. Os autores alegam que o Modelo Integrado de Cuidado (MIC) é a melhor alternativa para países em desenvolvimento. Esse modelo integra o "estar presente" com o "fazer", capacita a equipe a desenvolver uma sintonia para os problemas das crianças e seus pais e aborda desafios no próprio ambiente da saúde que lhes é familiar, permitindo lidar com incertezas clínicas, morais e éticas.[38] Com base em uma extensa revisão da literatura, eles citam cinco razões para superioridade deste modelo:[39]

342

Cuidados Paliativos e de Fim de Vida em Unidade de Terapia Intensiva Pediátrica

1. melhora os cuidados intensivos pediátricos de forma geral;
2. permite que os clínicos possam melhor responder às necessidades dos pacientes dentro de suas realidades epidemiológicas, com base em evidências;
3. facilita a oferta de cuidados universais a todos os pacientes com necessidades especiais;
4. maximiza os recursos disponíveis e;
5. aumenta a capacidade técnica local da equipe.

O MIC estabelece um caminho para fornecer às crianças mais doentes e vulneráveis do mundo o acesso ao CP, um direito humano afirmado por convenções jurídicas internacionais.[39]

Uma solução temporária para esse problema talvez seja aumentar o conhecimento sobre os princípios dos cuidados paliativos, permitindo que os médicos e a equipe de enfermagem reconheçam as necessidades, apliquem os princípios de CP no manejo diário do paciente e selecionem apenas casos para consulta especial com os especialistas em CP.

As estratégias para integrar os cuidados paliativos na prática pediátrica incluem um treinamento em aprender a ouvir, promover o respeito pela criança e pela família dentro de toda a organização, incentivar o cultivo de conexões colaborativas, administrar a incerteza que é inerente à terapia intensiva, tolerar a ambiguidade, fazer as pazes com os conflitos e comprometer-se com o cuidado da própria equipe terapêutica. Todo profissional de saúde seja médico, enfermeira, fisioterapeuta pediátrico etc. pode desempenhar um papel importante em tornar a visão dos CP uma realidade integrada ao contexto da prática pediátrica.[38] Porém, deve-se reconhecer que o especialista em CP desenvolve e oferece um conjunto de habilidades, conhecimentos e competências únicos que o permitem lidar eficazmente com questões de fim de vida, melhorar a comunicação entre as partes ao longo do processo de morte, gerenciar dilemas éticos complexos e fornecer apoio emocional durante o período de luto.

Com base no modelo adaptado de Quill e Abernethy, poderíamos classificar essas diferenças como na **Tabela 31.2**, a seguir.[40]

Tabela 31.2. Diferenças de atuação entre o intensivista ou pediatra e sua equipe na UTIP e o especialista em CPP[40]

Manejo possível pelo intensivista ou pediatra e sua equipe na UTIP
▪ Manejo básico da dor e dos sintomas agudos;
▪ Manejo básico da depressão e ansiedade;
▪ Coordenar discussões básicas sobre: Prognóstico, objetivos do tratamento, evitar o sofrimento;   Decisão sobre categorização de cuidados: ordem de não ressuscitar, não escalonamento de terapia, retirada de terapia de manutenção de vida.
Consultar especialista em cuidados paliativos para
▪ Manejo da dor refratária ou outros sintomas recidivantes;
▪ Manejo de depressão, ansiedade, luto e sofrimento existencial mais complexos;
▪ Assistência na resolução de conflitos entre os membros da família em relação a metas ou objetivos de tratamento; conflitos entre famílias e a equipe profissional e conflitos multidisciplinares (quando as opiniões divergem, por exemplo);
▪ Assistência na abordagem de casos que se apresentam com aspectos de futilidade ou obstinação terapêutica.

Uma das limitações de confiar somente nos serviços de CP e não se envolver nessa tarefa é o regime de trabalho de algumas equipes de CP. Embora pelo menos 49% dos hospitais infantis independentes nos Estados Unidos tenham um serviço designado de CPP, a maioria dos programas oferece apenas serviços de internação durante a semana.[41] (**Tabela 31.3**)

Parte 4 – Cuidados em Condições Específicas

Tabela 31.3. Barreiras para um modelo Integrado de CPP em UTI[26]

- Expectativa não realista sobre terapias disponíveis na UTI por parte das famílias, pacientes e clínicos;
- Percepção errônea de CP e cuidado intensivo como mutuamente exclusivos ou sequenciais, em vez de serem vistos como abordagens complementares e coadjuvantes;
- Confusão entre CP com cuidado de final de vida ou internação em *hospice;*
- Treino inadequado dos intensivistas em comunicação e outras habilidades necessárias para promover um CP de alta qualidade;
- Competição pelo tempo e dedicação do intensivista pelo seu empenho, sem adequado reconhecimento por sua excelência em CP;
- Falta de esforço em aplicar abordagens efetivas para mudança na instituição ou na cultura para melhorar o cuidado paliativo.

Adaptado de Aslakson RA, Curtis JR, Nelson JE. The Changing Role of Palliative Care in the ICU. Critical care medicine. 2014;42(11):2418-28.

Abordagem prática: comunicação e manejo de sintomas

Os elementos-chaves do CPP, conforme definido por pacientes e famílias, bem como pelo consenso de especialistas incluem:[42-44]

a. Gestão eficaz do sofrimento dos sintomas físicos, psicológicos e espirituais;
b. Comunicação oportuna e sensível sobre os objetivos apropriados da terapia intensiva em relação à condição, prognóstico e valores do paciente;
c. Alinhamento do tratamento com as preferências do paciente;
d. Atenção às necessidades e preocupações das famílias;
e. Planejamento para transições de cuidados (da UTIP para a enfermaria, da pediatria para medicina de adulto);
f. Suporte à equipe médica e aos profissionais.[26]

É bem evidente que as crianças que estão morrendo apresentam sintomas comparáveis aos adultos no final da vida, e medidas de CP devem ser direcionadas para aliviá-las.

Em um estudo retrospectivo, os sintomas mais documentados durante o período de final de vida para as 114 crianças, dos quais 8% tinham malignidade, foram dispneia (36%), convulsões (22%) e agitação terminal (22%).[37]

Um estudo prospectivo em pacientes com câncer, utilizando autoavaliação, revelou alto sofrimento devido à dor (58%), fadiga (41%), sonolência (40%), anorexia (36%), náusea (34%), dispneia (9 %) e outros sintomas.[45]

É importante que os cuidados de enfermagem de rotina para pacientes internados incluam instrumentos de avaliação validados para dor, sedação e sintomas de abstinência para todos os pacientes em um hospital pediátrico, mas o mais importante é fazer isso em pacientes em fase final de vida. Estão disponíveis na literatura muitas ferramentas, que podem ser utilizadas.[45,46] Infelizmente esses instrumentos não funcionam bem em crianças não verbais, porém outros utilizam o parecer dos pais que parece correlacionar-se bem quando testados em crianças de 8 a 18 anos.[47]

Trabalhando com a espiritualidade

A espiritualidade é uma parte complexa e multidimensional da experiência humana. Tem aspectos cognitivos, experienciais e comportamentais. Os aspectos cognitivos ou filosóficos incluem a busca de sentido, propósito e verdade na vida, as crenças e valores pelos quais o indivíduo vive. Os aspectos experienciais e emocionais envolvem sentimentos de esperança, amor,

Cuidados Paliativos e de Fim de Vida em Unidade de Terapia Intensiva Pediátrica

conexão, paz interior, conforto e apoio. Muitas pessoas encontram espiritualidade por meio da religião ou de uma relação pessoal com o divino. No entanto, outros podem encontrá-lo mediante uma conexão com a natureza, com a música e as artes, por um conjunto de valores e princípios ou por uma busca pela verdade científica. Distúrbios espirituais e crise espiritual ocorrem quando os indivíduos não conseguem encontrar fontes de significado, esperança, amor, paz, conforto, força e conexão na vida ou quando há conflito entre suas crenças e o que está acontecendo em suas vidas. Essa dificuldade pode ter um efeito prejudicial sobre a saúde física e mental.

Entender o sagrado do paciente faz parte da boa prática médica e será essencial na tomada de decisões ao longo do seu tratamento. Para obter esta compreensão, o médico deve questionar o paciente ou a família sobre o que lhes traz esperança, significado, conexão ou paz. Perguntar se tem uma religião e como pratica sua espiritualidade. Depois, tentar compreender quais os efeitos de suas crenças em questões médicas e de fim de vida.[48,49]

Para uma boa abordagem espiritual, a equipe precisa entender suas próprias crenças espirituais, valores e tendências, a fim de permanecer centrado no paciente e não realizar julgamentos. Isso é especialmente verdadeiro quando as crenças do paciente diferem das do profissional da saúde. O autocuidado entra como ferramenta neste processo, auxiliando no autoconhecimento e busca do centro do cuidador a fim de que ele possa estar bem e inteiro no cuidado com seu paciente.[50]

Infelizmente, os médicos modernos ainda são treinados com base no naturalismo e a noção de que ciência e crença em qualquer coisa sobrenatural são incompatíveis. A espiritualidade, no entanto, aumentou na sociedade ocidental porque a compreensão reducionista dos seres humanos tem sido inadequada. Assim, a espiritualidade é agora discutida em modelos holísticos de saúde, e os pacientes a estão trazendo para o contexto hospitalar, especialmente em horas de crise. No entanto, uma parte da comunidade médica não abraçou isso porque a espiritualidade, a seu modo de ver, está em "conflito" com a ciência médica.[51]

Uma adoção mais ampla do cuidado espiritual requer um compromisso honesto na sociedade e na medicina sobre se a espiritualidade é uma entidade real. Até que os seres humanos possam ser percebidos como mais do que um arranjo complexo de átomos, o cuidado espiritual permanecerá um aspecto sem importância da medicina clínica.[52]

Definindo o objetivo do cuidado – valores do paciente e sua família e as diretivas avançadas

Diante de doença incurável e em fase terminal, é de extrema importância averiguar quais são os valores do paciente e de sua família, visando discussão sobre os objetivos do cuidado.

Definir as condutas que serão tomadas para que o paciente receba o melhor cuidado em todas as fases da sua doença é fundamental. Entender para onde queremos ir torna o caminho mais fácil. E para isso é preciso não só entender a **biologia** do paciente (doença e prognóstico), como principalmente sua **biografia**, os valores de vida deste paciente, o que é vida e o que é qualidade de vida para ele no contexto de sua família.

Como objetivos de cuidados, geralmente temos duas possíveis situações gerais:

- cura, controle da doença independentemente de sofrimento: tratar sem parar.
- cuidar do sofrimento: evitar sofrimento, prolongar a vida desde que as intervenções não causem mais sofrimento. Para isso, deve-se entender o que é sofrimento para aquele sujeito.

Definir o objetivo de cuidado, além de facilitar o percurso para os familiares e para o paciente, garante também maior tranquilidade para equipe de saúde. Se o objetivo está claro o caminho fica claro.

Parte 4 – Cuidados em Condições Específicas

Muitas vezes, os pacientes e seus familiares dizem que querem que façam **tudo** o que for possível.[53] O "tudo" pode ter diferentes significados. "Tudo", na mente de um médico (principalmente intensivista), é igual a cateter, tubo, PAI, SVD, diálise, ECMO... Para o paciente ou para o familiar, "tudo" vai de acordo com seus valores de vida. Este "tudo" é bastante relativo e precisa ser bem explorado e interpretado:

- Tudo o que tenha qualquer chance de prolongar a vida, independente do seu efeito sobre o sofrimento do paciente.
- Tudo que tenha uma chance razoável de prolongar a vida, mas que possa causar somente um aumento modesto de sofrimento.
- Tudo que tenha uma chance de prolongar a vida, mas não causar sofrimento.
- Tudo o que possa aliviar o sofrimento, independentemente da chance de prolongar a vida.

Nessas tomadas de decisão, é importante avaliar o risco-benefício de cada tratamento proposto e se este estaria de acordo com os valores do paciente/familiares. Alguns pontos podem interferir na decisão de indicar ou não certo procedimento que prolongue a vida, como o desejo do paciente de cumprir um objetivo (p. ex.: estar presente no casamento do irmão, na festa de formatura, aniversário da mãe etc.). Se o objetivo for importante e fizer parte dos valores de vida do paciente, ele justificaria procedimentos que prolonguem a vida neste momento, dependendo do quão invasivo seria o procedimento e da gravidade de cada caso. Mas, em outro momento, não se justificaria.

O objetivo de cuidado deve ser baseado em **valores de vida**.

Porém, em pediatria, essa questão da **biografia** fica um pouco complicada, pois crianças pequenas não têm maturidade para definir os seus próprios valores. E mesmo quando se trata de crianças maiores, com alguns valores de vida já definidos, elas não têm autonomia para expressar suas vontades. Temos de confiar no que os pais nos revelam. Por isso, uma expressão que usamos muito é a comparação com um livro: "tenho de admitir que vocês conhecem o livro todo, o livro da vida do seu filho... eu conheço apenas um capítulo".

Autonomia em pediatria e sua relevância no CPP

De forma sucinta, por "autonomia" entende-se a capacidade de uma pessoa de exercer a sua própria vontade. A autonomia é referente a um único indivíduo. Para ser considerada autônoma, a pessoa deve ter capacidade de decisão, deve ter informação necessária para poder escolher de forma consciente e deve estar livre de pressões externas que possam interferir na sua decisão (p. ex.: médicos e familiares).[54] Limitações pessoais na autonomia de um paciente podem incluir delírio, demência, outras doenças mentais e até doença crítica.

A criança e o adolescente, por ainda estarem em fase de formação de valores, legalmente não são considerados indivíduos autônomos e, portanto, não são aptos a decidir por si mesmos, dependem dos seus responsáveis, geralmente os pais ou responsáveis, para decidir por eles. Pela lei brasileira, serão considerados autônomos quando atingirem a maioridade, com 18 anos.

Convivendo com pacientes adolescentes com câncer, percebe-se que muitos deles têm maturidade suficiente para serem capazes de entender a situação por completo e terem opinião formada sobre o que consideram melhor para si mesmos, porém não podem tomar decisão sem o consentimento dos pais. Em muitas legislações, esses adolescentes, mesmo que não estejam em idade de maioridade legal, são considerados "maduros" – *mature minor*.[55] Por sua vez, podem ter sua vontade respeitada mediante assentimento, principalmente no que se refere às grandes decisões que podem interferir na sua vida. O processo de assentimento livre e esclarecido (ALE) é princípio ético indispensável para garantir o direito de crianças e de adolescentes enquanto

Cuidados Paliativos e de Fim de Vida em Unidade de Terapia Intensiva Pediátrica

participantes de pesquisas biomédicas. Nacional e internacionalmente reconhecido por sua importância, o ALE tem como fundamento o respeito às pessoas e à dignidade humana e afirma a importância primordial de permitir que exerçam seu direito moral de autodeterminação. A garantia desses direitos busca promover e respeitar a livre expressão, além de considerar o ponto de vista desses participantes em decisões que afetam suas vidas.

Nem sempre o assentimento será consentido pelos pais e pela equipe médica, mas pode ser levado em consideração no processo de decisões, tentando sempre trabalhar baseado em uma política de decisão compartilhada.

Autonomia está diretamente relacionada com empoderamento e qualidade de vida. Uma forma de dar maior autonomia à criança e adolescente é propiciar a eles o poder de escolha em questões menores, como qual local prefere que seja puncionado, horários, entre outros. Em pediatria, para se contornar esse problema da autonomia do menor, a bioética nos ensina o princípio do "melhor interesse do paciente".[56] Discutimos esse aspecto importante no capítulo "Dilemas Éticos em UTI Pediátrica". Ao fazermos qualquer decisão compartilhada com a família, devemos nos perguntar se, na visão de qualquer pessoa razoável da nossa cultura e sociedade, o que estamos propondo está dentro do que seria a favor dos melhores interesses dessa criança.

Tomada de decisão de fim de vida em UTI pediátrica

Não há uma resposta certa, nem uma receita perfeita para definir a decisão correta. A avaliação de cada paciente deve ser sempre individualizada. Porém, os passos discutidos devem ser lembrados e levados em consideração para facilitar o processo de tomada de decisão, analisando tudo junto: **biologia** e **biografia** do paciente.

Uma abordagem paliativa precoce, desde o diagnóstico e no início da internação em UTI e idealmente desde o início do tratamento da doença, facilita o papel de decisão pelas equipes, já que o trabalho de comunicação e preparo da família é feito a longo prazo.[57]

Por trás da complexidade da tomada de decisão baseada nos aspectos médicos, existe o enorme peso emocional que esse tipo de decisão carrega. Os médicos podem ver a morte como uma falha pessoal e lutar com a questão de como dar esperança enquanto tentam oferecer informações verdadeiras. Pacientes, familiares e substitutos com frequência experimentam sentimento de culpa, raiva e perda. Assim, a tomada de decisão é sempre um desafio, mesmo sob as melhores condições. Reações emocionais e as decisões médicas são também influenciadas por fatores culturais e espirituais, tanto dos médicos como dos pacientes.[20]

Decisões clínicas tomadas em situações de final de vida caem em duas categorias possíveis: decisões que devem ser tomadas em situações de emergência (p. ex.: falência respiratória) e decisões que devem ser tomadas em situações de não emergência e que geralmente envolvem o uso de tratamentos que enfatizam a qualidade de vida.

Fatores óbvios incluem a análise do risco-benefício do tratamento num entendimento claro e mútuo do prognóstico da doença de base. Outros fatores menos óbvios incluem o peso do tratamento na vida familiar (p. ex.: ausência do trabalho ou escola), a fase de vida do paciente, e o padrão temporal da doença. Pacientes, familiares e médicos têm dificuldade em reconhecer quando o paciente está morrendo e, consequentemente, quando futuras abordagens terapêuticas devem ser abandonadas.[58]

Os médicos podem organizar sua abordagem na tomada compartilhada de decisões de fim de vida mediante a análise de sintomas atuais do paciente e necessidades psicológicas e espirituais do paciente e sua família, estimando e comunicando de forma mais clara possível, e com ho-

Parte 4 – Cuidados em Condições Específicas

nestidade e humanismo, o prognóstico e pedindo ao paciente (se possível) ou à sua família para definir seus objetivos de vida.

O momento ideal para essa discussão com qualquer paciente com doença crônica seria durante o acompanhamento de rotina extra-hospitalar (consultório, ambulatório). A família deve ter a oportunidade de escutar do médico qual a perspectiva de futuro que ele terá, potenciais tratamentos e definir metas específicas de seu cuidado (incluindo eventos agudos e situações de emergência).

Porém, nem todo evento agudo pode ser previsto e discutido de antemão. Entretanto, começar este tipo de conversa pode desenvolver o grau de compreensão do médico em relação às preferências da família e igualmente as recomendações médicas, assegurando o paciente de que o médico está aberto a discutir sobre fim de vida – um assunto delicado, de que ambos estão plenamente cientes, mas, muitas vezes, não verbalizam. O médico deve entender que o processo de aceitação da terminalidade da doença e da morte será longo e gradual.

É primordial que exista o consenso entre as equipes médicas ao se tratar de paciente com doença incurável em estágio avançado/terminal.[59]

Após consenso entre as equipes médicas, o passo seguinte é realizar uma reunião familiar para se discutir o melhor cuidado e o plano para o futuro imediato. A família deve estar bem informada e também ter clareza do diagnóstico e prognóstico. Deve-se levar em consideração o que é importante para o paciente em primeiro lugar. Em UTIP, o elemento da incerteza prognóstica é muito mais incipiente do que na oncologia, em que as estatísticas de chances de cura são mais acuradas.

Na medicina, há modelos de decisão paternalista, nos quais os médicos decidem tudo pelo paciente; e há modelos de decisão autônoma, que prezam acima de tudo a autonomia e permitem que o paciente ou seus familiares decidam tudo.[58] O que é defendido atualmente na literatura médica é o modelo de decisão compartilhada entre família e equipe médica.[60] Recomenda-se que pelo menos dois médicos responsáveis (intensivista e titular do paciente) participem da tomada de decisão junto da família.

Juntos, equipe médica e familiares decidirão o objetivo de cuidado em relação ao paciente. Decisões de caráter técnico (como se há indicação de intubação orotraqueal, drogas vasoativas, diálise, entre outras) devem ser do médico, porém, ao explicá-las para a família, ela pode dizer que deseja aquela técnica apesar da recomendação ao contrário. Discutiremos esse aspecto no capítulo de sobre dilemas éticos em UTIP (Capítulo 2) com mais vagar. O médico nunca deve oferecer opções de tratamento não indicadas ao caso, que caracterizariam má prática médica.[61,62]

Fatores pessoais, culturais e espirituais dos médicos podem interferir na tomada de decisões quanto ao fim de vida. Esses valores podem transcender o conhecimento médico e sua ética profissional. Por exemplo, muitos médicos se sentem desconfortáveis com a discussão de manutenção ou limitação de suporte terapêutico.[63]

Idealmente, os médicos deveriam oferecer informações acuradas a respeito da doença, tratamento e perspectiva de vida, sem que seus valores pessoais de vida pudessem interferir no processo de decisão. Os médicos, em geral, tendem a passar um prognóstico melhor do que aqueles em que eles realmente acreditam, e características próprias dos pacientes podem afetar a forma de comunicação e a tomada de decisão. Um estudo prospectivo avaliando a capacidade médica de fornecer informações sobre o prognóstico de pacientes com câncer mostrou a dificuldade que os médicos apresentam de serem francos e dizerem a verdade: apenas 37% das respostas seriam francas. Insegurança do médico e o sentimento de falha e de frustração são as principais justificativas, além da pressão da família que insiste com frases como "não podemos desistir" ou "devemos continuar lutando".[61]

348

Cuidados Paliativos e de Fim de Vida em Unidade de Terapia Intensiva Pediátrica

É bom lembrar que o cuidado paliativo é baseado na necessidade, não no prognóstico, e é otimamente fornecido com todos os cuidados adequados de prolongamento da vida ou de restauração da saúde. Cuidados paliativos prestados pelos médicos e especialistas da UTI contribuem positivamente para o bem-estar dos pacientes, das famílias e dos próprios clínicos da UTI.[57]

A situação brasileira

Um dos maiores empecilhos para os intensivistas brasileiros abraçarem os princípios de cuidados paliativos ao abordar o paciente de prognóstico fechado ao final da vida, evitando a obstinação terapêutica, ainda é o medo de ser perseguido pela justiça.[64,65]

Não há mais razão para isso, como abordaram Piva e cols. em editorial já em 2011.[66] No ano anterior, houve um debate judicial importante e dois fatos ficaram claros:

a. o novo Código de Ética Médica explicita em vários artigos e sessões, a necessidade e dever ético do médico de fornecer cuidados paliativos aos pacientes que sofrem de doenças incuráveis e terminais, assim como de evitar obstinação terapêutica, sempre levando em consideração os desejos do paciente, ou se incapaz, de seu representante legal. Na verdade, o descumprimento destas orientações neste tipo de situação representa uma infração do Código de Ética Médica Brasileiro.

b. O Superior Tribunal de Justiça (STJ) brasileiro rejeitou, em agosto de 2010, uma moção que propunha que médicos não poderiam limitar o suporte à vida em pacientes terminais. O tribunal decidiu que as decisões de final de vida, que envolvem pacientes terminais, se referem à matéria médica, e que não representam nenhuma violação do Código Civil Brasileiro.[66]

As outras razões descritas por autores brasileiros seriam:

a. a falta de ensino e treinamento (tanto na graduação como na residência médica) para lidar com os aspectos que envolvem o final de vida, tais como fundamentos bioéticos, habilidades de comunicação e estratégias assistenciais;[67]

b. a falta de reconhecimento que os cuidados paliativos devem fazer parte da prática de diversas especialidades como neonatologia, terapia intensiva, pediatria e clínica médica. Desse modo, os profissionais mantêm sua atuação no extremo da medicina curativa mesmo naqueles casos onde essa prática mostra-se ineficaz.[64]

Ciente das incertezas

É importante avaliar as perspectivas de incerteza dos pacientes e suas famílias. É absolutamente vital que a família receba informações consistentes de todos os membros da equipe com os quais eles possam se envolver. Isso implica discussões regulares do prognóstico e possibilidades terapêuticas e aspectos éticos nas visitas com a equipe.

O recebimento de informações divergentes, particularmente quando a família recebeu informações falsas ou esperança, é uma causa importante de incerteza e de perda de confiança na equipe.[68] Isso pode ser agravado pela raiva quando já houve complicações significativas ou erros nos cuidados antes da internação na UTI. A maioria dos pacientes nos Estados Unidos, por exemplo, aceita e quer que os médicos discutam a suas incertezas porque as famílias acreditam que a incerteza é inevitável e que os médicos são, ainda assim, a melhor fonte de informação prognóstica precisa.[69] A discussão da incerteza deixa espaço aberto para a esperança, aumenta a confiança no médico e permite tempo para tomar decisões difíceis de apoio à vida. A minoria sente que as discussões sobre a incerteza deveriam ser evitadas, uma vez que prognósticos incertos podem ser desnecessariamente perturbadores ou que eles deveriam somente ser informados quando o prognóstico era mais certo. A presença dos pais nas rodadas de discussão ("*rounds*")

Parte 4 – Cuidados em Condições Específicas

assegura que eles percebam que a situação pode não ser clara e precisa, nem por isso desesperadora.[1,70]

Os médicos precisam ser sensíveis e transmitir uma mensagem consistente. Evans e cols.[69] e Woolf[71] sugerem que a capacidade de discutir e reconhecer a incerteza é uma característica das melhores práticas e que a falha em revelar incerteza não atende às necessidades dos substitutos ou familiares. No entanto, 80% dos médicos australianos acreditam que a discussão do prognóstico deve ser evitada em face de incerteza.[72]

Na nossa prática diária, somos honestos e afirmamos com segurança que, no momento, não temos certeza absoluta, pois não podemos adivinhar o futuro, mas com base em toda a informação clínica que temos nesse estágio, associada à opinião de toda a equipe multidisciplinar (apoiado não só numa opinião individual) além da literatura médica mais atual, podemos dizer que as chances de recuperação são muito remotas, por exemplo. É importante ser honesto e aberto a questionamentos dos pais, e também de membros da equipe que podem discordar respeitosamente.

Sofrimento da equipe de saúde

As profissões de ajuda, por seu caráter altruísta, são geradoras de prazer, pois trazem um retorno muito grande em ajudar a quem precisa, sentimento de reconhecimento e de recompensa, além de nos darem um sentido de vida. Ao mesmo tempo, os profissionais que lidam constantemente com pessoas em risco de morte, enfermas ou vitimadas por situações traumáticas podem ser contagiados pela dor e pelo sofrimento do outro e desenvolver problemas de saúde como *sofrimento moral*, *fadiga de compaixão*, *burnout* e *estresse traumático secundário*.[73-76] Esses sentimentos cursam com agravos à saúde física, psíquica e social do indivíduo, podendo repercutir negativamente no serviço que eles fornecem aos usuários e à sua organização.[77]

Fadiga por compaixão

É uma síndrome de exaustão biológica, psicológica e social que pode acometer indivíduos que liberam energia psíquica, em forma de compaixão, a outros seres (humanos ou animais) por um período de tempo, sem se sentirem suficientemente recompensados. Em termos simples, é um esvanecimento crônico do cuidado e da preocupação com o outro devido ao uso excessivo dos sentimentos de compaixão. Tal síndrome afeta, mais facilmente, determinadas profissões nas quais o contato com quem sofre seja inevitável e constituinte do cotidiano de trabalho, como é o caso dos profissionais que prestam auxílio a emergências e urgências, como bombeiros, policiais, médicos e enfermeiros; e daqueles que prestam apoio ou assistência em geral e em situações de crise ou trauma, como psicólogos, assistentes sociais, professores, veterinários e advogados.[78,79] Esses profissionais são mais vulneráveis não apenas porque lidam diretamente com pessoas em sofrimento, mas também porque a empatia e a compaixão são elementos essenciais para a realização eficaz de suas atividades. A compaixão é uma ação altruísta que move o indivíduo a aliviar o desconforto alheio. Por sua vez, a ação altruísta envolve uma preocupação empática (*empathic concern*), que é a capacidade de se colocar na situação do outro.[80]

Sofrimento Moral

Outra situação muito importante a que os profissionais estão sujeitos. O fenômeno foi definido pela primeira vez por Jameton, em 1984, descrevendo-o como os sentimentos dolorosos vivenciados pelo profissional, resultantes da impossibilidade de agir da maneira que

Cuidados Paliativos e de Fim de Vida em Unidade de Terapia Intensiva Pediátrica

consideraria correta. Valores pessoais (fontes intrínsecas) ou barreiras do ambiente-instituição e local de trabalho (fontes extrínsecas) podem determinar esse sofrimento, impedindo que o profissional aja da maneira que consideraria correta. Trata-se de uma percepção pessoal. Os sentimentos relacionados ao sofrimento moral podem incluir raiva, culpa, frustração e impotência e podem se manifestar em forma de reações físicas, como dores musculares, diarreia, distúrbios de sono e fadiga.[75]

Uma escala, incialmente descrita por Corley e, depois, modificada por Hamric e cols., objetiva medir o sofrimento moral utilizando um questionário apropriado para diferentes profissionais da saúde.[81]

Como causas de sofrimento moral pertinentes ao CPP, podemos destacar que muitos profissionais reportam a necessidade de prover um cuidado que aumenta as esperanças da família, ou a persistência em um tratamento que prolonga a vida, exclusivamente pelo desejo e expectativa da família; outros fatores comuns são a escassez de recursos para o atendimento adequado do paciente e a necessidade de promover um cuidado abaixo do ideal devido à imposição de administradores para redução de gastos. Nesses casos, o fenômeno do sofrimento moral está diretamente relacionado com a insatisfação profissional e pode levar ao desejo de abandonar o local de trabalho.[75]

Um recente estudo em UTIP e UTI neonatal revelou que o sofrimento moral encontrado foi positivamente associado ao *burnout* e a incerteza e inversamente associado à percepção de apoio da administração hospitalar.[82] Os enfermeiros relataram maior intensidade de sofrimento moral do que os médicos. Somente nos enfermeiros, o sofrimento moral foi associado positivamente a mais anos de experiência na UTI e à incerteza sobre se o seu trabalho foi benéfico aos pacientes e inversamente associado à incerteza sobre o prognóstico da criança.

Não se pode eliminar sofrimento moral, pois ele denota a condição humana de quem trabalha numa UTI, porém se deve procurar minimizá-lo e resolver os dilemas éticos determinantes, com diálogo e uma abertura para as diferenças de opinião. Dependendo de como o caso é conduzido, alguns profissionais poderão vivenciar sofrimento moral, enquanto outros não. Isso resulta do sentimento de estar participando ou testemunhando algo "errado", quando a sua opção preferencial não foi adotada. Vários estudos apontam medidas administrativas como facilitar sessões de *debriefing* após casos difíceis ou trágicos, cursos de ética médica, sessões de suporte psicológico (yoga, meditação etc.), e medidas de âmbito pessoal, como ter um passatempo fora do trabalho, tirar férias, ter uma pessoa confidente que possa entender as angústias do trabalho (colega na área da saúde), cultivar uma vida espiritual etc.[74,83,84]

É de suma importância que os hospitais estejam atentos à saúde psicológica de seus profissionais, pensando na sua qualidade de vida e criando medidas de apoio na prevenção e diagnóstico precoce desses distúrbios psicológicos para manter sua força de trabalho e ter uma equipe feliz naquilo que faz.

Medidas gerais práticas no cuidado de final de vida

As famílias já nos disseram o que é importante para elas nos cuidados de final de vida: informação honesta e completa; acesso imediato à equipe de saúde, coordenação de comunicação e cuidado adequados, expressão emocional e apoio da equipe, preservação da integridade da relação pais-filhos; permissão para expressarem a sua espiritualidade ou fé religiosa.[85] Assim, pois, o CPP melhora o cuidado interdisciplinar centrado na família, comunicação efetiva entre provedores e familiares, facilita o planejamento e a tomada de decisões avançados e deixa claros os objetivos de cuidados.[58]

Parte 4 – Cuidados em Condições Específicas

Numa UTI de adultos em Hamilton, Canadá, um projeto de cuidado de final e vida foi estabelecido, de forma a perguntar às famílias de pacientes terminais três desejos que gostariam que fossem realizados. A ideia era trazer à tona esses desejos que tanto a família como a equipe gostariam de ver acontecer para trazer paz aos dias finais do paciente e facilitar o processo de luto. "Para os pacientes, queríamos dignificar suas mortes e celebrar suas vidas; para os membros da família, humanizar a experiência de perda e criar memórias positivas; e para os clínicos, promover o cuidado centrado no paciente e na família", afirma a intensivista Dra. Deborah Cook, a respeito do Projeto 3 Desejos realizado no seu hospital em Hamilton, Canadá.[49,86]

Um total de 159 desejos foram implementados e classificados em cinco categorias: humanizar o meio ambiente; prestar homenagens ao doente; proporcionar reconexões com familiares; habilitar a observância de rituais religiosos ou espirituais; e melhorar o cuidado geral. As famílias e os profissionais foram, depois, entrevistados sobre o impacto do projeto. O tema central de 160 entrevistas de 170 pessoas foi como o Projeto 3 Desejos personalizou o processo de morrer.[86]

Para os residentes, embora o cuidado de final de vida seja um componente desafiador do treinamento, o Projeto 3 Desejos conseguiu reformular o processo de morrer e ofereceu um aspecto prático de sua educação sobre o assunto. De muitas observações cruciais, foi impressionante notar que o projeto ofereceu uma educação experiencial consistente com o modelo de aprendizado do treinamento de pós-graduação:

1. modelando intencionalmente o papel do médico;
2. facilitando diálogo sobre o fim da vida;
3. capacitando os residentes para cuidar, de forma tangível, o paciente terminal; e
4. estimulando a reflexão.

Parece que a experiência é sustentada, pois 1 ano após o envolvimento no projeto, os residentes relataram como sua participação os deixou mais à vontade nas rodadas clínicas subsequentes em outros contextos, pois haviam desenvolvido habilidades sobre cuidados de pacientes que persistiram quando eles mudaram para outras áreas de treinamento clínico.[87-88]

Do mesmo modo, em uma UTI neonatal, um relato intitulado "Quatro desejos para Aubrey" (Four Wishes for Aubrey) descreve os desejos familiares para seu bebê, antes de sua retirada planejada do suporte de vida.[89] O que torna este manuscrito único é que a mãe e o pai de Aubrey são incluídos como coautores. Seus desejos de final de vida – acomodar família e amigos à cabeceira, deitar na cama com o bebê, viajar ao ar livre para experimentar a luz do sol e a brisa e tirar fotos – eram simples, sinceros e, com a ajuda de membros motivados da equipe, foram capazes de realizar com facilidade. O cumprimento desses desejos melhorou a qualidade da experiência do fim da vida da criança e foi profundamente significativo não apenas para a família, mas também profundamente comovente e gratificante para os membros da equipe. Oportunidades para os provedores de saúde participarem de tais atividades de afirmação e comemorativas, e para influenciar positivamente o cuidado no final da vida, podem elevar, sustentar e potencialmente contrabalançar o estresse prevalente e a "fadiga da compaixão" associada ao trabalho em ambientes de terapia intensiva. É muito importante que os profissionais de saúde encontrem "significado" ou "sentido" para suas ações na hora da morte do paciente, sabendo que tudo foi feito para proporcionar uma morte digna.[74,87,88]

Um modelo de cuidado paliativo, considerando o estágio da doença e as expectativas da família, ao longo do cuidado geral de UTIP e neonatal pode ser resumido nos passos que descrevemos a seguir, baseado em publicações dos autores brasileiros Garros[1] e Piva e cols.[65]

1. **Identificar e excluir intervenções fúteis:** São aquelas medidas que não contribuem para o desfecho final do paciente (p. ex.: exames de laboratório, radiografias etc.), minimizar monitorização invasiva, diminuir verificação de sinais vitais para preservar o sono, questionar se os

352

Cuidados Paliativos e de Fim de Vida em Unidade de Terapia Intensiva Pediátrica

inotrópicos e vasopressores são realmente necessários, bem como associação de antibióticos, antifúngicos etc.

2. **Prioridades terapêuticas:** Definir as intervenções terapêuticas (curativas e paliativas) realmente indicadas (p. ex.: traqueostomia precoce para evitar o prolongamento do uso de tubo traqueal e necessidade de sedação excessiva, tubo de gastrostomia etc.). Objetivando conforto e o retardo da evolução ou impacto na qualidade de vida aliada às expectativas da família/criança.

A analgesia e a sedação serão prioridade, bem como o uso de cobertores e melhora no meio ambiente. Do ponto de vista ético, moral e legal, não há como aceitar que o receio de efeitos colaterais impeça o uso de doses crescentes de opióides para estes pacientes.

3. **Decisões antecipadas de final de vida e possíveis intercorrências.** É importante antecipar e discutir com a família a conduta a ser adotada na presença de intercorrências eventuais, registrando o plano terapêutico no prontuário, assim como combinar com o médico de plantão o seu manejo em situações, tais como:

a) ocorrência de crise convulsiva;

b) piora do quadro respiratório e/ou apneia; ou

c) sangramento digestivo etc.

Documentar claramente a ordem de não reanimar e de não instituição de determinado tratamento e as datas da discussão e quem estava presente. Registrar também no prontuário as medidas a serem adotadas em substituição a esses procedimentos (p. ex.: no caso de piora da dispneia, instalar ventilação não invasiva [com uma definição prévia em relação ao ajuste dos respectivos parâmetros] ou O_2 de alto fluxo, com o aumento na dose de opioides visando diminuir o desconforto).

4. **Mudanças no ambiente.** Se possível, oferecer um quarto com maior privacidade, com possibilidade de iluminação e ventilação natural, afastada dos ruídos da UTIP e de seus equipamentos. Viabilizar os desejos da criança e da família, como visitas de colegas, professores, animais de estimação, trazer videogames, computador com internet, aparelho portátil de som; "a equipe médica passa a ser visita" e a família determina a rotina melhor para todos.

5. **Envolvimento da equipe multidisciplinar.** Além do(s) médico(s) e enfermeiro(s) que prestam atendimento à criança, são necessários a participação ativa de assistente social, o serviço de apoio psicológico e/ou psiquiátrico, o suporte espiritual (grupos de ajuda, religiosos da escolha da família), terapeuta ocupacional, educadora (musicoterapia, recreacionista), entre outros.

A fragilidade emocional da família nesse momento de perda requer imensa solidariedade, respeito, humanismo e conforto por parte de toda a equipe da UTIP. Assim, qualquer pessoa que se achegar à beira do leito (incluindo desde o pessoal da limpeza, nutrição, laboratório, radiologia, enfermeiros, médicos etc.), deve apresentar uma postura que reflita solidariedade, respeito e suporte emocional e espiritual.

6. **A criança enfrentando a doença em sua fase terminal deve ser tratada de acordo com sua idade e com o seu entendimento da doença que a está afligindo.** Utilizando situações similares (histórias) ou "jogos" ou desenhos, a criança ou adolescente pode manifestar o que pensa e o que quer. A comunicação com a criança tem toda uma complexidade em seu entendimento. Não se pode esquecer o universo "mágico" da infância. Evitam-se "explicações minuciosas" que são geradoras de maior ansiedade, medo e fantasias. As respostas devem ater-se aos limites manifestos pela criança.

7. **Apoio à família após a morte de seu filho(a).** No serviço do Stollery Children's Hospital, acompanhamos a família até 1 ano após a morte, com cartas, telefonemas e entrevistas quando o

Parte 4 – Cuidados em Condições Específicas

luto parece não estar decorrendo dentro da normalidade. Recursos psicológicos dentro da comunidade são oferecidos. Os médicos mandam uma carta de condolências para a família em tempo apropriado e oferecem a possibilidade de revisar com eles a autópsia (se ocorreu) e o curso hospitalar. No estudo em que entrevistaram 34 familiares de pacientes falecidos há mais de 6 meses em duas UTIP de Porto Alegre, Halal e cols. relatam que uma grande parte informou que:[90]

a) sentiram-se confortados e valorizados em poder rediscutir a morte de seus filhos com os médicos que os haviam atendido;

b) essa nova entrevista serviu para entenderem melhor e ajudou-os a elaborar o luto;

c) entendem esse tipo de iniciativa como uma demonstração de que o "melhor foi feito por seu filho";

d) mesmo tendo vivenciado essa experiência terrível, acreditam que devem também dar sua contribuição (participando do estudo) para melhoria no atendimento de crianças em fase final de vida.

E quem paga pelo cuidado paliativo?

No modelo de equipes de consultoria de CP, mesmo em países ricos, não há como gerar sustento suficiente para os membros da equipe por seguros de saúde ou pagamentos de consultas e seguimento. A maioria dos programas é altamente dependente de apoio financeiro institucional porque o trabalho de cuidados paliativos, com pacientes pediátricos ou adultos, muitas vezes não gera receita clínica o bastante para ser autossuficiente.[41]

Por isso, é importante que sejam feitas pesquisas para entender melhor os benefícios financeiros e não financeiros do atendimento a pacientes, aos familiares e à equipe hospitalar, objetivando manter o crescimento e a sustentabilidade desses programas. Além disso, todo programa de assistência com cuidados paliativos precisa otimizar a prática de cobrança adequada junto aos setores atendidos no hospital (UTI, oncologia, emergência) e também desenvolver com os seguros de saúde práticas de cobrança, além de buscar financiamento do tipo filantrópico para que haja sustentabilidade a longo prazo.

Conclusões

Em nossas modernas UTIP, pacientes com doenças complexas e crônicas estão crescendo em número, com prognóstico muitas vezes incerto. Eles precisam de tratamentos agressivos, dolorosos e amedrontadores para eles, crianças, e suas famílias. Existe grande necessidade de se facilitar o cuidado dentro desta complexidade, mediante coordenação e planejamento. A discussão com a família dos objetivos do tratamento a médio e longo prazo se torna cada vez mais importante, considerando opções razoáveis e não prejudiciais, evitando terapias que apenas prolongarão a morte. O reconhecimento da espiritualidade, neste contexto, como fator preponderante ao final da vida não pode ser negado.

A presença de um serviço de CPP facilita todos esses processos. Na ausência dele, a equipe da UTIP pode muito bem munir-se de muitos princípios aqui descritos e melhorar a qualidade de vida dos seus pacientes mesmo nas horas derradeiras. E para a equipe manter-se ativa e engajada, o cuidado com sua integridade emocional é de fundamental importância. Como profissionais trabalhando em UTI, devemos reconhecer nossos sentimentos e reações, contribuir para um ambiente salutar onde o trabalho em equipe é uma prática saudável e adotar um estilo de vida que nos recarregue para o próximo caso difícil.

Referências bibliográficas

1. Garros D. Uma "boa" morte em UTI pediátrica: é isso possível? J Pediatr (Rio). 2003;79(suppl 2):S243-54.
2. Suttle ML, Jenkins TL, Tamburro RF. End-of-Life and Bereavement Care in Pediatric Intensive Care Units. Pediatr Clin North Am. 2017 Oct;64(5):1167-1183.
3. Doorenbos A, Lindhorst T, Starks H, Aisenberg E, Curtis JR, Hays R. Palliative care in the pediatric ICU: challenges and opportunities for family-centered practice. J Soc Work End Life Palliat Care. 2012;8(4):297-315.
4. Himelstein BP, Hilden JM, Boldt AM, Weissman D. Pediatric palliative care. N Engl J Med. 2004 Apr 22;350(17):1752-62.
5. Liben S, Papadatou D, Wolfe J. Paediatric palliative care: challenges and emerging ideas. Lancet. 2008 Mar 8;371(9615):852-64.
6. Chambers L, Dodd W, McCulloch R, McNamara-Goodge K, Thompson A, Widdas D. A Guide to the Development of Children's Palliative Care Services. Third Edition. Bristol:ACT. 2009. [Acesso em 29 Abr 2018]. Disponível em: http://old.rcpcf.ru/Files/pdf/ACT.%20A%20Guide%20to%20the%20Development%20%20of%20Children's%20 Palliative%20Care%20Services.pdf.
7. Graham RJ, Robinson WM. Integrating palliative care into chronic care for children with severe neurodevelopmental disabilities. J Dev Behav Pediatr. 2005 Oct;26(5):361-5.
8. World Health Organization (WHO). Definition of Palliative Care. [acesso em 29 Abr 2018]. Disponível em: http://www.who.int/cancer/palliative/definition/en/.
9. Feudtner C, Kang TI, Hexem KR, Friedrichsdorf SJ, Osenga K, Siden H, Friebert SE, Hays RM, Dussel V, Wolfe J. Pediatric palliative care patients: a prospective multicenter cohort study. Pediatrics. 2011 Jun;127(6):1094-101.
10. PRONAP: Módulos de Reciclagem, Sociedade Brasileira de Pediatria. 2016; 19(4).
11. Hain R, Wallace A. Progress in palliative care for children in the UK. Paediatr Child Health. 2008;18(3):141-6.
12. Davies B, Sehring SA, Partridge JC, Cooper BA, Hughes A, Philp JC, et al. Barriers to palliative care for children: perceptions of pediatric health care providers. Pediatrics. 2008;121(2):282-8.
13. Fowler K, Poehling K, Billheimer D, Hamilton R, Wu H, Mulder J, et al. Hospice referral practices for children with cancer: a survey of pediatric oncologists. J Clin Oncol. 2006;24(7):1099-104.
14. De Graves S, Aranda S. When a child cannot be cured - reflections of health professionals. Eur J Cancer Care (Engl). 2005 May;14(2):132-40.
15. Durall A, Zurakowski D, Wolfe J. Barriers to conducting advance care discussions for children with life-threatening conditions. Pediatrics. 2012;129(4):e975-e82.
16. Dalal S, Palla S, Hui D, Nguyen L, Chacko R, Li Z, et al. Association between a name change from palliative to supportive care and the timing of patient referrals at a comprehensive cancer center. Oncologist. 2011;16(1):105-11.
17. Curtis JR, Rubenfeld GD. Improving palliative care for patients in the intensive care unit. J Palliat Med. 2005 Aug;8(4):840-54.
18. Truog RD, Meyer EC, Burns JP. Toward interventions to improve end-of-life care in the pediatric intensive care unit. Crit Care Med. 2006 Nov;34(11 Suppl):S373-9.
19. Edwards JD, Houtrow AJ, Vasilevskis EE, Rehm RS, Markovitz BP, Graham RJ, et al. Chronic conditions among children admitted to U.S. pediatric intensive care units: their prevalence and impact on risk for mortality and prolonged length of stay*. Crit Care Med. 2012 Jul;40(7):2196-203.
20. Carter BS, Hubble C, Weise KL. Palliative medicine in neonatal and pediatric intensive care. Child Adolesc Psychiatr Clin N Am. 2006 Jul;15(3).759-77.
21. Malhotra C, Chan N, Zhou J, Dalager HB, Finkelstein E. Variation in physician recommendations, knowledge and perceived roles regarding provision of end-of-life care. BMC Palliat Care. 2015 Oct 26;14:52.
22. Garros D, Rosychuk RJ, Cox PN. Circumstances surrounding end of life in a pediatric intensive care unit. Pediatrics. 2003;112(5):e371-e.
23. Mercurio MR, Adam MB, Forman EN, Ladd RE, Ross LF, Silber TJ, American Academy of Pediatrics Policy Statements on Bioethics. American Academy of Pediatrics Policy Statements on Bioethics: summaries and commentaries: Part 1. Pediatr Rev. 2008 Jan;29(1):e1-8.
24. Widger K1, Davies D, Drouin DJ, Beaune L, Daoust L, Farran RP et al. Pediatric patients receiving palliative care in canada: results of a multicenter review. Arch Pediatr Adolesc Med. 2007 Jun;161(6):597-602.
25. Dellon EP, Shores MD, Nelson KI, Wolfe J, Noah TL, Hanson LC. Caregiver perspectives on discussions about the use of intensive treatments in cystic fibrosis. J Pain Symptom Manage. 2010 Dec;40(6):821-8.

Parte 4 – Cuidados em Condições Específicas

26. Aslakson RA, Curtis JR, Nelson JE. The changing role of palliative care in the ICU. Critical care medicine. Crit Care Med. 2014 Nov;42(11):2418-28.

27. Truog RD, Campbell ML, Curtis JR, Haas CE, Luce JM, Rubenfeld GD, et al. Recommendations for end-of-life care in the intensive care unit: a consensus statement by the American College of Critical Care Medicine. Crit Care Med. 2008 Mar;36(3):953-63.

28. Davidson JE, Powers K, Hedayat KM, Tieszen M, Kon AA, Shepard E, et al. Clinical practice guidelines for support of the family in the patient-centered intensive care unit: American College of Critical Care Medicine Task Force 2004–2005. Crit Care Med. 2007;35(2):605-22.

29. Myburgh J, Abillama F, Chiumello D, Dobb G, Jacobe S, Kleinpell R, et al. End-of-life care in the intensive care unit: report from the Task Force of World Federation of Societies of Intensive and Critical Care Medicine. J Crit Care. 2016 Aug;34:125-30.

30. Nelson MJE, Azoulay PE, Curtis JR, Mosenthal AC, Mulkerin CM, Puntillo K, et al. Palliative care in the ICU. J Palliat Med. 2012;15(2):168-74.

31. Burns JP, Rushton CH. End-of-life care in the pediatric intensive care unit: research review and recommendations. Crit Care Clin. 2004 Jul;20(3):467-85.

32. Digwood G, Lustbader D, Pekmezaris R, Lesser ML, Walia R, Frankenthaler M, et al. The impact of a palliative care unit on mortality rate and length of stay for medical intensive care unit patients. Palliat Support Care. 2011;9(4):387-92.

33. O'Mahony S, McHenry J, Blank AE, Snow D, Eti Karakas S, Santoro G, et al. Preliminary report of the integration of a palliative care team into an intensive care unit. Palliat Med. 2010;24(2):154-65.

34. L Pierucci R, Kirby R, Leuthner S. End-of-Life care for neonates and infants: the experience and effects of a palliative care consultation service. Pediatrics. 2001 Sep;108(3):653-60.

35. Fraser LK, Fleming S, Parslow R. Changing place of death in children who died after discharge from paediatric intensive care units: a national, data linkage study. Palliat Med. 2018 Feb;32(2):337-46.

36. Zhukovsky DS, Herzog CE, Kaur G, Palmer JL, Bruera E. The Impact of palliative care consultation on symptom assessment, communication needs, and palliative interventions in pediatric patients with cancer. J Palliat Med. 2009;12(4):343-9.

37. Osenga K, Postier A, Dreyfus J, Foster L, Teeple W, Friedrichsdorf SJ. A comparison of circumstances at the end of life in a hospital setting for children with palliative care involvement versus those without. J Pain Symptom Manage. 2016 Nov;52(5):673-680.

38. Rushton CH. A framework for integrated pediatric palliative care: being with dying. J Pediatr Nurs. 2005 Oct;20(5):311-25.

39. Grunauer M, Mikesell C. A review of the integrated model of care: an opportunity to respond to extensive palliative care needs in pediatric intensive care units in under-resourced settings. Front Pediatr. 2018 Jan;6(3).

40. Quill TE, Abernethy AP. Generalist plus Specialist palliative care – creating a more sustainable model. N Engl J Med. 2013 Mar 28;368(13):1173-5.

41. Feudtner C, Womer J, Augustin R, Remke S, Wolfe J, Friebert S, et al. Pediatric palliative care programs in children's hospitals: a cross-sectional national survey. Pediatr. 2013;132(6):1063-70.

42. Nelson JE, Puntillo KA, Pronovost PJ, Walker AS, McAdam JL, Ilaoa D, et al. In their own words: patients and families define high-quality palliative care in the intensive care unit. Crit Care Med. 2010;38(3):808-18.

43. National coalition for hospice and palliative care [homepage n internet].The National Consensus Project Clinical Practice Guidelines for Quality Palliative Care. [acesso em 26 Abril 2018]. Disponível em: http://www.nationalcoalitionhpc.org/ncp-guidelines-2013/.

44. Clarke EB, Curtis JR, Luce JM, Levy M, Danis M, Nelson J, et al. Quality indicators for end-of-life care in the intensive care unit. Crit Care Med. 2003;31(9):2255-62.

45. Wolfe J, Orellana L, Ullrich C, Cook EF, Kang TI, Rosenberg A, et al. Symptoms and distress in children with advanced cancer: prospective patient-reported outcomes from the PediQUEST Study. J Clin Oncol. 2015 Jun 10;33(17):1928-35.

46. Collins JJ, Devine TD, Dick GS, Johnson EA, Kilham HA, Pinkerton CR, et al. The measurement of symptoms in young children with cancer. J Pain Symptom Management. 2002;23(1):10-6.

47. Hyslop S, Dupuis LL, Baggott C, Dix D, Gibson P, Kuczynski S, et al. Validation of the proxy version of symptom screening in pediatrics tool (SSPedi) in children receiving cancer treatments. J Pain Symptom Manage. 2018 Apr 6. pii: S0885-3924(18)30185-4.

48. McSherry M, Kehoe K, Carroll JM, Kang TI, Rourke MT. Psychosocial and spiritual needs of children living with a life-limiting illness. Pediatr Clin North Am. 2007 Oct;54(5):609-29.
49. Swinton M, Giacomini M, Toledo F, Rose T, Hand-Breckenridge T, Boyle A, et al. Experiences and expressions of spirituality at the end of life in the intensive care unit. Am J Respir Crit Care Med. 2017 Jan 15;195(2):198-204.
50. Anandarajah G, Hight E. Spirituality and medical practice: using the HOPE questions as a practical tool for spiritual assessment. 2001 Jan;63(1):81-9. Am Fam Physician. 2001;63(1):81-9.
51. El Nawawi NM, Balboni MJ, Balboni TA. Palliative care and spiritual care: the crucial role of spiritual care in the care of patients with advanced illness. Curr Opin Support Palliat Care. 2012 Jun;6(2):269-74.
52. Liao L. Spiritual Care in Medicine (letter to the editor). JAMA. 2017;318(24):2495-6.
53. Davies D, Mack C. When parents say "more" and health care professionals say "enough". Paediatr Child Health. 2015;20(3):135-8.
54. Beauchamp T, Childress J. Respect for autonomy principles of biomedical ethics. 6 ed. New York: Oxford University Press; 2009. p. 138-40.
55. Coleman DL, Rosoff PM. The Legal authority of mature minors to consent to general medical treatment. Pediatr. 2013;131(4):786-93.
56. Jones BL, Contro N, Koch KD. The duty of the physician to care for the family in pediatric palliative care: context, communication, and caring. Pediatr. 2014;133(Supplement 1):S8-S15.
57. Edwards JD, Voigt LP, Nelson JE. Ten key points about icu palliative care. Intensive Care Med. 2017 Jan;43(1):83-85.
58. Lago PM, Garros D, Piva JP. Participação da família no processo decisório de limitação de suporte de vida: paternalismo, beneficência e omissão. Rev Bras Ter Intensiva. 2007;19:364-8.
59. Racine E, Bell E, Farlow B, Miller S, Payot A, Rasmussen LA, et al. The 'ouR HOPE' approach for ethics and communication about neonatal neurological injury. Dev Med Child Neurol. 2017;59(2):125-35.
60. Fried TR. Shared decision making - finding the sweet spot. N Engl J Med. 2016 Jan 14;374(2):104-6.
61. Weissman DE. Decision making at a time of crisis near the end of life. JAMA. 2004;292(14):1738-43.
62. Will JF. A brief historical and theoretical perspective on patient autonomy and medical decision making. Chest. 2011 Jun;139(6):1491-1497.
63. Forte DN. Associações entre as características de médicos intensivistas e a variabilidade no cuidado ao fim de vida em UTI. São Paulo. Tese [Doutorado em Educação e Saúde] - Faculdade de Medicina da Universidade de São Paulo; 2011.
64. Piva JP, Garcia PCR, Lago PM. Dilemas e dificuldades envolvendo decisões de final de vida e oferta de cuidados paliativos em pediatria. Rev Bras Ter Intensiva. 2011;23:78-86.
65. Linhares DG, Siqueira JEd, Previdelli ITS. Limitação do suporte de vida em unidade de terapia intensiva pediátrica. Rev Bioética. 2013;21:291-7.
66. Piva JP, Soares M. Cuidados de final de vida nas UTIs brasileiras, certamente não é apenas uma questão legal: treinamento e conhecimento adequados são essenciais para melhorar estes cuidados. Rev Bras Ter Intensiva. 2011;23:388-90.
67. Forte DN, Vincent JL, Velasco IT, Park M. Association between education in EOL care and variability in EOL practice: a survey of ICU physicians. Intensive Care Med. 2012 Mar;38(3):404-12.
68. Abdul-Razzak A, You J, Sherifali D, Simon J, Brazil K. 'Conditional candour' and 'knowing me': an interpretive description study on patient preferences for physician behaviours during end-of-life communication. BMJ Open. 2014;4(10).
69. Evans LR, Boyd EA, Malvar G, Apatira L, Luce JM, Lo B, et al. Surrogate Decision-Makers' Perspectives on Discussing Prognosis in the Face of Uncertainty. Am J Respir Crit Care Med. 2009 Jan 1;179(1):48-53.
70. Ridley S, Fisher M. Uncertainty in end-of-life care. Curr Opin Crit Care. 2013 Dec;19(6):642-7.
71. Woolf SH. Do clinical practice guidelines define good medical care? The need for good science and the disclosure of uncertainty when defining 'best practices'. Chest. 1998;113(3, Supplement):166S-171S.
72. Brieva J, Cooray P, Rowley M. Withholding and withdrawal of life-sustaining therapies in intensive care: an Australian experience. Crit Care Resusc. 2009;11(4):266-8.
73. Colville GA, Smith JG, Brierley J, Citron K, Nguru NM, Shaunak PD, et al. Coping with staff burnout and work-related posttraumatic stress in intensive care. Pediatr Crit Care Med 2017;18(7):e267-73.
74. Kearney MK, Weininger RB, Vachon MS, Harrison RL, Mount BM. Self-care of physicians caring for patients at the end of life: "being connected . . . a key to my survival". JAMA. 2009 Mar;301(11):1155-64.
75. Garros D, Austin W, Carnevale FA. Moral distress in pediatric intensive care. JAMA Pediatr. 2015;169(10):885-6.

Parte 4 – Cuidados em Condições Específicas

76. Rourke MT. Compassion fatigue in pediatric palliative care providers. Pediatr Clin North Am. 2007 Oct;54(5):631-44.
77. Bruce CR, Miller SM, Zimmerman JL. A qualitative study exploring moral distress in the ICU team: the importance of unit functionality and intrateam dynamics. Crit Care Med. 2015;43(4):823-31.
78. Austin W, Brintnel ES, Goble E, Kagan L, Kreitzer L, Larsen DJ, et al. Lying down in the ever falling snow: Canadian health professionals experience of compassion fatigue. Waterloo: Wilfrid Laurier University Press; 2013.
79. Adams RE, Boscarino JA, Figley CR. Compassion fatigue and psychological distress among social workers: a validation study. Am J Orthopsychiatry. 2006 Jan;76(1):103-8.
80. Lago K, Codo W. Fadiga por compaixão: evidências de validade fatorial e consistência interna do ProQol-BR. Estud Psicol. 2013;18(2):213-21.
81. Hamric AB, Borchers CT, Epstein EG. Development and testing of an Instrument to measure moral distress in healthcare professionals. AJOB Primary Research. 2012;3(2):1-9.
82. Larson CP, Dryden-Palmer KD, Gibbons C, Parshuram CS. Moral distress in PICU and neonatal ICU practitioners: a cross-sectional evaluation. Pediatr Crit Care Med. 2017;18(8):e318-26.
83. Rushton CH. Defining and addressing moral distress: tools for critical care nursing leaders. AACN Adv Crit Care. 2006 Apr-Jun;17(2):161-8.
84. Garros D. Moral distress in the everyday life of an intensivist. Front Pediatr. 2016 Aug 29;4:91
85. Meyer EC, Ritholz MD, Burns JP, Truog RD. Improving the quality of end-of-life care in the pediatric intensive care unit: parents' priorities and recommendations. Pediatr. 2006;117(3):649-57.
86. Cook D, Swinton M, Toledo F, Clarke F, Rose T, Hand-Breckenridge T, et al. Personalizing death in the intensive care unit: the 3 Wishes Project: a mixed-methods study. Ann Intern Med. 2015 Aug 18;163(4):271-9.
87. Centofanti J, Swinton M, Dionne J, Barefah A, Boyle A, Woods A, et al. Resident reflections on end-of-life education: a mixed-methods study of the 3 Wishes Project. BMJ Open. 2016;6(3).
88. Vanstone M, Toledo F, Clarke F, Boyle A, Giacomini M, Swinton M, et al. Narrative medicine and death in the ICU: word clouds as a visual legacy. BMJ Support Palliat Care. 2016 Nov 24.
89. Carter BS, Brown JB, Brown S, Meyer EC. Four wishes for Aubrey. J Perinatol. 2011;32:10.
90. Halal G. Percepção dos pais em relação à morte de seus filhos em unidade de terapia intensiva pediátrica. Porto Alegre. Dissertação [Mestrado em Saúde da Criança] - Pontifícia Universidade Católica do Rio Grande do Sul; 2010.

CAPÍTULO **32**

Manejo Domiciliar da Traqueostomia, Gastrostomia e Colostomia

- Erika Cristian Camargo de Souza
- Mirna Luciane Luiz

Com o advento da tecnologia e a melhora significativa dos cuidados intensivos em pediatria e neonatologia, tornou-se possível a sobrevida de muitas crianças portadoras de doenças crônicas pelas quais sua expectativa de vida, inicialmente, era muito reduzida. O cuidado paliativo em pediatria vem para dar suporte às crianças e às suas famílias diante de condições clínicas complexas que limitem ou ameacem a vida.[1]

Crianças dependentes de tecnologia são aquelas que necessitam de dispositivos para sua sobrevivência (traqueostomia, gastrostomia, vesicostomia, colostomia, suplementação de oxigênio, ventilação mecânica invasiva/não invasiva, entre outras, quando não associados), portadoras de doenças crônicas, às quais o tempo de doença pode ser prolongado, variável e imprevisível, pois estão em desenvolvimento, sendo difícil prever a resposta clínica à terapia usada, provocando maior fragilidade clínica, contudo, podem ter qualidade de vida e convívio familiar digno e feliz. Necessitam, na maioria das vezes, de acompanhamento multiprofissional, no domicílio ou em clínicas especializadas.[1]

Para isso acontecer com sucesso, são necessárias orientações frequentes, dadas por profissionais treinados, experientes, respeitando-se as dificuldades familiares para lidar com esta nova realidade.

Respeitar a crença, a cultura da família sem nunca tirar de foco a qualidade de vida da criança e dos seus cuidadores. Adaptar as suas realidades e as suas histórias ajudam muito no binômio médico-família.[2]

Assim sendo, neste capítulo abordaremos os cuidados com alguns destes dispositivos no âmbito domiciliar.

Traqueostomia

Procedimento realizado desde o tempo do antigo Egito, contudo tornou-se uma prática médica a partir do século XIX, principalmente secundário à difteria.[3,4]

As indicações de traqueostomia sofreram muitas modificações ao longo desses anos, sobretudo com advento de inúmeras vacinas.[3,4]

Parte 4 – Cuidados em Condições Específicas

Atualmente, as indicações de traqueostomia estão associadas à ventilação mecânica prolongada, à doença congênita ou não, que provoca obstrução da via aérea alta.[3,4]

O tipo de abordagem e o tipo de cânula a ser usada são avaliados pelo cirurgião. Considera-se a patologia de base, a indicação do procedimento, o tempo de permanência com o dispositivo e as necessidades clínicas da criança.

Neste capítulo, abordaremos o cuidado com essas necessidades.

Os cuidados da traqueostomia já devem ser iniciados em ambiente hospitalar, com a estabilização do quadro da criança e a orientação à família quanto à higiene, às trocas de cadarço, às aspirações e a todos os cuidados relacionados. Essas crianças somente deverão receber alta hospitalar para o domicílio após seus cuidadores diretos (mãe, pai e/ou avós) estarem confiantes, adaptados e seguros na realização destes cuidados.[2,5]

Após a alta hospitalar, essas crianças necessitam de acompanhamento pediátrico, enfermagem, fisioterápico e fonoaudiólogo, que dependendo da doença crônica será feito em âmbito domiciliar ou em clínicas especializadas.

A prestação dos cuidados no domicílio com a traqueostomia deve ser periodicamente observada e acompanhada por um profissional treinado e capacitado para reorientar em casos de dúvidas e de angústias que surgirão no decorrer, a estas famílias.

A frequência de troca de cânulas de traqueostomia de silicone preconizada na maioria dos serviços é a cada 3 ou 4 meses, contudo, dependendo das condições de higiene, da moradia e das condições socioeconômicas, esta troca deverá ser mais frequente devido ao risco de infecções e/ou da possibilidade de obstrução por formação de rolhas e rachaduras. Algumas marcas orientam trocas mensais.

As cânulas metálicas, como têm intermediários que são higienizados diariamente, podem ficar por um tempo mais prolongado, até 6 meses ou mais. Entretanto, sempre se deve ter atenção pois, como são metálicas, podem oxidar em razão do contato com secreções, fato visto na prática diária no cuidado domiciliar. Se isso acontecer essa troca também deverá ser mais precoce devido ao risco de sangramento local ou outras complicações.

Geralmente, essas crianças apresentam internações prolongadas antes da sua primeira ida ao domicílio; sendo assim, sempre solicitamos, na medida do possível, que a primeira troca de cânula de traqueostomia, seja realizado nessa internação em ambiente hospitalar. Caso isso não seja possível, programar a primeira troca em retorno ambulatorial, pois essas crianças podem apresentar sangramentos devido a granulomas ou necrose do óstio, além de outras intercorrências que não poderão ser solucionadas no domicílio.

Em crianças com hipertonias importantes, opstótono ou crises de broncoespasmo à manipulação da cânula, recomenda-se a troca em ambiente hospitalar cuja complexidade dificulta a sua troca; nos demais casos, poderá ser realizada no domicílio. Para facilitar o procedimento, recomendamos a realização de fisioterapia respiratória prévia (menos secretivo).

Nas crianças, o cuidado com a pele do pescoço é muito importante e devemos atuar preventivamente para a não formação de lesões nessa região. Assim sendo, essas cânulas deverão ser fixadas com cadarço de algodão, ou com gravatas de velcro ou adesivos, dependendo do que a família e a criança estiverem mais adaptados e das condições socioeconômicas.[5]

A tensão correta para a fixação da cânula deverá ser feita colocando um dedo entre a gravata e a parte posterior do pescoço, sem forçar, com o pescoço flexionado.[5]

As crianças, anatomicamente, têm pescoço mais curto e a pele mais delicada, com maior risco para lesões, tanto formação de granuloma periostomia como lesões de pele em virtude de fixações inadequadas, de pressão da cânula na pele, de formação de dermatite por excesso de umidade, aumentando os riscos de sangramento e infecção secundárias.[5]

360

Manejo Domiciliar da Traqueostomia, Gastrostomia e Colostomia

Os granulomas, dependendo do tamanho, deverão ser abordados cirurgicamente; nos menores, a periostomia está indicada e podemos usar cloreto de sódio 20% como curativo primário, de duas a três vezes/dia, por ser de baixo custo e fácil aplicação para o cuidador, além de ser muito eficaz. Também podemos usar pó protetor de pele, higienizando previamente o local com soro fisiológico 0,9% e, após o local higienizado e seco, aplicar uma fina camada do material, sendo orientada a troca duas vezes/dia, conforme umidade local, com atenção para remoção do excesso para uma nova aplicação, uma vez que o pó deixa sempre uma película de proteção.[6]

As lesões de pele por pressão causada pela cânula de traqueostomia deverão ser tratadas conforme a categoria destas lesões:[6]

- **Lesões categoria I:** eritema não branqueável em pele intacta.
- **Lesões categoria II:** perda parcial da espessura da pele.
- **Lesões categoria III:** perda total da espessura da pele, tecido subcutâneo visível.
- **Lesões categoria IV:** perda total da espessura dos tecidos, músculos e ossos visíveis.
- **Lesões de categoria não estadiável:** perda total da espessura da pele ou tecido – profundidade indeterminada.

Nas crianças, utilizamos com maior frequência hidrocoloides, como prevenção e tratamento em lesões de média a pouca quantidade de exsudato.

Procedimentos que estão em acordo com a literatura científica[6]

A aspiração é um procedimento vital na criança com traqueostomia cujas técnicas foram desenvolvidas para manter a via aérea pérvia. Técnica estéril é orientada em ambiente hospitalar, devido ao grande risco de infecção. No domicilio, orientamos a técnica limpa.

Técnica limpa: previamente ao início do procedimento, o cuidador deve lavar bem as mãos com água e sabão, a colocação de luvas de procedimento para proteção do cuidador e uso de cateter limpo, estéril ou não. Após o término da aspiração, o cateter deverá ser lavado com água fervida e filtrada até que não haja secreções em seu lume. A parte externa do cateter deverá ser limpa com gaze umedecida com água fervida e filtrada. Após higienizar o dispositivo com álcool 70% (nunca no lume do cateter) e armazená-lo num recipiente também higienizado diariamente com água fervente e álcool (nessa ordem), que deve ficar necessariamente tampado e mantido em lugar fresco e seco.

Frequência de aspiração deverá estar de acordo com as necessidades de cada paciente. Manter atenção às características individuais, incluindo idade, capacidade de tosse efetiva, nível neurológico, força muscular, viscosidade, quantidade e características de muco e características, além da maturidade do estoma ou de lesões locais.

Normalmente, as secreções traqueais matinais são mais espessas, pois, durante a noite, ocorre uma desidratação da traqueia consequente à respiração. Desse modo, além de mais espessas e, algumas vezes, também estarão mais amareladas se a umidade do ar estiver muito baixa. Nesses casos, orientamos umidificar o ambiente com panos molhados e, se possível, até mesmo uso de umidificadores de ambiente. Mas, mais importante, deverá ser a realização de inalação com soro fisiológico 0,9% ao acordar e uma aspiração mais criteriosa. Atenção à hidratação sistêmica para colaborar com a fluidificação da secreção, pois paciente adequadamente hidratado apresenta secreção traqueal mais fluida. Contudo, a inalação tem importância na umidificação da secreção mais superficial, a qual desidrata com maior facilidade pela falta de hidratação, de filtração e de umidificação realizadas pela cavidade nasal.

Em locais de moradia onde não há pavimentação e/ou existem frequentes realizações de queimadas, orientamos até mesmo realizar inalações com soro fisiológico 0,9% durante o evento ou

Parte 4 – Cuidados em Condições Específicas

usar tecidos finos levemente umedecidos sobre a traqueostomia, sem sua oclusão, somente como proteção de partículas maiores do produto desta queimada, ou poeira. Na medida do possível, recomendamos retirada de cortinas, tapetes, bichos de pelúcia, ou outros objetos que potencialmente acumulem poeira e outras sujidades.

Tamanho do cateter de aspiração: conforme a literatura científica, recomendamos que o cateter de aspiração traqueal tenha a metade do diâmetro do tubo de traqueostomia para evitar atelectasias, uma vez que há fluxo de ar ao redor do cateter. Também é importante observar que o cateter deve ser eficiente na remoção adequada da secreção e/ou devemos detectar tubos parcialmente obstruídos. Assim, reforçamos a necessidade de hidratação sistêmica e da cânula através da inalação para manter a secreção fluida e mais fácil de aspirar, pois secreções espessas, além de facilitar a formação de rolhas, podem levar a sangramentos por aspirações mais prolongadas e de difícil remoção.

Em pacientes com uso de oxigênio suplementar, orientamos umidificar com até 3L/minuto, apesar de o distribuidor descrever que essa quantidade talvez não seja necessária. Contudo, verificamos por meio de relatos dos cuidadores maior conforto com a umidificação e esta também colabora na umidificação traqueal e da secreção, minimizando a atuação de fatores ambientais.

A válvula fonatória é um dispositivo de plástico utilizado em pacientes traqueostomizados, com potencial para se comunicar, acordados, conscientes, clinicamente estáveis, com vias aéreas superiores pérvias e com condições para tolerar a completa desinsuflação do *cuff* (quando presente e/ou insuflado, pois as maiorias das crianças usa cânula sem *cuff* ou desinsuflado); favorecendo o desenvolvimento da fala e da linguagem oral em crianças. Seu principal objetivo é a restauração da fisiologia da deglutição. De acordo com os autores Vidigal e Gonçalves, a indicação da válvula fonatória deverá ser realizada multiprofissionalmente, pois o reflexo de deglutição deverá estar presente e adequado, beneficiando os pacientes portadores de malformações de laringe e de traqueia congênitas ou adquiridas, doenças respiratórias, traumáticas ou degenerativas.[7] Seu uso não é recomendado em casos de laringectomias totais, paralisia bilateral de pregas vocais, estenoses laríngeas e traqueais graves, para pacientes em estado clínico grave e casos de nível cognitivo rebaixado. Ainda segundo os autores, as válvulas fonatórias mais conhecidas são as Passy-Miur e a Shyle que podem ser adaptadas facilmente à cânula de traqueostomia.[7] Atualmente, no mercado existem cinco modelos de válvula de fala com características semelhantes, porém com formato e cores diferentes. No interior, trazem uma membrana de silicone com a função de promover um mecanismo unidirecional de fluxo de ar durante a inspiração e vedar qualquer passagem de ar, quando não ocorre a inspiração. Essa membrana se abre na inspiração, permanecendo aberta enquanto essa etapa perdurar; ao seu término, ocorre o fechamento automático da membrana, impedindo o escape de ar pela válvula.[7-9]

Todos os cinco modelos de válvulas de fala são importados. Silveira e cols. desenvolveram um estudo sobre com uma válvula de fala nacional.[8]

Em virtude desse mecanismo, a válvula fonatória conectada à cânula reduz a quantidade de secreção traqueal, consequentemente reduzindo as aspirações traqueais, permitindo a limpeza das vias aéreas por meio do reflexo de tosse, promovendo, assim, um manejo eficaz das secreções pulmonares. O uso da válvula de fala é gradativo em períodos matutino e vespertino, não é recomendada a utilização da válvula durante o sono. O fonoaudiólogo é o responsável por trabalhar um novo padrão de deglutição, respiração e fonação devendo inicialmente estar presente durante esta nova fase, até a adaptação completa do paciente.[7-9]

Manejo Domiciliar da Traqueostomia, Gastrostomia e Colostomia

O médico é responsável por avaliar o estado clínico e autorizar o uso da válvula. Entretanto, esse trabalho terá de ser realizado multiprofissionalmente, com médico, fisioterapeuta e fonoaudiólogo. Quando instituído o uso da válvula de fala, deve-se ter atenção aos sinais de desconforto respiratório, ao uso de musculatura acessória, manter monitorizado com oxímetro de pulso e até mesmo, em alguns casos, o monitoramento da pressão traqueal e/ou ventilometro.[7-9]

O uso de válvulas de fala deve ser criterioso. Alguns critérios importantes devem ser seguidos: o tamanho do tubo não deve exceder dois terços do lúmen traqueal; estabilidade clínica; habilidade em manter o balonete desinsuflado (quando presente e/ou insuflado) sem aspiração; alguma habilidade para vocalizar com a traqueostomia ocluída; patência da via aérea acima da traqueostomia; e as secreções não devem ser espessas.[7-9]

Cuidados rígidos com o dispositivo evitam o aumento do trabalho respiratório, diminuindo os riscos de barotrauma.

Ostomias no trato gastrintestinal

Gastrostomia

Procedimento cirúrgico com a finalidade de ser uma via alternativa de alimentação quando a criança torna-se impossibilitada de se alimentar por via oral (VO) ou para drenagem de conteúdo gástrico em alguns casos.[10]

Em 1837, Egeberg idealizou essa técnica na Noruega, realizada pela primeira vez em 1849 por um cirurgião francês. Inicialmente, a técnica de gastrostomia não apresentava bons resultados, com um baixo índice de sobrevida dos pacientes. Em 1979, Ponsky e Gauderer realizaram a primeira gastrostomia endoscópica percutânea (GEP) em Cleveland, Ohio.[11]

Quanto à escolha da melhor técnica de abordagem cirúrgica para a realização da gastrostomia, ela ficará a cargo da avaliação da equipe de cirurgia pediátrica do serviço, levando em conta o estado clínico da criança e principalmente sua patologia de base. Fazemos essa ressalva, pois pacientes portadores de distúrbios neurológicos e/ou antecedentes de prematuridade têm maior incidência de doença do refluxo gastroesofágico nesses casos de etiologia não definida, mas que, na grande maioria das vezes, se beneficiam com a realização da fundoplicatura, pois não respondem adequadamente ao tratamento clínico.[12]

A gastrostomia é uma via de alimentação alternativa, que diminui o risco de o paciente aspirar a dieta e, consequentemente, diminui o risco de uma pneumonia aspirativa, consequente ao fato de o esfíncter gastresofágico permanecer intacto, o que não acontece com uma sonda nasoentérica.

Com menores riscos de aspiração, de infecções secundárias, lesões cutâneas nasais e maior facilidade de manipulação.

Gastrostomia ainda é um procedimento de difícil aceitação pelos familiares e também por algumas equipes médicas, contudo existem trabalhos que demonstram a recuperação nutricional, a redução de infecções associadas ao cateter nasoenteral, redução das microaspirações pulmonares. Eles abordam também o comportamento dos pais e das crianças após o procedimento, em que se evidencia o ganho de peso dessas crianças, ganho de massa magra e, consequentemente, melhor resposta nas atividades de fisioterapia motora, maior facilidade de manipulação por parte dos cuidadores, além de proporcionar outras atividades para esses pacientes, o que melhora significativamente a qualidade de vida.[13-19]

Parte 4 – Cuidados em Condições Específicas

Esse tipo de procedimento ainda exige um trabalho longo de esclarecimento e de confiança, procurando o bem-estar para a criança, facilitando o trabalho de reabilitação em caso de disfagia, ou a garantia de ganho de peso para a realização de um procedimento cirúrgico de grande porte, como uma cirurgia cardíaca.

Os cuidados com a gastrostomia primordial contemplam a higiene do óstio, que deve ser feita diariamente e/ou quando apresentar qualquer sujidade, com água e sabão neutros, mantendo-se a ostomia seca.

Outro cuidado importante com a gastrostomia é quanto ao tipo de sonda utilizada e ao volume colocado no balonete da sonda, nos casos de dispositivos convencionais (p. ex.: sonda Folley), a literatura orienta insuflar o balonete com água na quantidade orientada para cada tipo de sonda. Contudo, o que verificamos na prática diária é que, em lactentes jovens, o volume gástrico é menor e, dependendo da patologia de base, pode ocorrer uma lentidão no esvaziamento gástrico. Crianças maiores, além desses fatores, podem ter associada desnutrição proteico calórica, levando a uma musculatura abdominal reduzida e a maior número de intercorrências, o que facilitaria o extravasamento de dieta pelo óstio, causando lesões cutâneas graves e até infecções secundárias.

A dieta pela gastrostomia deverá ser sempre infundida em decúbito elevado, mínimo 30 graus, em posição neutra rotineiramente. Decúbito lateral direito pode ser usado para melhorar o esvaziamento gástrico. Não se alimenta em decúbito horizontal e/ou em aclive, mesmo quando realizada a fundoplicatura. A dieta deverá ser infundida em média de 40 a 50 minutos.

Os dispositivos convencionais conhecidos são:
- Cateter de Pezzer (material: látex);
- Cateter Folley (material: silicone e látex);
- Cateter radiológico;
- Cateter endoscópico (dispositivo de retenção interno e externo).

Ressaltamos que o cateter Folley de silicone para crianças é mais biocompatível, causando menos reações cutâneas ao redor do óstio; outro fator importante é que como o pH de estômago é mais baixo, este balonete poderá se romper com maior facilidade, facilitando a sua saída acidental.[10]

Quanto à troca destes dispositivos, ela pode ser feita no domicilio, com técnica limpa. Segundo a literatura, não há uma rotina pré-determinada para sua troca, deverá seguir a especificação da durabilidade do cateter de acordo com o seu fabricante, contudo na realidade domiciliar a média de durabilidade é de 3 meses, pois, após esse período, ocorrem obstruções, rompimento do balonete e formações de granuloma, principalmente se o cateter for de látex.

Para esses tipos de dispositivos, orientamos também a realização de um dispositivo de contenção, tipo de uma trava, colocado transversalmente à sonda para evitar que ela deslize pelo óstio, gerando uma suboclusão intestinal devido ao peristaltismo do intestino, que levará à migração da sonda que, ficando mal locada, poderá ocasionar distensão abdominal, desconforto respiratório e/ou vômito (quando não submetido à fundoplicatura). A confecção deste dispositivo pode ser visualizada nas **Figuras 32.1** a **32.6**, que se seguem:

Manejo Domiciliar da Traqueostomia, Gastrostomia e Colostomia

CAPÍTULO 32

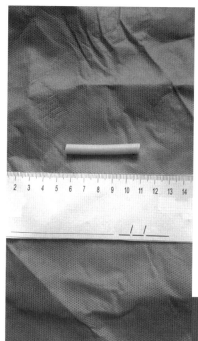

Figura 32.1.
Tamanho do látex para usar como "trava".

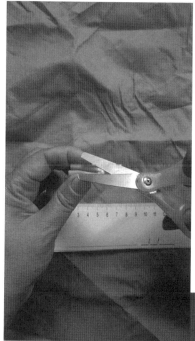

Figura 32.2.
Cortando o látex para introduzir a sonda.

Parte 4 – Cuidados em Condições Específicas

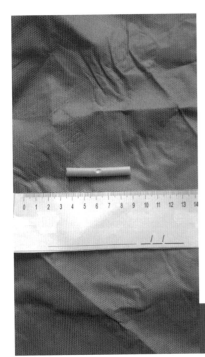

Figura 32.3.
Látex cortado.

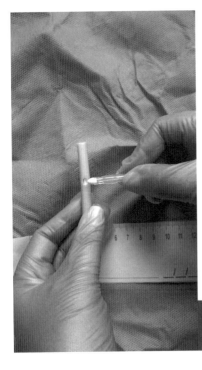

Figura 32.4.
Passando a sonda pelo orifício.

Manejo Domiciliar da Traqueostomia, Gastrostomia e Colostomia

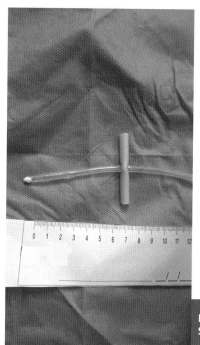

Figura 32.5.
Sonda da gastrostomia com a "trava".

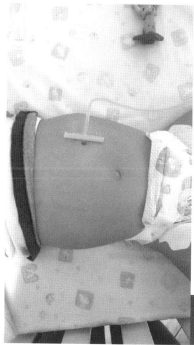

Figura 32.6.
Sonda com trava posiciona no paciente.

Os dispositivos de baixo perfil mais conhecidos são:

- Botão Bard®;
- Dispositivo Mickey® e Nutriport™;
- Dispositivo Entristar™;
- Dispositivo Medicina Button®.

A colocação desse dispositivo pode ser realizada ambulatorialmente e/ou no domicílio, com a realização de um período de jejum, que para as crianças poderá ser menor que 4 horas, dependendo da sua patologia de base. Quanto à administração da dieta, esta poderá ser feita após uma hora da realização do procedimento.[10]

Quanto às complicações mais frequentes com a gastrostomia temos: a dermatite de contato, que pode ser causada pelo produto usado para higiene do óstio; a reação atópica ao material do dispositivo, mais comum no látex; vazamento de conteúdo gástrico pelo óstio. Quanto ao cateter, pode ocorrer obstrução devido ao uso de medicamentos não adequadamente macerados e diluídos para administração pelo dispositivo, rompimento do balonete (orienta-se água destilada para insuflar o balão e não soro fisiológico devido à formação de cristais de sódio, os quais facilitariam o seu rompimento). Quanto à formação de fístulas ou alargamento do óstio, precisamos ter um cuidado extra, pois geralmente está associada a pacientes desnutridos, com redução de musculatura abdominal. Algumas medidas podem sem tomadas, como troca do tamanho do dispositivo, reavaliação do balonete, uso de dieta em infusão mais lenta; contudo, em pediatria, cada caso deverá ser acompanhado e discutido particularmente, visando a patologia de base e o bem-estar da criança.[10]

Na reação local por contato cutâneo de secreção gástrica, devemos inicialmente realizar higiene local retirando toda a sujidade, evitando esfregar com força excessiva o local no momento da higienização. Após a área limpa e seca, podemos utilizar protetor cutâneo em pó para pele exsudativa, ou creme de barreira isoladamente e, em alguns casos, associados. Indica-se o uso de compressas ou absorventes próprios com o intuito de diminuir a umidade, mas atenção ao aparecimento de sujidades para realizar sua troca.

Trato Intestinal

As ostomias são procedimentos descritos desde 350 a.C., quando Proxógoras de Kos, realizava com instrumentos incandescentes, fístulas que não ocasionariam grandes distúrbios metabólicos nos casos de hérnias encarceradas, atresia anorretal e ileal ou traumatismos intestinais. Em 1710, Lithrë sistematizou a realização da colostomia; em 1763, Dupret realizou a primeira colostomia inguinal esquerda e, em 1893, Amussat fez a primeira colostomia lombar extraperitoneal, que tinha grandes chances de colapsar.[20]

Em 1888, Carel Maydl desenvolveu a forma moderna de colostomia lateral, prolapsando uma alça intestinal sobre cilindro. Nos países anglo-saxões, o método de Allinghan, em 1887, foi considerado a primeira colostomia lateral. Houve uma grande evolução nos procedimentos de ostomias intestinais, até que, em 1952, por meio dos trabalhos de Bryan Brooke, desenvolveu-se a técnica de inversão e maturação atualmente utilizada.[20]

Nas crianças, impreterivelmente, temos de nos ater ao binômio mãe-filho e também atentar para a faixa etária da criança, sua compreensão sobre o procedimento a ser realizado, quais as necessidades bioafetivas envolvidas. Nesses casos, as crianças deverão ser atendidas por pediatras, cirurgiões infantis, nutricionistas, enfermeiros, psicólogos e pedagogos (quando disponíveis) especializados no treinamento e acompanhamento destas ostomias.

Manejo Domiciliar da Traqueostomia, Gastrostomia e Colostomia

O desenvolvimento biopsíquico desses pacientes deve ser prioritário para que seu convívio familiar seja o mais natural e seguro possível, transmitindo confiança para a família e para a criança neste manejo, melhorando a dinâmica familiar, a relação mãe e filho, alcançando o bem--estar biopsicossocial, minimizando, assim, os traumas causados pelo distanciamento por internações prolongadas, de seu convívio social, doméstico e/ou escolar.

Ileostomia: usada mais frequentemente em crianças menores e recém-nascidos com enterolocolite necrosante; íleo e peritonites meconiais; atresias intestinais e doença de Hirschprung com envolvimento total dos cólons, como uma derivação temporária do conteúdo intestinal. A coloprotectomia é usada como derivação definitiva em casos de retocolite ulcerativa; polipose familiar disseminada ou na doença de Chron, mais frequente em crianças maiores; nestes casos, a ileostomia pode ser concomitante, evitando a perda intestinal involuntária.

A ileostomia pode também ser realizada em duas bocas quando tem a finalidade de ser descompressiva e protetora quando feita em bocas separadas para impedir a passagem do conteúdo intestinal para a alça distal.

As complicações da ileostomia podem ser mecânicas: desabamento do estoma; prolapso; irritação cutânea; a fusão de bocas com consequente quadro de obstrução intestinal e também podem ser metabólicas como diarreia, deficiência de sódio, potássio, magnésio, vitamina B12, distúrbios hidreletrolíticos e distúrbios do metabolismo de cálcio levando à litíase biliar e renal.

Quanto às ileostomias, o cuidado deverá ser redobrado em razão das características das fezes nesta altura do trato gastrintestinal: as fezes são líquidas; de coloração castanha esverdeada; de consistência e volume variáveis; e com eliminação contínua. Os gases são incontroláveis e com odor tênue. Em virtude da presença de grande quantidade de enzimas resultantes da digestão, o contato do conteúdo da ileostomia, das fezes, com a pele causa irritações e até lesões cutâneas graves.

Sendo assim, é fundamental o cuidado com a higiene que deverá ser diária, o diâmetro do recorte do dispositivo deverá ficar justo ao estoma para que não ocorra o contato das fezes com a pele.

A atuação do enfermeiro, estomaterapeuta ou não, é de fundamental importância para a melhor seleção do dispositivo, protetor cutâneo ou barreira de pele e dos produtos adjuvantes a serem utilizados. A boa assistência de enfermagem, unida ao avanço tecnológico dos dispositivos apresentados no mercado vem agregar qualidade de vida para a pessoa com ostomia.

Os dispositivos usados são de material plástico antiodor, não tóxico, hipoalergênico, transparente ou opaca. O adesivo também deverá ser hipoalergênico com alta capacidade de adesividade, mantendo-se aderente à pele por pelo menos 24 horas. Quanto às barreiras protetoras, elas são de resina mista ou sintética, do tipo placa, pasta ou pó e têm a função de impedir que os adesivos das bolsas ou mesmo as fezes irritem a pele, provocando ferimentos, ardor e pruridos locais. As pastas têm a função de preenchimento das pregas e irregularidades cutâneas, criando barreiras ao redor das feridas, como também de selar as fístulas entre a base do estoma e o orifício da placa protetora. O pó tem a função de proteger os tecidos expostos ao efluente, na pele escoriada, para absorver a secreção antes de aplicar outros protetores. Quanto às placas, as mais comuns são quadradas de tamanhos diferentes e anéis tipos arandelas. Atualmente, no mercado, existem placas moldáveis de maior facilidade de manipulação para os cuidadores e até mesmo pacientes com déficit visual, motor, e no caso de crianças menores, maior facilidade de adequar ao tamanho do estoma. Cada produto apresenta diferentes graus de aderência, flexibilidade e duração para reter a luminosidade e o calor.

Parte 4 – Cuidados em Condições Específicas

Nas ileostomias, já que as fezes são mais líquidas e de eliminação contínua, orienta-se o uso de bolsas drenáveis, as quais são abertas na parte inferior, facilitando a higienização sem ter de retirá-las. Em média, a troca poderá ser realizada a cada 3 a 6 dias.

Colostomias

Procedimento comum nas cirurgias do trato digestivo. Os estomas intestinais são feitos em alças com mobilidade e comprimento adequados, que facilitem sua exteriorização através da parede abdominal. Dessa maneira, os segmentos mais apropriados são o cólon transverso e o sigmoide.[21]

As colostomias podem ser classificadas em três tipos, de acordo com a parte do intestino grosso exteriorizada:
- Colostomia ascendente: realizada com a parte ascendente do cólon (lado direito do intestino grosso) e as fezes líquidas;
- Colostomia transversa: localizada na parte transversa do cólon (porção entre o cólon ascendente e o descendente), as fezes semilíquidas;
- Colostomia descendente: realizada com a parte descendente do cólon;
- Colostomia sigmoide em que as fezes são firmes e sólidas.

Indica-se colostomia quando há obstruções transitórias ou permanentes do cólon terminal ocasionadas por imperfuração anal, neoplasias, processos inflamatórios, amputação do reto, fístulas retovaginais, perfurações cólicas, lesões extensas ao redor do ânus ou como paliativo nos casos de neoplasia obstrutiva inoperável. Dessa forma, os estomas intestinais podem ser temporários (transitórios) ou definitivos (permanentes).[21]

Quanto aos cuidados com a colostomia, ressaltamos principalmente para as crianças maiores: evitar carregar peso (maior pressão intra-abdominal); exercícios ou atividades que exijam grande esforço; uso de roupas que possam comprimir o estoma; alimentos ou bebidas que produzam muitos gases; mastigar bem os alimentos; manter a pele em volta do estoma sempre limpa usando água e sabão neutro; não esfregar com força e não usar esponjas ásperas. Cuidar para que insetos, em especial as moscas, não pousem na colostomia ou na pele ao redor.

Quanto à escolha dos dispositivos para a colostomia como bolsa, placa e demais adjuvantes existentes ficam a cargo do enfermeiro estomoterapeuta ou de profissional capacitado para este procedimento. Deverá ser realizada ainda no pré-operatório quando possível, no ambulatório ou em ambiente hospitalar, juntamente com a família e com o paciente, quando este tiver mais idade, a fim de participar do processo, fato este que colabora muito com os cuidados posteriores no domicílio.

Os dispositivos estão divididos em três grupos: protetor cutâneo, bolsas, bases adesivas, entre outros inúmeros adjuvantes disponíveis no mercado atual. Essas tecnologias vêm a cada dia somando à vida do ostomizado, proporcionando melhor cuidado com o estoma, refletindo na qualidade de vida da pessoa ostomizada, em que a segurança, a proteção, o conforto, a praticidade e a economia (adesão por mais tempo à pele periostomal do paciente) são fatores primordiais no convívio familiar.

Assim sendo, a bolsa coletora, o protetor cutâneo e os produtos adjuvantes constituem um conjunto para atender as necessidades deste paciente, coletando o efluente eliminado pelo estoma.

A seleção do dispositivo vem em paralelo à necessidade individual de cada pessoa, das características de cada estoma incluindo variáveis como contorno abdominal, a preferência quanto ao tipo de sistema coletor, a atividade física que realiza, as características do estoma, a consistência do efluente, o nível de protrusão e as limitações motoras dos pacientes. Res-

370

Manejo Domiciliar da Traqueostomia, Gastrostomia e Colostomia

saltamos que a idade do paciente em questão, a orientação e compreensão adequada dos cuidadores quanto ao manejo desses dispositivos também são de primordial importância para o acompanhamento ambulatorial ou domiciliar dos pacientes. Dessa forma, conforme o seu crescimento físico e o desenvolvimento neuropsicomotor, os pacientes necessitarão de avaliações seriadas para reavaliar seus dispositivos, como também a inclusão do paciente neste processo para facilitar sua adesão ao tratamento. Um fator importante a ser mencionado diz respeito aos recursos sociopolíticos, o acesso desses pacientes a tais dispositivos, pois a prescrição do equipamento adequado exerce grande influência no processo de autocuidado e reabilitação, uma vez que a faixa etária de nossos pacientes é muito ampla desde dias de vida até os 18 anos. Assim, esses pacientes precisam de um olhar mais abrangente, pois o fator emocional e da autoimagem, o convívio social, o escolar e o familiar são muito significativos, principalmente para os adolescentes que, em alguns casos, necessitarão de acompanhamento psicológico. Atenção também para as famílias, principalmente para as mães, na aceitação e compreensão da patologia.

As complicações dos estomas intestinais são classificadas em precoces ou imediatos e tardios.

Complicações precoces: sangramento, isquemia, necrose, edema, retração, descolamento mucocutâneo do estoma e sepse periostomal.

Complicações tardias: retração, estenose e prolapso do estoma, hérnia paraestomal e disfunção do estoma. Entre as complicações tardias, destacamos as dermatites (irritativa, alérgica, traumática), lesões pseudoverrucosa (hiperplasia), folicilite, infecção por Candida (candidíase), varizes periostomais (*Caput medusae*).

No domicílio, temos a função de reorientar os cuidados, a higiene, ver a realização dos procedimentos pelo cuidador, esclarecer as dúvidas que surgirão com o tempo, como algumas intercorrências, em que esses pacientes apresentem outras comorbidades as quais os deixam acamados ou com limitações significativas. As visitas serão sempre adequadas conforme a patologia e a necessidade vista pela equipe para o acompanhamento do paciente. A maioria dos pacientes colostomizados tem uma vida ativa e não necessitará de acompanhamento domiciliar. Portanto, esses acompanhamentos deverão ser feitos ambulatorialmente pelo serviço onde foi realizado o procedimento ou em polos de referência para paciente ostomizados (os quais também realizam visitas domiciliares quando necessário), com agendamentos realizados conforme a necessidade de cada paciente.

Estomas Urinários

Ureterostomia cutânea: óstio de drenagem de urina pelos ureteres para a pele, na criança é realizada a ureterostomia terminal, principalmente em dolicomegaureter, visando um reimplante ureterovesical futuramente.[15]

Estomas na bexiga: derivação vesical supra púbica, consiste de um procedimento cirúrgico em que se cria um trajeto alternativo da urina presente na bexiga, dependendo ou não do uso de cateteres. A cistostomia consiste num tipo de derivação vesical em que se coloca um cateter no interior da bexiga. Esse procedimento poderá ser realizado a céu aberto sob visão direta com exposição da parede anterior da bexiga. As indicações são obstrução do cólon vesical, estenose de uretra, trauma vesical e/ou uretral, pós-ureteroplastia e pós-cistoplastia. Os cateteres utilizados deverão ser de pequeno calibre. O procedimento está contraindicado para pacientes com suspeita de neoplasias, também não é recomendável para pacientes com importante redução da capacidade vesical. As complicações mais comuns são infecção na ferida operatória, extravasamentos de urina no tecido perivesical e/ou no subcutâneo, perda de urina ao redor do cateter,

Parte 4 – Cuidados em Condições Específicas

obstrução do cateter e/ou deslocamento do mesmo, infecção urinária, incrustações calcárias ao redor do cateter. A cistostomia por punção suprapúbica é a colocação de cateter na bexiga através de punção.[22,23]

Pode ser realizado com anestesia local, no leito do paciente e as indicações são as mesmas da realizada a céu aberto. Entretanto, em crianças, quando necessário, este procedimento se restringe, na maioria das vezes, a ambientes hospitalares.

Vesicostomia consiste na exteriorização da própria parede vesical, técnica frequentemente utilizada para lactentes e crianças em virtude de sua eficácia, não requerer uso de cateteres e é facilmente reversível. As indicações são trato urinário dilatado por obstrução congênita, anatômica e funcional, bexiga neurogênica, com dilatação do trato urinário alto, refluxo vesico ureteral grave, síndrome de Prune-Belly.[16] Quanto às complicações, as mais frequentes são dermatite periostomal, estenose ostomal e formação de cálculo. A orientação dos cuidados com este tipo de estoma deve ser iniciada aos pais ainda em ambiente hospitalar. A ingestão hídrica é de fundamental importância para evitar infecções, cálculos e estenoses, recomentamos aumentar a oferta hídrica em média 30% acima do basal.

Quanto aos outros cuidados periostomal, devem ser os mesmos realizados para as outras ostomias, os materiais e as técnicas de manejo são as mesmas já orientadas.

No domicílio, também devemos nos ater às causas que levaram à realização deste procedimento, principalmente nos pacientes neuropatas portadores de bexiga neurogênica, na maioria acamados e alguns ainda dependentes de suporte ventilatório (oxigênio suplementar e/ou ventilação mecânica invasiva), sobretudo quanto ao aporte hídrico, a troca destas bolsas, a presença de infecções e a presença de colonização bacteriana por internações hospitalares pregressas por tempo prolongado.

Crianças portadoras de doenças crônicas e dependentes de tecnologia com potencial para cuidados paliativos no decorrer de suas vidas são uma realidade. As famílias cada vez mais informadas e envolvidas no atendimento e acompanhamento dos pacientes são uma necessidade, o que as torna responsáveis pela melhora no binômio família-equipe de saúde.

Assim sendo, a orientação familiar, explicação detalhada da patologia, sua evolução clínica gradativa respeitando a família quanto a ela estar apta a esse tipo de informação e a criação de vínculo com a equipe fazem do atendimento domiciliar uma realidade, em que a expectativa de vida dessas crianças aumenta significativamente, mas com diferencial importante em qualidade.

Referências bibliográficas

1. Oliveira RA (coord.). Cuidado paliativo. São Paulo: Conselho Regional de Medicina do Estado de São Paulo; 2008.p.120-26.
2. Okido ACC, Zago MM, Lima RAG. O cuidado do filho dependente de tecnologia e suas relações com os sistemas de cuidados em saúde. Rev Latino-Am Enfermagem 2015 mar-abr;23(2):291-8.
3. Trachsel D, Hammer J. Indications for tracheostomy in children. Paediatric Respir Rev. 2006 Sep;7(3):162-8.
4. Graf JM, Montagnino BA, Hueckel R, McPherson ML. Pediatric tracheostomies: a recent experience from one academic center. Pediatr Crit Care Med. 2008 Jan;9(1):96-100.
5. Bressler K, Coladipietro L, Holinger LD. Protection of the cervical skin in the pediatric patient with a recent tracheostomy. Otolaryngol Head Neck Surg 1997 Mar;116(3):414-5.
6. Malagutti W, Kakihara CT (Organizadores). Curativos, estomas e dermatologia: uma abordagem multiprofissional. São Paulo: Martinari; 2011.
7. Vidigal LN, Goncalves MIR. Pacientes traqueostomizados e dependentes de ventilador. In: Furkim AM, Santini C (org.). Disfagia orofaríngeas. São Paulo: Pró-Fono; 2008.p.109-120.
8. Silveira ARO, Soki MN, Chone CT, Ng RTY, Carvalho EGB, Crespo NA. Válvula fonatória brasileira para traqueotomia: padronização de pressão de diafragma. Rev.Bras.Otorrinolaringol. 2009;75(1):107-110.

Manejo Domiciliar da Traqueostomia, Gastrostomia e Colostomia

9. Silva, V S. Traqueostomia em crianças: indicações, cuidados e acompanhamento: revisão de literatura e proposta de protocolo. Brasília. Monografia [Especialização] – Hospital Regional de Asa Sul HRAS; 2006.

10. Forest-lalande L. Gastrostomias para nutrição enteral. Campinas: Lince; 2011.

11. Brunner LS, Suddhart DS. Tratamento de pacientes com distúrbios intestinais e retais. In: Brunner LS. Tratado de enfermagem médico-cirúrgica. 12 ed. Rio de Janeiro: Guanabara Koogan; 2011.p.1105-17.

12. Silva SV, Schmidt AFS, Mezzacappa MA, Marba ST, Bustorff-Silva JM, Sbragia L. Recém-nascidos com lesão cerebral que não deglutem: manejo cirúrgico. Arquivos de Neuropsiquiatria. 2008;66(3-B):641-45.

13. André E, Hodgkinson I, Bérard C, des Portes V. Quality of life of very disabled children: a questionnaire about the role of health status and tube feeding. Arch Pediatr. 2007 Sep;14(9):1076-83.

14. Craig GM, Scambler G, Spitz L. Why parents of children with neurodevelopmental disabilities requiring gastrostomy feeding need more support. Dev Med Child Neurol. 2003 Mar;45(3):183-8.

15. Craig GM, Carr LJ, Cass H, Hastings RP, Lawson M, Reilly S. et al. Medical, surgical, and health outcomes of gastrostomy feeding. Dev Med Child Neurol. 2006 May;48(5):353-60.

16. Sullivan PB, Juszczak E, Bachlet AM, Thomas AG, Lambert B, Vernon-Roberts A,. et al. Impact of gastrostomy tube feeding on the quality of life of carers of children with cerebral palsy. Dev Med Child Neurol. 2004 Dec;46(12):796-800.

17. Sullivan PB, Juszczak E, Bachlet AM, Lambert B, Vernon-Roberts A, Grant HW. et al. Gastrostomy tube feeding in children with cerebral palsy: a prospective, longitudinal study. Dev Med Child Neurol. 2005 Feb;47(2):77-85.

18. Sleigh G, Brocklehurst P. Gastrostomy feeding in cerebral palsy: a systematic review. Arch Dis Child. 2004 Jun;89(6):534-9.

19. Martínez-Costa C, Borraz S, Benlloch C, López-Sáiz A, Sanchiz V, Brines J. et al. Early decision of gastrostomy tube insertion in children with severe developmental disability: a current dilemma. J Hum Nutr Diet. 2011 Apr;24(2):115-21.

20. Schärli WF. The history of colostomy in childhood. Prog Pediatr Surg. 1986;20:188-98.

21. Santos JS, Kemp R, Sankarankutty AK, Salgado Junior W, Tirapelli LF, Silva Júnior OC. Gastrostomia e jejunostomia: aspectos da evolução técnica e da ampliação das indicações. Medicina (Ribeirão Preto. Online). 2011;44(1):39-50.

22. Cologna AJ. Cistostomia. Medicina (Ribeirão Preto. Online). 2011;44(1):57-62.

23. Lopes M, Koch VHK. Qualidade de vida em pacientes portadores de estomas urinários. In: Assumpção Jr. F, Kuczynski E (orgs.). Qualidade de vida na infância e na adolescência: orientações para pediatras e profissionais da saúde mental. Porto Alegre: Artmed; 2010.p.178-187.

Índice Remissivo

A

Abordagem da família, 324

Aceitação, 101

Acetato de megestrol, 246

Adequação de tratamento, 306

Adolescente com câncer, 329

Alargamento do óstio, 368

Alcance alternado, 155

Aleitamento materno, 316

Aliança Mundial de Cuidados Paliativos
(Worldwide Palliative Care Alliance), 8

Alimentação
por sonda gástrica, 315
versus desenvolvimento infantil, 172

Alterações
da mucosa oral, 272
fonoaudiológicas no período neonatal, 171

Alvimopam, 250

Ambiente da UTIP, 19

Amitriptilina, 198, 201, 254

Amor, 101

Analgesia, 302

Analgésicos, 197

opioides, 200

Análise ética, 23

Anorexia, 243, 244

Ansiedade, 283

Antidepressivos tricíclicos, 254

Antieméticos, 244

Apneia, 226

Apoio
à família após a morte de seu filho(a), 353
espiritual e religioso, 98

Aprendizagem em situação de
enfermidade, 181

Aspectos
éticos, 42
legais, 44
morais, 46

Assistência espiritual
às crianças, 103
aspectos legais, 99
serviço de capelania, 101

Atenção
com os irmãos, 130
humanizada, 136

Atividades
básicas de vida diária (ABVD), 142, 149
instrumentais de vida diária (AIVD), 142

Índice Remissivo

Atropina, 254

Atuação do enfermeiro
em cuidados paliativos, 111
junto à família, 113

Aumento do fluxo expiratório (AFE), 154
lento, 154
rápido, 154

Ausculta cervical, 177

Autonomia, 23
em pediatria, 346

Avaliação
da dor, 212
das funções orais e estruturas
orofaciais, 170
fonoaudiológica
em linguagem, 171
na pediatria, 171
funcional da deglutição, 170
neurológica, 315

B

Baclofeno, 201

Banho terapêutico, 157

Beneficência, 23

Benefício de prestação continuada (BPC), 318

Benzodiazepínicos, 222

Bioética, 98

Bioeticista, 28

Bisacodilo, 249

Boca seca, 273
causas de, 274

Brincar, 125, 142

Brometo de ipratropium, 254

Broncodilatadores, 228

C

Câncer, 329, 331

Candidíase orofaríngea, 272, 273

Cânulas metálicas, 360

Capacitação
da equipe, 147
dos pais nos cuidados, 314

Caquexia, 243, 244

Carbamazepina, 199, 201

Cateter(es)
de aspiração, 362
intravenosos, 261
subcutâneos (hipodermóclise), 261

Cavidade oral, 271
sangramento em, 273

Cetoprofeno, 199

Cetorolaco, 199

Chutes alternados, 156

Ciclobenzaprina, 201

Clonazepam, 199

Clonidina, 254

Clorpromazina, 201

Cócoras, 157

Codeína, 198, 200

Colestase, 266

Colestiramina, 252

Colocação plantar, 156

Colostomia(s), 359, 370
ascendente, 370
descendente, 370
sigmoide, 370
transversa, 370

Comitê de ética, 27, 28

Comportamento disruptivo, 285

Comprimento intestinal (encurtamento), 251

Comunicação
bebê-equipe, 177
com a criança de 2-5 anos, 69
com a criança de 6-11 anos, 70
com o adolescente (12-17 anos), 71
com o lactente de 0-2 anos, 69
de más notícias, 55
para a criança e o adolescente, 59
do diagnóstico para a criança e o
adolescente, 61

376

Índice Remissivo

estratégias para más notícias e, 49
linguagem infantil e, 66
mãe-profissionais da equipe, 177
manejo de sintomas e, 344
nas fases do desenvolvimento infantil, 66
no período pré-natal e neonatal de 0-30 dias, 66
no processo do morrer e da terminalidade, 72

Condição
clínica subjacente da criança, 26
crônica complexa (CCC), 12

Conferências familiares, 294

Conflitos médico-paciente ou família, 28

Conforto, 22

Consentimento informado, 60

Constipação, 240, 247
no fim de vida, 248

Contato pele a pele, 302

Contenção, 146

Corticosteroides inalatórios e sistêmicos, 228

Cotidiano, 122

Criança(s)
com câncer, 329
com necessidades especiais de cuidados de saúde (NECS), 179
dependentes de tecnologia (CDT), 180
doente e a escola, 179
maior e adolescente e as decisões médicas, 23

Cuidado(s), 5
com a cavidade oral, 271
com a ferida, 267
com a pele, 263
intervenções gerais de, 264
com os familiares após a perda, 308
de final de vida, 351
médico geral, 22
no final de vida, 332
paliativos, 9, 354
ao RN malformado admitido na UTI neonatal, 324

de fim de vida em unidade de terapia intensiva pediátrica e, 335
desafios na atuação do enfermeiro em, 114
desde o diagnóstico até o nascimento, 323
em medicina fetal, 290
em neonatologia, 141, 175, 301
em pediatria
fonoaudiologia e, 175
hospitalar, domiciliar e *hospice*, 8
indicações para, 170, 338
no período pré-natal, 289
pediátrico, 11, 12, 13, 110, 141, 169, 336
definição de, 301
pelos oncologistas pediátricos, 14
perinatais, 323
respiratórios, 316

Curativos para feridas, 268

D

Decisão(ões)
antecipadas de final de vida, 353
compartilhada, 21
médica, 304

Decúbito
dorsal, 164
lateral, 164
ventral, 164

Definição de prognóstico, 293

Deliberação, 304

Delirium, 278
como hiperativo, 279
hipoativo, 279
tratamento do, 280

Depressão, 281, 282

Dermatite de contato, 368

Derrame pleural, 225

Descanso e sono, 142

Desidratação, 260

Índice Remissivo

hipernatrêmica, 260
hiponatrêmica, 260
isonatrêmica, 260
sintomas da, 260
tipos de, 260

Dexametasona, 201

Diarreia, 250
causas de, 251
osmótica, 251
secretória, 251

Diazepam, 202

Dieta(s)
hipercalóricas, 245
pela gastrostomia, 364

Dilemas éticos em pediatria, 17, 32

Dipirona, 197, 199, 303

Direitos da criança com doença
terminal, 59

Diretivas de cuidado, 22
antecipadas, 22, 34
de vontade, 34
avançadas, 345

Diretrizes de comunicação da ICPCN, 64

Disfagia, 171, 173

Dispneia, 220, 233

Dispneia avaliação, 221
causas, 221, 233
incidência, 220
manuseio da, 234
no final da vida, 236
tratamento, 222

Dissociação de tronco, 155

Doação de órgãos após retirada de suporte e
morte cardíaca, 35

Docusato de sódio, 248, 249

Doença
crônicas, 141, 143
não transmissíveis (DNT), 179
que ameaça a vida (DAV) , 7, 181
que não responde aos tratamentos
curativos, 7

Dor, 205

abordagem(ns)
farmacológica, 196
intervencionistas, 195
não farmacológicas, 195
classificação da, 206
implicações no cotidiano, 124
manejo, 193
neuropática, 196
no contexto da infância e da
adolescência, 193

Drenagem
autógena assistida (DAA), 154
rinofaríngea retrógrada (DRR), 154

E

Educação, 142
especial, 184

Efedrina, 254

Efetivação da decisão, 305

EMLA (mistura eutética de anestésicos
locais), 199, 303

Emolientes fecais, 248

Enemas, 250

Enfermeiro como elemento decisivo em
cuidados paliativos, 109

Envolvimento da equipe multidisciplinar, 353

Escala(s)
Analógica Visual (Visual Analogue Scale,
VAS), 208
Comfort Behavior, 211, 212
de avaliação de dor, 205
de Dalhousie, 235
de dor
em neonatologia, 212
FLACCr (Face, Legs, Cry,
Consolability) 20, 208, 209
PIPP (Premature Infant Pain
Profile), 213
de Estimativa Numérica (Numeric Rating
Scale- NRS), 208
de Faces – Wong Baker, 208
de observação do esforço
respiratório, 235

Índice Remissivo

do nível de deglutição ASHA NOMS, 172
Neonatal Pain, Agitation & Sedation Scale
(N-PASS), 213

Escola
criança doente e, 179
hospitalar-domiciliar, 182

Escopolamina, 254

Escuta sensível, 82, 114

Espírito, 97

Espiritualidade, 344

Estimulação
sensorial
auditiva, 146
tátil, proprioceptiva e vestibular, 146
visual, 145
sensório-motora
psicoafetiva e, 146
oral, 173

Estomas
intestinais, 371
urinários, 371

Estomatite, 272

Estratégia SPIKES, 51, 52

Eutanásia, 45

Exsudato, 267

F

Fadiga por compaixão, 350

Falta de ar, fisiopatologia da, 234

Fatores
contextuais, 24
facilitadores na comunicação, 65

Fenitoína, 199

Fentanil, 200, 303
transdérmico, 199

Feridas neoplásicas, 266

Fetos candidatos ao cuidado paliativo em
medicina fetal, 291

Fibrose cística, 227

Fila de transplante pulmonar, 228

Fisioterapia
motora, 155
no cuidado paliativo ao recém-
-nascido, 153
respiratória, 153, 224, 227

Fonoaudiologia e cuidados paliativos, 175

Formação de fístulas, 368

Fraqueza da musculatura respiratória, 225

Futilidade, 34

G

Gabapentina, 202

Garantia de direitos aos pacientes e
familiares, 135

Gastrostomia, 261, 359, 363, 364
complicações, 368

Glicoperrolato, 254

Granulomas, 361

Grupo de acompanhantes, 147

H

Hemoptise, 227

Hemorragia pulmonar, 224

Hemotórax, 225

Hidratação, 259

Hidratação
artificial ao fornecimento de água e
eletrólitos, 259
considerações éticas, 261
formas em pediatria, 261
medicamente assistida, 259
objetivo do cuidado paliativo em
pediatria, 260

Hioscinamida, 254

Hipertensão intracraniana, 240

Hipovolemia, 260

Hospice, 4
pediátrico, 11

Humanização do ambiente físico, 148

Índice Remissivo

I

Ibuprofeno, 198, 199

Ileostomia, 369, 370

Imipramina, 254

Imobilização no ambiente hospitalar, 150

Incertezas, 349

Incontinência fecal, 251

Infecção na ferida, 269

Inibidores seletivos da recaptação de
serotonina (ISRS), 283

Inserção precoce, 82

Instrumentos de avaliação da dor na faixa
etária pediátrica, 207

Intervenção(ões)
com a família, os irmãos e a rede social
próxima, 129
da terapia ocupacional cuidando da
qualidade de vida, 141
fonoaudiológica, 170

J

Justiça, 23

L

Lactulose, 248, 249

Laxantes
estimulantes, 249
osmóticos, 248

Laxativo surfactante, 248

Lazer, 142

Lesão(ões)
cerebral grave, 311, 313
risco para desnutrição
proteico-calórica, 315
de pele por pressão, 361

Lidocaína, 303

Linfoma de Hodgkin, 265

Linguagem
corporal, 66

lúdica, 66
na relação mãe-bebê, 177
verbal, 66

Loperamide (Inodium®), 252

Lubrificantes, 250

Luto parental, 91, 93

M

Malformação fetal, 289

Manipulação de consistência e volume dos
alimentos, 173

Manobras
posturais, 173
voluntárias de deglutição, 173

Manual
de cuidados paliativos (ANCP), 79
para comunicação em oncologia
pediátrica, SPIKES JR, 62

Massagem terapêutica, 302

Mau odor, 269

Melhor interesse para a criança, 19

Metadona, 200

Metilnatrexona, 249, 250

Metoclopramida, 246

Método(s)
canguru, 148
comportamental, 207
de avaliação de dor na faixa etária
pediátrica, 206
do autorrelato, 207
fisiológico, 207
multidimensional, 207

Metoprolol, 254

Midazolam, 304

Mistura eutética de anestésicos locais
(EMLA), 199, 303

Modelo(s)
convencionais de assistência, 8
de atendimento, 293
de cuidado paliativo, 352

Índice Remissivo

de tomada de decisão compartilhada, 34

Morfina, 200, 303

"Morienterapia", 4

Mortalidade infantil, 322

Morte
cerebral diagnóstico de, 32
"ocidental", 185

Mucosa oral, 272

Mucosite, 272, 273

Mudanças no ambiente, 353

N

Não maleficência, 23

Não ressuscitar, como abordar a família a respeito de, 33

Naproxeno, 200

Náuseas e vômitos, 239
fisiopatologia da, 240, 241
mecanismo de ação central das, 240, 241
tratamento de, 242

Nutrição, 315
enteral, 246
parenteral, 246

O

Óbito perinatal, 296

Objetivos do cuidado, 34

Obstrução
de intestino delgado proximal ou intestino grosso, 255
esofágica, 255
gástrica ou de intestino delgado proximal, 255
intestinal, 254
maligna (OIM), 254

Octreotide, 252

Odor, 269

Oferta de líquidos por via oral (VO), 259

Óleo mineral, 250

Oncologia, 329, 331

Opioides, 222, 240, 265

Orientação aos pais/cuidadores, 147

Órteses, 128, 147, 150, 165

Ostomias, 368
no trato gastrintestinal, 363

Oxicodona, 200

Oxigênio, 223
suplementar, 362

Oxigenoterapia, 227

P

Padrões respiratórios anormais, 226

Pancrease, 253

Papel dos pais, 305

Paracetamol, 197, 200, 303

Parada cardiorrespiratória, 33

Paralisia cerebral, 313, 314

Participação social, 142

Parto, 295

Pé torto congênito, 166

Pedagogia
da criança doente, 181
da finitude da vida, 185, 188
hospitalar, 182

Pele, 263

Período neonatal, 170

Picossulfato de sódio, 249

Pilocarpina, 275

Planejamento
do atendimento multidisciplinar das equipes de reabilitação, 317
para a alta hospitalar, 312

Plano
de cuidado, 294
de parto, 295

Pneumotórax, 225

Polietilenglicol (Movicol), 249

Posicionamento adequado, 128

Índice Remissivo

e trocas posturais, 146

Posicionamento
em decúbito
dorsal, 164
lateral, 164
ventral, 159
terapêutico, 159

Preferências da família ou do paciente, 24

Pregabalina, 199

Princípio(s)
da decisão compartilhada, 21
das "diretivas antecipadas" de
cuidado, 22
do melhor interesse para a criança, 19
ético preponderante para o cuidado em
pediatria, 18
gerais do manejo de dor na infância, 194

Procedimentos dolorosos, 125

Processo da avaliação, 123

Procinéticos, 244

Protocolo de comunicação
CEHOPE, 63
de más notícias (SPIKES), 62
SIOP, 63

Prurido, 264
causas do, 265
fisiopatologia do, 264
relacionado ao opioide, 265

Pseudoefedrina, 254

Psiquiatra da infância e adolescência, 278

Q

Qualidade
de morte, 9
de vida, 24, 306

Questionário McGill (McGill Pain
Questionnaire – MPQ), 209, 210

Quimioterapia oral, 332

R

Radioterapia paliativa, 332

Reabilitação, 169
da criança em cuidados paliativos, 169

Reação local por contato cutâneo, 368

Recém-nascido
com lesão cerebral grave, 311
malformado, 321

Redes e serviços de apoio, 317

"Relatório Flexner", 5

Religião, 97

Resistência das equipes médicas, 339

Resolução de conflitos, 28

Ressuscitação, 22

Rolando
com as mãos nos joelhos, 156
o quadril, 156

S

Sacarose, 302

Sala de parto, 295

Salicilato de bismuto, 252

Sangramento, 269
em cavidade oral, 273

Saúde, 98

Secreções, 224

Sedação, 303

Seguimento pós-parto, 296

Senna, 249

Sentir a cabeça e as mãos, 156

Serviço social, 135

Serviços de reabilitação, 169

Shantala, 148

Sialorreia, 253
tratamento da, 255

Síndrome de exaustão biológica, psicológica
e social, 350

Sintomas
digestivos, 239
obstrutivos, 255

Índice Remissivo

psiquiátricos, 277
respiratórios, 219
Sistemas de liberação transdérmica de analgésicos, 199
Sobrecarga dos tratamentos, 26
Sofrimento
da equipe de saúde, 350
moral, 350
Soluços, 225
Sonda(s)
nasogástrica, 261, 351
nasojejunal, 261
por gastrostomia, 315
retal, 261
Subsalicilato de bismuto, 252
Substitutos da saliva, 275
Sucção ao seio, 302
Suporte
de vida (SV)
e condições com risco de vida, limitação de, 25
em UTI pediátrica
limitação e retirada de, 29
processo de avaliação e tomada de decisão de limitação e retirada de, 30
emocional, 312
espiritual para pacientes e familiares, 97
familiar, 312
após a perda de um filho, 89
para pacientes e famílias nas últimas horas de vida, 77
psicológico nas últimas horas de vida, 82
respiratório, 223
Surprise Question, 31

T

Talas para a adução de polegar, 165
Técnica da sucção não nutritiva (SNN), 176
Tecnologia assistiva, 127
Terapia

fonoaudiológica, 173
intensiva pediátrica (UTIP), 335
ocupacional, 119, 142
e cuidados paliativos
em neonatologia, 145
em pediatria, 148
e terminalidade, 151
Tomada de decisão, 304, 331
de fim de vida em UTI pediátrica, 347
participativa, 60
Tosse, 224
Toxina botulínica tipo A, 254
Trabalho, 101, 142
Tramadol, 198, 200, 303
Transtornos depressivos, 281, 282
Traqueostomia, 226, 359
Tratamento paliativo na UTI neonatal, 301
Trato intestinal, 368
Treinamentos
em comunicação de más notícias, 55
role-play, 54
Treino de controle oral, 173

U

Úlceras de pressão, 267
Ultrassonografia obstétrica, 49
Uremia, 266
Ureterostomia cutânea, 371

V

Valores do paciente e sua família, 345
Valproato, 199
Válvula
de fala nacional, 362
fonatória, 362
Ventilação invasiva e não invasiva, 227
Vesicostomia, 372
Vida

morte e bioética e, 98
qualidade e, 26

Visitas, 130

Vitamina C, 275

Volume para hidratação, 261

Vômitos, 239, 242

Vulnerabilidade, 98

X

Xerostomia, 272, 273